『十三五』国家重点图书出版规划项目

中国针灸大成

经典卷

Zhongguo Zhenjiu Dacheng

Jingdianjuan

Compendium of Chinese Acupuncture and Moxibustion

针灸甲乙经

明蓝格抄本

总主编／石学敏

执行主编／王旭东　陈丽云　梁尚华

湖南科学技术出版社

《中国针灸大成》编委会名单

序

岁在庚子，瘟疫横行，年末将近，拙著初成。新冠疫情，日渐偃伏，国既昌泰，民亦心安。天晴日朗，朋辈相聚酒酣；笑逐颜开，握手道故纵谈。谈古论今，喜看中医盛况；数典读书，深爱针灸文献。针矣砭矣，历史班班可考；焫焉爇焉，成就历历在目。针灸之术，盖吾一生足迹之所跬步蹒跚；集成先贤，乃吾多年夙愿之所魂牵梦绕。湖南科学技术出版社，欲集历代针灸文献于一编，甚合我意，大快我心。吾素好书，老而弥笃，幸喜年将老而体未衰，又得旭东教授鼎力相助，陈丽云、梁尚华诸君共同协力，《大成》之作，蒐材博远，体例创新，备而不烦，详而有体。历代针灸著述，美不胜收；各种理论技法，宛在心目。吾深知翰墨之苦，寻书之难；珍本善本，岂能易得？尤其影校对峙，瑕疵不容，若无奉献精神，哪能至此？吾忝列榜首，只是出谋划策；出版社与诸同道，方为编书栋梁。夫万种医书，内外妇儿皆有；针灸虽小，亦医学宝库一脉。《针经》之《问难》，《甲乙》之《明堂》，皇甫谧、王惟一，《标幽赋》《玉龙经》，书集一百零九种，论、图、歌、文，连类而相继。文献详备，版亦珍奇，法国朝鲜，日本越南，宋版元刻，明清官坊，见善必求，虽远必访。虽专志我针灸，亦合之国策，活我古籍，壮我中华；弘扬国粹，继承发展。故见是书，已无憾。书适成，可以献国家而备采择，供专家而作查考，遗学子而为深耘。吾固知才疏学浅，难为针灸之不刊之梓，尚需方家润色斧削。盼师长悯我诚恳，实乃真心忧，非何求，赐我良教，点我迷津，开我愚钝，正我讹误，使是书趋善近美，助中医药学飞腾世界医学之巅，则善莫大矣！

中国工程院院士
国　医　大　师　石学敏
《中国针灸大成》总主编

穷神极变出针砭　万壑春云一冰台

——代前言

重新认识针灸学

20世纪初，笔者于欧洲巡医，某大赛前一日，一体育明星腰伤，四壮汉抬一担架，逶迤辗转，访遍当地名医，毫无起色。万般无奈之下，求针灸一试，作死马活马之想。笔者银针一枚，刺入人中，原本动则锥心、嗷嗷呼痛之世界冠军，当即挺立行走，喜极而泣。随行记者瞠目结舌，医疗团队大惊失色——在西方医生的知识储备里，穷尽所有聪明才智，也想不出鼻唇沟和腰部有什么关系，“结构决定功能”的“真理”被人中沟上的一根银针击碎了！

这在中医行业内最平常的针灸技术，却被欧洲人看成“神操作”，恰恰展示了中国传统医学引以为豪的价值观：“立象尽意”。以人类的智慧发现外象与内象的联系，以功能（疗效）作为理论的本源。笔者以为，这是针灸学在诊治疾病之外，对于人类认知世界的重大贡献。亦即：针灸学远远不只是诊疗疾病，更是人类发现世界真理的另一个重要途径。

2018年3月28日，*Science Reports* 杂志发表一篇科学报告，证明了笔者上述观点。国内外媒体宣称美国科学家发现了人体内一个未知的器官，而且是人体中面积最大的一个器官。这一发现能够显著地提高现有医学对癌症以及其他诸多疾病的认知。而这一器官体内的密集结缔组织，实际上是充满流体的间质（interstitium）网络，并发挥着“减震器”的作用。科学家首次建议将该间质组织归为一个完整的器官。也就是说它拥有独立的生理作用和构成部分，并执行着特殊任务，如人体中的心脏、肝脏一样。

基于上述发现是对人体普遍联系方式的一种描述，所以研究中医的学者认为经络就是这样一种结构。人体的十四经脉主要是由组织间隙组成，上连神经和血管，下接局部细胞，直接关系着细胞的生死存亡。经络与间质组织一样无处不在，所有细胞都浸润在组织液中，整体的普遍联系就是通过连续在全身的“水”来实现的。事实上，中药就是疏通经络来治病的，这与西药用直接杀死病变细胞的药理有着根本的不同。可以这样说，证明了经络的存在，也就间接证明了中药药理的科学性，可以理解为什么癌症在侵袭某些人体部位后更容易蔓延。

笔者认为，中医学者对美国科学家的发现进行相似性印证，或许不那么贴切和完全对应，但是，从整体观念而言，这种发现无疑是西方医学的进步。这也佐证了针灸学知识领域内，古老而晦涩的语言文字里，隐含着朦胧而内涵深远的知识，有待我们深入挖掘研究。

应用现有的科学认知来评价针灸的科学性，我们已经吃尽苦头。“经络研究”进行了几十年，花费无数人力、物力、财力，最终却是一无所获。因为这些研究一直是以西方科学的知识结构、价值观和思维方式来检验古代的成果，犯了本质的错误。“人中”和腰椎、腰肌的关系，任何现代医学知识都是无法证实的，但是我们却硬要在实验室寻找物质基础和有形的联系，终究是没有结果的。古代针刺合谷催产，谁能找到合谷和子宫的关联？若是我们以针灸学的认知为线索，将会获得无数新启示，能找到人中与腰部的联系通道的人，获得诺贝尔生理学或医学奖将是一件很容易的事。因此，包括中医药学界的学者专家，并未能完全认识到针灸学术的深邃和伟大。我们欠针灸学术一个客观的评价。

不过，尽管科学在不断证实着针灸学的伟大和深奥，但是，在中国传统医学的版图上，无论是古代还是现代，针灸学术的地位，一直处于从属、次要的地位。笔者只有在外国才从事针灸工作，回到中国境内，便重归诊脉开方之途。其中种种隐曲不便展开，但业内视针灸为带有劳作性质的小科的潜意识，却是业内真实的存在。

再以现存古籍为例，现代中医古籍目录学著作如《中国中医古籍总目》《中医图书联合目录》，收录古籍都在万种以上，但1911年以前的针灸类著作数量却不到200种。郭霭春先生、黄龙祥先生等针灸文献学家都做过类似的统计，如郭先生《现存针灸医籍》129种，黄先生《针灸名著集成》180种（含日本所藏）。且大多是转抄、辑录、类编、汇编、节抄之类，学术含量较高的也就30多种。

如今，“中医走向世界”已成为业内的共识，但是，准确的说法应该是“针灸走向世界”，遍布欧美、东南亚，乃至非洲、大洋洲的“TCM”，其实都是针灸诊所。由于用药受到种种限制，中药方剂至今未被世界各国广泛接受。中医对世界人民的贡献，针灸至少占90%以上。因此，全方位审视针灸学的历史地位和医学价值，是中医界必须要做的工作。

此次湖南科学技术出版社策划，针灸学大师石学敏院士领衔，收集现存针灸古籍，编纂一套集成性的针灸文献丛书，为医学界提供相对系统的原生态古典针灸文献，虽然达不到集大成的要求，但至少能满足针灸学者们从事文献研究时看到古原貌的愿望，以历史真实的遗存来实现针灸文献的权威性。

历尽坎坷的针灸发展史

从针灸文献的数量和质量上，可以看出针灸学术的地位。其实轻慢针灸技术，这不是现代才有的问题，历史上也曾多次发生类似问题。有高潮也有低谷。

针灸学术最辉煌的时期，莫过于历史的两头：即中医学知识体系的形成阶段和20世纪美国总统尼克松访华至今。

一、高光时刻：春秋战国至两汉

春秋战国到西汉时期，是中医学初步成形的时期，药物和药剂的应用还没有成熟，对药物的不良反应的认识也不充分，因此，药物的使用受到极大的限制，即便是医学经典著作，《黄帝内经》中也只有13首方剂。而此时的针灸技术相对成熟得多，《灵枢》中针灸理论和技术的内容竟多达4/5，文献记载当时针灸主治的疾病几乎涉及人类的所有病种。从现有文献来看，这一时期应该是针灸技术最为辉煌的时期。

汉代，药物学知识日渐丰富，在《黄帝内经》理论指导下，药物配伍知识也得到长足的发展。东汉末年，医圣张仲景著成《伤寒杂病论》，完善了《黄帝内经》六经辨治理论，形成了外感热病诊疗体系。该书也是方剂药物运用比较纯熟的标志。仲景治疗疾病的主要方法是方药、针灸，属于针、药并重的态势。至于魏晋皇甫谧之《针灸甲乙经》，则是先秦两汉针灸学辉煌盛世的全面总结。

此后，方药的发展突飞猛进，势不可挡。诚如笔者在《中医方剂大辞典》第2版“感言”中所述：“《录验方》《范汪方》《删繁方》《小品方》，追随道家气质；《僧深方》《波罗门》《耆婆药》《经心录》，兼修佛学思想……《抱朴子》《肘后方》，为长寿学先导，传急救学仙方。《肘后备急》，成就诺奖；《巢氏病源》，医道大全。《食经》《产经》《素女经》，《崔公》《徐公》《廪丘公》，录诸医经验，载民间验方，百花齐放，蔚为大观……”方药学术，一片繁荣，逐渐成为治疗疾病的主流技术。到了唐代，孙思邈、王焘等人在强盛国力和社会文明的催促下，对方药治疗的盛况进行了总结，《千金要方》《外台秘要》等大型方书是方药技术成为医学主流的写照。

二、初受重创：中唐以降

方药兴起，一段时间内与针灸并驾齐驱，针灸技术在初唐时期还在学术界具有一定地位。杨上善整理《黄帝明堂经》，著《黄帝内经太素》，孙思邈推崇针灸，《千金要方》《外台秘要》中也载录了不少针灸学著作，但都是沿袭前人，未见新作。不仅没有创新，而且出现了对针灸非常不利的信号：王焘在《外台秘要》卷三十九中对针刺治病提出了质疑，贬低针刺的疗效，“汤药攻其内，以灸攻其外，则病无所逃。知火艾之功，过半于汤药矣。其针法，古来以为深奥，今人卒不可解。经云：针能杀生人，不能起死人。若欲录之，恐伤性命。今并不录《针经》，唯取灸法”。这里，王焘大肆鼓吹艾灸，严重质疑针刺，明确提出：我的《外台秘要》只收《黄帝明堂经》，不收《针经》，因为针刺会死人！《外台秘要》这样一部权威著作，竟然提出这样的观点，对社会的负面影响可想而知！以至于中唐之后很长一段时间内，社会上只见艾灸，少见针刺，针灸学文献只有灸学著作而无针灸之书。这种现象甚至波及日本，当时的唐朝，在日本人心目中可是神圣般的国度，唐风所及，日本的灸疗蔚然成风。

三、再度辉煌：两宋金元

宋代确是中国历史上文化最为繁荣的时代，人文科技在政府的高度重视下得到全面发展。笔者认为，北宋医学最醒目的成就，除了世人熟知的校正医书局对中医古籍的保存和整理之外，王惟一铸针灸铜人，宋徽宗撰《圣济经》，成为三项标志性的成果。

其一，宋代官方设立校正医书局，宋以前所有医学著作得到收集整理，其中包括《针灸甲乙经》等珍贵针灸著作。同时，政府组织纂修的大型综合性医学著作《太平圣惠方》《圣济总录》等，也保留了大量珍贵针灸典籍。

其二，北宋太医院医官王惟一在官方支持下，设计并主持铸造针灸铜人孔穴模型两具，撰《铜人腧穴针灸图经》与之呼应。该书与铜人模具完成了对宋以前针灸理论及临床技术的全面总结，对我国针灸学的发展具有深远而重大的影响。

其三，宋徽宗亲自撰述《圣济经》，将儒家思想、伦理秩序全面注入医学知识体系，促进整体思想和辨证论治法则在中医学理论和临床运用等全方位的贯彻运用。在中国五千年历史中，除了《黄帝内经》托黄帝之名外，这是唯一由帝王亲自撰稿的医学书籍。

宋代是中国历史上商品经济、文化教育、科学创新高度繁荣的时代。陈寅恪言："华夏民族之文化，历数千载之演进，造极于赵宋之世。"民间的富庶与社会经济的繁荣实远超盛唐。虽然重文轻武的治国方略导致外族侵略而亡国，但是这个历史时期为人类文明创造了无数辉煌而不朽的文化遗产，其中就包括针灸技术的中兴。

两宋时期，针灸学术的传承和发展是多方位的，不仅有针灸铜人之创新，更有《太平圣惠方》《圣济总录》之存古，更有《针灸资生经》之集大成。

时至金元，窦默（汉卿）在针灸领域独树一帜，成为针灸史上一位标志性人物。其所著《标幽赋》《通玄指要赋》等，完成了对针刺手法的系统总结，印证了《黄帝内经》对手法论述的正确性。并且采用歌赋的形式把幽冥隐晦、深奥难懂的针灸理论表达出来，文字精练，叙述准确，对后世医家影响很大。

由于金元时期针灸书散佚较多，虽然大多内容被明清针灸著作所引录，但终究不利于后世对这一历史时期针灸学成就的认知。就现有文献的学术水平来看，当时对针灸腧穴、刺灸法的研究程度，已经达到了历史最高水平，腧穴主治的内容都已定型，可以作为针灸临床的规范和标准，且高度成熟，一直影响到现在。

因此，可以毫不夸张地说，两宋金元时期是中国针灸从中兴走向成熟的时代，创造了针灸学术的又一个盛世景象。

四、惯性沿袭：明代

明代，开国皇帝朱元璋出身草莽，颇为亲民，对前朝文化兼收并蓄，故针灸术在窦汉卿的总结和普及下，成为解除战火之余灾病之得力手段，而在民间盛行。尤其在临床技艺、操作手法等方面越来越纯熟。

例如，明初泉石心在《金针赋》中提出了烧山火、透天凉等复式补泻手法，以及青龙摆尾、白虎摇头、苍龟探穴、赤凤迎源等飞经走气法。此后又有徐凤、高武等针灸名家闻名于世，并有著作传世。尤其是杨继洲、靳贤所撰《针灸大成》，是继《针灸甲乙经》《针灸资生经》以后又一集大成者，内容最为详尽，具有较高的学术价值和实用价值。该书被翻译成德文、日文等文字，在世界范围内受到推崇。

明代的针灸学术具有鲜明的特色，即临床较多，理论较少；文献辑录较多，理论创新较少。明代雕版印刷技术发达，书坊林立，针灸书得以广泛传播，但也因此造成了大量抄袭，或抄中有改，抄后改编，单项辑录，多项类编等以取巧、取利、窃名为目的的书籍。大部分存世针灸书都是抄来抄去。从文献的意义上来说，确实起到了存续及传播的作用，但是，就学术发展而言，却缺乏发皇古义之推演、融会新知之发挥。

五、惨遭废止：清代

时至清代，统治在政权稳固后，对中华传统文化的传承和践行，较之前朝有过之而无不及。针灸学术在清代前期尚可延续，乾隆年间的《医宗金鉴》集中医药学之大成，其间的《刺灸心法要诀》等内容，系统记录了古代针灸医学的主要内容，是对针灸学术的最后一次官方总结。道光二年（1882），皇帝发布禁令：废止针灸科。任锡庚《太医院志职掌》：“针刺火灸，终非奉君之所宜，太医院针灸一科，着永远停止。”这一禁令，将针灸科、祝由科逐出医学门墙。此后，针灸的学术传承被拦腰斩断，伴随着“嘉道中衰”，针灸医生完全没有了社会地位，只是因为疗效和廉价，悄悄地转入民间。

从本书收录的文献来看，情况也确实如此，《医宗金鉴》之后，几乎没有像样的针灸类刻本传世，大多是手录之抄本、辑本、节本，再就是日本的各种传本。清晚期，针灸有再起之象，业界出现了公开出版物，但是，比起明代的普及，清代针灸学术几乎没有发展。针灸医生的社会地位彻底沦为下九流，难登大雅之堂，而正是这些民间针灸医生的存在，才使得传统针灸并没有完全失传。

六、现代复兴：近代以来

晚清至民国时期，针灸学开始复兴，民间的针灸医生崭露头角，医界的名家大力提倡，出版书籍，成立学校，开设专科，编写教材……各种针灸文献如雨后春笋，层出不穷。晚清以前数千年流传下来的针灸古籍只有100多种，而同治以后铅字排版、机器印刷迅速普及，仅几十年时间，到1949年新中国成立前的文献综述已达到400多种。

个人以为，晚清以后的针灸复兴，与西学东渐的时代潮流密切相关，当西方的解剖学、生理学理论，临床诊断、外科手术之类的技术成为社会常态时，针灸操作暴露身体就完全不值一提。加之针灸学术的历史积淀和现实疗效，更因为其简便实用和价格优势，自然成为中西医学家青睐的治疗技术。

综上所述，针灸学术发展并非一帆风顺，而是多灾多难。这与使用药物的中医其他分支有很大区别。金代阎明广注何若愚《流注指微赋》言：“古之治疾，特论针石，《素问》先论刺，后论脉；《难经》先论脉，后论刺。刺之与脉，不可偏废。昔之越人起死，华佗愈躄，非有神哉，皆此法也。离圣久远，后学难精，所以针之玄妙，罕闻于世。今时有疾，多求医命药，用针者寡矣。”反复强调前代的针药并用，夸耀名医针技之神奇，而后世的针灸越来越不景气，以至于患者只能“求医命药”，以药为主。其实，金代的针灸学术氛围并不消沉，还是个不错的历史时期，阎明广尚且如此慨叹，可见其他朝代更加严重。究其原因，不外乎以下三个方面。

医生：针灸的操作性很强，需要工匠精神和手工劳作。在中国古代文化传统的“重文轻技”的观念下，凡是能开方治病的，当然不愿动手劳作。俗语“君子动口不动手”就是这种观念的世俗化表述。除了出自民间，且为了提高疗效的大医之外，大多数医生多少是有这样的想法。南宋王执中在《针灸资生经》卷二中言：“世所谓医者，则但知有药而已，针灸则未尝过而问焉。人或诘之，则曰是外科也，业贵精不贵杂也。否则曰富贵之家，未必肯针灸也。皆自文其过尔。”“自文其过”，正是这种心态的真实写照。

患者：畏惧针灸是老百姓的普遍心理。《扁鹊心书·进医书表》：“无如叔世衰离，只知耳食，性喜寒凉，畏恶针灸，稍一谈及，俱摇头咋舌，甘死不受。”说是社会上的人只知道道听途说，只要听说施用针灸，死都不肯。除了怕疼怕苦以外，不愿暴露身体，也是畏惧针灸的原因之一。

官府：道光皇帝废止针灸科，理由只有一个，“非奉君之所宜”。也就是中国传统文化中的“忠君”“奉亲”，儒家理学强调“身体发肤，受之父母，不敢毁伤”，针要穿肤，灸要烂肉，这都有违圣人之道，对自己尚且如此，更不用说用这种技术来治疗“君”“亲”之病。除了“不敢毁伤”外，“男不露脐，女不露皮”，暴露身体也是有违圣训的。所以，不惜用强制手段加以禁绝。

其实，无论是平民百姓，还是士者医官，乃至皇帝朝廷，轻视针灸的根本原因，都是根源于儒家伦理纲常。在“独尊儒术”之前，或者儒术不振之时，针灸术就会昌盛。春秋战国百花齐放，所以是针灸的高光时刻；北宋文化昌盛，包罗万象，儒学并未成为主宰，所以平等对待针灸学术；金元外族主政，儒学偃伏，刀兵之下，医学不继，自然推崇针灸。唯有南宋理学兴起，明代理学当道，孔孟之道统治社会，针灸学就会受到制约。这种情况在清代中期到了无以复加的地步，非禁绝不能平其意。

旧时代的伦理确实对针灸术的发展造成了一定的阻碍，但是正如本文标题所说，这是一门学问，是人类认识世界的丰硕成果，正如魏晋时期皇甫谧在《针灸甲乙经·序》中所总结的，“穷神极变，而针道生焉”。穷神极变并不是绞尽脑汁，而是在“内考五脏六腑，外综经络血气色候，参之天地，验之人物……”种种努力之后，方可达成。此类基于天地本质的生命活动，却不是人力所能阻挡。中国针灸，以其原生态的顽强，一直在延续中为人民服务。

200 多年前，日本人平井庸信在《名家灸选大成》序言中，已经把药物、针刺、艾灸的适应范围说得很清楚了，对针灸在医学领域中的地位，也有中肯的评价：“夫医斡旋造化，燮理阴阳，以赞天地之化育也。盖人之有生，惟天是命，而所以不得尽其命者，疾病职之由。圣人体天地好生之心，阐明斯道，设立斯职，使人得保终乎天年也，岂其医小道乎哉！其治病之法，则有导引、行气、膏摩、灸熨、刺焫、饮药之数者，而毒药攻其中，针、艾治其外，此三者乃其大者已。《内经》之所载，服饵仅一二，而灸者三四，针刺十居其七。盖上古之人，起居有常，寒暑知避，精神内守，虽有贼风虚邪，无能深入，是以惟治其外，病随已。自兹而降，风化愈薄，适情任欲，病多生于内，六淫亦易中也。故方剂盛行，而针灸若存若亡。然三者各有其用，针之所不宜，灸之所宜；灸之所不宜，药之所宜，岂可偏废乎？非针、艾宜于古，而不宜于今，抑不善用而不用也。在昔本邦针灸之传达备，然贵权豪富，或恶热，或恐疼，惟安甘药补汤，是以针灸之法，寖以陵迟。”而最后所述，是针灸之术在当时日本的态势。鉴于日本社会受伦理纲常的约束较少，所以针灸发展中除了患者畏痛外，实在要比中国简单得多，正因为如此，所以如今我们要跑到日本去寻访针灸古籍。

针灸文献概览

回望历史，中医药古籍琳琅满目，人们常以“汗牛充栋”来形容中医宝库之丰富，但是，针灸文献之数量，只能以凋零、寒酸来形容。如前所述，在现存一万多种中医古籍中，针灸学文献占比还不到百分之二。就本书收载的109种古籍而论，大致有以下几种类型。

一、最有价值的针灸文献

最有价值的针灸文献指原创，或原创性较高，对推进针灸学术发展作用巨大的著作，如《十一脉灸经》《针灸资生经》《灵枢》《针灸甲乙经》《十四经发挥》《黄帝明堂经》《铜人腧穴针灸图经》《针灸大成》等。

（一）《十一脉灸经》

《十一脉灸经》由马王堆出土帛书《足臂十一脉灸经》《阴阳十一脉灸经》组成，是我国现存最早的经络学和灸学专著，反映了汉代以前医学家对人体生理和疾病的认知状态，与后来发达的中医理论比较，《十一脉灸经》呈现的经脉形态非常原始，还没有形成上下纵横联络成网的经络系统，但是却可以明确看出其与后代经络学说之间的渊源关系，是针灸经络学的祖本，为了解《黄帝内经》成书前的经络形态提供了宝贵的资料。

（二）《黄帝明堂经》

《黄帝明堂经》又名《明堂》《明堂经》，约成书于西汉末至东汉初（公元前138年至公元106年），约在唐以后至宋之初即已亡佚。书虽不存，但却在中国针灸学历史上开创了一个完整的学术体系——腧穴学，是腧穴学乃至针灸学的开山鼻祖。

“明堂”，是上古黄帝居所，也是黄帝观测天象地形和举行重要政治经济文化活动的场所，具有中国文化源头的象征性意义，在远古先民心目中的地位极其崇高。随着文明的发展进步，学术日渐繁荣，人们发现了经络、腧穴，形成对人体生理功能的理性认知，建立了针灸学的基础理论：经络和腧穴。黄帝居于明堂，明堂建有十二宫，黄帝每月轮流居住，与十二经循环相类。黄帝于明堂观察天地时令，又与腧穴流注的时令节律类似。基于明堂功用与经络、腧穴的基本特性的相似性，将记载经络、腧穴特性的书籍命名为《明堂经》。沿袭日久，不断演变，但“明堂”作为腧穴学代名词和腧穴学文献的象征符号，却被历史固定了下来。

《黄帝明堂经》的内容，是将汉以前医学著作中有关腧穴的所有知识，如穴位名称、部位、取穴方法、主治病症、刺法灸法等，加以归纳、梳理、分类、总结，形成了独立的、完整的知识体系。因此，该书是针灸学术发展的标志性成果，也是宋以前最权威的针灸学教科书和腧穴学行业标准。晋皇甫谧编撰综合性针灸著作《针灸甲乙经》，其中腧穴部分即多来源于该书。

盛唐时期，政府两次重修该书，形成了两个新的版本，一是甄权的《明堂图》，一是杨上善的《黄帝内经明堂》，又名《黄帝内经明堂类成》。后者较好地保留了《黄帝明堂经》三卷的内容。唐末以后，明堂类著作迅速凋零，几乎荡然无存，所幸本书曾随鉴真东渡时带至日本，然至唐景福年间（893 年前后）亦仅残存一卷，内容为《明堂序》和第一卷全文。目前日本保存多个该残本的抄本，其中永仁抄本、永德抄本为较早期之抄本，藏于日本京都仁和寺，被日本政府定为"国宝"。清末国人黄以周到日本访书时，得永仁抄本，此书得以回归。本书影印校录了仁和寺的两个版本，这两个版本的书影在国内流传不广，故弥足珍贵。

（三）《针经》和《灵枢》

先秦至汉，我国先后流传过多种名为《针经》的著作，如《黄帝针经》九卷、《黄帝针灸经》十二卷、《针经并孔穴暇蟆图》三卷、《杂针经》四卷、《针经》六卷、《偃侧杂针灸经》三卷、《涪翁针经》、《赤乌神针经》……这些著作现在都已经失传了，在现代中医人心目中，凡是说到《针经》，那一定是指《灵枢》。几乎所有的工具书都称《灵枢》为《针经》。如，今人读张仲景《伤寒论·序》"撰用《素问》《九卷》"，注《九卷》为《灵枢》；读孙思邈《千金要方·大医习业》"凡欲为大医，必须谙《甲乙》《素问》《黄帝针经》、明堂流注……"，注《黄帝针经》为《灵枢》……现今已是定规，固化为中医学的思维定式。

回望历史，这里存在一个难解的历史之谜：在现存历史文献中，《灵枢》作为书名，最早出现在王冰注《素问·三部九候论篇第二十》，此时已是中唐，此前再无痕迹。王冰在《素问》两处不同地方引用了同一段文字，一处称"《针经》曰"，另一处却称"《灵枢经》曰"，全元起《新校正》认为这是王冰的意思：《针经》即《灵枢》。北宋校正医书局则据此将《针经》《灵枢》认定为同一本书而名称不同，并大力推崇，到了南宋史崧编订，《灵枢》已与《素问》等同，登上中医经典的顶峰地位。

更加诡异的是，直到宋哲宗元祐八年（1093）高丽献《黄帝针经》，此前中国从未见到《灵枢》或者相同内容书名不同者。1027 年王惟一奉敕修成《铜人腧穴针灸图经》，国家级的纂修而未见到的书，道理上说不过去。而高丽献书之后的《圣济总录》，也不认这部伟大的巅峰之作，"凡针灸腧穴，并根据《铜人经》及《黄帝三部针灸经》参定"。高丽献书后，《宋志》著录既有《黄帝灵枢经》九卷，也有《黄帝针经》九卷，恰好证明此前将《灵枢》《针经》视作同一著作是有疑问的。

后世史论著述和史家评述，均对《灵枢》存疑多多。如晁公武《读书志》、李濂《医史》以及周学海等，或认为是冒名之作，或认为是后人补缀，或认为即使存在其价值也不如《甲乙经》甚至《铜人经灸经》，而更多人则认为王冰以前即便有《灵枢》，也不能将其认作《黄帝针经》。亦有人认为是南宋史崧对《灵枢》进行了大量增改然后冒名顶替《针经》……

最典型的例证，莫过于历代文献学家均不重视《灵枢》。明代《针灸大成》卷一的《针道源流》可谓是针灸历史考源之作，其中对28种重要针灸著作进行了评述，唯独没有《灵枢》。只是在论述《铜人针灸图》三卷时，称该书穴位："比之《灵枢》本输、骨空等篇，颇亦繁杂也。"说明至少在明代针灸学家心目中，《灵枢》地位并不崇高。

以上存疑，尚需我中医学界深入研究。

（四）《针灸甲乙经》

《针灸甲乙经》成书于三国魏甘露元年（256）至晋太康三年（282）之间，是我国现存最早的针灸学经典著作。作者将前代《素问》《针经》《黄帝明堂经》等针灸经典中的文字汇辑类编，首次系统记载人体生理、经络、穴位、针灸法，以及临床应用，成为后世历代针灸著作的祖本。

（五）《铜人腧穴针灸图经》

《铜人腧穴针灸图经》可视为官修腧穴学，属针灸名著之一。

（六）《针灸资生经》

《针灸资生经》系综述性针灸临床著述，内容丰富，资料广博，且有腧穴考证和修正。

（七）《十四经发挥》

《十四经发挥》是经络学重要著作。

（八）《针灸大成》

《针灸大成》是明以前针灸著述之集大成者，也是我国针灸学术史上规模较大较全的重要著作。

二、保留已佚原创书的著作

唐《千金要方》《千金翼方》，保留了大量唐代以前已佚针灸书，如已佚之《甄权针经》，又如《小品方》所引《曹氏灸方》，原书、引书均亡（《小品方》仅剩抄本残卷），但书中内容被《千金要方》载录。尤其是《甄权针经》，作者为初唐针灸的大师级人物，临证实验非常丰富，该书即出自甄氏经验，强调刺法且描述明晰，穴位、刺法与主治精准对应，临床价值和学术价值都非常高。可惜早已亡佚，幸得孙思邈《千金翼方》记述了该书主要内容，这对宋以后针灸学术发展意义非常重大。

《外台秘要》保留了已佚崔知悌《骨蒸病灸方》。

《太平圣惠方》卷九十九保留了早已失传的《甄权针经》和已佚的隋唐间重要腧穴书内容，是宋王惟一《铜人腧穴针灸图经》乃至后世所有《针经》之祖本；卷一百则收录唐代失传之《明堂》，其中包括《岐伯明堂经》《扁鹊明堂经》《华佗明堂》《孙思邈明堂经》《秦承祖明堂》和已失传之北宋医官吴复珪《小儿明堂》，后世所有冠以《黄帝明堂灸经》的各种版本，均是从本书录出后冠名印行，故乃存世《明堂》之祖本。可知该两卷实际上是现存针灸典籍之源头。

《圣济总录》引述了已佚之《崔丞相灸劳法》《普济针灸经》。

《医学纲目》转录了大量金元亡佚的针灸书内容。如，完整保存了元代忽泰《金兰循经取穴图解》一书所附的全部四幅“明堂图”。

以上著作多是综合性医著，亦有针灸专门著作中存有失传古籍的，如《针灸集书》中的《小易赋》，可知前代在蒐集资料、保留遗作方面，建有卓越之功。

三、实用性著作

如前所述，针灸学在其发展过程中遭受颇多摧残，学术发展之路并不顺利，多处于民间实用层面，如《针经摘英》内容简要，言简意赅，是一本简易读本。《扁鹊神应针灸玉龙经》为针灸歌诀。《神应经》临床实用价值较大，颇似临床针灸手册。自明代以后直至晚清，针灸学文献多为循经取穴、临床应用、歌赋韵文等内容，基本上与《针灸大成》大同小异。如《针灸逢源》《针方六集》。另外，辑录、类编、抄录前代文献的著作较多，如《针灸聚英》《针灸节要》等。

再如《徐氏针灸大全》《杨敬斋针灸全书》《勉学堂针灸集成》等，虽然内容都是互相转抄，但是却起到了传播和普及针灸学术的作用。

四、值得研究的针灸文献

上述重要针灸文献都是需要后世深入研究的宝库，如前述《灵枢》的形成发展源流和真相。除此之外，还有一些貌似不重要，其实深藏内涵的文献。

《黄帝虾蟇经》，分9章，借“月中有兔与虾蟇”之古训，记述逐日、逐月、逐年、四时等不同阶段虾蟇和兔在月球上所处位置，与之相应，人体不同穴位、不同经络的血气分布亦不同，由此指出针灸禁刺、禁忌图解、补泻方式等与针灸推拿相关的基础知识。其中有较多费解之处，文字难读，术语生涩。虽列入针灸门类，但是与针灸临床的关系，尚需深入考证和研究。

《子午流注针经》，现代人认为子午流注属古代的时间医学、时间针灸学，但该书内容如何应用到临床，以及其客观评价，亦须深入研究。

《存真环中图》《尊生图要》《人体脏腑经穴图》等彩绘针灸图，可以从古代画师的角度，研究历史氛围下的古代身体观及相关文化。

关于灸学文献

本文标题有“万壑春云一冰台”之句，“冰台”，即艾草。《博物志》：“削冰令圆，举而向日，以艾承其影则得火，故艾名冰台。”在相当长的一个历史阶段内，灸学在针灸领域内占据着统治地位。

现存最早的针灸文献《十一脉灸经》，便是以“灸”命名。有学者据此认为灸法早于针法。但这仅仅是灸法、针法两种医疗技术形成过程中的先后次序问题。待到针法成熟，与灸法并行，广泛运用于临床之后，针灸学术史上有过“崇灸、抑针”的历史现象，而此风至晋唐始盛：晋代《小品》，唐代《外台》，均大肆宣传“针能杀人”，贬针经，崇明堂，甚至以“明堂”作为艾灸疗法的专用定语。这一现象存续多年，历史上也留存有相当数量的灸学专著，或仅以“灸”

字命名的著作。最典型的就是《黄帝明堂灸经》，沿袭者如《西方子明堂灸经》，也有临床灸学如《备急灸法》，甚至单穴灸书，如《灸膏肓腧穴法》。此风东传，唐以后日本有专门的灸家和流派，灸学著作众多，如《名家灸选》《灸草考》《灸焫要览》等灸学专著。明清时期，也曾出现过艾灸流行的小高潮，出现了《采艾编》《采艾编翼》《神灸经纶》等著作。

其实，有识之士一直提倡多法并举，根据病人需要而采用不同疗法。约在公元前581年（鲁成公十年），《左传》记载医缓治晋侯疾，称“疾不可为也，在膏之上，肓之下，攻之不可，达之不及”，据杜预注，此处的“攻”即灸，“达”即针。《灵枢·官能》：“针所不为，灸之所宜”。可见，一个全面的医生，应该针灸并重，各取所长。如果合理使用，效果很好，如《孟子·离娄·桀纣章》：“今之欲王者，尤七年之病，求三年之艾。”

不过，文献记载中的艾灸，尽管有种种神奇疗效的宣传，但却和现代艾灸是完全不同的治疗方法。尽管现代针灸学著作上介绍艾灸有“直接灸”“间接灸”两大类，但如今直接灸几乎绝迹，临床全都是温和舒适的间接灸。

古代多用直接灸、化脓灸，用大艾炷直接烧灼皮肤，结果是皮焦肉烂，感染化脓，然后等待灸疮结痂。灸学著作中还要告诫医患双方：“灸不三分，是谓徒冤。”——烧得不到位，等于白白受罪。然而，此法无异于酷刑加身。为了减轻患者痛苦，古人只得麻醉患者，让他们服用曼陀罗花和火麻花制成的“睡圣散”，麻翻后再灸。

“睡圣散”之类的麻醉药只能减轻当时疼痛，灸后化脓成疮依旧难熬，因此，到了清代，终于有人加以变革，产生了“太乙神针”之法，此法类似于后世“间接灸”。这种创新，在崇古尊经的时代，容易遭受攻击，被指离经叛道，于是编造出种种神话故事，或称紫霞洞天之异人秘授，或称得之汉阴丛山之壁神授古方……都是时人假托古圣之名，标榜源远流长，以示正宗之惯用套路。尽管此法经过不断渲染，裹上神秘的面纱，但其本质却很简单：药艾条、间接灸而已。此类书籍有《太乙神针心法》《太乙神针》《太乙离火感应神针》等。

古代的直接灸（化脓灸）过于痛苦，现今已不再用，而是采用艾条、温针，更有为方便而设计出温灸器。即便用直接灸的方法，也不会让艾炷烧到皮肉，而是患者感觉热烫，即撤除正在燃烧的艾炷，另换一炷，生怕烫伤，有医院将烫伤起疱都要算作医疗事故。其实，古代的烧灼皮肉虽然痛苦，但真的能够治疗顽疾，诸如寒痹（风湿性关节炎、类风湿关节炎）、顽固性哮喘等，忍受一两次痛苦，可换取顽疾消除。如何取舍？我以为更应以患者意愿为主。

总之，古今艾灸文献中同样蕴含着无数值得探索的秘密，即便是温和的间接灸，也有无穷无尽的待解之谜。笔者常用艾灸治疗子宫内膜异位症所致顽固痛经，仅用足三里、三阴交两个穴位，较之西医的激素、止痛药更为有效，而现今流行的“冬病夏治”三伏药灸，防治“老寒腿”“老寒喘”“老寒泻”，更是另有玄机。

本书编纂概述

2016年，石学敏院士领衔，湖南科学技术出版社组织申报，《中国针灸大成》入选“十三五”国家重点图书出版规划项目，距今已有5年。笔者在石院士的坚强领导下，在三所院校数十位师生的大力协助下，为此书工作了整整4年。至此雏形初现之时，概述梗概，以志备考。

一、本书的体例和版式

石院士、出版社决定采用影印加校录的体例，颇有远见卓识。但凡古籍整理者，最忌讳的就是这种整理方式，因为读者不仅能看到现代简体汉字标点校录的现代文本和相关校注，更能看到古代珍贵版本的书影，只要整理者功力不足，出现任何错漏，读者立马可以通过对照原书书影而发现。上半部分的书影如同照妖镜，要求录写、断句、标点、校勘不能出一点错误。因此，这种出版形式，对校订者要求极高。出版物面世后，一定会招致方家吹毛求疵，因此具有一定的风险。然而，总主编和出版社明知如此，仍然采用影校对照形式，一是要以此体现本书整理者和出版社编校水平，二是从长远计，错误难免，但是可以通过未来的修订增减，终将成为各种针灸古籍的最佳版本。

二、本书的版本访求和呈现

为体现本书作者发皇针灸古籍的初心，对版本选择精益求精，千方百计获取珍本善本图书。这在当前一些藏书单位自矜珍秘、秘不示人，或者高价待沽、谋求私利的现状下，珍贵版本的访求难上加难。本书收录109种古籍书影，虽不能尽善尽美，但已经殚精竭虑，尽呈所能，半数以上都是行业内难以见到的古籍。将如此众多珍贵底本展示给读者，凸显了本书的特色。

学术研究到了一定水平，学者最大的心愿便是阅读原书，求索珍本。石院士、出版社倾尽心力，决心以版本取胜，凸显特色。特别是为了方便学者研究，对一些版本的选择独具匠心，如《针灸甲乙经》，校订者在拥有近10种版本的基础上，大胆选用明代蓝格抄本，就是为学界提供珍稀而不普及的资料。

此外，本书首次刊行面世的，有不少是最新发现的孤本或海外珍藏本，有些版本连《中国中医古籍总目》等目录学著作中都未曾收录。例如：

《铜人腧穴针灸图经》三卷，明正统八年（1443）刻本，该版本为明代早期刻本，仅存孤本，藏于法国国家图书馆。而国内现存最早版本为明代天启年间（1621年后）三多斋刻本。

《神农皇帝真传针灸经》与《神农皇帝真传针灸图》合编，著者不详，成书于明代。此二书国内无传本，无著录，仅日本国立公文书馆内阁文库及京都大学图书馆各有一抄本，亦为本书访得。

《十四经穴歌》，未见著录，《中国中医古籍总目》等中医目录学著作亦无著录。本书收载底本为我国台湾图书馆所藏清代精抄本。

《针灸集书》，成书于明正德十年（1515）。书中“小易赋”则是已经失传的珍贵资料。卷下“经络起止腧穴交会图解”，以十四经为单位，介绍循行部位和所属腧穴。此与《针灸资生经》等前代针灸书以身体部位排列腧穴的方式有明显不同。本书国内仅存残本（明刻朝鲜刊本卷下）一册，足本仅有日本国立公文书馆藏江户时期抄本一部，故本书所收实际上就是孤本，弥足珍贵，亦为首发。

《十四经合参》，国内失传，《中医联合目录》《中国中医古籍总目》等目录学著作均未著录，现仅存抄本为当今孤本，藏于日本宫内厅书陵部。此次依照该本影印刊出。

《经络考略》，清抄孤本，《中医联合目录》《中国中医古籍总目》等目录学著作均无著录。原书有多处缺文、缺页、装订错误导致的错简，现均已据相关资料补出或乙正。

《节穴身镜》二卷，张星余撰。张氏生平里籍无考，书成何时亦无考。但该书第一篇序言作者为“娄东李继贞”，李氏乃明万历年间兵部侍郎兼右都御史，其余两篇序言亦多次提及“大中丞李公”，则此书必成于万历崇祯年间无疑。惜世无传承，现仅有孤抄本存世，抄年不详。本书首次整理出版。

《经穴指掌图》，湖南中医药大学图书馆藏有明崇祯十二年（1639）抄本残卷18页。现访得日本国立公文书馆内阁文库藏有明崇祯年华亭施衙啬斋藏板，属全帙。本书即以该版录出并点校刊印。

《凌门传授铜人指穴》未见文献著录，仅存抄本。本书首次点校。

《治病针法》是《医学统宗》之一种。《医学统宗》目前国内仅存残本一部。现访得日本京都大学图书馆藏明隆庆三年（1569）刊本，属全帙，今以此本出版。

《针灸法总要》，抄本，越南阮朝明命八年（1827）作品。藏越南国家图书馆。国内无著录，本书首次刊出。

《选针三要集》一卷，日本杉山和一著，约成书于日本明治二十年（1887）。国内仅有1937年东方针灸书局铅印本及《皇汉医学丛书》等排印本。今据富士川家藏本抄本影印。

《针灸捷径》两卷，约成书于明代正统至成化年间（1439—1487）。本书未见于我国古籍著录，亦未见藏本记载。书中有现存最早以病证为纲的针灸图谱，颇具临床价值，亦合乎书名“捷径”之称。此次刊印，以日本宫内厅藏明正德嘉靖间建阳刊本为底本，该藏本为海外孤本，有较高的针灸文献学价值。

《太平圣惠方·针灸》，本书采用宋代刻（配抄）本为底本，该版本极其珍贵，此次是该版本首次以印刷品形式面世。

以上所列书目，或首次面世，或版本宝贵，仅此一项，已无愧于学界，造福读者。

三、针灸文献的学术传承和素质养成

目前中医药领域西化严重，一切上升渠道都要凭借实验研究、临床研究，而文献整理挖掘研究的现状，只能用“惨不忍睹”来形容。俗语有“心不在马”之譬，原本形容不学无术之人，本书编纂之初，文献专业的研究生居然实证了这个俗语：交来的稿子中，所有的“焉”字全都录作“马”字！而且不是个别人！此情此景，看似搞笑，实则心酸。

通过4年多的工作，老师们不断审核，学生们不断修改，目前的书稿，至少在繁体字识读上，参与者的水平与4年前判若两人。实践出真知，实战锻炼人，本书编委会所有成员有共同体会：在当前的学术大环境下，此书并不能带来业绩，然而增长学问，养成素质，却是实验研究和SCI论文中得不到的。

文献、文化研究的学术氛围，目前依然不是很景气。本书编纂一半之时，本人年届退休，因有重大项目在身，必须完成后方可离任，书记因此热情挽留，约谈返聘，然最终还是不了了之，其中因果未明。本书编纂也因此陷入困境。所幸上海中医药大学青睐，礼聘于我，在人力、物力上大力支持，梁尚华、陈丽云两位执行主编亲力亲为，彰显了一流大学重视人才的气度和心胸，也使得本书得以顺利完成。谨此向上海中医药大学致敬、致谢！

成稿之余，颇有感慨，现代人多称“医者仁心”，其实，仅仅靠“仁心”是当不好医生的。明代裴一中在《言医·序》中言：“学不贯古今，识不通天人，才不近仙，心不近佛者，宁耕田织布取衣食耳，断不可作医以误世。”本书所收所有古籍，都可以让我们学贯古今，识通天人，有神仙之能，有慈悲之心，成为一名真正的医者。

上海中医药大学科技人文研究院教授
《中国针灸大成》执行主编　王旭东

2020年12月20日

目录

针灸甲乙经

西晋·皇甫谧 撰　王旭东 校订

明蓝格抄本

《针灸甲乙经》12卷128篇，又名《黄帝甲乙经》《黄帝三部针经》《黄帝针灸甲乙经》，西晋·皇甫谧（字士安，自号玄晏先生）撰，成书于三国魏甘露元年至晋太康三年（256—282）之间。前6卷论述基础理论，后6卷记录各种疾病的临床治疗，包括病因、病机、症状、诊断、取穴、治法和预后等。采用分部和按经分类法，厘定了腧穴，详述各部穴位的适应证和禁忌、针刺深度与灸的壮数，是我国现存最早针灸学经典著作。本次校订，以日本静嘉堂文库藏明蓝格抄本为底本，以明万历二十九年（1601年）新安吴勉学校步月楼刻《医统正脉全书》本、日本国立公文书馆内阁文库藏明抄本（据明正统丁巳刻本）、明毛晋汲古阁影宋本等为主校本。这是首次以明蓝格抄本为底本的校订本，此本虽较多错讹，“然其不讹处视今本大胜，真古抄本也”。故选取刊出，以补现行版本之一缺也。

新校正黄帝三部①针灸甲乙经序

臣闻通天地人曰儒，通天地②不通人曰技，斯医者③也，虽曰方技，其实儒者之事乎。班固序《艺文志》称：儒者，助人君，顺阴阳，明教化。此亦通天地人之理也。又云：方技者，盖论病以及国，原诊以知④政。非能通三才之奥，安能及国之政哉。晋·皇甫谧博综典籍百家之言，沉静寡欲，有高尚之志。得风痹因而学医，习览经方，遂至于⑤妙。取黄帝《素问》《针经》《明堂》三部之书，撰为《针灸经》十二卷，历古儒者之不能及也。或曰：《素问》《针经》《明堂》三部

①三部：明万历二十九年新安吴勉学校步月楼刻《医统正脉全书》映旭斋藏板（以下简称“医统本”）无此二字，下同。

②天地：此二字版蚀缺字，据医统本、明正统丁巳重刻本（以下简称“正统本”）补。

③斯医者：此三字版蚀缺字，据医统本、正统本补。明毛晋汲古阁影宋本（以下简称“汲古阁本”）无“者”字。此下医统本、正统本无“也”字。

④知：原版漫漶莫辨，据医统本、正统本补。以下凡版蚀缺字、漫漶难识之处，据医统本、正统本补者，不另出注。

⑤至于：医统本作“臻至”。

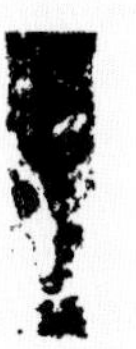

之书，非黄帝书，似出于战国。曰：人生天地之间，八尺之躯，脏之坚脆，腑之大小，谷之多少，脉之长短，血之清浊，十二经之血气大数，皮肤包络，其外可剖而视之乎。非大圣上智，孰能知之，战国之人何与言大哉[①]！《黄帝内经》十八卷，《针经》三卷，最出远古，皇甫士安能撰而集之，简[②]编脱漏者已多矣，是使文字错乱，义理颠倒，世失其传，学之者鲜矣。唐·甄权但修《明堂图》，孙思邈从而和之，其余篇第亦不能尽书[③]之。国家诏儒臣校正医书等[④]，令取《素问》《九墟》《灵枢》

①言大哉：医统本作一个“焉”字。
②简：此上医统本有“惜”字。
③书：汲古阁本作“言”。
④等：医统本无此字。

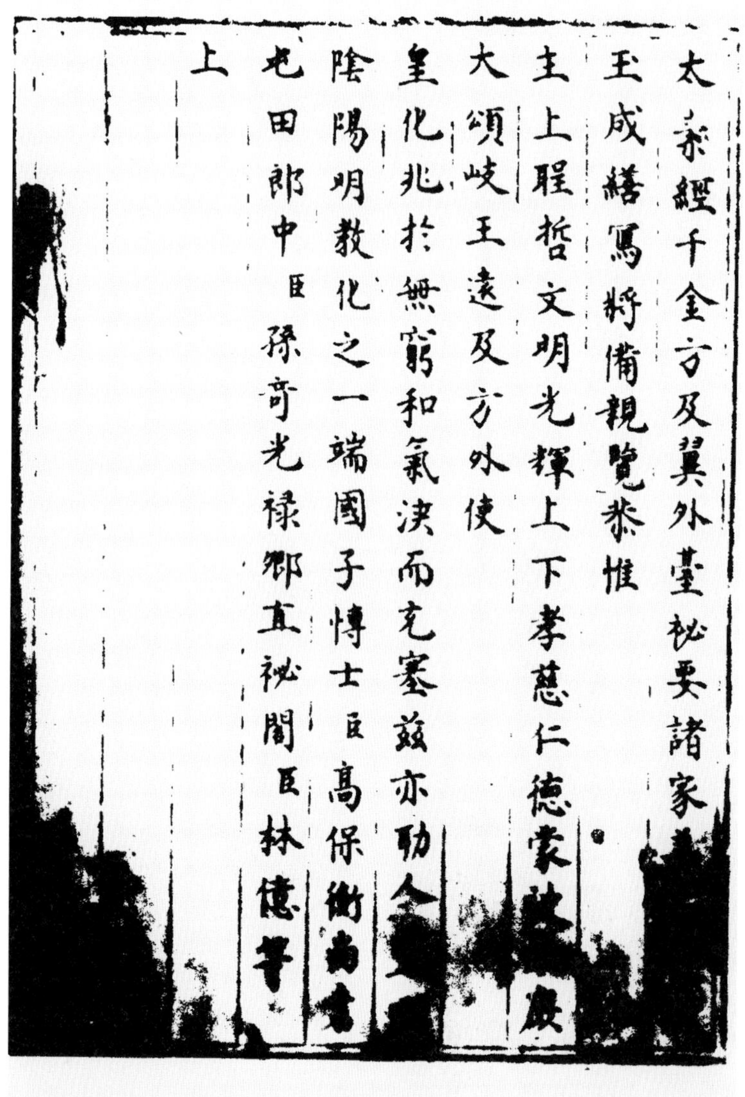
太素經千金方及翼外臺秘要諸家善
玉成繕寫將備親覽恭惟
主上聖哲文明光輝上下孝慈仁德蒙被衆庶
大頌岐王遠及方外使
皇化兆於無窮和氣浹而充塞茲亦助人
陰陽明教化之一端國子博士臣高保衡尚書
屯田郎中臣孫奇光祿卿直秘閣臣林億等
上

《太素经》《千金方》及《翼》《外台秘要》诸家善书校对，玉成缮写，将备亲览。恭惟主上圣哲文明，光辉上下，孝慈仁德，蒙被众庶，大颂岐王[1]，远及方外，使皇化兆于无穷，和气浃而充塞。兹亦助人灵[2]，顺阴阳，明教化之一端。

国子博士臣高保衡

尚书屯田郎中臣孙奇

光禄卿直秘阁臣林亿等上

①大颂岐王：医统本作“大颂岐黄”，汲古阁本作“大颂岐王”。

②人灵：上文有“助人君”例文，“灵”字疑误。

黄帝三部针灸甲乙经序

晋　玄晏先生　皇甫谧　集[①]

夫医道所兴，其来久矣。上古神农始尝草木而知百药，黄帝咨访岐伯、伯高、少俞[②]之徒，内考五脏六腑，外综经络血气色候，参之天地，验之人物，本性命，穷神极变，而针道生焉。其论至妙。雷公受业，传之于后。伊尹以亚圣之才[③]，撰用《神农本草》以为汤液。中古名医有俞跗、医缓、扁鹊，秦有医和，汉有仓公，其论皆经理识本，非徒诊病而已。汉有华佗、张仲景。其他[④]奇方异治，施世者

①集：医统本无此字。

②俞：原作“偷”，形误（本书所指形误，均为繁体字之形似致误），据医统本、汲古阁本改。

③亚圣之才：“才”，原作“方”，据医统本、汲古阁本、正统本改。又，此四字医统本作“业圣之才”，正统本作“元圣之才”。

④其他：据理当作“华佗”。

多亦不能盡記其本末若知直祭酒劉季琰病發於畏惡治之而差云後九年季琰病應發發當有感仍本於畏惡病動必死終如其言仲景見侍中王仲宣時年二十餘謂曰君有病四十當眉落眉落半年而死令服五石湯可免仲宣嫌其言忤受湯而勿服居三日見仲宣謂曰服湯否仲宣曰已服仲景曰色候固非服湯之胗也君何輕命也仲宣猶不言後二十年果眉落後一百八十七日而死終如其言此二事雖扁鵲倉公無以加也華佗性惡矜技終以戮死

多，亦不能尽记其本末。若知直祭酒刘季琰病发于畏恶，治之而差，云：后九年季琰病应发，发当有感，仍本于畏恶，病动必死，终如其言。仲景见侍中王仲宣，时年二十余，谓曰：君有病，四十当眉落，眉落半年而死，令服五石汤可免。仲宣嫌其言忤，受汤而勿服。居三日，见仲宣谓曰：服汤否？仲宣曰：已服。仲景曰：色候固非服汤之胗也，君何轻命也？仲宣犹不言[1]。后二十年果眉落，后一百八十七日而死，终如其言。此二事虽扁鹊、仓公无以加也。华佗性恶矜技，终以戮死。仲景论

①言：正统本作“信”，义长。

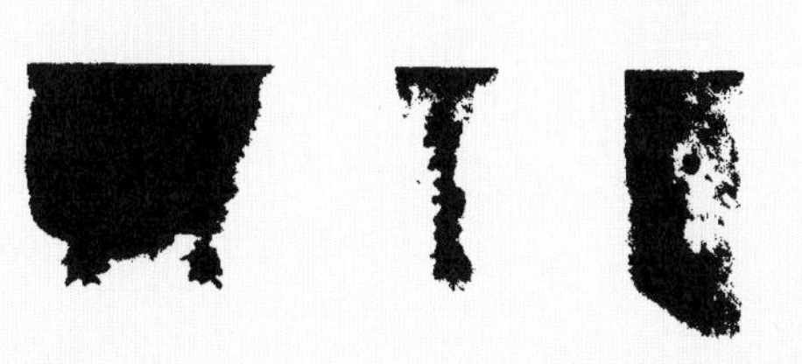

广伊尹汤液为十数[①]卷，用之多验。近代太医令王叔和撰次仲景，选[②]论甚精，皆事[③]施用。

按：《七略·艺文志》《黄帝内经》十八卷，今有《针经》九卷，《素问》九卷，二九[④]十八卷，即《内经》也，亦有所忘失，其论遐远，称然述多而切事少，有不编次。比按《仓公传》，其学皆出其《素问》，论病精微。《九卷》是原本经脉，其病深奥，不易觉也。又有《明堂孔穴针灸治要[⑤]》，皆黄帝岐伯选事也。三部同归，文多重复，错互非一。甘露中，吾病风加苦聋，百日方治，多[⑥]皆浅近，乃撰集三部，使事类相从，删其浮辞，

---

①十数：医统本作“数十”。
②选：正统本作“遗”。
③皆事：医统本作“指事”，正统本作“皆可”，“皆可”义长。
④二九：正统本作“共”。
⑤要：原作“安”，形误，据医统本改。
⑥多：医统本作“要”。

除其重复，论其精[1]，至为十二卷。《易》曰：观其所聚，而天地之精[2]事见矣，况物理乎？事类相从，聚之义也。夫受先人之遗[3]体，有八尺之躯，而不知医事，此所谓游魂耳。若不精通于医道，虽有忠孝之心，仁慈之性，若[4]父危困，赤子涂地，无[5]以济之，此亦圣贤所以精思极论，尽其理也。由此言之，焉可忽乎？吾性爱之[6]，其本论其文有理，虽不切于近事，不甚删也。若必精要，后[7]其闲暇，当撰核以为教经云尔。

①精：此下医统本有“要”字。
②精：医统本、汲古阁本作“情”。
③遗：医统本无此字。
④若：医统本、汲古阁本作“君”。
⑤无：原作“词”，误，据医统本改。
⑥吾性爱之：医统本无此四字。
⑦后：正统本作“俟”。

序例

诸问，黄帝及雷公皆曰问。其对也，黄帝曰答，岐伯之徒皆曰[1]对。上章问及对，已有名字者[2]，则下章但言问言对[3]，亦不更说名字也。异人则重复更名字。此则其例。诸言主之者可灸可刺，其言刺之者不可灸，言灸之者不可刺，亦其例也。

晋·玄晏先生皇甫谧集

---

①曰：原作“回”，形误，据医统本改。

②者：原无，据医统本补，足句。

③言对：原作一个“曰”字，据医统本改补。

黄帝三部针灸甲乙经卷之一

晋　玄晏先生　皇甫谧　集

朝散大夫守光禄卿直秘阁判登闻检院上护军　臣　林亿

朝奉郎守尚书屯田郎中同校正医书上[1]骑都尉赐绯鱼袋　臣　孙奇

朝奉郎守国子博士同校正医书上骑都尉赐绯鱼袋　臣　高保衡　等

精神五脏论

五脏变腧论

五脏六腑阴阳表里论

五脏五官论

①上：原脱，据医统本补。

五臟大小六腑應候論　十二原論
十二經水論　四海論
氣息周身五十營四時日分刻漏論
營氣論　營氣三焦論
陰陽清濁精氣津液血脈論
精液五別論　奇邪血絡論　五色論
陰陽二十五人形性血氣不同論
鍼灸甲乙經一卷目録終

五脏大小六腑应候论

十二原论

十二经水论

四海论

气息周身五十营四时日分刻漏论

营气论

营气三焦论

阴阳清浊精气津液血脉论

精液[1]五别论

奇邪血络论

五色论

阴阳二十五人形性血气不同论

针灸甲乙经一卷目录终

①精液：医统本作“津液”。

精气五脏[①]第一

此出《灵枢经》第二卷本神篇内。黄帝问曰：凡刺之法，必先本于神。血脉营气精神，此五脏之所藏也。至其淫泆离藏则精失，魂魄飞扬，志意恍乱，智虑去身者，何因而然乎？天之罪与人之过乎[②]？何谓德[③]、气、生、精、神、魂、魄、心、意、志、思、智、虑，请问其故？

岐伯对曰：天之在我者，德也；地之在我者，气也；德流气薄而生者[④]也。故生之来谓之精，两精相搏谓之神，随神[⑤]往来谓之魂，并精而出入者[⑥]谓

①精气五脏：医统本、汲古阁本、正统本均作“精神五脏论”。

②至其淫泆……人之过乎：医统本、汲古阁本、正统本无此三十五字。

③德：汲古阁本作“得”，连下字读，则意为得气则生精神……，义长。

④者：医统本、汲古阁本无此字。

⑤随神：此二字原无，据医统本、《灵枢·本神》补。

⑥者：医统本无此字。

之魄，所[1]以任物谓之心，心有所忆谓之意，意之[2]所存谓之志，因志而存变谓之思，因思而远慕谓之虑，因虑而处物谓之智。故智者之养生也，必顺四时而适寒暑，和喜怒而安居[3]，节阴阳而调刚柔。如是则邪僻不生，长生久视。是故怵惕思虑者则神伤，神伤则恐惧流淫而不止[4]；因悲哀动中者，则竭绝而失生；喜乐者，神惮散而不藏；愁忧者，气闭塞而不行；盛怒者，迷惑而不治；恐惧者，神荡惮而不收。《太素》荅[5]收作失守。

①所：医统本作“可”。
②之：医统本作“有”。
③居：此下医统本有“处”字，义长。
④止：医统本作“正”。
⑤荅：医统本、《灵枢·本神》作“不”。

此出素問第六卷舉痛論篇內後一段
素問曰怒則氣逆甚則嘔血及食而氣逆故氣
上矣喜則氣和志達營衛通利故氣緩矣悲
則心系急肺布葉舉兩焦不通營衛不散熱
氣在中故氣消矣恐則精却却則上焦閉
則氣還還則下焦脹故氣不行矣寒則腠理
閉氣不行故氣收矣靈則腠理開榮衛通汗
大泄故氣泄矣驚則無所倚神無所歸慮無
所定故氣亂矣勞則喘且汗出內外皆越故
氣耗矣思則心有所存神有所歸正氣留而

此出《素问》第六卷举痛论篇内后一段[①]。《素问》曰：怒则气逆，甚则呕血，及食而气逆[②]，故气上矣；喜则气和志达，营卫通利，故气缓矣；悲则心系急，肺布叶举，两焦不通，营卫不散，热气在中，故气消矣；恐则神却，却则上焦闭，闭则气还，还则下焦胀，故气不行矣；寒则腠理闭，气不行，故气收矣[③]；灵[④]则腠理开，荣卫通，汗大泄，故气泄矣；惊则心[⑤]无所倚，神无所归，虑无所定，故气乱矣；劳则喘且汗出，内外皆越，故气耗矣；思则心有所存，神有所归，正气留而

①此出……后一段：医统本、汲古阁本、正统本无此句。

②食而气逆：正统本、《素问·举痛论》作“及飧泄”。

③寒则腠理闭……故气收矣：医统本无此句。

④灵：医统本、正统本作“热”，《素问·举痛论》作“炅”，均义长。

⑤心：原脱，据医统本、汲古阁本、正统本、《素问·举痛论》补。

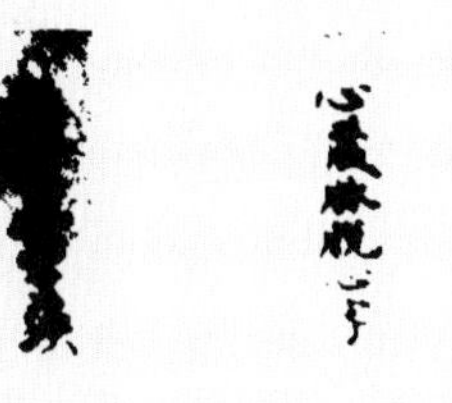

不行，故气结矣，其义小同大同。以上言九气[①]。

《素问》曰：人卧血归于肝。肝受血而能视，足受血而能步，掌受血而能握音幄，指受血而能摄。肝藏血，血舍魂，在气为语，在液为泪。肝气虚则恐，实则怒[②]。心[③]藏脉，脉舍神，在气为吞，在液为汗。心气虚则悲忧，实则笑不休。脾藏荣，荣舍意，在气[④]为噫音爱，在液为涎。脾气虚则四肢不用，五脏不安；实则腹胀，泾溲不利。肺藏气，气舍魄，在气为刻[⑤]音凯，又音咳，在液为涕。肺气虚则鼻息不利少气，实则喘喝音褐胸凭《九墟》作盈仰息。

---

①思则心有所存……以上言九气：此数句医统本作："思则心有所伤，神有所止，气流而不行，故气结。以上言九气，其气小异大同。"

②肝藏血……实则怒：此二十二字医统本、汲古阁本置于"《素问》曰人卧……"之前。

③心：原脱，据医统本、汲古阁本及体例补。

④气：原作"意"，据医统本、汲古阁本及体例改。

⑤刻：医统本、《素问·宣明五气》作"咳"，义长。

肾藏精，精舍气，在气[①]为欠，在液为唾。肾气虚则厥，实则胀，五脏不安。必审察五脏之病形，以知其气之虚实而谨调之。

肝气哀[②]动中则伤魂，魂伤则狂妄，其精不守，本作下精，不敢正当中[③]，令人阴缩而筋挛，两胁肋骨不举，毛悴音卒色夭，死于秋。

《素问》曰：肝在声为呼，在变动为握，在志为怒，怒伤肝。《九卷》及《素问》又曰：精气并于肝则忧。解曰：肝虚则恐，实则怒，怒而不已，亦生忧矣。肝之与肾，脾之与

①在气：原脱，据医统本及体例补。

②气哀：《灵枢·本神》《太素·脏腑第一》作“悲哀”，可从。

③本作下精，不敢正当中：医统本作“一本作不精，不精则不正当”，汲古阁本作“一本作下精，不敢正当中”。均为小字注。《太素·脏腑第一》《千金要方》卷十一第一校文作“一本作不精，不敢正当人”，义长。

亦乃則字誤

或言心與肺脾二經誤言脾二字

肺互相成也脾者土也四臟皆受成焉故恐發於肝而成於腎愛發於脾而成於肝肝合胆胆者中精之腑也腎臟精故恐同其怒怒同其恐一過其節亦二臟俱傷經言若錯其歸一也

心怵惕思慮則傷神神傷則恐懼自失破䐃音窘脱肉毛悴色夭死于冬

素問曰心在聲為咲在變動為憂在志為喜喜傷心九卷及素問又曰精氣并于心則喜或心與肺二經有

肺[①]，互相成也。脾者土也，四脏皆受成焉。故恐发于肝而成于肾；爱[②]发于脾而成于肝。肝合胆，胆者中精之腑也。肾藏精，故恐同其怒，怒同其恐，一过其节，亦[③]二脏俱伤。经言若错，其归一也。

心，怵惕思虑则伤神，神伤则恐惧自失，破䐃音窘脱肉，毛悴色夭，死于冬。

《素问》曰：心在声为咲[④]，在变动为忧，在志为喜，喜伤心。《九卷》及《素问》又曰：精气并于心则喜。或[⑤]：心与肺[⑥]二经有

①肺：据理当作“肝”字。

②爱：正统本作“忧”，当是。

③亦：医统本作“则”。

④咲：同“笑”。以下均律作“笑”。

⑤或：医统本作“或言”。

⑥心与肺：医统本作“心与肺脾”。

錯何謂也解曰心虛則悲悲則憂心實則笑
笑則喜矣心之與肺脾之與心亦互相成也
故喜變於心而成於肺思發於脾而成於心
一過有節則二臟俱傷此經互言其義耳非
有錯也
楊上善云心之憂在心變動肺之憂在肺之
志是則肺主於秋憂為正也心主於憂變而
生憂也
脾愁一作志憂不解則傷意意傷則悶亂四肢不
舉毛悴色夭死於春

错，何谓也？解曰：心虚则悲，悲则忧；心实则笑，笑则喜矣。心之与肺，脾之与心，亦互相成也。故喜变[①]于心而成于肺，思发于脾而成于心，一过有[②]节，则二脏俱伤。此经互言其义耳，非有错也[③]。

杨上善云：心之忧在心变动，肺之忧在肺之志。是则肺主于秋，忧为正也；心主于夏[④]，变而生忧也。

脾，愁一作志忧不解则伤意，意伤则闷乱，四肢不举，毛悴色夭，死于春。

①变：医统本、汲古阁本作“发”，义长。
②有：医统本、正统本作“其”，义长。
③此经互言其义耳，非有错也：正统本、《素问·调经论》无此十一字，当是注文错作正文。
④夏：原作“忧”，形误，据《素问·阴阳应象大论》改。

《素问》曰：脾在声为歌，在变动为哕，在志为思，思伤脾。《九卷》及《素问》又曰：精气并于脾则饥一作畏。

肺[1]喜乐，乐[2]极则伤魄，魄伤则狂。狂者，意不存其[3]人，皮焦，皮[4]悴色夭，死于夏。

《素问》曰：肺在声为哭，在变动为咳音凯，又咳，在志为忧，忧伤肺。《九卷》及《素问》又曰：精气并于肺则悲。

肾，盛怒未止则伤志，志伤则喜忘其前言，腰脊[5]不可俯仰，毛悴色夭，死于季夏。

---

①肺：原作“脾”，形误，据医统本改。

②乐：《灵枢·本神》《太素·脏腑第一》《脉经》卷三第四、《千金要方》卷十七第一作“无”，连上句读。

③其：《灵枢·本神》《太素·脏腑第一》《脉经》卷三第四、《千金要方》卷十七第一无此字。

④皮：医统本作“毛”。

⑤脊：此下《脉经》卷三第四、《千金要方》卷十九第一有“痛”字。

《素问》曰：肾在声为呻，在变动为栗，在志为怒，怒伤肾。《九卷》及《素问》又曰：精气并于肾则恐，故恐惧而不敢[①]一云解则伤精，精伤则骨酸痿厥，精时自下，则病精[②]。是故五脏主藏精者也，不可伤；伤则失守阴虚，阴虚则虚[③]无气，无气则死矣。是故用针者，观察病人之态，以知精神魂魄之存亡得失之意[④]。五[⑤]者已伤，针不可以治也。

五脏变输音舒**第二**

此出《灵枢》七卷顺气一日分为四时篇内中段[⑥]。

①敢：医统本作“改”。

②则病精：医统本无此三字。

③虚：医统本无此字，汲古阁本作“肺”。

④意：原作“噫”，音误，据医统本、汲古阁本改。

⑤五：原作“丑”，形误，据医统本、汲古阁本改。

⑥此出……中段：医统本、汲古阁本、正统本无此句。

起黄帝問曰五臟五輸願聞其數

岐伯對曰人有五臟臟有五变变有五輸故五五二十五以應

肝有五臟其色青其時春其日甲乙其音角其味酸

素問曰肝在肺爲辛於經義爲末通

心爲牡臟其色赤其時夏其日丙丁其音徵其味苦

素問曰心在味爲鹹於經義爲不通

脾爲牡臟其色黄其時長夏其日戊己其音宫

有五乃爲牡字誤

肺字乃味字誤　末字乃不字誤

起黄帝问曰：五脏五输，愿闻其数?

岐伯对曰：人有五脏，脏有五变，变有五输，故五五二十五以应[①]。

肝有五脏[②]，其色青，其时春，其日甲乙，其音角，其味酸。

《素问》曰：肝在肺[③]为辛，于经义为未通。

心为牡脏，其色赤，其时夏，其日丙丁，其音徵，其味苦。

《素问》曰：心在味为咸，于经义为不通。

脾为牡[④]脏，其色黄，其时长夏，其日戊己，其音宫，

---

①二十五以应：医统本作“二十五输以应五时”。

②肝有五脏：医统本作“肝为牡脏”，义长。

③肺：医统本、汲古阁本作“味”，义长。

④牡：正统本作“牝”。义长。

其味甘

肺為牡臟其色白其時秋其日庚辛其音商其味辛

素問曰肺在味為苦於經義為不通

腎為牡臟其色黑其時冬其日壬癸其音羽其味鹹是謂五變

臟主冬冬刺井色主春春刺滎時主夏夏刺輸音主長夏長夏刺經味主秋秋刺合是謂五變以主五輸音舒

黃帝問曰諸原安合以致五輸

其味甘。

肺为牡[①]脏，其色白，其时秋，其日庚辛，其音商，其味辛。

《素问》曰：肺在味为苦，于经义为不[②]通。

肾为牡[③]脏，其色黑，其时冬，其日壬癸，其音羽，其味咸。是谓五变。

脏主冬，冬刺井；色主春，春刺荥；时主夏，夏刺输；音主长夏，长夏刺经；味主秋，秋刺合。是谓[④]五变，以主五输音舒。

黄帝问曰：诸原安合，以致五输？

---

①牡：医统本作“牝”，义长。

②不：医统本作“未”。

③牡：医统本作“牝”，义长。

④谓：《灵枢·顺气一日分为四时》作“为”。

岐伯對曰原獨不應五時以經合之以應其數故六六三十六輸

黄帝問曰何謂臟主冬時主夏音主長夏味主秋色主春

岐伯對曰病在臟者取之井病變於色取之榮病時間時甚取之腧病變於音取經絡滿而血者病在胷及以飲食不節得病者取之合故曰味主合是謂五變絡作經胷作胃人迎春氣則少陽不生肝氣内變逆夏氣則大陽不長心氣内洞逆秋氣則太陰不收肺氣焦滿逆冬

岐伯对曰：原独不应五时，以经合之，以应其数，故六六三十六输。

黄帝问曰：何谓脏主冬，时主夏，音主长夏，味主秋，色主春?

岐伯对曰：病在脏者取之井，病变于色取之荣，病时间时甚取之输，病变于音取经，络满而血者病在胸[①]，及以饮食不节得病者，取之合，故曰味主合，是谓五变络作经，胸作胃。人迎[②]春气则少阳不生[③]，肝气内变；逆夏气则太阳不长，心气内洞；逆秋气则太阴不收，肺气焦满；逆冬

①取经，络满而血者病在胸：医统本作“取之经一作络，满而血者，并在胃一作胸”。“一作络”“一作胸”为小字注。

②迎：医统本作“逆”。

③生：医统本、汲古阁本、正统本作“升”，义长。

氣則少陰不藏腎氣濁沉夫四時陰陽者萬物之根本也所以聖人春夏養陽秋冬養陰以從其根逆其根則伐其本矣故陰陽者萬物之終始也順之則生逆之則死又順為逆是為內格是故聖人不治已病治未病論五臟相傳所勝也假使心病傳肺肺未病逆治

五臟六腑陰陽表裏第三

肺合大腸大腸者傳道之腑心合小腸小腸者受盛之腑肝合胆胆者清净之腑清二作精脾合胃胃者五穀之腑腎合膀胱膀胱津液之腑

气则少阴不藏，肾气浊沉。夫四时阴阳者，万物之根本也。所以圣人春夏养阳，秋冬养阴，以从[①]其根。逆其根则伐其本[②]矣。故阴阳[③]者，万物之终始也[④]。顺之则生，逆之则死[⑤]；反[⑥]顺为逆，是为内格。是故圣人不治已病治未病，论五脏相传所胜也。假使心病传肺，肺未病逆治之耳[⑦]。

五脏六腑阴阳表里第三

肺合大肠，大肠者传道之腑。心合小肠，小肠者受盛之腑。肝合胆，胆者清净之腑清二作精。脾合胃，胃者五谷之腑。肾合膀胱，膀胱津液之腑。

①从：《太素·顺养》作“顺”。

②本：此下《素问·四气调神大论》《太素·顺养》有“坏其真”三字。

③阴阳：此下《素问·四气调神大论》《太素·顺养》有“四时”二字。

④也：此下《素问·四气调神大论》《太素·顺养》有“死生之本也”等三十二字。可参。

⑤死：此下《素问·四气调神大论》《太素·顺养》有“从之则治，逆之则乱”八字。

⑥反：原作“又”，形误，据医统本改。

⑦之耳：原脱，据医统本补。

達乃是字誤特
他本作將
屬膀胱胱屬字

少陰屬腎上達肺故特兩臟也三焦者中瀆之腑水道出焉膀胱是孤之腑此六腑之所合

素問曰夫腦髓骨脉膽女子胞此六者地氣之所生也皆藏於陰象於地故藏而不寫名曰奇恒之府胃大腸小腸三焦膀胱此五者天氣之所生也其氣象天故寫而不藏此受五臟濁氣名曰傳化之府此不能久留輸寫者也魄門亦為五臟使水穀不得久藏五臟者藏精氣而不寫故滿而不能實六腑者傳化

少阴属肾，上达肺，故特两脏①也。三焦者，中渎之腑，水道出焉。膀胱，是孤之腑。此六腑之所合。

《素问》曰：夫脑、髓、骨、脉、胆、女子胞，此六者，地气之所生也，皆藏于阴，象于地，故藏而不泻，名曰奇恒之府。胃、大肠、小肠、三焦、膀胱，此五者，天气之所生也。其气象天，故泻而不藏，此受五脏浊气，名曰传化之府。此不能久留，输泻者也。魄门亦为五脏使，水谷不得久藏。五脏者，藏精气而不泻，故满而不能实。六腑者，传化

①上达肺，故特两脏：医统本作“上连肺，故将两脏”。

稱六腑以下十二字他本乃小字作注

物而不藏故實而不能滿水穀入口則胃實
而腸虛食下則腸實而胃虛故實而不滿滿
而不實也氣口何以獨為五臟主胃者水穀
之海六腑之大源也稱六腑雖少錯大理相
發為佳肝胆為合故足厥陰與少陽為表裏
脾胃為合故足太陰與陽明為表裏腎膀胱
為合故足少陰與太陽為表裏心與小腸為
合故手少陰與太陽為表裏肺大腸為合故
手太陰與陽明為表裏五臟者肺為之蓋也
巨肩陷咽喉見于外心為之主缺盆為之道

物而不藏，故实而不能满。水谷入口，则胃实而肠虚；食下，则肠实而胃虚，故实而不满，满而不实也。气口何以独为五脏主？胃者，水谷之海，六腑之大源也。称六腑虽少错，于[①]理相发为佳[②]。

肝胆为合，故足厥阴与少阳为表里；脾胃为合，故足太阴与阳明为表里；肾膀胱为合，故足少阴与太阳为表里；心与小肠为合，故手少阴与太阳为表里；肺大肠为合，故手太阴与阳明为表里。五脏者，肺为之盖也，巨肩陷，咽喉见于外；心为之主，缺盆为之道，

①于：原作“大”，据医统本改。

②称六腑虽少错，于理相发为佳：此句医统本作双行小字，为注释文字。正统本无此句。

之乃知字誤

骭（音滑）骨有余以候内髃（音曷干音又結骨于）肝為之主將使之候外欲知堅固視目大小脾主為胃（九虛太素作衛）使之迎粮視唇舌好惡以之吉凶腎者主為外使之遠聽視耳好惡以知其性六腑者胃為之海廣（太素作䏶）大頸張胷五穀乃容鼻遂以長以候大腸唇厚人中長以候小腸目下果大其胆乃横鼻孔在外膀胱漏泄鼻柱中央起三焦乃約此所以候六腑也上下三等臓旦良矣

五臓五官第四

骭音滑骨有余，以候内髃音曷干，音又结音于；肝为之主，将使之候外，欲知坚固，视目大小；脾主为胃《九墟》《太素》作卫，使之迎粮，视唇舌好恶，以知[1]吉凶；肾者主为外，使之远听，视耳好恶，以知其性。六腑者，胃为之海，广骸[2]《太素》作䏶大颈，张胸，五谷乃容；鼻隧[3]以长，以候大肠；唇厚人中长，以候小肠；目下裹[4]大，其胆乃横。鼻孔在外，膀胱漏泄；鼻柱中央起，三焦乃约。此所以候六腑也，上下三等，脏旦良矣[5]。

五脏五官[6]第四

①知：原作“之”，据医统本改。

②骸：原脱，据医统本、正统本补。

③隧：原作“遂”，据医统本改。

④裹：原作“果”，乃“裹”之简写，据医统本改。

⑤脏旦良矣：医统本作“脏安且良矣”，汲古阁本作“脏且良矣”。

⑥五脏五官：医统本作“五脏六腑官”。

故肝氣通於目脫肝字

鼻者肺之官目者肝之官口唇者脾之官舌者心之官耳者腎之官凡五官者以候五臟肺病者喘息鼻張肝病者目眥青脾病者唇黃心病者舌卷顴赤腎病者顴與顏黑故肺氣通於鼻鼻和則能知香臭矣心氣通於舌舌和則能知五味矣

素問曰心在竅為耳一云舌夫心者火也腎者水也水火既濟心氣通於舌舌非竅也其通於竅者寄在於耳王冰云手少陰之絡會于耳中故氣通於目目和則能視五色矣

鼻者，肺之官；目者，肝之官；口唇者，脾之官；舌者，心之官；耳者，肾之官。凡五官者[1]，以候五脏。肺病者，喘息鼻张；肝病者，目眦青；脾病者，唇黄；心病者，舌卷[2]，颧赤；肾病者，颧与颜黑。

故肺气通于鼻，鼻和则能知香臭矣；心气通于舌，舌和则能知五味矣。

《素问》曰：心在窍为耳一云舌。夫心者火也，肾者水也，水火既济。心气通于舌，舌非窍也，其通于窍者，寄在于耳王冰云：手少阴之络会于耳中。故气[3]通于目，目和则能视五色矣。

---

①凡五官者：《灵枢·五阅五使》作"黄帝曰：以官何候？岐伯曰"。

②卷：此下《灵枢·五阅五使》有"短"字，义长。

③气：此上医统本有"肝"字。

灸乃矣字誤

不得自相營脫自字

素問曰諸脉者皆屬於目又九卷曰心臟肺肺舍神神明通體故云屬目脾氣通於口口和則能別五穀味灸腎氣通於耳耳和則能聞五音矣

素問曰腎在竅為耳然則腎氣上通於耳下通於陰也五臟不和則九竅不通六腑不和則留結為癰故邪在府則陽脉不和陽脉不和則氣留之氣留之則陽氣盛矣邪在臟則陰盛矣陰氣大盛則陽氣不得相榮也故曰格陰陽俱盛不得相營也故曰關格關格者不

《素问》曰：诸脉者，皆属于目。又《九卷》曰：心藏肺，肺舍神，神明通体，故云属目。脾气通于口，口和则能别五谷味矣[①]。肾气通于耳，耳和则能闻五音矣。

《素问》曰：肾在窍为耳。然则肾气上通于耳，下通于阴也。五脏不和，则九窍[②]不通；六腑不和，则留结为痈。故邪在腑则阳脉不和，阳脉不和则气留之，气留之则阳气盛矣；邪在脏则阴盛[③]矣。阴气太盛，则阳气不得相荣也，故曰格[④]。阴阳俱盛，不得相[⑤]营也，故曰关格。关格者，不

---

①矣：原作"灸"，形误，据医统本及体例改。

②九窍：《灵枢·脉度》《太素·脏腑气液》作"七窍"，依上文，七窍为是。

③则阴盛：医统本作"则阴气盛"。又，此上医统本另有"则阴脉不和，阴脉不和则血留之，血留之"十六字。

④故曰格：此上正统本有"故曰关；阳气太盛，则阴气弗能荣也"十四字，义长。

⑤相：此上医统本有"自"字。

得尽一作尽期而死矣。

五脏大小六腑应候第五

黄帝问曰：人俱受气于天，其有独尽天寿者，不免于病者，何也？

岐伯对曰：五脏者，因[①]有大小高下坚脆端正偏倾者，六腑亦有大小长短厚薄[②]结直缓急者。凡此二十五变者，各各不同，或善或恶，或吉或凶。心小则安，邪弗能伤《太素》云：外邪不能伤，易伤于忧；心大则弗[③]能伤，易伤于邪《太素》作外邪；心高则满于肺中，闷而善忘，难闻以言；心下则脏外，易

①因：医统本作“固”。
②薄：原脱，据医统本补。
③弗：此上医统本有“忧”字。

伤于寒，易恐以言；心坚则脏安守①；心脆则善病消瘅热中；心端正则和利难伤；心偏倾则操持不一，无守司也。

杨上善云：心脏及②神有八变，缓之四脏③但言脏变，不言神变者，以神为魂魄意之主，言其神变则四脏皆可知，故略而不言也。

肺小则少饮，不病喘一作喘喝；肺大则多饮，善病胸痹逆气；肺高则上气喘息咳逆；肺下④则逼贲迫肺，善胁下痛；肺坚则不病咳逆上气；肺脆则善病消瘅易伤也一云易伤于热，喘息鼻衄；肺端正则

①守：此下医统本有“固”字。
②及：医统本作“言”。
③缓之四脏：医统本作“后四脏”。
④下：原作“不”，据医统本改。

和利難傷肺偏傾則病胷脇偏痛
肝小則安無脇下之則病肝大則逼胃迫咽則善膈中且脇下痛肝高則上支賁加切一作脇下急為息賁肝下則逼胃脇下空空則易受邪肝堅則臟安難傷也肝脆則善病消癉易傳也肝端正則和利難傷也肝偏傾則脇下偏痛
脾小則安難傷於邪也脾大則善腠胗音停而痛不能疾行脾高則胗季脇而痛脾下則下加於大腸下加於大腸則臟外易受邪脾堅則

和利难伤；肺偏倾则病胸胁偏痛。

肝小则安，无胁下之则[①]病；肝大则逼胃迫咽，则[②]善膈中，且胁下痛；肝高则上支贲加一作切胁下急，为息贲；肝下则逼[③]胃，胁下空，空则易受邪；肝坚则脏安难伤也；肝脆则善病消瘅，易传[④]也；肝端正则和利难伤也；肝偏倾则胁下偏痛。

脾小则安，难伤于邪也；脾大则善腠胗音停而痛，不能疾行；脾高则胗季胁[⑤]而痛；脾下则下加于大肠，下加于大肠则脏外易受邪；脾坚则

①则：医统本、正统本无此字。

②则：此上医统本、正统本重“迫咽”二字。

③逼：《太素·五脏命分》作“安”。

④传：医统本作“伤”。

⑤季胁：此上医统本有“引”字。

脏安难伤也；脾脆则善病消瘅，易传[①]也；脾端正则和利难伤也；脾偏倾则瘈疭善胀。

肾小则安难伤也；肾大则一本云耳聋或鸣，汗出善病腰痛，不可以俯仰，易伤于邪也；肾高则善病背膂音旅痛，不可以俯仰一云背急纵耳脓血出或生肉塞；肾下则腰尻痛，不可俯仰，为狐疝；肾坚[②]则不病腰痛；肾脆则善病消瘅易传[③]也；肾端正则和利难伤也；肾偏倾则善腰尻而痛。凡此二十五变者，人之所善常病。

黄帝问曰：何以知其然？

---

①传：医统本作“伤”。

②肾坚：原脱，据医统本及体例补。

③传：医统本作“伤”。

岐伯对曰：赤色小理者，心小[①]；粗理者，心大；无髃骬音予者，心高；髃骬小短举者，心下；髃骬长者，心坚；髃骬弱小以薄者，心脆；髃骬直下不举者，心端正；髃骬倚一作面，上曷上于一方者，心偏倾。

白色小理者，肺小；粗理者，肺大；巨肩反一作大膺陷喉者，肺高；合腋张胁者，肺下；好肩背厚者，肺坚；肩背薄者，肺脆；背[②]膺厚者，肺端正；膺偏竦一作欹者，肺偏倾。

青色小理者，肝小；粗理者，肝大；广胸及骰[③]者，肝高，合胁脆骰[④]者，肝下；胸胁好者，肝坚[⑤]；胁骨

①小：原作“下”，与下文重复，据医统本改。

②背：此上原有“好脆好”三字，文理不通，据医统本删。

③及骰：医统本作“反骹”；汲古阁本作“及骹”。

④骰：医统本作“骹”。

⑤坚：此上原衍“者”字，据医统本及体例删。

醫統無口字

見乃則字誤

弱者肝脆膺脅腹好相得者肝端正脇骨偏
舉者肝偏傾
黄色小理者脾小粗理者脾大揭唇口者脾高
唇下縱者脾下唇堅者脾堅唇大而不堅者
脾脆唇上下好者脾端正唇偏舉者脾偏傾
黑色小理者腎小粗理者腎大耳高者腎高耳
後陷者腎下耳堅者腎堅耳薄不堅者腎脆
耳好前居牙車者腎端正耳偏高者腎偏傾
凡此諸變者持見安減則病
黄帝問曰願聞人之有不可病者至盡天壽雖

弱者，肝脆；膺胁腹好相得者，肝端正；胁骨偏举者，肝偏倾。

黄色小理者，脾小；粗理者，脾大；揭唇口[1]者，脾高；唇下纵者，脾下；唇坚者，脾坚；唇大而不坚者，脾脆；唇上下好者，脾端正；唇偏举者，脾偏倾。

黑色小理者，肾小；粗理者，肾大；耳高者，肾高；耳后陷者，肾下；耳坚者，肾坚；耳薄不坚者，肾脆；耳好前居牙车者，肾端正；耳偏高者，肾偏倾。

凡此诸变者，持见[2]安，减则病。

黄帝问曰：愿闻人之有不可病者，至尽天寿，虽

①口：医统本无此字。

②见：医统本作“则”。

熱乃熱字誤

大乃人字誤

有深憂大恐怵惕之志猶弗能感也大寒甚熱弗能傷也其有不離屏蔽室內又無怵惕之恐然不免於病者何也怵音出又音屈惕音踢

岐伯對曰五臟六腑邪之舍也五臟皆小者少病善焦心大愁憂五臟皆大者緩於事難使憂五臟皆高者好高舉措五臟皆下者好出人下五臟皆堅者無病也五臟皆脆者不離于病五臟皆端正和利得人心五臟皆偏傾者邪心善盜不可為人卒反覆言語也太素卒作早

有深忧大恐，怵惕之志，犹弗能感也；大寒甚热，弗能伤也；其有不离屏蔽室内，又无怵惕之恐，然不免于病者，何也？怵，音出，又音屈；惕，音踢。

岐伯对曰：五脏六腑，邪之舍也。五脏皆小者，少病，善焦心，大[①]愁忧；五脏皆大者，缓于事，难使忧[②]；五脏皆高者，好高举措；五脏皆下者，好出人下；五脏皆坚者，无病也；五脏皆脆者，不离于病；五脏皆端正者，和利得人心[③]；五脏皆偏倾者，邪心善盗，不可为人，卒反覆[④]言语也。《太素》卒作早。

①大：医统本作“人”。

②忧：此上医统本有“以”字。

③心：《太素·五脏命分》无此字，义长。

④覆：《灵枢·本脏》《太素·五脏命分》作“复”，义通。

心乃其字誤

黄帝問曰願聞六腑之應

岐伯對曰肺合大腸大腸者皮其應也

素問曰肺之合皮也其榮毛也其主心也下章言腎之應毫毛於義為錯心合小腸小腸者脉之應也

素問曰心之合脉也其榮色也其主腎也其義相順也肝合胆胆者筋其應也

素問曰肝之合筋也其榮爪也其主肺也其義相順也脾合胃胃者肉其應也

素問曰脾之合肉也其榮唇也其主肝也其義

黄帝问曰：愿闻六腑之应。

岐伯对曰：肺合大肠。大肠者，皮其应也。

《素问》曰：肺之合皮也，其荣毛也，其主心也。下章言肾之应毫毛，于义为错。

心合小肠，小肠者，脉之应也。

《素问》曰：心之合脉也，其荣色也，其主肾也。

其义相顺也。肝合胆，胆者，筋其应也。

《素问》曰：肝之合筋也，其荣爪也，其主肺也。

其义相顺也。脾合胃，胃者，肉其应也。

《素问》曰：脾之合肉也，其荣唇也，其主肝也。

其义

相顺也。

肾合三焦膀胱，三焦膀胱者，腠理毫毛其应也。

《九卷》又曰：肾合骨。《素问》曰：肾之合骨也，其荣发也，其主脾也。义略同[①]也。

黄帝问曰：应之奈何？

岐伯对曰：肺应皮。皮厚者，大肠厚；皮薄者，大肠薄；皮缓腹里大者，大肠缓而长；皮急而短[②]；皮滑者，大肠直；皮肉不相离者，大肠结。

心应脉。皮厚者，脉厚；脉厚者，小肠厚；皮薄者，脉薄；脉薄者，小肠薄；皮缓者，脉缓；脉缓者，小肠大

相順也腎合三焦膀胱三焦膀胱者腠理毫毛其應也九卷又曰腎合骨素問曰腎之合骨也其榮髪也其主脾也義畧同也

黄帝問曰應之柰何

岐伯對曰肺應皮皮厚者大腸厚皮薄者大腸薄皮緩腹裏大者大腸緩而長皮急而短皮滑者大腸直皮肉不相離者大腸結

心應脉皮厚者脉厚脉厚者小腸厚皮薄者脉薄脉薄者小腸薄皮緩者脉緩脉緩小腸大

①义略同：医统本作“其义相同”。

②皮急而短：医统本作“皮急者，大肠急而短”，义长。

而長皮薄而脉冲小者小腸小而短諸陽經
脉皆多紆屈者小腸結
脾應肉肉䐃堅大者厚肉䐃音窘又郡麼者胃薄肉
䐃小面麼者胃不堅肉䐃不稱其身者胃下
胃下者小脘不約不利太素作下脘未約肉䐃不堅者
胃緩肉䐃無小果絫標緊者胃急肉䐃多小
果絫者胃結胃結者上脘約不利
肝應筋爪厚色黄者胆厚爪薄者色紅者胆薄
爪堅色青者胆急爪濡色赤者胆緩爪直色
白無約者胆直爪惡色黑多紋紋者胆結

而长；皮薄而脉冲小者，小肠小而短。诸阳经脉皆多纡曲者，小肠结。

脾应肉。肉䐃坚大者，胃厚；肉䐃音窘，又郡么者，胃薄；肉䐃小而[①]么者，胃不坚；肉䐃不称其身者，胃下；胃下者，小脘不[②]约不利《太素》作下脘未约；肉䐃不坚者，胃缓；肉䐃无小裹絫标紧者，胃急；肉䐃多小裹絫[③]者，胃结；胃结者，上脘约不利。

肝应筋。爪厚色黄者，胆厚；爪薄[④]色红者，胆薄；爪坚色青者，胆急；爪濡色赤者，胆缓；爪直色白无约者，胆直；爪恶色黑，多纹纹[⑤]者，胆结。

①而：原作“面”，形误，据医统本改。
②不：医统本无此字。
③絫：此下医统本有双行小字注“一本亦作累字”。
④薄：此下原衍一“者”字，据医统本及体例删。
⑤多纹纹：医统本作“多文”，汲古阁本作“多纹败”。

腎應骨密理皮厚者三焦膀胱厚粗理薄皮者三焦膀胱薄腠理踈舌三焦膀胱緩皮急而無毫毛者三焦膀胱急毫毛美而粗者三焦膀胱直稀毫毛者三焦膀胱結

黄帝問曰薄厚美惡皆有其形類願聞其所病

岐伯對曰各視其外應以知其內臟則知所病矣

十二原論第六

五臟者有六腑六腑有十二原十二原者出於四關四關主治五臟五臟有疾當取之十二

肾应骨。密理皮厚者，三焦膀胱厚；粗理薄皮者，三焦膀胱薄；腠理疏者[①]，三焦膀胱缓；皮急而无毫毛者，三焦膀胱急；毫毛美而粗者，三焦膀胱直；稀毫毛者，三焦膀胱结。

黄帝问曰：薄厚美恶，皆有其形类，愿闻其所病。

岐伯对曰：各视其外应以知其内脏，则知所病矣。

十二原论第六

五脏者[②]有六腑，六腑有十二原。十二原者，出于四关，四关主治五脏。五脏有疾，当取之十二

①者：原作“舌”，据医统本改。
②者：医统本无此字。

原。十二原者，五脏之所以禀三百六十五骨之气味者也。五脏有疾，出于十二原，而原各有所出。明知其原，睹其应，知五脏之害矣。阳中之多[①]阴肺也，其原出于太渊二。阳中之太阳心也，其原出于大陵二。阴中之[②]少阳肝也，其原出于太冲二。阴中之太阴肾[③]也，其原出于太溪二。阴中之至阴脾[④]也，其原出于太白二。膏之原出于鸠尾一，肓之原出于脖胦[⑤]一。凡十二原主治五脏六腑之有病者也。胀取三阳，飧泄取三阴一取带取[⑥]。今夫五脏之有病，

①多：医统本、汲古阁本作“少”。
②中之：原作“之中”，据医统本及体例乙正。
③肾：此上原衍“中”字，据医统本及体例删。
④脾：此上原衍“也”字，据医统本及体例删。
⑤胦：原作“腰”，形误，据下文注音、医统本、汲古阁本、正统本改。
⑥一取带取：医统本作“一云带取三阴”，汲古阁本作“一取滞取”，正统本作“滞取三阴”。

譬犹刺也，犹污也，犹结也，犹闭也。刺虽久犹可拔也，污虽久犹可雪也，结虽久犹可解也，闭虽久犹[①]可决也。或言久疾之不可取者，非其说也。夫善用针者，取其疾也，犹拔刺也，犹雪污也，犹解结也，犹决闭也，疾虽久犹可毕也。言不可治者，未得其术[②]也。飧，音孙，泄，音洩，脖没没切，胦，乌朗切，又于桑切。

十二经水第七

此出《灵枢》三卷经水篇。

黄帝问曰：经脉十二者，外合于十二经水，而内属于五脏六腑。夫十二

①久犹：原倒作"犹久"，据医统本乙正。
②术：原作"衔"，形误，据医统本改。

經水者受水而行之五臟者合神氣魂魄而臟之六腑者受而行之受氣而揚之經脉者受血而營之合而以治奈何刺之深淺灸之壯數可得而聞乎

岐伯對曰臟之堅脆腑之大小穀之多少脉之長短血之清濁氣之多少十二經中多血少氣與其少血多氣與其皆多血氣與其皆少血氣皆有大數其治以鍼灸各調其經氣固其常有合也此人之參天地而應陰也不可不審察之也

经水者，受水而行之。五脏者，合神气魂魄而藏[①]之。六腑者，受谷而行之，受气而扬之。经脉者，受血而营之。合而以治，奈何？刺之深浅，灸之壮数，可得而闻乎？

岐伯对曰：脏之坚脆，腑之大小，谷之多少，脉之长短，血之清浊，气之多少，十二经中多血少气，与其少血多气，与其皆多血气，与其皆少血气，皆有大数[②]。其治以针灸，各调其经气，固其常有合也。此人之参天地而应阴阳[③]，不可不审察之也。

---

①藏：原作"臟"，据医统本改。
②大数：医统本、正统本作"定数"。
③阳：原作"也"，据医统本改。

足陽明外合於海内屬於胃
足太陽外合於清水内屬於膀胱而通水道焉
足少陽外合於渭水内屬於胆
足太陰外合於潮水内屬於脾
足厥陰外合於沔水内屬於肝
足少陰外合於汝水内屬於腎
手陽明外合於江水内屬於大腸
手太陽外合於淮水内屬於小腸而水道出焉
手少陽外合於漯水内屬於三焦
手太陰外合於河水内屬於肺

足阳明外合于海水[①]，内属于胃；

足太阳外合于清水，内属于膀胱，而通水道焉[②]；

足少阳外合于渭水，内属于胆；

足太阴外合于湖[③]水，内属于脾；

足厥阴外合于沔水，内属于肝；

足少阴外合于汝水，内属于肾；

手阳明外合于江水，内属于大肠；

手太阳外合于淮水，内属于小肠，而水道出焉；

手少阳外合于漯水，内属于三焦；

手太阴外合于河水，内属于肺；

①水：原脱，据体例及医统本、正统本、《灵枢·经水》《太素·十二水》补。

②而通水道焉：《太素·十二水》《素问·离合真邪论》注引本书无此五字。此与诸水体例不合，当是注文。以下“淮水”同此。

③湖：原作“潮”，据医统本及体例改。

脆乃胞字誤

手心主外合於漳水内屬於心脆

手少陰外合於濟水内屬於心

凡此五臟六腑十二經水者皆外有原而内有所稟此皆内外相貫如環無端人經亦然故天為陽地為陰腰以上為天下為地故海以北者為陰湖以北者為陰中之陰漳以南者為陽河以北至漳者為陽中之陰漯以南至江者為陽中之陽此一州之陰陽也此所以人與天地相參也

黄帝問曰夫經水之應經脉也其遠近之深淺

手心主外合于漳水，内属于心包；

手少阴外合于济水，内属于心。

凡此五脏六腑十二经水者，皆外有源泉而内有所禀，此皆内外相贯，如环无端，人经亦然。故天为阳，地为阴，腰以上为天，下为地。故海以北者为阴，湖以北者为阴中之阴，漳以南者为阳，河以北至漳者为阳中之阴，漯以南至江者为阳中之阳，此一州之阴阳也。此所以人与天地相参也。

黄帝问曰：夫经水之应经脉也，其远近之深浅，

水血之多少各不同合而刺之柰何
岐伯對曰足陽明五臟云腑之海也其脉大而
血多氣盛熱熱壯刺此者不深弗散不留不
瀉
足陽明多血氣刺深六分留十呼
足太陽多血氣刺深五分留七呼
足少陽少血氣刺深四分留五呼
足太陰多血少氣刺深三分留四呼
足少陰少血多氣刺深二分留三呼
足厥陰多血少氣刺深一分留二呼

水血之多少各不同，合而刺之奈何？

岐伯对曰：足阳明五脏六①腑之海也，其脉大而血多气盛热②壮，刺此者不深弗散③，不留不泻。

足阳明多血气，刺深六分，留十呼；

足太阳多血气，刺深五分，留七呼；

足少阳少血气，刺深四分，留五呼；

足太阴多血少气，刺深三分，留四呼；

足少阴少血多气，刺深二分，留三呼；

足厥阴多血少气，刺深一分，留二④呼。

①六：原作“云”，形误，据医统本、汲古阁本、正统本改。

②热：此上原衍一“热”字，据医统本、正统本删。

③不深弗散：医统本作“弗敢”，汲古阁本、正统本作“弗散”。

④二：医统本作“一”。

手之陰陽其受氣之道近其氣之來也疾其刺深皆無過二分留皆無過一呼其少長小大肥瘦以心料之命曰法天之常灸之亦然而過此者得惡大則骨枯脉濇一作漬音澀刺之過此者則脫氣

黄帝問曰夫經脉者之大小血之多少膚之厚薄肉之堅脆及膕之大小可以為度量乎

岐伯對曰其可為量者取其中度者也不甚脫肉而血氣不衰者也若失度之人瘦病而形肉脫者惡可以度量刺焉審切循捫按視其寒

手之阴阳，其受气之道近，其气之来也疾，其刺深皆无过二分，留皆无过一呼。其少长小大肥瘦，以心料之，命曰法天之常。灸之亦然。而过此者，得恶大[①]则骨枯脉涩一作渍，音涩，刺而过此者则脱气。

黄帝问曰：夫经脉者之大小，血之多少，肤之厚薄，肉之坚脆，及腘之大小，可以为度量乎？

岐伯对曰：其可为量者，取其中度者也，不甚脱肉而血气不衰者也。若失度之人瘦病而形肉脱者，恶可以度量刺焉。审切循扪按，视其寒

①大：医统本、汲古阁本作“火”。

温盛衰而调之，是谓因适而为之真也。

四海第八

人有四海，十二经水者皆注四海[①]。有髓海，有血海，有气海，有水谷之海。胃者，水谷之海，其输音舒上在气街，下至于三里；冲脉者，为十二经之海，其输上在大杼，下出于巨虚上下廉；膻中者，为气之海，其输音庶在[②]柱骨之上下，前在于人迎；脑者，为髓之海，其输上在其盖，下在于风府。凡此四海者，得顺者生，得逆者败；知调者利，不知调者害。

①海：此下《灵枢·海论》《太素·四海合》有“海有东西南北，命曰四海”十字。

②在：此上医统本有“上”字。

黄帝問曰四海之逆順柰何

岐伯對曰氣海有餘則氣滿胷中悗急息面赤氣海不足則氣少不足以言血海有餘則常想其身大怫扶弗切，鬱也然不知其所病血海不足則常想其身小狭然不知其所病水穀之海有餘則腹脹滿水穀之海不足則飢不受穀食髓海有餘則輕勁多力自過其度髓海不足則腦轉耳鳴脛胻音行痠眩冒目無所見懈殆音允殆安卧

黄帝問曰謂之柰何

黄帝问曰：四海之逆顺奈何?

岐伯对曰：气海有余，则气满，胸中悗急息[1]，面赤；气海不足，则气少不足以言。血海有余，则常想其身大怫扶弗切，郁也然，不知其所病；血海不足，则常想其身小狭然，不知其所病。水谷之海有余，则腹胀满；水谷之海不足，则饥不受谷食。髓海有余，则轻劲多力，自过其度；髓海不足，则脑转耳鸣，胫胻[2]音行酸，眩冒，目无所见，懈殒[3]音允殆[4]安卧。

黄帝问曰：谓[5]之奈何?

①悗急息：《太素·四海合》无“悗”字，《灵枢·海论》无“急”字，本书正统本无“息”字。《太素》义长。

②胫胻：《灵枢·海论》无“胫”字，《太素·四海合》无“胻”字。

③殒：医统本、正统本无此字。

④殆：医统本作“怠”。

⑤谓：医统本作“调”。

岐伯对曰：审守真[①]输，而调其虚实，无犯其害；顺者得复，逆者必败。

气息周身五十营四时日[②]分刻漏[③]第九

此出《灵枢》四卷五十营篇。

黄帝问曰：五十营奈何[④]？

岐伯对曰：周天二十八宿，宿三十六分，人气行一周十[⑤]八分。人经络[⑥]上下左右前后二十八脉，周身十六丈二尺，以应二十八宿，漏水下百刻，以分昼夜。故人一呼脉再动，气行三寸；一

---

①真：医统本作“其”。

②日：医统本作“十”。

③刻漏：医统本、正统本作“漏刻”。

④五十营奈何：《太素·营五十周》无“奈何”二字，但此上有“余愿闻”三字而成句。

⑤十：医统本、正统本、《灵枢·五十营》《太素·营五十周》作“千”。

⑥络：《灵枢·五十营》《太素·营五十周》作“脉”，义长。

吸脉再动，气行三寸；呼吸定息，气行六寸。十息脉[1]行六尺，日行二分。二百七十息，气行十六丈二尺，气行交通于中，一周于身，下水二刻，日行二十分有奇。五百四十息，气行再周于身，下水四刻，日行四十分有奇。二千七百息，气行十周于身，下水二十刻，日行五宿二百十分有奇。一万三千五百息，气行五十营于身，下水百刻，日行二十八宿，漏水皆尽，脉已终矣。王冰曰[2]：此略而言之也，细言之，则常以一千周加一分又十分分之六[3]，乃奇分尽也。

---

①脉：《灵枢·五十营》《太素·营五十周》作"气"，与上下文均作"气行"切合，故义长。

②王冰曰：原作"正水日"，形误，据医统本、汲古阁本改。

③六：原作"大"，形误，据医统本、正统本改。

臟乃歲字誤
夫乃天字誤

所謂交通者并行一數也故五十營備得盡天地之壽矣氣凡行八百一十丈也一日一夜五十營以營五臟之精不應數者為之狂生所謂五十營者五臟皆受氣也此段舊在經脈根結篇末今移在此

黃帝問曰衛氣之行出入之會何如

岐伯對曰臟有十二月日有十二辰子午為經卯酉為緯夫一面七宿周天四七二十八宿房卯為緯張虛為經是故房至畢者為陽卯至心為陰陽主晝陰主夜是故衛氣之行一

所谓交通者，并行一数也。故五十营备，得尽天地之寿矣。气凡行八百一十丈也，一日一夜五十营，以营五脏之精，不应数者，为之狂生。所谓五十营者，五脏皆受气也。此段旧在经脉根结篇末，今复[①]在此。

黄帝问曰：卫气之行，出入之会[②]何如?

岐伯对曰：岁[③]有十二月，日有十二辰，子午为经，卯酉为纬；夫一面[④]七宿，周天四七二十八宿，房昂[⑤]为纬，张虚为经；是故房至毕者为阳，昂至心为阴。阳主昼，阴主夜，是故卫气之行，一

①复：医统本作“移”。

②会：《灵枢·卫气行》《太素·卫五十周》作“合”。

③岁：原作“脏”，据医统本、汲古阁本、正统本改。

④夫一面：医统本作“天一而”。

⑤昂：原作“卯”，形误，据医统本改。下一个“昂”字同。

日一夜五十週於身晝日行於陽二十五週
夜行於陰亦行二十五週於五臟是故平旦
陰氣盡陽氣出於目目張氣上行於頭循於
項下
足太陽循皆下至小指端其散者分於目別下
手太陽下至小指外側其散者別於目銳音芮眥
音際下
足少陽循小指次指之間以上循少陽之分側
下至小指之間別者以上至耳前合於頷音汗
脉注

日一夜五十周于身。昼日行于阳二十五周，夜行于阴亦行二十五周，周于五脏。是故平旦阴气尽，阳气出于目，目张气则上行于头，循于[1]项下。

足太阳，循皆[2]下至小指端。其散者，分于目，别下。

手太阳，下至小指外侧。其散者，别于目锐音芮眦音际，下。

足少阳，循[3]小指次指之间。以上循手少阳之分侧，下至小指之间。别者以上至耳前，合于颔音汗脉，注

①于：《灵枢·卫气行》《太素·卫五十周》无此字。

②皆：医统本、汲古阁本作“背”，义长。

③循：医统本作“注”。

足陽明下至行至跗上入足五指之間其散者
從耳下手
手陽明入大指之間入掌中直至於足也入足
心出内踝下行陰分復合於目一週是故日
行一舍人氣行於身一週與十分身之八日
行二舍人氣行於身三週與十分身之六日
行三舍人氣行於身五週與十分身之四日
行四舍人氣行於身也七週與十分身之二
日五舍人氣行於身九週日行六舍人氣週
與十分身之六日行十四舍人氣二十五週

足阳明，下行至跗上。入足[①]五指之间。其散者，从耳下手[②]。

手阳明，入大指[③]之间，入掌中，直[④]至于足也；入足心，出内踝，下行阴分，复合于目，故为一周。是故日行一舍，人气行于身一周与十分身之八；日行二舍，人气行于身三周与十分身之六；日行三舍，人气行于身五周与十分身之四；日行四舍，人气行于身七周与十分身之二；日行五舍，人气行于身九周；日行六舍，人气行于身十周与十分身之八；日行七舍，人气行于身十二周与十分身之[⑤]六；日行十四舍，人气二十五周

①足：《灵枢·卫气行》《太素·卫五十周》无此字。

②手：医统本无此字。

③大指：此下正统本有“次指”二字，义长。

④直：《灵枢·卫气行》《太素·卫五十周》作“其”，义长。

⑤“八；日行七舍，人气行于身十二周与十分身之”：此十八字原脱，据医统本、正统本补。

于身有奇分与十分身之四。阳尽于阴，阴受气矣。其始入于阴，常从足少阴，注于肾，肾注于心，心注[①]于肺，肺注于肝，肝注于脾，脾复注于肾，为一周。是故夜行一舍，人气行于身一周与十分脏之八，亦如阳之行二十五周而复会于目。阴阳一日一夜，舍于奇分十分身之四与十分脏之四上文言十分脏之八，此言十分脏之四，疑有误。是故人之所以卧起之时有早晚者，以奇分不尽故也。

黄帝问曰：卫气之在身也，上下往来无已，其候

---

①注：原脱，据医统本补。

氣而刺之柰何

岐伯對曰分有多少日有長短春秋冬夏各有分理然後常以平旦為紀夜盡為始是故一日一夜漏水百刻二十五刻者半日之度也常如是無已日入而止隨日之長短各以為紀謹候氣之所在而刺之是謂逢時病在於陽分必先候其氣之加在於陽分而刺之病在於陰分必先候其氣之加於陰分而刺之謹候其時病可與期失時其候百病不除

水下一刻人氣在太陽

气而刺之奈何？

岐伯对曰：分有多少，日有长短，春秋冬夏，各有分理，然后常以平旦为纪，夜尽为始。是故一日一夜，漏水百刻。二十五刻者，半日之度也。常如是无已，日入而止，随日之长短，各以为纪[1]。谨候气之所在而刺之，是谓逢时。病在于阳分，必先候其气之加在于阳分而刺之；病在于阴分，必先候其气之加在于阴分而刺之。谨候其时，病可与期；失时其[2]候，百病不除。

水下一刻，人气在太阳；

①纪：此下《灵枢·卫气行》《太素·卫五十周》有“而刺之”三字。

②其：医统本作“反”。

水下二刻人氣在少陽

水下三刻人氣在陽明

水下四刻人氣在陰分

水下五刻人氣在太陽

水下六刻人氣在少陽

水下七刻人氣在陽明

水下八刻人氣在陰分

水下九刻人氣在太陽

水下十刻人氣在少陽

水下十一刻人氣在陽明

水下二刻，人气在少阳；
水下三刻，人气在阳明；
水下四刻，人气在阴分；
水下五刻，人气在太阳；
水下六刻，人气在少阳；
水下七刻，人气在阳明；
水下八刻，人气在阴分；
水下九刻，人气在太阳；
水下十刻，人气在少阳；
水下十一刻，人气在阳明；

水下十二刻人氣在陰分
水下十三刻人氣在太陽
水下十四刻人氣在少陽
水下十五刻人氣在陽明
水下十六刻人氣在陰分
水下十七刻人氣在太陽
水下十八刻人氣在少陽
水下十九刻人氣在陽明
水下二十刻人氣在陰分
水下二十一刻人氣在太陽

水下十二刻，人气在阴分；
水下十三刻，人气在太阳；
水下十四刻，人气在少阳；
水下十五刻，人气在阳明；
水下十六刻，人气在阴分；
水下十七刻，人气在太阳；
水下十八刻，人气在少阳；
水下十九刻，人气在阳明；
水下二十刻，人气在阴分；
水下二十一刻，人气在太阳；

水下二十二刻，人气在少阳；

水下二十三刻，人气在阳明；

水下二十四刻，人气在阴分；

水下二十五刻，人气在太阳。

此少半日[①]之度也。

从房至毕，毕一十四宿[②]，水下五十刻，半日之度也。从昴至心亦十四度，水下五十刻，终日之度也。日行一舍者，水下三刻与十分《素问》作七刻之四。大要常以日加之宿止[③]也，则知人气在太阳。是故日行一宿，人气在三阳与阴分。常

---

①日：原作“月”，形误，据医统本、汲古阁本改。

②毕一十四宿：医统本作“一十四度”。

③止：医统本作“上”，汲古阁本作“土”。

如是无已，与天地同纪，纷纷盼盼，终而复始，一日一夜，水行百刻而尽矣。故曰刺实者刺其来，刺虚者刺其去，此言气之存亡之时，以候虚实而刺之。

营气第十

此出《灵枢》四卷营气篇。

黄帝问曰：营气之道，内谷为宝。谷入于胃，气传之[①]肺，流溢于中，布散于外。精专者，行于经隧[②]，常营无已，终而复始，是谓天地之纪。故气从太阴出，循臂内上廉[③]。注

①之：此上原有“谷”字，据医统本、《灵枢·营气》《太素·营卫气》删。

②隧：原作“随”，形误，据医统本改。

③循臂内上廉：《灵枢·营气》《太素·营卫气》无此五字。

手陽明上行至面注
足陽明下行至跗上注大指間與太陰合上行
抵脾注心中循跗音夫紛音巴普巴切頞音拙
手少陰出腋下臂注小指之端合
手太陽上行乘腋出頞一作項内注目内眥上巔
下項合
足太陽循脊下尻下行注小指之端循足心注
足
足少陰上行注腎從腎注心外散於胷中循心
主脉出腋下臂入兩筋之間入掌中出手中

手阳明，上行至面[①]，注足阳明，下行至跗上，注大指间，与太阴合，上行抵脾，从脾注心中，循跗，音夫，纷，音巴，普巴切，頞，音拙手少阴，出腋下臂，注小指之端，合手太阳，上行乘腋，出頞一作项内，注目内眦，上巅下项，合足太阳，循脊下尻下行，注小指之端[②]，循足心，注足少阴，上行注肾，从肾注心，外散于胸中，循心主脉出腋下臂，入两筋之间，入掌中，出手中

①至面：《灵枢·营气》《太素·营卫气》无此二字。

②之端：《灵枢·营气》无此二字。

指之端，还注小指次指之端，合

手少阳，上行注膻中，散于三焦，从三焦注胆[①]，出胁，注

足少阳，下行至跗上，复从跗注大指间，合

足厥阴上行至肝，从肝上注鬲[②]，上循喉咙，入颃音亢颡音桑之窍，究音白于畜门一作关。其支[③]别者，上额，循[④]脊入骶音氐，是督脉也。络阴器，上过毛中，入脐中，上循腹里，入缺盆，下注肺中，复出太阴。此营气之行，逆顺之常也。

营卫三焦第十一

①胆：医统本作“膻”。

②鬲：《灵枢·营气》《太素·营卫气》作“肺”，义长。

③支：《太素·营卫气》无此字。

④循：此上医统本、正统本有“循颠下项中”五字。

此出靈樞四卷營衛生會篇黃帝問曰人焉受氣陰陽焉會何氣為營何氣為衛營安從生衛安從會老壯不同氣陰陽異位願聞其會

岐伯對曰人受氣於穀穀入於胃氣傳於肺五臟六腑皆受氣其清者為營濁者為衛營行脉中衛行脉外營周不休五十而復大會陰陽相貫如環無端衛氣行於陰二十五度行於陽亦二十五度分為晝夜故氣至陽而起至陰而止故日中為陽隴一作襲下同為重陽夜半而陰隴為重陰故太陰主內太陽主外各

此出《灵枢》四卷营卫生会篇。

黄帝问曰：人焉受气，阴阳焉会，何气为营，何气为卫，营安从生，卫安从会，老壮不同气，阴阳异位，愿闻其会。

岐伯对曰：人受气于谷，谷入于胃，气传于肺，五脏六腑皆受气[1]。其清者为营，浊者为卫，营行脉中，卫行脉外，营周不休，五十而复大会。阴阳相贯，如环无端，卫气行于阴二十五度，行于阳亦二十五度，分为昼夜。故气至阳而起，至阴而止。故日中为阳陇一作袭，下同为重阳，夜半而阴陇为重阴。故太阴主内，太阳主外，各

①受气：此上医统本有“以”字。

上陰乃陽字誤

行二十五度分為晝夜夜半而陰隴夜半後而陰衰平旦陰盡而陽受氣日中而陽隴日西而陽衰日入陰盡而陰受氣夜半而大會萬民皆臥名曰合陰平旦陰盡而陽受氣而如是無已與天地同紀

黄帝問曰老人不夜瞑少壯不夜寤者何氣使然

岐伯對曰壯者之氣血盛其肌肉滑氣道利營衛之行不失其常故晝精而夜瞑老者之氣血减其肌肉枯氣道澀五臟之氣相薄營氣衰

行二十五度，分为昼夜。夜半而阴陇，夜半后而阴衰，平旦阴尽而阳受气，日中而阳陇，日西而阳衰，日入阳[1]尽而阴受气。夜半而大会，万民皆卧，名曰合阴。平旦阴尽而阳受气。如是无已，与天地同纪。

黄帝问曰：老人不夜瞑[2]，少壮不夜寤者，何气使然？

岐伯对曰：壮者之气血盛，其肌肉滑，气道利，营卫之行不失其常，故昼精而夜瞑。老者之气血减，其肌肉枯，气道涩，五脏之气相薄，营气衰

①阳：原作“阴”，形误，据医统本改。

②瞑：此下《灵枢·营卫生会》有“者，何其使然”五字。

他本手作半

高乃膈字誤

少而衛氣内伐故晝不精而夜不得瞑

黄帝問曰願聞營衛之所行何道從始

岐伯對曰營出於中焦衛出於上焦上焦出於胃口並咽以上貫高布胸中走掖音亦循足太陰之分而行還注手陽明上至舌下注足陽明常與營衛俱行於陰陽各二十五度為週故日夜五十週而復始太會於手太陰

黄帝問曰人有熱飲食不下胃其氣未定則汗出於面或出於背或出於身手其不循衛氣之道而出何

少而卫气内伐[①]，故昼不精而夜不得瞑。

黄帝问曰：愿闻营卫之所行，何道从始[②]?

岐伯对曰：营出于中焦，卫出于上焦。上焦出于胃口[③]，并咽以上，贯膈而布胸中，走腋音亦，循足太阴之分而行，还注手阳明，上至舌，下注足阳明，常与营卫俱行于阴阳各二十五度为周[④]，故日夜五十周而复始，大会于手太阴。

黄帝问曰：人有热[⑤]饮食不下胃，其气未定，则汗出于面，或出于背，或出于身半[⑥]，其不循卫气之道而出，何?

①伐：《太素·营卫气别》作“代”。

②始：《灵枢·营卫生会》作“来”，《太素·营卫气别》作“行”。

③胃口：《灵枢·营卫生会》《太素·营卫气别》《诸病源候论》卷十五三焦病作“胃上口”，义长。

④周：此上医统本、汲古阁本有“一”字。

⑤热：原作“熟”，形误，据医统本、汲古阁本改。

⑥半：原作“手”，形误，据医统本改。

岐伯對曰此外傷於風內開腠理毛蒸理泄衛氣走之固不得循其道此氣悍慓滑疾見開而出故不得從其道名曰漏泄中焦亦並於胃口出上焦之後此所以受氣必糟粕蒸津液化其精微上注於肺乃化而為血以奉生身莫貴於此故獨得行於經隧命曰營氣悍音旱慓音票

黃帝問曰夫血之與氣異名同類何也

岐伯對曰營衛者精氣也血者神氣也故血之與氣異名同類也故奪血者無汗奪汗者無血故人生有兩死而無兩生也下焦者別於

岐伯对曰：此外伤于风，内开腠理，毛蒸理泄，卫气走之，固不得循其道。此气慓悍[1]滑疾，见开而出，故不得从其道，名曰漏泄。

中焦亦并于胃口[2]，出上焦之后，此所以受气，必糟粕，蒸津液，化其精微，上注于肺，乃化而为血，以奉生身，莫贵于此，故独得行于经隧，命曰营气。悍音旱，慓音票。

黄帝问曰：夫血之与气，异名同类，何也？

岐伯对曰：营卫者，精气也；血者，神气也。故血之与气，异名同类也。故夺血者无汗，夺汗者无血，故人生[3]有两死而无两生也。下焦者，别于

①慓悍：原倒作"悍慓"，据正统本、《灵枢·营卫生会》《太素·营卫气别》《千金要方》卷二十第五、《外台秘要》卷六乙正。

②胃口：《灵枢·营卫生会》作"胃中"，《千金要方》卷二十第五、《外台秘要》卷六作"胃中管"。

③生：医统本无此字。

面乃回字誤

汗乃汁字誤

面腸注於膀胱而滲入焉故水穀者常并居於胃中成糟粕音追而俱下於大腸而為下焦滲而俱下滲泄別汗循下焦而滲入膀胱也

黄帝問曰人飲酒酒亦入胃穀米熟而小便獨先下何也

岐伯對曰酒者熟穀之液也其氣悍音旱以滑故後穀而入而先穀而液出也

黄帝問曰上焦如霧中焦如漚下焦如瀆此之謂也

陰陽清濁精氣津液血脉第十二

回①肠，注于膀胱而渗入焉。故水谷者，常并居于胃中，成糟粕音追而俱下于大肠，而为下焦，渗而俱下，渗泄别汁②，循下焦而渗入膀胱也。

黄帝问曰：人饮酒，酒亦入胃，谷未熟而小便独先下，何也？

岐伯对曰：酒者，熟谷之液也，其气悍音旱以滑，故后谷而入，先谷而液出也。

黄帝问曰：上焦如雾，中焦如沤，下焦如渎，此之谓也。

阴阳清浊精气津液血脉第十二

①回：原作“面”，形误，据医统本改。

②汁：原作“汗”，形误，据汲古阁本、正统本改。

黃帝問曰願聞人氣之清濁者何也

岐伯對曰受穀者濁受氣者清清者注陰濁者注陽濁而清者上出於咽清而濁者下行於胃清者上行濁者下行清濁相干名曰亂氣

黃帝問曰夫陰清而陽濁濁中有清清者有濁別之柰何

岐伯對曰氣之大別清者上注於肺濁者下流於胃胃之清氣上出於口肺之濁氣下注於經內積于海

黃帝問曰諸陽皆濁何陽獨甚

黄帝问曰：愿闻人气之清浊者何也[1]？

岐伯对曰：受谷者浊，受气者清。清者注阴，浊者注阳。浊而清者，上出于咽；清而浊者，下行于胃。清者上行，浊者下行。清浊相干，名曰乱气。

黄帝问曰：夫阴清而阳浊，浊中有清，清中有浊，别之奈何？

岐伯对曰：气之大别，清者上注于肺，浊者下流于胃；胃之清气上出于口，肺之浊气下注于经，内积于海。

黄帝问曰：诸阳皆浊，何阳独甚？

①者何也：《灵枢·阴阳清浊》《太素·营卫气行》无此三字。

岐伯對曰手太陽獨受陽之濁手太陰獨受陰之清其上走孔竅其下行諸經諸陰皆清足太陰獨受其濁

黄帝問曰治之柰何

岐伯對曰清者其氣滑濁者其氣濇此氣之常也故刺陰陽深而留之刺陽陰淺而疾取之清濁而相干者以數而調之也

黄帝問曰人有精氣津液血脉何謂也

岐伯對曰兩神相搏合而成形常先身生是謂精上焦開發宣五穀味熏膚充身澤毛若霧

岐伯对曰：手太阳独受阳之浊，手太阴独受阴之清。其上[1]走孔窍，其下[2]行诸经。诸阴皆清，足太阴独受其浊。

黄帝问曰：治之奈何？

岐伯对曰：清者其气滑，浊者其气涩，此气之常也。故刺阴阳[3]深而留之，刺阳阴[4]浅而疾取之，清浊而相干者以数而调之也。

黄帝问曰：人有精气津液血脉，何谓也？

岐伯对曰：两神相搏，合而成形，常先身生是谓精。上焦开发，宣五谷味，熏肤充身泽毛，若雾

①上：此上医统本有“清者”二字。
②下：此上医统本有“浊者”二字。
③阴阳：医统本作“阴者”。
④阳阴：医统本作“阳者”。

露之溉是謂氣腠理發泄汗出腠理是謂津穀入氣滿淖澤注於骨骨屬屈伸出洩補益腦髓皮膚潤澤是謂液中焦受汁變化而赤是謂血擁遏營氣令無所避是謂脉也

黄帝問曰六氣者有餘不足氣之多少腦髓之虛實血脉之清濁何以知之

岐伯對曰精脱者耳聾氣脱者目不明津脱者腠理開汗大泄液脱者骨痺屈伸不利色夭腦髓消胻音行痠音酸耳數鳴血脱者色白夭然不擇脉脱者其脉空虛此其候也

露之溉，是谓气；腠理发泄，汗出腠理是谓津；谷入气满，淖泽注于骨，骨属屈伸，出泄，补益脑髓，皮肤润泽，是谓液；中焦受汁，变化而赤，是谓血；拥遏营气，令无所避，是谓脉也。

黄帝问曰：六气者，有余不足，气之多少，脑髓之虚实，血脉之清浊，何以知之？

岐伯对曰：精脱者，耳聋；气脱者，目不明；津脱者，腠理开，汗大泄；液脱者，骨痹[1]，屈伸不利，色夭，脑髓消，胻音行痠音酸酸，耳数鸣；血脱者，色白，夭然不泽[2]；脉脱者，其脉空虚。此其候也。

①痹：《灵枢·决气》《太素·六气》作“属”，连下句读。

②泽：原作“择”，形误，据医统本改。

黃帝問曰六氣者貴賤何如

岐伯對曰六氣者各有部主也其貴賤善惡可為常主然五穀與胃為大海也

津液五別第十三

此出靈樞六卷五癃津液別篇黃帝問曰水穀入於口輸音舒於腸胃其液別為五天寒衣薄則為溺與氣天暑衣厚則為汗悲哀氣并則為泣中熱胃緩則為唾邪氣內逆則氣為之閉塞而不行不行則為水脹不知其何由生

岐伯對曰水穀皆入於口其味有五分注其海

黄帝问曰：六气者，贵贱何如？

岐伯对曰：六气者，各有部主也，其贵贱善恶可为常主，然五谷与胃为大海也。

津液五别第十三

此出《灵枢》六卷五癃津液别篇。

黄帝问曰：水谷入于口，输音舒于肠胃，其液别为五：天寒衣薄，则为溺与气；天暑衣厚，则为汗；悲哀气并，则为泣；中热胃缓，则为唾；邪气内逆，则气为之闭塞而不行，不行则为水胀。不知其何由生？

岐伯对曰：水谷皆入于口，其味有五，分注其海，津液各走其道故上焦出氣以溫肌肉充皮膚者為津其留而不行者為液天暑衣厚腠理開故汗出寒留於分肉之間聚沫則為痛天寒則腠理閉氣濇不行水下流於膀胱則為溺與氣五臟六腑心為之主耳為之聽目為之候肺為之相肝為之將脾為之衛腎為之主外故五臟六腑之津液盡上滲於目心悲氣并則心系急急則肺葉舉舉則液上溢夫心系急肺不能常舉乍上乍下故欬而延出矣中熱則胃中消穀則蟲上下作腸胃充郭

津液各走其道。故上焦[①]出气，以温肌肉，充皮肤者为津，其留而不行者为液。天暑衣厚，腠理开，故汗出；寒留于分肉之间，聚沫则为痛。天寒则腠理闭，气涩[②]不行，水下流于膀胱，则为溺与气。

五脏六腑，心为之主，耳为之听，目为之候，肺为之相，肝为之将，脾为之卫，肾为之主外，故五脏六腑之津液，尽上渗于目。心悲气并，则心系急，急[③]则肺叶举，举则液上溢。夫心系急，肺不能常举，乍上乍下，故咳而涎出矣。

中热则胃中消谷，则[④]虫上下作；肠胃充郭，

①上焦：此下医统本有小字注文："一作三焦"，《灵枢·五癃津液别》即作"三焦"。

②涩：《灵枢·五癃津液别》作"湿"。

③急：此上《灵枢·五癃津液别》有"心系"二字。

④则：此上医统本、正统本重"消谷"二字。

故胃缓，缓则气逆，故唾出。五谷之津液和合而为膏者，内渗入于骨空，补益于脑髓，而下流于阴股《太素》无股字。阴阳不和，则使液溢而下流于阴，髓液皆减而下，下过度则虚，虚则腰脊痛而胻音行痠音酸，阴阳气道不通，四海闭塞，三焦不泻，津液不化，水谷并于肠胃之中，别于回肠，留于下焦，不得渗于膀胱，则下焦胀[①]。此津液五别之逆顺也。

奇邪血络第十四

黄帝问曰：愿闻其奇邪而不在经者，何也？

①胀：此下医统本、正统本有“水溢则为水胀”六字。

汗乃汁字誤

清乃滑字誤

岐伯對曰血絡是也

黄帝問曰刺血絡而仆者何也血出黑而濁者血出清而半爲汗者何也發鍼而腫者何也血出多若少而面色蒼蒼然者何也發鍼而面色不變而煩悶者何也血出多而不動揺者何也願聞其故

岐伯對曰脉氣甚而血虚者刺之則脱氣脱氣則仆血氣俱盛而陰氣多者其血氣清刺之則射陽氣積蓄久留不瀉者其血黑以濁故不能射新飲而液滲於絡而未和合於血故血

岐伯对曰：血络是也。

黄帝问曰：刺血络而仆者，何也？血出而射者，何也？血出[①]黑而浊者[②]，血出清而半为汁[③]者，何也？发针而肿者，何也？血出多若少而面色苍苍然者，何也？发针而面色不变而烦闷者，何也？血出多而不动摇者，何也？愿闻其故。

岐伯对曰：脉气甚而血虚者，刺之则脱气，脱气则仆；血气俱盛而阴气多者，其血气清[④]，刺之则射；阳气积蓄，久留不泻者，其血黑以浊，故不能射；新饮而液渗于络，而未和合于血，故血

①出：《灵枢·血络》作“少”。

②者：此下《灵枢·血络》《太素·量络刺》有“何也”二字。

③汁：原作“汗”，形误，据医统本、汲古阁本改。

④清：医统本、汲古阁本、《灵枢·血络》《太素·量络刺》作“滑”。

而[①]汁别焉；其不新饮者，身中有水，久则为肿，阴气积于阳，其气因于络，故刺之血未出而气先行，故肿；阴阳之气，相[②]得而未和合，因而泻之，则阴阳俱脱，表里相离，故脱色而[③]苍苍然。刺之不变而烦闷者，刺络而虚经，虚经之属于阴者，阴气脱，故烦闷；阴阳相得而合为痹者，此为内溢于经，而外注于络，如是阴阳皆有余，虽多出血，弗能虚也。仆音副。

黄帝问曰：相之奈何？

岐伯对曰：血脉盛[④]坚横以赤，上下无常处，小者

①而：此上医统本有“出”字。

②相：此上医统本有“其新”二字。

③而：《太素·量络刺》作“面”，义长。

④血脉盛：《灵枢·血络》作“血脉者，盛”，《太素·量络刺》作“血脉盛者”。

如针，大者以楮[①]，刺[②]而泻之万全，故无失数；失数而返，各如其度。楮，音注。楮，《尔雅》：楮柱也，谓相楮柱也。

黄帝问曰：针入肉著，何也？

岐伯对曰：热气因于针则热，热则肉著于针，故坚焉。

五色第十五

雷公问曰：闻风者，百病之始也；厥逆，寒湿之所起也。别之奈何？

黄帝答曰：当候眉间《太素》作阙中，薄泽为风，冲浊为风[③]，冲浊为痹，在地为厥，此其常也，各以其色

①楮：医统本作“著”。
②刺：原作“则”，据医统本改。
③冲浊为风：医统本、正统本无此四字。

他本言其病也脫也字多其色問三字

言其色其病問

雷公問曰人有不病卒死何以知之

黄帝答曰大氣入於臟腑者不病而卒死

雷公問曰凡病少愈而卒死者何以知之

黄帝答曰赤色出於兩顴大如拇指者病雖少愈必卒死黑色出於顔太素作庭大如拇指不病亦必卒死矣

雷公問曰其死有期乎

黄帝答曰察其色以言其時顔者首面也眉間以上者咽喉也太素眉間以上作闕上眉間以中太素作闕

言其病也[1]。

雷公问曰：人有不病卒死，何以知之？

黄帝答曰：大气入于脏腑者，不病而卒死。

雷公问曰：凡病少愈而卒死者，何以知之？

黄帝答曰：赤色出于两颧，大如拇指者，病虽少愈，必卒死。黑色出于颜《太素》作庭，大如拇指，不病亦必卒死矣。

雷公问曰：其死有期乎？

黄帝答曰：察其色以言其时。颜者，首面也，眉间以上者，咽喉也《太素》眉间以上作阙上；眉间以中《太素》作阙

①言其病也：原作"言其色其病问"，据医统本改。

字[1]者，肺也；下极者，心也；直下者，肝也；肝左者，胆也；下者，脾也；方上[2]者，胃也；中央者，大肠也；侠傍[3]者，肾也；当肾者，脐也；面壬[4]以上者，小肠也；面壬以下者，膀胱字[5]子处也；颧者，肩也；后颧者，臂也；臂以下者，手也；目内眦上者，膺乳也；侠绳而上者，背也；循牙车以上者，股也；中央者，膝也；膝以下者，胻也；当胻以下者，足也；巨分者，股里也；巨屈者，膝膑也。此五脏六腑肢局一作节之部也，五脏五色之见者也，皆出其部也。其部骨陷者，必不免于病也。其部色

①作阙字：医统本作“亦作阙中”，汲古阁本作“作开字”。

②上：原作“土”，形误，据医统本改。

③侠傍：《灵枢·五色》作：“侠大肠”。

④壬：医统本、正统本作“王”。医统本另有小字注：“王，古本作壬字”。以下诸“面壬”同。

⑤字：《灵枢·五色》无此字。

氣[①]襲者，雖病甚不死。

雷公问曰：五官具五色，何也？

黄帝答曰：青黑为痛，黄赤为热，白为寒，是为五官。

雷公问曰：以色言病之间甚奈何？

黄帝答曰：其色麤音粗以明者，为间；沉垩一作夭，同下者，为甚；其色上行者，病亦甚。其色下行如雪印本作云彻散者，病方已。五色各有脏部，有外部，有内部；其色从外部走内部者，其病从外走内；其色从内部走外部者，其病从内走外。病[②]生于内者，

①气：医统本作“乘”。

②走外病：此三字原脱，据医统本补。

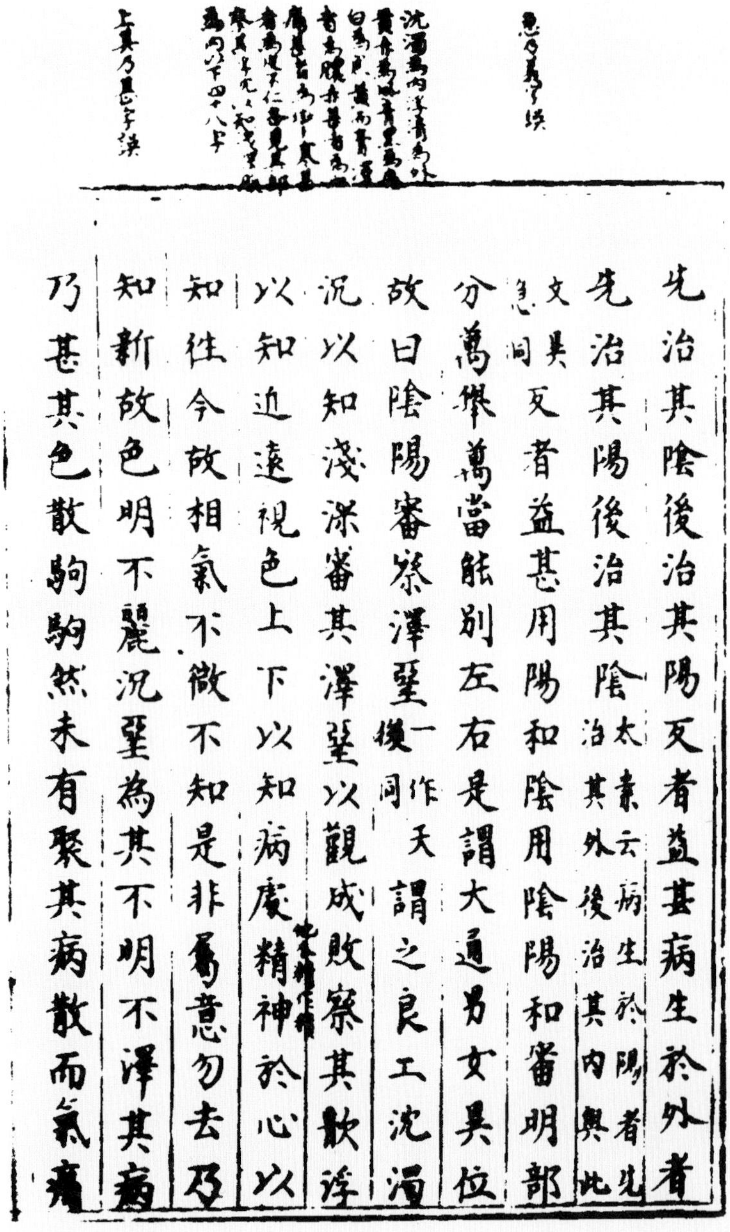
先治其陰後治其陽反者益甚病生於外者先治其陽後治其陰太素云病生於陽者先治其外後治其內與此文異急同反者益甚用陽和陰用陰陽和審明部分萬舉萬當能別左右是謂大通男女異位故曰陰陽審察澤堊一作夭後同謂之良工沉濁沉以知淺深審其澤堊以觀成敗察其散浮以知近遠視色上下以知病處精他本精作積神於心以知往今故相氣不微不知是非屬意勿去乃知新故色明不麗沉堊為其不明不澤其病乃甚其色散駒駒然未有聚其病散而氣痛

先治其阴，后治其阳，反者益甚；病生于外者，先治其阳，后治其阴《太素》云：病生于阳者，先治其外，后治其内。与此文异，义[1]同，反者益甚。

用阳和阴，用阴和阳[2]。审明部分，万举万当。能别左右，是谓大通。男女异位，故曰阴阳。审察泽垩一作夭，后同，谓之良工。沉浊为内，浮青为外，黄赤为风，青黑为痛，白为寒，黄而膏泽者为脓，赤甚者为血，痛甚者为挛，寒甚者为皮不仁，各见其部。察其浮[3]沉，以知浅深；审其泽垩，以观成败；察其散浮，以知近远；视色上下，以知病处。精他本精作积神于心，以知往今。故相气不微，不知是非；属意勿去，乃知新故。色明不丽[4]，沉垩为甚[5]；不明不泽，其病乃[6]甚，其色散，驹驹然，未有聚，其病散而气痛，

---

①义：原作“急”，据医统本改。又，汲古阁本作“意”。

②用阴和阳：原作“用阴阳和”，据医统本乙正。

③为内，浮青为外……各见其部，察其浮：此四十八字原脱，据医统本、汲古阁本补。

④丽：医统本作“麤”。

⑤甚：原作“其”，形误，据医统本、汲古阁本改。

⑥乃：医统本作“不”。

聚未成也。

肾乘心，心先病，肾为应，色其如是。男子色在面壬，为少腹痛，下为卵痛，其处直为茎痛[1]，高为本，下为首，狐疝、㿉阴病之属也。女子色在面壬，为膀胱字子处病，散为痛，薄为聚，方圆左右各如其色形，其随而下至骶音氐为淫，有润如膏状，为暴食不洁，左为右一作左，右为左一作右，其色有邪，聚空满而不端，面色所指者也。色者青黑赤白黄，皆端满有别乡者。别乡赤者，其色亦赤，大如榆荚，在面壬为不月。其色上锐首空，上向下兑，下向，在左右

①其处茎直为茎痛：医统本作“其圜直为茎痛”。

如法。以五色命脏，青为肝，赤为心，白为肺，黄为脾，黑为肾。肝合筋，青当筋；心合脉，赤当脉；肺合皮，白当皮；脾合肉，黄当肉；肾合骨，黑当骨。

夫精明五色者，气之华也。赤欲如白[①]裹朱，不欲如赭音者色也；白欲如白璧之泽一云鹅羽，不欲如垩一云蓝[②]也；青欲如苍青璧之泽，不欲如蓝也；黄欲如罗裹雄黄，不欲如黄土也；黑欲如重漆色，不欲如炭《素问》作地苍也。五色精微象见矣，其寿不久也。

青如草[③]滋，黑如炲煤，黄如枳实，赤如衃音披血，白如枯骨，此五色见而死

---

①如白：如，原作“知”，形误，据《素问·脉要精微论》改。白，《太素·杂诊》作“帛”。

②蓝：《素问·脉要精微论》作“盐”，可从之。

③草：原作“华”，形误，据医统本改。

也青如翠羽黑如烏羽赤如鷄冠黄如蠏腹白如豕膏此五色而生也生於心如以縞裹朱生於肺如以縞裹紅生於肝如以縞裹紺生於脾如以縞裹括蔞實生於腎如以縞裹紫此五臟所之外榮也凡相五色面黄目赤面黄目赤面黄目白面黄目黑皆不死也面青目赤面赤目白面青目黑面黑目白面赤目青皆死也

陰陽二十五人形性血氣不同第十六

也。青如翠羽，黑如乌羽，赤如鸡冠，黄如蟹腹，白如豕膏，此五色见而生也。生于心，如以缟裹朱；生于肺，如以缟裹红；生于肝，如以缟裹绀；生于脾，如以缟裹栝蒌实；生于肾，如以缟裹紫。此五脏所生之外营也。

凡相五色[①]，面黄目青[②]，面黄目赤，面黄目白，面黄目黑，皆不死也。面青目赤，面赤目白，面青目黑，面黑目白，面赤目青，皆死也。

阴阳二十五人形性血气不同第十六

①色：此下《素问·五脏生成篇》《太素·色脉诊》有“之奇脉”三字。

②青：原作“赤”，与下文重复，据医统本改。

此出《灵枢》十卷通天门内。

黄帝问曰：人有阴阳，何谓阴人，何谓阳人？

少师对曰：天地之间，不离于五，人亦应之，非徒一阴一阳而已也。盖有太阴之人，少阴之人，太阳之人，少阳之人，阴阳和平之人。凡此五人者，其态不同，其筋骨血气不同①。

太阴之人，贪而不仁，下济湛，好内而恶出，心抑而不发，不务于时，动而后人。此太阴之人也。

少阴之人，少贪而贼心，见人有忘②，常若有得，好伤好害，见人有荣，乃反愠怒，心嫉而无恩③。

①不同：此上医统本有“亦”字。

②忘：医统本作“亡”。

③恩：此下医统本有“此少阴之人也”六字，与体例合。以下太阳之人、少阳之人均如此例，不另出注。

他本是謂至治此誤

太陽之人居處十千好言大事無能而虛說志發於四野舉錯不顧是非為事如常自用事雖敗而無改

少陽之人諟音諦音帝又替好自貴有小小官則高自宣好為外交而不內附

陰中和平之人居處安靜無為懼懼無為欣欣婉然從物或與不爭與時變化尊而謙讓卑而不諂是為五治故古之善用鍼灸者視人之五態乃治之盛者瀉之虛者補之

太陰之人多陰而無陽其陰血濁其衛氣澀陰

太阳之人，居处十千[①]，好言大事，无能而虚说，志发于四野，举措[②]不顾是非，为事如常自用，事虽败而无改。

少阳之人，諟音□[③]谛音帝，又替好自贵，有小小官，则高自宣，好为外交，而不内附。

阴阳[④]和平之人，居处安静，无为惧惧，无为欣欣，婉然从物，或与不争，与时变化，尊而谦让，卑而不谄，是为至[⑤]治。故古之善用针灸者，视人之五态乃治之，盛者泻之，虚者补之。

太阴之人，多阴而无阳，其阴血浊，其卫气涩，阴

①十千：医统本作“于于”，汲古阁本作“千千”。

②措：原作“错”，形误，据医统本改。

③□：底本缺字，当作“是”。

④阴阳：原作“阴中”，据医统本改。

⑤至：原作“五”，形误，据医统本、正统本改。

阳不和，缓筋而厚皮，不之疾泻，不能移之①。

少阴之人，多阴而少阳，小胃而大肠，六腑不调，其阳明之脉小，太阳之脉大，必审而调之。其血易脱，其气易败。

太阳之人，多阳而无②阴，必谨而调之，无脱其阴，而泻其阳，阳重脱者易狂，阴阳皆脱者暴死不知人。

少阳之人，多阳而少阴，经小③而络大，血在中而气在外，实阴而虚阳，浊疑作独泻其络则④强，气脱而疾，中气重⑤不足，病不起。

①缓筋而厚皮，不之疾泻，不能移之：原作“缓而筋厚皮，弗之能泻之能弗移”，据医统本、《灵枢·通天》改。

②无：《灵枢·通天》作“少”。

③小：原作“亦”，形误，据医统本改。

④则：此上原有“脉”字。

⑤重：《灵枢·通天》无此字。

陰陽和平之人其陰陽之氣和血脉調謹審其陰陽視其邪正安其容儀審其有餘察其不足盛者寫之虚者補之不盛不虚以經取之此所謂陰陽别五態之人也

太陰之人其狀黮黮音朕然黑色念然下意臨臨然長大䐃音郡又音窘然未僂

少陰之人其狀清然竊然固以陰賊立而躁險行而似伏

太陽之人其狀軒軒儲儲反身折䐃

少陽之人其狀立則好仰行則好搖其兩臂兩

阴阳和平之人，其阴阳之气和，血脉调，宜谨审其阴阳，视其邪正，安其容仪，审其有余，察其不足，盛者泻之，虚者补之，不盛不虚，以经取之。此所谓调[1]阴阳，别五态之人也。

太阴之人，其状黮黮音朕然黑色，念然下意，临临然长大，䐃音郡，又音窘然未偻。

少阴之人，其状清然窃然，固以阴贼，立而躁险，行而似伏。

太阳之人，其状轩轩储储，反身折䐃。

少阳之人，其状立则好仰，行则好摇，其两臂两

①调：原脱，据医统本补。

肘皆出於背
陰陽和平之人其狀逶逶音痿然隨隨然顒顒音容
然袞袞然豆豆然
此出靈樞九卷陰陽二十五人篇黃帝問曰余
聞陰陽之人於少師少師曰天地之間而離
於五故五五二十五人之形血氣之所生
岐伯對曰先立五形金木水火土別其五色異
其五聲而二十五人具也
本形之人比於上角蒼色小頭長面大肩平肩
直身小手足有材好勞心少力多憂勞於事

肘[1]皆出于背。

阴阳和平之人，其状逶逶音痿然，随随然，颙颙音容然，衮衮然，豆豆然[2]。

此出《灵枢》九卷阴阳二十五人篇。

黄帝问曰：余闻阴阳之人于少师。少师曰：天地之间不[3]离于五，故五五二十五人之形，血气之所生，别而以候，从外知内何如[4]？

岐伯对曰：先立五形金木水火土，别其五色，异其五声，而二十五人具也。

木[5]形之人，比于上角，苍色，小头长面，大肩平背[6]，直身，小手足，有材，好劳心，少力，多忧劳于事。

①肘：此上医统本有“臂”字。

②然：此下医统本、正统本有“众人皆曰君子”六字。医统本又有小字注：“一本多愉愉然，暶暶然”。

③不：原作“而”，据医统本改。

④别而以候，从外知内何如：此十字原脱，据医统本补。

⑤木：原作“本”，形误，据医统本改。

⑥背：原作“肩”，与前重复，据医统本改。

奈春夏不奈秋冬，秋冬感而成病，主足厥阴他他然。

大角之人，比于左足少阳，少阳之上遗遗然。一曰左角。

右角之人，比于右足少阳，少阳之下随随然。一曰少角。

钛音太角之人，比于右足少阳，少阳之下鸠鸠然。一曰左角。

判角之人，比于左足少阳，少阳之下括括然。

火形之人，比于上徵，赤色广䏶，锐面小头，好肩背髀音彼箅腹，小手足，行安地，疾心行摇，肩背肉满，有气轻财，少[①]信多虑,见事明了，好顾[②]

①少：原作“必”，据医统本改。
②顾：医统本作“颜”。

急心，不寿暴死，奈春夏不奈秋冬，秋冬感[①]而生病，主手少阴窍窍然一曰液液然[②]。

太徵之人，比于左手太阳，太阳之上肌肌然。

少徵之人，比于右手太阳，太阳之下慆慆然刖，又音倘。

右徵之人，比于右手太阳，太阳之下鲛鲛然一曰熊熊然。

判徵之人，比于左手太阳，太阳之上支支然，熙熙然一曰小黑徵也。

土形之人，比于上宫，黄色，大头圆面，美肩背，大腹，好股胫，小手足，多肉，上下相称，行安然[③]，举足浮，安心，好利人，不喜权势，喜附人，奈秋冬

①秋冬：此二字原脱，据下文“奈秋冬不奈春夏，春夏感而生病”文例、《灵枢·阴阳二十五人》补。

②液液然：医统本作“核核然”。

③然：医统本作“地”。

不奈春夏，春夏感而主[1]病。主足太阴敦敦然。

太宫之人，比于左足阳明，阳明之上宛宛然。

加宫之人，比于左足阳明，阳明之下炫炫音咳然。一日众之人[2]

少宫之人，比于右足阳明，阳明之上枢枢然。

左宫之人，比于右足阳明，阳明之下无无然一日制之人，一日阳明之上。

金形之人，比于上商，白色，小头方面，小肩背，小腹，小手足，如骨发踵，外骨轻身一作发动轻身，清廉，急心静悍，然善为吏，奈秋冬不奈春夏，春夏感

①主：医统本作“生”。

②众之人：医统本作“坎坎然”。

而生病主手太陰敦敦然悍音旱踵音冢

太角之人比於左手陽明陽明之上廉廉然（角乃商字誤）

右商之人比於右手陽明陽明之下脫脫然（下右乃左字誤）

右商之人比於右手陽明陽明之上監監然（上右乃左字誤）

少商之人比於右手陽明陽明之下嚴嚴然

水形之人比於上羽黑色大頭面不平一云曲面廣頤小肩大腹小手足小作大發行搖身下尻長背延延然不敬畏善欺紿人殆戮死柰秋冬不柰春夏春夏感而生病主足少陰汗汗然汗音污（他本汗汗作污污）

太羽之人比於右手太陽太陽之上頰頰然（手乃足字誤）

而生病，主手太阴敦敦然。悍，音旱，踵，音冢。

太商之人，比于左手阳明，阳明之上廉廉然。

右商之人，比于右[①]手阳明，阳明之下脱脱然。

左[②]商之人，比于右手阳明，阳明之上监监然。

少商之人，比于右手阳明，阳明之下严严然。

水形之人，比于上羽，黑色，大头面不平一云曲面，广颐小肩，大腹，小手足小作大，发行摇身，下尻长背延延然。不敬畏，善欺绐人，殆戮死。奈秋冬不奈春夏。春夏感而生病。主足少阴汗汗然[③]汗，音污。

太羽之人，比于右手太阳，太阳之上颊颊然。

①右：医统本作“左”。

②左：原作“右”，形误，与上文重复，据医统本改。

③汗汗然：医统本作“污污然”，后无小字注；汲古阁本作“汙汙然”，有小字注“汙音污”。

他本桎作柽

他本則病下多行失則憂矣五字　天他本作大

他本則病下多失則憂五字

少羽之人比於左足太陽太陽之下紆紆然

衆之為人比於右足太陽太陽之下絜絜然

桎之為人比於左足太陽太陽之上安安然

黃帝問曰得其形不得其色如何

岐伯對曰形勝色色勝形者至其勝時年加害則病形色相得冨貴天樂

黃帝問曰其形色相勝之時年加可知乎

岐伯對曰凡人之大忌常加七歲九歲十六歲二十五歲三十四歲四十三歲五十二歲六十一歲皆人之忌不可不自安也感則病矣

少羽之人，比于左足太阳，太阳之下纡纡然。

众之为人，比于右足太阳，太阳之下洁洁然。

桎之为人，比于左足太阳，太阳之上安安然。

黄帝问曰：得其形不得其色如何？

岐伯对曰：形胜色，色胜形者，至其胜时年加害则病行，失则忧矣①；形色相得，富贵天乐。

黄帝问曰：其形色相胜之时，年加可知乎？

岐伯对曰：凡人之大忌，常加九岁②。七岁，十六岁，二十五岁，三十四岁，四十三岁，五十二岁，六十一岁，皆人之忌，不可不自安也，感则病矣，

①行，失则忧矣：此五字原脱，据医统本、正统本补。

②九岁：原置于下文“七岁”之后，据正统本乙正，可与下文诸年岁相隔九年相吻合。

失则忧矣[①]。

黄帝问曰：脉之上下血气之候，以知形气奈何？

岐伯对曰：知足阳明之上，血气盛则须美长，血多气少则须美短，气多血少则须少，血气俱少则无须，两吻多画。足阳明之下，血气盛则下毛美长至胸；血多气少则[②]下毛美短至脐，行则善高举，足大指少肉，足善寒；血少气多则肉善瘃；血气皆少则无毛，有则稀而枯瘁，善痿厥，足痹。吻，音稳，又音刎；瘃，音斲；瘁，音卒；痿，音委。

足少阳之上，血气盛则通须美长，血多气少则通须美短，血少气多则少须，血气皆少则无

①失则忧矣：此四字原无，据医统本补，足句。

②则：此上原衍“多”字，据医统本删。

须，感于寒湿则善痹，骨痛爪枯。

足少阳之下，血气盛则胫毛美长，外踝肥；血多气少则胫毛美短，外踝外[①]坚而厚；血少气多则胻毛少，外踝皮薄而软；血气皆少则无毛，外踝瘦而无肉。踝，音鲁，又音课，又音倮；胻，音行。

足太阳之上，血气盛则美眉，眉有毫毛；血多气少则恶眉，面多少理；血少气盛则面多肉；血气和则美色。

足太阴之下，血气盛则踝[②]肉满，踵坚；气少血多则瘦，跟音根空；血气皆少则善转筋，踵下痛。

①外：医统本作“皮”。

②踝：医统本作“跟”。

手陽明之上氣血盛則上鬚美血少氣多則鬚惡血氣皆少則善轉筋無鬚

手陽明之下血氣盛則腋下毛美手魚肉以溫氣血皆少則手瘦以寒

手少陽之上血氣盛則眉美以長耳色美血氣皆少則耳焦惡色

手少陽之下血氣盛則手拳多肉以溫血氣皆少則瘦以寒氣少血多則瘦以多脉

手太陽之上血氣盛則多髯面多肉則以平血氣皆少則面瘦黑色

手阳明之上，气血盛则上须美①，血少气多则须恶，血气皆少则善转筋②，无须。

手阳明之下，血气盛则腋下毛美，手鱼肉以温；气血皆少则手③瘦以寒。

手少阳之上，血气盛则眉美以长，耳色美；血气皆少则耳焦恶色。

手少阳之下，血气盛则手拳多肉以温；血气皆少则瘦以寒；气少血多则瘦以多脉。

手太阳之上，血气盛则多髯，面多肉以平；血气皆少则面瘦黑色④。

---

①气血盛则上须美："气血"，诸经皆作"血气"，故以"血气"为是；"上"，《灵枢·五音五味》无，盖"髭"无上下之分，此处疑衍；"须"，《灵枢·五音五味》作"髭"，以下两个"须"字同，义长可从。

②善转筋：《灵枢·五音五味》无此三字，当是。

③手：上文作"手鱼"，此处亦当有"鱼"字。

④黑色：《灵枢·五音五味》作"恶色"，与上下文容貌状以美恶相符，义长可从。

手太阳之下，血气盛则掌肉充满；血气皆少则掌瘦以寒。黄赤者多热气，青白者少热气，黑色者多血少气。美眉者太阳多血，通髯极须[①]者少阳多血，美髯者阳明多血，此其时然[②]也。夫人之常数，太阳常多血少气，少阳常少血多气，阳明常多血多气，少阴常少血多气，厥阴常多血少气，太阴常少血多气[③]，此天之常数。

黄帝问曰：二十五人者，刺之有约乎？

岐伯对曰：美眉者，足太阳之脉血气多；恶眉者，血气少。其肥而泽者，血气有余；肥而不泽者，气

①通髯极须：《太素·任脉》作“通须极发”。

②时然：正统本作“应然”。

③少阴常少血多气……太阴常少血多气：医统本作“厥阴常多气少血，少阴常多血少气，太阴常多血少气”。

血俱不足審察其形氣有餘不足而調之可
以知逆順矣
黄帝問曰刺其陰陽柰何
岐伯對曰按其寸口人迎以調陰陽切循其經
絡之凝泣結而不通者此於身背為痛痺甚
則不行故凝泣凝泣者致氣以温之血和乃
止其結絡者脉結血不行決之乃行故曰氣
有餘於上者導而下之氣不足於上者推而
往之其稽留不至者因而迎之必明於經隧
乃能持之寒與熱爭者導而行之其宛陳血

有余，血不足。瘦而无泽者，气[①]血俱不足。审察其形气，有余不足而调之，可以知逆顺矣。

黄帝问曰：刺其阴阳奈何？

岐伯对曰：按其寸口、人迎，以调阴阳，切循其经络之凝泣，结而不通者，此于身背[②]为痛痹，甚则不行，故凝泣，凝泣者致气以温之，血和乃止。其结络者，脉结血不行，决之乃行。故曰：气有余于上者，导而下之；气不足于上者，推而往之；其稽留不至者，因而迎之。必明于经隧，乃能持之。寒与热争者，导而行之；其宛陈血

①“有余，血不足。瘦而无泽者，气”：此十一字原脱，据医统本补。

②背：《灵枢·阴阳二十五人》作“皆”，义长。

不结者，即而取之[1]。必先明知二十五人，别血气之所在，左右上下，刺纳[2]毕矣。

此出《灵枢》十卷行针篇。

黄帝问曰：或神明动而气先行针[3]，或气与针相逢，或针已出气独行，或数刺之乃知，或发针而气逆，或数刺病益甚。凡此六者，各不同形，愿闻其方？

岐伯对曰：重阳之盛[4]人，其神易动，其气易往也，矫矫蒿蒿，言语善疾，举足喜高，心肺之气之有余，阳气滑盛而扬，故神动而气先行，此人颇有阴者也。多阳者多喜，多阴者多怒，数怒者易解，故曰

---

①即而取之：《灵枢·阴阳二十五人》作“则而予之”。

②刺纳：医统本作“则刺约”。

③神明动而气先行针：医统本作“神动而气先针行”。

④盛：《灵枢·行针》《太素·量气刺》无此字。

緩醫統本作粗 攻作工 先作失

顴有陰其陰陽之離合難故其神不能先行陰陽和調者血氣淖澤滑利故鍼入而氣出疾而相逢也其陰多而陽少者陰氣沉而陽氣浮者內臧故鍼已出氣乃隨其後故獨行其多陰而少陽者其氣沉而氣往難故數刺之乃知其氣逆與其數刺病益甚者非陰陽之氣也沉浮之勢也此皆緩之所敗攻之所先也其形氣無過也

黃帝鍼灸三部甲乙經卷之一

颇有阴。其阴阳之离合难，故其神不能先行。阴阳和调者，血气淖泽滑利，故针入而气出，疾而相逢也。其阴多而阳少者，阴气沉而阳气浮者内藏，故针已出，气乃随其后，故独行。其多阴而少阳者，其气沉而气往难，故数刺之乃知。其气逆与其数刺病益甚者，非阴阳之气也，沉浮之势也。此皆粗[1]之所败，工之所失[2]也，其形气无过也。

黄帝针灸三部甲乙经卷之一

①粗：原作“缓”，据医统本改。
②工之所失：原作“攻之所先”，据医统本改。

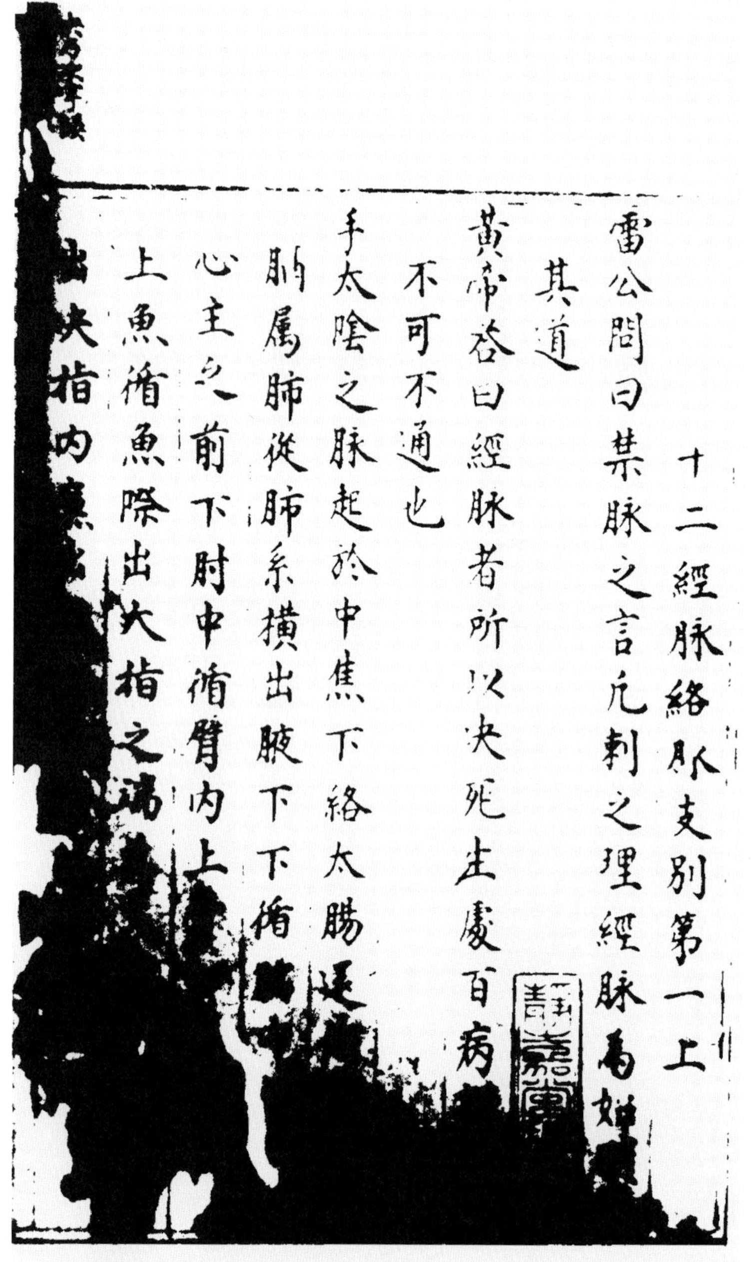

十二經脉絡脉支別第一上

雷公問曰禁脉之言凡刺之理經脉為始

其道

黄帝荅曰經脉者所以決死生處百病

不可不通也

手太陰之脉起於中焦下絡太腸還

胏屬肺從肺系横出腋下下循

心主之前下肘中循臂内上

上魚循魚際出大指之端

出大指内

黄帝三部针灸甲乙经卷之二[①]

十二经脉络脉支别第一上

雷公问曰：禁脉之言，凡刺之理，经脉为始，愿闻其道？

黄帝答曰：经脉者，所以决死生，处百病，调虚实，不可不通也。

手[②]太阴之脉，起于中焦，下络大肠，还循胃口，上膈属肺，从肺系横出腋下，下循臑内，行少阴心主之前，下肘中，循臂内上骨下廉，入寸口，上鱼，循鱼际出大指之端。其支者，从腕后直出次[③]指内廉，出其端。是动则病肺胀满，膨膨然

①黄帝三部针灸甲乙经卷之二：此卷标原无，据本书卷一体例补。以下类似情况均同此例，不另出注。

②手：此上医统本、正统本有“肺”字。

③次：原作“决”，形误，据医统本、汲古阁本改。

而喘咳音凯，缺盆中痛，甚则交两[1]手而瞀音务，又音茂，是谓臂厥。是主肺所生病者，咳，上气，喘喝，烦心，胸满，臑音需，又如臂内前廉痛，厥，掌中热。气盛有余则肩背痛，风寒汗出中风，小便数而欠；气虚则肩背痛寒，少气不足以息，溺色变一云卒遗失无度。为此诸病。凡十二经之病，盛则泻之，虚则补之，热则疾之，寒则留之，陷下则灸之，不盛不虚，以经取之。盛者则寸口大三倍于人迎，虚者则寸口反小于人迎也。

手[2]阳明之脉，起于大指次指之端外侧，循指上

---

①两：原作“病”，据医统本、汲古阁本、正统本改。

②手：此上医统本、正统本有“大肠”二字。

廉，出合谷[1]两骨之间，上入两筋之中，循臂上廉，入肘外廉，上循[2]臑外廉[3]，上肩，出髃音隅骨之前廉，上出柱骨之会上，下入[4]缺盆，络肺下鬲，属大肠。其支者，从缺盆直上至颈，贯颊，下入齿中，还出侠口，交人中，左之右，右之左，上侠鼻孔。是动则病齿痛，颊肿。是主津所生病者，目黄，口[5]干，鼽音求衄，喉痹，肩前臑痛者，大指次指痛不用。气盛有余，当脉所过者热肿，虚则寒栗不复。为此诸病，盛者则人迎大三倍于寸口；虚者则人迎反小于寸口也。

①谷：原作“骨”，据《灵枢·经脉》《太素·经脉连环》改。

②上循：《脉经》卷六第八、《千金要方》卷十八第一无“上”字；《灵枢·经脉》《太素·经脉连环》无“循”字。

③廉：此上《灵枢·经脉》《太素·经脉连环》《脉经》卷六第八、《千金要方》卷十八第一、《铜人腧穴针灸图经》卷一有“前”字，义长可从。

④入：原作“大”，据医统本改。

⑤口：原作“目”，据医统本、正统本改。

足[1]阳明之脉，起于鼻交頞中，傍约大肠之脉，下循鼻外，上入齿中，还出侠口环唇，下交承浆，却循颐后下廉，出大迎，循颊车，上耳前，过客主人，循发际至额颅。其支者，从大迎前下人迎，循喉咙，入缺盆，下鬲[2]属胃络脾。其直者，从缺盆下乳内廉，下侠脐，入气街中。其支者，起于胃口，下循腹里，下至气街中而合，以下髀音算、彼关，抵伏兔，下入膝膑中，下循胻外廉，下足跗，入[3]中指内间。其支者，下膝三寸而别，以下入中指外间。其支者，别跗上，入大指间，出其端。

①足：此上医统本有“胃”字。

②鬲：原作“高”，形误，据医统本改。

③跗，入：此二字原脱，据医统本补。

是动则病凄凄然振寒，善伸数欠，颜黑①。病至则恶人与火，闻木音则惕然而惊，心欲动，独闭户塞牖而处，甚则欲上高而歌，弃衣而走，贲响腹胀，是为臂一作骭厥。是主血所生病者，狂瘈一作厖，音契，温淫汗出，鼽衄，口㖞唇紧，颈肿喉痹，大腹水肿，膝膑音北肿痛，循膺、乳、气街、股、伏兔、胻音行外廉②、足跗上皆痛，中指不用。气盛则身以前皆热，其有余于胃，则消谷善饥，溺色黄。气不足则身以前皆寒栗，胃中寒则胀满。为此诸病。盛者人迎③大三倍于寸口，虚者则人迎反小于寸口也。

足太阴之脉，起于大指之端，循指内侧白肉际，过核骨后，上内踝音课前廉，上腨内，循胻音行骨后，

①黑：原作“里”，形误，据医统本改。

②廉：原作“广”，形误，据医统本改。

③足跗上皆痛……盛者人迎：此五十四字原脱，据医统本补。

交出厥阴之前，上循膝股内前廉，入腹，属脾络胃，上膈侠咽，连舌本，散舌下。其支者，复从胃别上膈，注心中。是动则病舌本强，食则呕，胃脘痛，腹胀善噫，得后与气则快快然而衰，身体皆重。是主脾所生病者，舌本痛，体不能动摇，食不下，烦心，心下急，寒疟、溏、瘕音贯泄、水闭、黄疸，不能食，唇青，强直股膝内痛[1]，厥，足大指不用。为此诸病，盛者[2]则寸口大三倍于人迎，虚者则寸口反小于人迎也。

手[3]少阴之脉，起于心中，出属心系，下鬲络小肠。

①强直股膝内痛：医统本作“强立股膝内肿痛”。

②者：原作“暑”，形误，据医统本改。

③手：此上医统本有“心”字。

其支者，从心系，上侠咽，系目系一本作循胸出胁[①]。其直者，复从心系却上肺，上出腋下，下循臑音如内[②]后廉，循[③]太阴心主之后，下肘中[④]内廉，循臂内后廉，抵音氐掌后兑骨之端，入掌内后廉，循小指内出其端。是动则病嗌干心痛，渴而欲饮，是为臂厥。是主心所生病者，目黄，胁满痛，臑臂内后廉痛，厥，掌中热痛。为此诸病，盛者则寸口大再倍于人迎，虚者则寸口反小于人迎也。

手[⑤]太阳之脉，起于小指之端，循手外侧上腕，出

①胁：原作“肠”，形误，据《千金要方》卷十三第一、《素问·脏气法时论》注改。

②内：原作“力”，据医统本改。

③循：《灵枢·经脉》《太素·经脉连环》《千金要方》卷十三第一作“行”，义长。

④中：《灵枢·经脉》《太素·经脉连环》《千金要方》卷十三第一无此字，本书疑衍。

⑤手：此上医统本有“小肠”二字。

踝中，直上循臂骨下廉，出肘内侧两骨之间，上循臑外后廉，出肩解，绕肩胛，交肩上，入缺盆，向腋①下，络心，循咽下鬲抵胃，属小肠。其支者，从缺盆循颈上颊，至目兑眦，却入耳中。其支者，别颊上颇音出，又拙抵鼻，至目内眦，斜络于颧音权。是动则病嗌痛颔②肿，不可以顾，肩似拔，臑似③折。是主腋④所生病者，耳聋目黄，颊肿，颈、颔、肩、臑、肘、臂外后廉痛。为此诸病，盛者则人迎大再倍于寸口，虚者则人迎反小于寸口也。

---

①向腋：《灵枢·经脉》《太素·经脉连环》无此二字。

②颔：原作“额”，形误，据医统本改。

③似：原作“是”，据医统本改。

④腋：原作“液”，形误，据医统本改。

足[1]太阳之脉，起于目内眦，上额交巅上。其支者，从巅至耳上角。其直者，从巅入络脑，还出别下项，循肩膊内，挟脊抵腰中，入循膂，络肾，属膀胱。其支者，从腰中下会于后阴[2]，贯臀入腘中。其支[3]者，从膊内左右[4]别下，贯胂一作髋[5]，挟脊内，过骭音千枢[6]，循髀外后廉，下合[7]腘中，以下贯腨内，出外踝之后，循京骨，至小指外侧。是动则病冲头痛，目似脱，项似拔，脊腰似折，髀不可以曲，腘如结，腨如裂，是谓踝音鲁，又音胯厥。是主筋所生病者，痔、疟、狂、颠疾，头脑项颈间痛，目黄

①足：此上医统本有“膀胱”二字。
②会于后阴：《灵枢·经脉》作“挟脊”二字，《太素·经脉连环》无此四字。
③支：正统本作“直”。
④左右：《素问·刺腰痛篇》无此二字，义长。
⑤贯胂一作髋：原作“贯伸髋一作”，为形误、注文混为正文、次序颠倒所致，据《太素·经脉连环》改“伸”为“胂”，据医统本乙正文序。
⑥骭枢：医统本作“髀枢”。
⑦合：原作“舍”，形误，据医统本改。

泪出，鼽音求衄，项、背、腰、尻、腘、腨、脚皆痛，小指不用。为此诸病，盛者则人迎大再倍于寸口，虚者则人迎反小于寸口也。

足[1]少阴之脉，起于小指之下，斜趣足心，出然骨之下，循内踝音鲁，又音课之后，别入跟音根中，以上腨内，出腘中内廉，上股内后廉，贯脊，属肾，络膀胱。其直者，从肾上贯肝膈，入肺中，循喉咙，侠舌本一本云从横骨中侠脐，循腹里，上行而入肺。其支者，从肺出络心，注胸中。是动则病饥不欲食，面黑如炭一作地色，咳音凯唾则有血，喝喝一作喉鸣而喘，坐而欲

①足：此上医统本有“肾”字。

起，目䀮䀮无所见，心如[①]悬若饥状，气不足则善恐，心惕音昔，又音踢，如人将捕之[②]，是为骨厥。是主肾所生病者，口热舌干，咽肿上气，嗌干及痛，烦心，心痛，黄疸，肠澼，脊股内后廉痛，痿厥，嗜卧，足下热而痛。久则强食生害[③]，缓带被发，大杖重履而步。为此诸病，盛者则寸口大再倍于人迎，虚者则寸口反小于人迎也。

手心主之脉[④]，起于胸中，出属心包络，下膈，历络三焦。其支者，从胸出胁下腋三寸，上抵腋下，循[⑤]臑内，行太阴、少阴之间，入肘中，下循臂，行

①如：《太素·经脉连环》《脉经》卷六第九、《千金要方》卷十九第一、《素问·至真要大论》新校正引本书均无此字。

②气不足……如人将捕之：医统本、汲古阁本无此句。又，“惕”，《灵枢·经脉》《太素·经脉连环》《脉经》卷六第九作“惕惕”。

③久则强食生害：医统本作“炙则强食生肉”。

④手心主之脉：医统本、正统本作“心主手厥阴之脉”，《灵枢·经脉》作“心主手厥阴心包络之脉”。

⑤循：《灵枢·经脉》《太素·经脉连环》《脉经》卷六第三、《千金要方》卷十三第一无此字。

两筋之间，入掌中[1]，循中指，出其端。其支者，别掌中，循小指次指出其端。是动则病手心热，臂肘挛急，腋肿，甚则胸胁支满，心中淡淡[2]大动，面赤目黄，喜笑不休。是主脉一作心包络所生病者，烦心，心痛，掌中热。为此诸病，盛者则寸口大一倍于人迎，虚者则人迎反大[3]，寸口反小于人迎也。

手[4]少阳之脉，起于小指次指之端，上出两指之间，循手表腕出臂外两骨之间，上贯肘，循臑外，上肩，而交出足少阳之后，入缺盆，布膻中，散络

---

①入掌中：医统本无此三字。

②淡淡：医统本作“澹澹”。

③人迎反大：正统本无此四字。

④手：此上医统本有“三焦”二字。

心包，下鬲，偏[①]属三焦。其支者，从膻中上出缺盆，上项，侠耳后，直上出耳上角，以屈下额一作颊[②]，至䪼音拙。其支者，从耳后入耳中，出走耳前，过客主人前，交颊，至目锐眦音际。是动则病耳聋，浑浑焞焞浑音魂，焞音屯，嗌肿喉痹。是主气所生病者，汗出，目锐眦痛，颊[③]耳后、肩、臑音如、肘外、臂外皆痛，小指次指不用。为此诸病，盛者则人迎大一倍于寸口，虚者则人迎反小于寸口也。

足少阳之脉，起于目锐眦，上抵头角，下耳后，循颈，行手少阳之前，至肩上，却交出手少阳之[④]后，入缺盆。其支者，从耳后，入耳中，出走耳前，

①遍：正统本作“循”。

②颊：原作“颇”，形误，据医统本、汲古阁本改。

③颊：此下《灵枢·经脉》《太素·经脉连环》有“痛”字，《脉经》卷六第十、《千金要方》卷二十第四有“肿”字。

④足少阳之脉……交出手少阳之：此三十五字原脱，据医统本补。

至目锐眦后。其支者，别[①]锐眦，下大迎，合手少阳，抵[②]于䪼一本云别锐眦，上迎手少阳于颏下，加颊车，下颈，合缺盆，以下胸中，贯膈，络肝属胆，循胁里，出气街，绕毛际，横入髀厌中。其直者，从缺盆下腋，循胸中，过季胁，下合髀音箅，又音彼厌中，以下循髀阳，出膝外廉，外辅骨之前，直下抵绝骨之端，出外踝音倮之前，循足跗上，出[③]小指次指之端。其支者，别跗上，入大指之间，循大指岐骨内，出其端，还贯入爪甲，出三毛。是动则病口苦，善太息，心胁痛不能反侧，甚则面微尘，体

①别：原作“则”，据医统本改。此下《太素·经脉连环》有“目”字，合于体例。

②抵：《太素·经脉连环》《脉经》卷六第二、《千金要方》卷十一第一、《素问·刺腰痛篇》注无此字，下文连上句读。

③出：医统本作“入”。

无膏泽，足外反热，是为阳厥。是主骨所生病者，头面[①]颔痛，目锐眦痛，缺盆中肿痛，腋下肿痛[②]，马刀[③]挟瘿，汗出振寒，疟，胸中、胁肋、髀、膝外至胻、绝骨、外踝前及诸节皆痛，小指次指不用。为此诸病，盛者则人迎大一倍于寸口，虚者人迎反小于寸口也。

足[④]厥阴之脉，起于大指聚毛之际，上循足[⑤]跗上廉，去内踝音鲁，又音课一寸，上外[⑥]踝八寸，交出太阴之后，上腘内廉，循内廉[⑦]，循股阴，入毛中，环阴器，抵少腹，侠胃属肝络胆，上贯膈，布胁肋，循

---

①头面：《灵枢·经脉》作“头痛”，《太素·经脉连环》作“头角”，《脉经》卷六第二、《千金要方》卷十二第一作“头痛角”。

②痛：《灵枢·经脉》《太素·经脉连环》《脉经》卷六第二、《千金要方》卷十二第一、《素问·至真要大论》新校正引本书均无此字，疑衍。

③刀：原作“乃”，形误，据医统本改。

④足：此上医统本有“肝”字。

⑤足：原作“廷”，形误，据医统本改。

⑥外：原脱，据医统本补。

⑦循内廉：医统本无此三字。

俠乃夾字誤

肺乃肝字誤

喉嚨之後上入頏顙連目系上出額與督[illegible]
會於巔一云其支者從小腹與太陰少陽結於腰髁俠脊下第三第四骨孔中
其支者從目系下頰裏環唇內其支者復從
肝別貫膈上注肺中是動則病腰痛不可以
俛仰丈夫㿗疝婦人少腹腫甚則嗌乾面塵
脫色是主肺所生病者胷滿嘔逆洞泄狐疝
遺精癃閉為此諸病盛者則寸口大一倍於
人迎虛者則寸口反小於人迎也
足少陰氣絕則骨枯少陰者冬脉也伏行而濡
骨髓者也故骨不濡則肉不能著骨也骨肉

喉咙之后，上入颃颡，连目系，上出额，与督脉会于巅。一云：其支者，从小腹与太阴、少阳结于腰髁侠脊下第三第四骨孔中。其支者，从目系下颊里，环唇内。其支者，复从肝别贯膈，上注肺中。是动则病腰痛不可以俯仰，丈夫㿗疝，妇人少腹肿，甚则嗌干，面尘脱色。是主肝[1]所生病者，胸满呕逆，洞泄，狐疝，遗精，癃闭。为此诸病，盛者则寸口大一倍于人迎，虚者则寸口反小于人迎也。

足少阴气绝，则骨枯。少阴者，冬脉也，伏行而濡骨髓者也，故骨不濡，则肉不能着骨也；骨肉

①肝：原作“肺”，形误，据医统本改。

不相亲，则肉濡而却；肉濡而却，故齿长而垢，发无润泽，发[1]无润泽者，骨先死，戊笃己死，土胜水也。濡，音软。

手少阴气绝，则脉不通，脉不通则血不流，血不流则发色不泽，故面色如黧[2]者，血先死，壬笃癸死，水胜火也。黧，音犁。

《灵枢》云：少阴终者，面黑，齿长而垢，腹胀闭[3]，上下不通而终矣。《素问》同。

足太阴气绝，则脉不营其口唇。口唇者，肌肉之本也，脉弗营则肌肉濡，肌肉濡则人中满，人[4]

①发：原脱，文气不顺，据《灵枢·经脉》《脉经》卷三第五、《千金要方》卷十九第一补。

②面色如黧：《灵枢·经脉》《脉经》卷三第三、《千金要方》卷十三第一作“面黑如漆柴”。

③闭：此下《灵枢·经脉》有“塞”字，句式完整。

④人：此上医统本有小字注文“一作舌痿”。

中满则唇反，唇反者肉先死，甲笃乙死，木胜土也。

手太阴气绝，则皮毛焦。太阴者[1]，行气温于皮毛者也，气弗营则皮毛焦，皮毛焦则津液去，津液去则皮节着，皮节著[2]则爪枯毛折，毛折者，毛先死，丙笃丁死，火胜[3]金也。

《九卷》云：腹胀闭不得息，善噫，呕[4]，呕则逆，逆则面赤，不逆则上下不通，上下不通则面黑皮毛焦而终矣。

按：《九卷》以下《灵枢》文又出《素问》。

---

①者：此下《难经·二十四难》有“肺也”二字。

②著：《脉经》卷三第四、《千金要方》卷十七第一作“伤”。

③胜：原作“盛”，据医统本改，与体例合。

④呕：此上医统本有“善”字。

足厥阴气绝则筋弛，厥阴者，肝脉也；肝者，筋之合也。筋者聚于阴器，而脉络于舌本，故脉弗营则筋缩音蹜急，筋缩急则引[①]卵与舌，故唇青舌卷卵缩则筋先死，庚笃辛死，金胜木也。

《九卷》云：中热嗌干，喜溺心烦，甚则舌卷卵上缩而终矣。

按《九卷》以下《灵枢》文又出《素问》。

五阴俱绝，则目系转，转则目运，运为志先死，故志先死则远一日半而死。

太阳脉[②]绝，其终也，戴眼，反折，瘈音契疭音从，其色白，

---

①引：原脱，据医统本补。

②脉：原作“永”，据医统本改，合于体例。

绝汗乃出，则终矣。

少阳脉绝，其绝[①]也，耳聋，百节尽纵，目橐一作瞏，又音牝[②]系绝，系绝一日半死，其死也，目白乃死。

阳明脉绝，其绝也，口目动作，善惊妄言，色黄，其上下经盛而不行一作不仁，则终矣。

六阳俱绝，则阴阳相离，阴阳相离则腠理发泄，绝汗乃出，大如贯珠，转出不流，则气先死也。故旦占夕死，夕占旦死。此十二经之败也。

十二经脉络脉支别第一下

黄帝问曰：经脉十二，而手太阴之脉独动不休

---

①绝：医统本作“终”。

②又音牝：医统本作“一本无此字”，汲古阁本作“又音托”。

積乃清字誤

脉乃動字誤

五七故臟四字乃故五氣三字誤

何也

岐伯對曰足陽明胃脉也胃者五臟六腑之海其積氣上注於肺肺氣從太陰而行之其行也以息往來故人脉一呼再動一吸脉亦再動呼吸不已故脉而不止素問云帝曰氣口何以獨為五臟主岐伯曰胃者水穀之海六腑之大源也五味入於口藏於胃以養五臟氣氣口亦太陰也

是以五臟六腑之氣味皆出於胃變見於氣五七故臟入於鼻臟於心肺肺有病而[illegible]

何也?

岐伯对曰：足阳明胃脉也，胃者五脏六腑之海，其清[①]气上注于肺，肺气从太阴而行之，其行也，以息往来，故人脉一呼再动，一吸脉亦再动，呼吸不已，故脉[②]而不止。《素问》云：帝曰：气口何以独为五脏主？岐伯曰：胃者水谷之海，六腑之大源也。五味入于口，藏于胃，以养五脏气，气口亦太阴也，是以五脏六腑之气味皆出于胃，变见于气口。故五气[③]入于鼻，藏于心肺，肺有病而鼻为

①清：原作“积”，据医统本、正统本改。又，汲古阁本作“精”。

②脉：医统本作“动”。

③故五气：原作“五七故脏”，义理不通，据医统本改。

之不利凡卷言其動素問論其氣此言其
五臟之所主相發明也
問曰氣之過於寸口也上出焉息下入焉伏何
道從還不知其極也
對曰氣之離於臟也年如弩之發如水岸之
下上於魚以反衰其餘氣衰散以逆上故行
其微也
問曰足陽明何因而動
對曰胃氣上注於肺其悍氣上衝頭者循喉
上走空竅循眼系入絡腦出頷下客主人循

之不利。《九[①]卷》言其动，《素问》论其气，此言其为五脏之所主，相发明也[②]。

问曰：气之过[③]于寸口也，上出焉息，下入焉伏，何道从还，不知其极也？

对曰：气之离于脏也，卒然[④]如弩之发，如水岸之下，上于鱼以反衰，其余气衰散以逆上，故行其[⑤]微也。

问曰：足阳明何因而动？

对曰：胃气上注于肺，其悍气上冲头者，循喉上走空窍，循眼系入络脑，出颔下客主人，循

①九：原作“凡”，形误，据医统本改。

②《九卷》言其动……相发明也：此段文字医统本作小字注文，底本误将注文窜入正文。

③过：医统本作“通”。

④卒然：原作“年”，为“卒”之形误，据医统本、汲古阁本改。

⑤行其：医统本倒作“其行”。

牙车，合阳明，并下人迎，此胃气走[①]于阳明者也。故阴阳上下，其动也若一。故阳病而阳脉小者为逆，阴病而阴脉大者为逆，故阴阳而俱盛[②]，与其俱动，若引绳相倾者病。悍，音旱；颔，音撼。

问曰：足少阴何因而动？

对曰：冲脉者，十二经脉之海也，与少阴之络[③]起于肾下，出气街，循阴股内廉，斜入腘中，循胻骨内廉，并少阴之经，下入内踝之后足下[④]。其别者，斜入踝内，出属跗上，入大指之间，以[⑤]注诸络，以温足跗，此脉之常动也。腘，音馘；胻，音行；踝，音鲁叉

①走：此上《灵枢·动输》《太素·脉行同异》有“别”字。

②而俱盛：《灵枢·动输》《太素·脉行同异》作“俱静”二字。

③络：本卷第二、《灵枢·动输》《太素·脉行同异》作“大络”，义长可从。

④足下：此上《灵枢·动输》《太素·脉行同异》有“入”字。

⑤以：《灵枢·动输》《太素·脉行同异》无此字。

音夫。

问曰：卫气[1]之行也，上下相贯，如环之无端，今见其卒然遇邪气，及逢大寒，手足[2]不随其脉，阴阳之道相输音舒之会，行相失也，气何由还？

对曰：夫四末，阴阳之会，此气之大络[3]也。四冲者，气之经也。故络绝则经通。四末解则气从合相输如环。黄帝曰：善，此所谓如环无端，莫知其纪，终而复始，此之谓也。十二经脉伏行于分肉之间，而不常见者，皆络脉也。足太阴脉，脉过于内踝之上[4]，无所隐，故诸脉之浮而常

①卫气：《灵枢·动输》《太素·脉行同异》作“营卫”。

②手足：此下《灵枢·动输》《太素·脉行同异》有“懈惰”二字，义长可从。

③气之大络：原作“气络之”三字，据医统本、《灵枢·动输》《太素·脉行同异》改。

④而不常见者……内踝之上：医统本作“深而不见。其常见者，足太阴脉过于外踝之上”。

見者皆絡脉也六經絡手陽明火陰之大絡
起五指間上合肘中飲酒者衛氣先行皮膚
先充絡脉絡脉先盛則衛氣以平營氣乃滿
而經脉大盛也脉之卒然動者皆邪氣居之
留於本末不動則熱不堅則陥且空不與衆
同是以知其何脉之異

雷公問曰何以知經脉之與絡脉有異也

黄帝答曰經脉者常不可見也其虚實也以氣
口知之脉之見者皆絡脉也諸絡脉皆絡
也諸絡脉皆不能節大之間必行絶道而

见者，皆络脉也。六经络，手阳明、少阴[①]之大络起五指间，上合肘中。饮酒者，卫气先行皮肤，先充络脉，络脉先盛，则卫气以平，营气乃满，而经脉大盛也。脉之卒然动者，皆邪气居之，留于本末，不动则热，不坚则陷且空，不与众同，是以知其何脉之异[②]。

雷公问曰：何以知经脉之与络脉有异也？

黄帝答曰：经脉者，常不可见也。其虚实也，以气口知之。脉之见者，皆络脉也。诸络脉皆不能经大节之间[③]，必行绝道而出

---

①少阴：正统本作“少阳”。

②异：医统本作“动也”。

③不能经大节之间：原作“络脉也，诸络脉皆络脉也，请络脉皆不能节大之间”，义理不通，据医统本改。

腹乃復字誤是乃見字誤

暴乃魚字誤多赤字

火乃小字誤

曰乃日字誤

入腹合於皮中其會皆是於外故諸刺絡脉者必刺其結上甚血者雖無血結急取之以寫其邪而出其血留之發為痺也

凡診絡脉脉色青則寒且痛赤則有熱胃中有寒則手魚際之絡多青也胃中有熱則魚際之絡亦出其暴黑者留久痺也其有赤有青有黑者寒熱也其青而少短者少氣也凡刺寒熱者皆多血絡必間曰而取之血盡乃止調其虚實其小而短者火氣甚者寫之則悶悶甚則仆不能言悶則急坐之也

入，复[①]合于皮中，其会皆见[②]于外。故诸刺络脉者，必刺其结上。甚血者，虽无血结，急取之以泻其邪而出其血，留之发为痹也。

凡诊络脉，脉色青则寒且痛，赤则有热。胃中有寒，则手鱼际之络多青也。胃中有热，则鱼际之络赤[③]。其暴黑[④]者，久留痹也。其有赤有青有黑者，寒热也。其青而少[⑤]短者，少气也。凡刺寒热者，皆多血络，必间日而取之，血尽乃止，调其虚实。其小而短者少气，甚者泻之则闷，闷甚则仆不能言，闷则急坐之也。

①复：原作“腹”，音误，据医统本、正统本改。

②见：原作“是”，据医统本改。

③赤：原作“亦出”，据医统本改。

④暴黑：《太素·经络别异》作“鱼黑”。

⑤而少：《灵枢·经脉》无此二字。

手太陰之別名曰列缺起於腕上分間並太陰之經直入掌中散入於魚際其病實則手兊掌熱虛則欠㰦音掐小便遺數取之去腕一寸別走陽明

手少陰之別名曰通里在腕一寸別而上行循經入於心中繫舌本屬目系實則支膈虛不能言取之腕後一寸別走太陽

手心主之別名曰內關去腕二寸出於兩筋之間循經以上系於心心系實則心痛虛則煩心取之兩筋間

手太阴之别，名曰列缺，起于腕上分间，并太阴之经直入掌中，散入于鱼际。其病实则手兑骨掌热，虚则欠㰦音掐，小便遗数，取之去腕一寸，别走阳明。

手少阴之别，名曰通里，在腕一寸[1]，别而上行，循经入于心中，系舌本，属目系。实则支膈，虚则不能言，取之腕后一寸，别走太阳。

手心主之别，名曰内关，去腕二寸，出于两筋之间，循经以上，系于心[2]，心系实则心痛，虚则为烦心，取之两筋间。

①一寸：医统本作“一寸半”。

②心：医统本、汲古阁本、正统本作“心包络”。

他本龐作肬

別走太陰 脫太陰字

他本無以字 九以誤

用乃肘字誤

手太陽之別名曰支正上腕五寸内注少陰其別者上走肘絡肩髃音偶實則筋弛肘廢虛則生龐小者如指痂疥取之所別

手陽明之別名曰偏歷去腕三寸別走其別者上循臂乘肩髃上曲頰偏齒其別者入耳會於宗脉實則齲音禹齒耳聾虛則齒寒痹鬲取之所以別

手少陽之別名曰外関去腕二寸外繞臂注胷中合心主實則用攣虛則不收取之所別

足太陽之別名曰飛揚去踝七寸別走少陰實

手太阳之别，名曰支正，上腕五寸，内注少阴。其别者，上走肘，络肩髃音偶。实则筋弛肘废，虚则生疣[1]，小者如指痂疥，取之所别。

手阳明之别，名曰偏历，去腕三寸，别走太阴[2]。其别者，上循臂，乘肩髃，上曲颊偏[3]齿。其别者，入耳，会于宗脉。实则龋音禹齿耳聋，虚则齿寒痹鬲，取之所以别。

手少阳之别，名曰外关，去腕二寸，外绕臂，注胸中，合心主。实则肘[4]挛，虚则不收，取之所别。

足太阳之别，名曰飞扬，去踝七寸，别走少阴，实

①疣：医统本、正统本作“肬”。
②太阴：原脱，据医统本补。
③偏：医统本作“遍”。
④肘：原作“用”，据医统本改。

不乃下字誤

腫乃鍾字誤

則窒音塞鼻頭背痛虛則鼽音求衄音肉取之所别

足少陽之别名曰光明去踝上五寸别走厥陰並經不絡足跗音夫實則厥　虛則痿躄音足坐不能起取之所别

足太陰之别名曰公孫去本節後一寸别走陽明其别者入絡腸胃厥氣上逆則霍亂實則腸中切痛虛則鼓脹取之所别

足少陰之别名曰大腫當踝後繞音撓跟别走太陽其别者並經上走於心包下外貫腰脊病氣逆則煩悶實則閉癃虛則腰痛取

则窒音塞鼻，头背痛，虚则鼽音求衄音肉，取之所别。

足少阳之别，名曰光明，去踝上五寸，别走厥阴，并经下[①]络足跗音夫。实则厥，虚则痿躄音足，坐不能起，取之所别。

足阳明之别，名曰丰隆，去踝八寸，别走太阴。其别者，循胫骨外廉，上络头项，合诸经之气，下络喉嗌。其病逆则喉痹瘁喑，实则癫狂，虚则足不收，胫枯，取之所别[②]。

足太阴之别，名曰公孙，去本节后一寸，别走阳明。其别者，入络肠胃。厥气上逆则霍乱，实则肠中切痛，虚则鼓胀。取之所别。

足少阴之别，名曰大钟[③]，当踝后绕音挠跟，别走太阳。其别者，并经上走于心包下，外贯腰脊。其病气逆则烦闷，实则闭癃，虚则腰痛，取之所

①下：原作“不”，形误，据医统本改。

②足阳明之别……取之所别：本段原脱，据医统本补。

③钟：原作“肿”，形误，据医统本改。

别。

足厥阴之别，名曰蠡沟，去内踝上五寸，别走少阳。其别者，循胫上睾，结于茎。其病气逆则睾肿卒疝，实则挺长热，虚则暴痒，取之所别。蠡，音礼；睾，音皋。

任脉之别，名曰屏翳[①]，下鸠尾[②]，散于腹。实则腹皮痛，虚则搔痒，取之所别。

督脉之别，名曰长强，侠脊上项散头，上下当肩胛[③]左右，别走太阳，入贯膂。实则脊强，虚则头重，高摇之，侠脊之有过者《九墟》无此九字。取之所别。

---

①屏翳：医统本作“尾翳”。

②尾：原作“毛”，形误，据医统本、汲古阁本改。

③胛：原作“脾”，形误，据医统本改。

脾之大络[①]，名曰大包，出渊腋下三寸，布胸胁。实则一身尽痛，虚则百脉[②]皆纵。此脉若罗络之血者，皆取之[③]。凡此十五[④]络者，实则必见，虚则必下，视之不见，求之上下，人经不同，络脉异所别也。

黄帝问曰：皮有分部，脉有经纪，愿闻其道？

岐伯对曰：欲知皮部，以经脉为纪，诸经皆然。阳明之阳，名曰害蜚音匪，十二经上下同法，视其部中有浮络者，皆阳明之络也。其色多青则痛，多黑则痹，黄赤则热，多白则寒。五色皆见，

①络：此下原有“脉”字，据医统本及体例删。

②百脉：《灵枢·经脉》《太素·十五络脉》作“百节”。

③之：此下《太素·十五络脉》有“所别”二字。

④五：原脱，据医统本及上文内容补。

經乃陰字誤

也太陰作經此似誤

寒熱也絡盛則入客於經陽主外陰主

少陽之陽名曰樞杼視其部中有浮絡者皆少

陽之絡也絡盛則入客於經故在陽者主內

在陰者主外以滲於內也諸陰皆然

太陽之陽名曰關樞視其部中有浮絡者皆太

陽之絡也絡盛則入客於經

少陰之經名曰樞儒視其部中有浮絡者皆少

陰之絡也絡盛則入客於經其入於經也從

陽部注於經其出者從陰部內注於骨

心主之陰名曰害肩視其部中有浮絡者皆心

寒热也。络盛则入客于经，阳主外，阴主内。

少阳之阳，名曰枢杼，视其部中有浮络者，皆少阳之络也。络盛则入客于经。故在阳者主内，在阴者主外，以渗于内也。诸阴[1]皆然。

太阳之阳，名曰关枢，视其部中有浮络者，皆太阳之络也。络盛则入客于经。

少阴之阴[2]，名曰枢儒[3]，视其部中有浮络者，皆少阴之络也。络盛则入客于经。其入于经也，从阳部注于经；其出者，从阴部内注于骨。

心主之阴，名曰害肩，视其部中有浮络者，皆心

①阴：医统本作“经”。

②阴：原作“经”，于体例不合，据医统本、正统本改。

③儒：正统本作“檽”。

主之絡也絡盛則入客於經
太陰之陰名曰關蟄視其部中有浮絡者皆太
陰之絡也絡盛則入客於經凡此十二經絡
脉者皮之部也是故百病之始生也必先客
於皮毛邪中之則腠理開開則入客於絡脉
留而不去傳入於經留而不去傳入於腑廪
於腸胃邪之始入於皮也淅然起毫毛開腠
理其入於絡也則絡脉盛色變其入客於經
也則感一作咸虛乃陷下其留於筋骨之間寒
多則筋攣骨痛熱多則筋弛骨消肉爍

主之络也。络盛则入客于经。

太阴之阴，名曰关蛰，视其部中有浮络者，皆太阴之络也。络盛则入客于经。

凡此十二经络脉者，皮之部也。是故百病之始生也，必先客于皮毛；邪中之，则腠理开，开则入客于络脉，留而不去，传入于经，留而不去，传入于腑，廪①于肠胃。邪之始入于皮也，淅然起毫毛，开腠理。其入于络也，则络脉盛，色变；其入客于经也，则感一作盛虚乃陷下；其留于筋骨之间，寒多则筋挛骨痛，热多则筋弛骨消，肉烁䐃②

①廪：《太素·经脉皮部》作“禀”。

②䐃：底本漫漶无以辨识，医统本作“胭”，误，据《素问·皮部论》《太素·经脉皮部》补。

他本作而敗也此的誤

破毛直而殿也矣

問曰十二部其生病何如

對曰皮者脉之部也邪客於皮則腠理開開則邪入客於絡脉絡脉滿則注于經脉經脉滿則入舍於腑臟故皮有分部不愈而生大病

問曰夫絡脉之見其五色各異其故何也

對曰經有常色而絡無常變

問曰經之常色何如

對曰心赤肺白肝青脾黄腎黑皆亦應其經

破，毛直而败[①]也矣。

问曰：十二部，其生病何如？

对曰：皮者，脉之部也。邪客于皮则腠理开，开则邪入客于络脉，络脉满则注于经脉，经脉满则入舍于腑脏。故皮有分部，不愈而生大病。

问曰：夫络脉之见，其五色各异[②]其故何也？

对曰：经有常色，而络无常变。

问曰：经之常色何如？

对曰：心赤，肺白，肝青，脾黄，肾黑，皆亦应其经

①败：原作“殿”，形误，据医统本、汲古阁本改。

②异：此下《素问·皮部论》《太素·经脉皮部》有“青黄赤白黑不同”七字。

脉之色也。

问曰：其络之阴阳亦应其经乎？

对曰：阴络之色应其经，阳络之色变无常，随四时而行。寒多则凝泣，凝泣则青黑；热多则淖音浊濘音皋，淖濘则黄赤。此其常色者，谓知[①]无病。五色俱见，谓之寒热。

问曰：余闻人之合于天地[②]也，内有五脏，以应五音、五色、五味、五时、五位；外有六腑，以合六律。主健[③]阴阳诸经，而合之十二月、十二辰、十二节、十二时、十二经水、十二经脉，此五脏六腑

①知：医统本作“之”。

②天地：《灵枢·经别》《太素·经脉正别》作“天道”，义长。

③健：医统本作“持”。

所应天道。夫十二经脉者，人之所以生，病之所以成，人之所以治，病之所以起，学之所始，工之所止，粗之所易，工之所难也。其离合出入奈何？

对曰：此粗之所过，工之所悉，请卒[①]言之：

足太阳之正，别于[②]腘中，其一道下尻五寸，别入于肛，属于膀胱，散之肾，循膂音旅当心入散。直者，从膂上出于项，复属于太阳，此为一经也。

足少阴之正，至腘中，别走太阳而合，上至肾，当十四[③]椎，出属带脉。直者，系舌本，复出于项，

①卒：医统本作“悉”。

②于：此上医统本有“入”字。

③四：此处底本空缺，据医统本补。

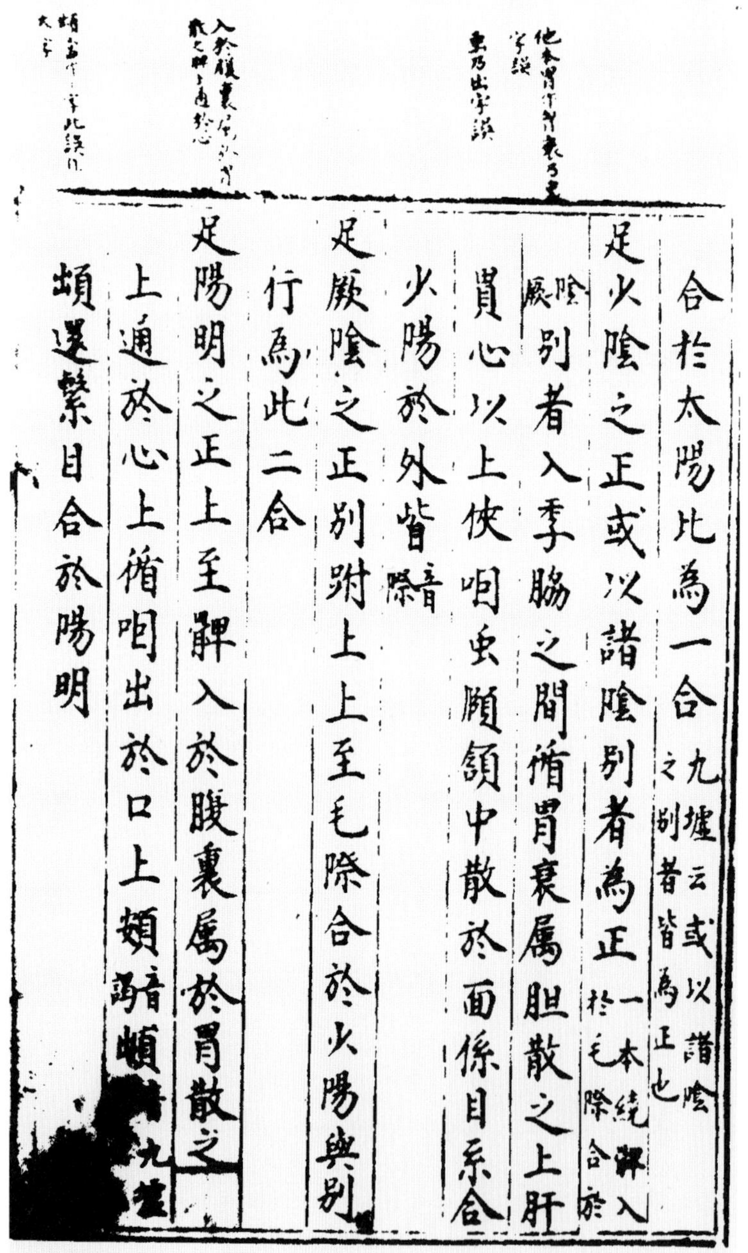

合於太陽比為一合九墟云或以諸陰之別者皆為正也
足少陰之正或以諸陰別者為正一本繞髀入於毛際合於厥陰別者入季脇之間循胃裹屬胆散之上肝貫心以上俠咽虫頤頷中散於面係目系合少陽於外皆（音際）
足厥陰之正別跗上上至毛際合於少陽與別行為此二合
足陽明之正上至髀入於腹裹屬於胃散之上通於心上循咽出於口上頞（音謁）頔九墟頔還繫目合於陽明

合于太阳，此[①]为一合。《九墟》云：或以诸阴之别者，皆为正也。

足少阴之正，或以诸阴别者为正一本绕髀入于毛际，合于阴厥。别者，入季胁之间，循胸里[②]，属胆，散之上肝贯心，以上侠咽，出[③]颐颔中，散于面，系目系，合少阳于外眦音际。

足厥阴之正，别跗上，上至毛际，合于少阳，与别行焉，此二合。

足阳明之正，上至髀，入于腹里，属于胃，散之脾[④]，上通于心，上循咽，出于口，上頞音谒䪼音《九墟》拙云上，䪼还系目，合于阳明。

①此：原作“比”，形误，据医统本改。

②胸里：原作“胃裹”，形误，据医统本改。汲古阁本作“胃里”。

③出：原作“虫”，形误，据医统本改。

④脾：此处底本版阙，据医统本、正统本补。

是乃走字誤

肉乃內字誤

足太陰之正則別上至髀合於陽明與別俱行
上終於咽貫古本比為三合
手太陽之正指地別入於肩解入腋是心繫小
腸
手少陰之正別下於淵腋兩筋之間屬於心主
上走喉嚨出於面合目肉眥音際此為四合
手少陽之正指天別於巔入於缺盆下走三焦
散於胸中
手心主之正別下淵腋三寸入胸中別屬三焦
出循喉嚨出耳後合少陽完骨之下此為五

足太阴之正，则别上至髀，合于阳明，与别俱行，上络[1]于咽，贯舌[2]本，此[3]为三合。

手太阳之正，指地，别入于肩解，入腋走[4]心，系小肠。

手少阴之正，别下于渊腋两筋之间，属于心主，上走喉咙，出于面，合目内眦音际，此为四合。

手少阳之正，指天，别于巅，入于缺盆，下走三焦，散于胸中。

手心主之正，别下渊腋三寸，入胸中，别属三焦，出循喉咙，出耳后，合少阳完骨之下，此为五

①络：原作“终”，据正统本改。

②舌：原作“古”，形误，据医统本、正统本改。

③此：原作“比”，形误，据医统本、正统本改。

④走：原作“是”，形误，据医统本改。

合。

手阳明之正，从手循膺乳，别于肩髃，入柱骨下，走大肠，属于肺，上循喉咙，出缺盆，合于阳明髃音隅。

手太阴之正，入渊腋少阴之[1]前，入于肺，散之太阳，上出缺盆，循喉咙，复合阳明，此为六合。

奇经八脉第二

黄帝问曰：脉行之逆顺奈何？

对曰：手之三阴，从脏走手。手之三阳，从手走头。足之三阳，从头[2]走足。足之三阴[3]，从足走腹。

①之：此下原重一“之”字，据文义删。
②头：原作“项”，形误，据医统本改。
③阴：原作“阳”，形误，据医统本改。

他本無之字重不動二字

問曰少陰之脉獨下行何也

對曰不然衝脉者五臟六腑之海五臟六腑皆禀焉其上者出於頏顙滲諸陽灌諸陰其下者注少陰之大絡出於氣衝循陰股内廉邪入膕中伏行髀骨内下至内踝音魯又音胯之後屬而别其下者至於少陰之經滲三陰其前者伏行出屬跗下循跗下入大指之間滲諸絡而温肌肉故别絡結則跗上不動之則厥厥則寒矣

問曰何以明之

问曰：少阴之脉独下行，何也？

对曰：不然。冲脉者，五脏六腑之海。五脏六腑皆禀焉。其上者，出于颃颡，渗诸阳，灌诸阴；其下者，注少阴之大络，出于气冲，循阴股内廉，入腘中，伏行髀骨内，下至内踝音鲁，又音胯之后属而别；其下者，至于少阴之经，渗三阴；其前者，伏行，出属跗，下循跗下，入大指之间，渗诸络而温肌肉。故别络结则跗上不动，不动[1]则厥，厥则寒矣。

问曰：何以明之？

[1]不动：原作“之”，据医统本补、改。

對曰以言道之切而驗之其非必動然後可以明之逆順行也衝脉任脉者皆起於胞中上循脊裏為經絡之海其浮而外者循腹上一作各行會於咽喉別而絡唇口血氣盛則充膚熱肉血獨盛則滲灌皮膚生毫毛婦人有餘於氣不足於血以其月水下數脫血任衝並傷故也任衝之交脉不營其唇故髭鬚不生

問曰任脉者起於中極之上以下毛際循腹裏上關元至咽喉上頤循目入面衝脉者起

对曰：以言道之，切而验之，其非必动，然后可以明之逆顺之行也。

冲脉、任脉者，皆起于胞中，上循脊里，为经络之海。其浮而外者，循腹上一作各[①]行，会于咽喉，别而络唇口。血气盛则充肤热肉，血独盛则渗灌皮肤，生毫毛。妇人有余于气，不足于血，以其月水下[②]，数脱血，任冲并伤故也。任冲之交[③]脉不营其唇，故髭须不生。

问曰：任脉者，起于中极之上，以下毛际，循腹里，上关元，至咽喉，上颐，循目入面[④]。冲脉者，起于

①各：医统本作“右”。

②月水下：《灵枢·五音五味》《太素·任脉》无此三字。

③交：《灵枢·五音五味》《太素·任脉》无此字，此处当属衍文。

④循目入面：医统本、正统本作“循面入目”。

气冲，并少阴之经《难经》作阳明之经侠脐上行，至胸中而散[①]。其言冲脉与《九卷》异[②]。又曰：任脉为病，男子内结七疝，女子带下瘕聚。冲脉为病，逆气里急。督脉为病，脊强反折。亦与《九卷》互相发明也[③]。一本后第三节方出此条。

问曰：人有伤于阴，阴气绝而起不用[④]，髭须不去，宦音患者独去，何也？

对曰：宦者去伤其宗筋，伤其冲脉，血泻不复，肉肤内终[⑤]，唇口不营，故无髭须。夫宦者，其任冲之脉不盛，宗筋不成，有气无血，口唇不营，故

①散：原脱，据医统本补。

②其言……《九卷》异：此八字误为大字正文，据医统本改。

③亦与……发明也：此九字亦误为大字正文，据医统本改。

④起不用：医统本作“不起，阴不为用”，义长。

⑤肉肤内终：医统本作“皮肤内结”，汲古阁本作“肉肤内结”。

無髭鬚亦不生

督脉者經闕不具見於營氣曰上額循巔下項中循脊入骶音氐是督脉也

素問曰督脉者起於少腹以下骨中央女子入係廷孔其孔溺孔之端也其絡循陰器合纂間繞纂後別繞臀至少陰與巨陽中絡者合少陰上股内後廉貫脊屬腎與太陽起於目内眥音際上額交巔上入絡腦還出別下項循肩髆音博内俠脊抵腰中入循膂絡腎其男子循莖下至纂與女子等其少便直上者

髭须不生。

督脉者经阙不具，见于营气，曰上额循巅，下项中，循脊入骶音氐，是督脉也[1]。

《素问》曰：督脉者，起于少腹以下骨中央，女子入系廷孔，其孔，溺孔之端也。其络循阴器，合篡间，绕篡后，别绕臀，至少阴，与巨阳中络者，合少阴上股内后廉，贯脊属肾。与太阳起于目内眦音际，上额交巅，上入络脑，还出别下项，循肩髆音博内，侠脊抵腰中，入循膂，络肾[2]。其男子循茎下至篡，与女子等，其小腹[3]直上者，贯

①督脉者……是督脉也：本段文字医统本作小字排列。

②肾：此下《太素·骨空》有“而止”二字。

③腹：原作“便”，义理不通，据医统本改。

臍中中央上貫心入喉上頤環唇上係[illegible]
之中此生病從小腹上衝心而痛不得前後
爲衝疝其女子不孕癃音隆痔遺溺嗌乾督脉
生病治督脉
八十一難曰督脉者起於下極之俞並於脊裡
上至風府入屬於腦上巔循額至鼻柱陽脉
之海也九卷言營氣之行於督脉故從上下
八十一難言其脉之所起故從下上所以互
相發也
素問言督脉悞謂在衝多聞缺疑故并載以貽

脐中中[1]央，上贯心，入喉，上颐环唇，上系两目之中。此生病从小腹上冲心而痛，不得前后，为冲疝。其女子不孕，癃音隆痔遗溺，嗌干。督脉生病，治督脉。

《八十一难》曰：督脉者，起于下极之俞，并于脊里，上[2]至风府，入属于脑，上巅循额，至鼻柱，阳脉之海也。《九卷》言营气之行于督脉，故从上下。《八十一难》言其脉之所起，故从下上。所以互相发也[3]。

《素问》言督脉误[4]谓在冲，多闻缺疑，故并载以贻

①中：《素问·骨空》《太素·骨空》无此字，本书疑衍。

②上：此上《脉经》卷二第四有“循背”二字。

③《九卷》言营气……所以互相发也：此段文字医统本作小字注文排列。

④误：医统本作“似”。

後之長意者云

問曰蹻脉安起安止何氣營也

對曰蹻脉者火陰之别别於然骨之後上内踝之上直入循陰股入陰上循胷裏入缺盆上循人迎之前上入鼽靈樞作頄字屬目内眥合於太陽陽蹻而上氣行相并相還則為臑一作深目氣不營則目不合也

問曰氣獨行五臟不營於六腑何也

對曰氣之不得無行也如水之流如日月之行不休故陰脉營其臟陽脉營其腑如環之

后之长者云[①]。

问曰：跷脉安起安止，何气营也？

对曰：跷脉者，少阴之别，别[②]于然骨之后，上内踝之上，直入[③]循阴股，入阴，上循胸里，入缺盆，上循人迎之前，上入鼽《灵枢》作颃字，属目内眦，合于太阳阳跷而上行，气相并相还，则为濡[④]一作深目，气不营则目不合也。

问曰：气独行五脏，不营于六腑何也？

对曰：气之不得无行也，如水之流，如日月之行不休，故阴脉营其脏，阳脉营其腑，如环之无

①《素问》言督脉……长者云：本段文字医统本亦作小字排列。

②别：医统本作“起”。

③入：医统本作“上”。

④濡：原作“臑”，于理不合，据医统本改。

端莫知其紀絡而復始其流溢之氣内流臟
腑外濡腠理
問曰蹻音喬脉有陰陽何者當其數
對曰男子數其陽女子數其陰其陰當數者爲
經不當數者爲絡也
八十一難曰陽蹻脉者起於跟音根中循於外
踝上行入風池陰蹻脉者亦起於跟中循内
踝上行入喉嚨交貫衝脉此所以互相發明
也
又曰陽維陰維者維絡於身溢畜不能環流

端，莫知其纪，终[1]而复始。其流溢之气，内流脏腑，外濡腠理。

问曰：跷音乔脉有阴阳，何者当其数？

对曰：男子数其阳，女子数其阴；其阴当数者为经，不当数者为络也。

《八十一难》曰：阳跷脉者，起于跟音根中，循于外踝上行，入风池。阴跷脉者，亦起于跟中，循内踝上行，入喉咙，交贯冲脉。此所以互相发明也。

又曰：阳维、阴维者，维络于身，溢蓄不能环流

①终：原作“络”，形误，据医统本、正统本改。

溉灌也。故阳维起于诸阳会也，阴维起于阴交[①]也。

又曰：带脉起于季胁，回身一周。自冲脉以下是谓奇经八脉[②]。

又曰：阴跷为病，阳缓而阴急；阳跷为病，阴缓而阳急。阳维维于阳，阴维维于阴；阴[③]阳不能相维，为病腰腹纵容，如囊水之状一云腹内[④]腰溶溶如坐水中状。此八脉之诊也。维脉、带脉皆见如此，于《素问》病论及见于《九卷》[⑤]。

脉度第三

---

①阴交：此上医统本有“诸”字。

②自冲脉以下……奇经八脉：此十一字医统本作小字注文排列。

③阴：此上原重一“阴”字，据医统本删。

④内：医统本作“满”字。

⑤维脉、带脉……见于《九卷》：本段文字医统本作小字注文排列。

黄帝问曰：愿闻脉度？

岐伯对曰：手之六阳，从手至头，长五尺，五六合三丈。手之六阴，从手至胸中，长三尺五寸，三六一丈八尺，五六合三尺，凡二丈一尺。足之六阳，从头至足，长八尺，六八合四丈八尺。足之六阴，从足至胸中，长六尺五寸，六六合三丈六尺，五六三尺[①]，凡三丈九尺。跷脉[②]从足至目，长七尺五寸，二七长一丈四尺，二五合一尺，凡一丈五尺。督脉、任脉各长四尺五寸，二四合八尺，二五合一尺，凡九尺。凡都合一十

①尺：原作“尽”，形误，据医统本、正统本改。

②脉：原作“目”，文理不合，据医统本改。

六丈二尺。此气之大经隧也。

经脉为里，支而横者为络，络之别者为孙络，孙络之盛而有血者疾诛之，盛者泻①之，虚者饮药以补之矣。

十四经标本第四

黄帝问曰：五脏者，所以藏精神魂魄也；六腑者，所以受水谷而化物者也。其气内循于五脏，而外络支节。其浮气之不循于经者为卫气，其精气之行于经者为营气。阴阳相随，外内相贯，如环无端，亭亭淳淳乎，孰能穷之？然其分

①泻：《太素·脉度》作“徐泻”。

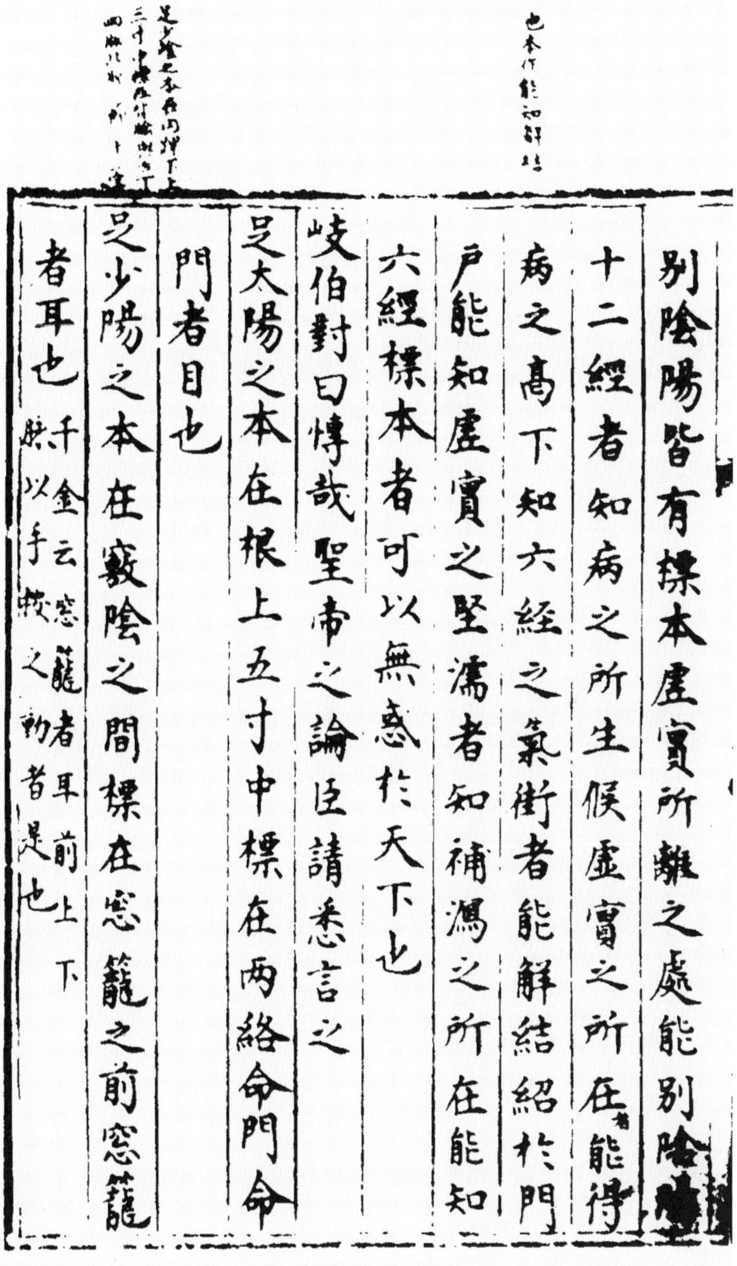
別陰陽皆有標本虛實所離之處能別陰陽
十二經者知病之所生候虛實之所在者能得
病之高下知六經之氣街者能解結絡於門
戶能知虛實之堅濡者知補瀉之所在能知
六經標本者可以無惑於天下也
岐伯對曰博哉聖帝之論臣請悉言之
足太陽之本在根上五寸中標在兩絡命門命
門者目也
足少陽之本在竅陰之間標在窓籠之前窓籠
者耳也千金云窓籠者耳前上下脉以手按之動者是也

别阴阳，皆有标本虚实，所离之处。能别阴阳十二经者，知病之所生；候虚实之所在者，能得病之高下；知六经之气街者，能解结绍于门户。能知虚实之坚濡者，知补泻之所在；能知六经标本者，可以无惑于天下也。

岐伯对曰：博哉，圣帝之论！臣请悉言之。

足太阳之本，在根[1]上五寸中，标在两络命门。命门者，目也。

足少阴之本，在内踝下上三寸中，标在背腧与舌下两脉[2]。

足少阳之本，在窍阴之间，标在窗笼之前。窗笼者，耳也。《千金》云：窗笼者，耳前上下脉，以手按之动者是也。

---

①根：医统本作“跟”，义长。

②足少阴之本……舌下两脉：此段文字原脱，据医统本补。

足阳明之本，在厉兑，标在人迎上颊颃[①]音亢颡音桑。

《九卷》云：标在人迎颊上侠颃颡。

足厥阴之本，在行间上五寸所，标在背腧。

足太阴之本[②]，在中封前四寸之中，标在背腧与舌本。

手太阳之本，在外踝之后，标在命门之上一寸[③]《千金》云：命门在心上一寸。

手少阳之本，在小指次指[④]之间上三寸一作二寸，标在耳角[⑤]下外眦。

手阳明之本，在肘骨中，上至别阳，标在颜[⑥]下合

①颃：此上正统本、《灵枢·卫气》《太素·经脉标本》有“侠”字，义长。

②足太阴之本：此条《太素·经脉标本》在上文“足阳明之本”条之前。

③一寸：《太素·经脉标本》《千金要方》卷十三第一。

④次指：原脱，据医统本、正统本补。

⑤耳角：医统本作“耳后上角”。

⑥颜：医统本作“腋”。

鍼上

手太陰之本在寸口之中標在腋下内動脉是也

手少陰之本在兊骨之端標在背腧

手心主之本在掌後兩筋之間標在腋下三寸

凡候此者主下虚則厥下盛則熱上虚則眩上盛則熱痛故實者絶而止之虚者引而起之

請言氣街胸氣有街腹氣有街頭氣有街胻氣有街故氣在頭者上上一作止下同之於腦在胸中者上之於膺與背腧氣在腹者上之於

钳上。

手太阴之本，在寸口之中，标在腋下内动脉是也。

手少阴之本，在兑骨之端，标在背腧。

手心主之本，在掌后两筋之间，标在腋下三寸。

凡候此者，主下虚则厥，下盛则热，上虚则眩，上盛则热痛。故实者绝而止之，虚者引而起之。

请言气街：胸气有街，腹气有街，头气有街，胻气有街。故气在头者，上上一作止，下同之于脑。在胸中者，上之于膺与背腧。气在腹者，上之于背腧，与冲脉于脐左右之动脉者。气在䯒者，上[①]之于气街，与承山踝上以[②]下。取此者用毫针，必先按而久存之。应于手乃刺。而手[③]之所刺者，头痛眩仆音付，腹中痛满暴胀，及有新积可移者，易已也；积不痛者，难已也。

经脉根结第五

黄帝曰：天地相感，寒热相移，阴阳之数，孰少孰多？阴道偶而阳道奇，发于春夏，阴气少而阳气多，阴阳不调，何补何泻？发于秋冬，阳气少而阴气多，阴气盛阳气衰，故茎叶枯槁，湿雨下

---

①上：医统本作“止”，义长。
②以：《太素·经脉标本》无此字，义长。
③手：医统本作“予”。

他本作鍼道絕矣

歸陰陽相離何補何瀉奇邪離經不可勝數不知根結五臟六腑折關敗樞開闔而走陰陽大失不可復取九鍼之要在於終始能知終始一言而畢不知終始鍼道絕減也

太陽根於至陰結於命門命門者目也

陽明根於厲兑結於頏顙頏顙者鉗大鉗大者耳也

少陽根於竅陰結於窓籠窓籠者耳也

太陽為開陽明為闔少陽為樞故開折則内節瀆緩而暴起矣故候暴病者取之太陽有餘

归，阴阳相离，何补何泻？奇邪离经，不可胜数，不知根结，五脏六腑，折关败枢，开阖而走，阴阳大失，不可复取。九针之要，在于终始，能知终始，一言而毕，不知终始，针道绝灭[1]也。

太阳根于至阴，结于命门，命门者目也。

阳明根于厉兑，结于颃颡，颃颡者钳大，钳大者耳也。

少阳根于窍阴，结于窗笼，窗笼者耳也。

太阳为开，阳明为阖，少阳为枢。故开折则内节渎缓而暴病起矣，故候暴病者，取之太阳，有余[2]

①灭：原作“减”，形误，据汲古阁本改。
②有余：此上医统本有“视”字。

不足潰緩者皮肉緩膲而弱也闔折則氣無所止息而痿亦作痿病不同病起矣故痿音痿病者皆取之陽明視有餘不足無所止息者真氣稽留邪氣居之也樞折則骨搖而不能安於地故骨搖者取之少陽視有餘不足節緩不收也當覈其本

太陰根於隱白結於太倉

厥陰根於大敦結于玉英絡于膻中

少陰根於湧泉結於廉泉

太陰為開闔厥陰為闔少陰為樞故開折

不足，溃缓者皮肉缓膲而弱也；阖折则气无所止息而痿[①]亦作痿，不病不同病起矣，故痿音痿病者，皆[②]取之阳明，视有余不足，无所止息者，真气稽留，邪气居之也。枢折则骨摇，而不能安于地，故骨摇者取之少阳，视有余不足，节[③]缓不收也，当覈[④]其本。

太阴根于隐白，结于太仓。

厥阴根于大敦，结于玉英，络[⑤]于膻中。

少阴根于涌泉，结于廉泉。

太阴为开[⑥]，厥阴为阖，少阴为枢。故开折则

①痿：同“痿”，医统本即作“痿”。《太素·经脉根结》作“疾”。

②皆：《灵枢·根结》《太素·经脉根结》无此字。

③节：此上《灵枢·根结》《太素·经脉根结》有“骨摇者”三字。

④当覈：此上《灵枢·根结》《太素·经脉根结》有“所谓骨繇者，摇故也”八字，“覈”，《灵枢·根结》作“穷”，《太素·经脉根结》作“窍”。

⑤络：《太素·经脉根结》作“终”。

⑥开：《太素·经脉根结》《太素·阴阳合》《素问·阴阳离合论》新校正引本书均作“关”。

仓禀无所输音舒膈洞，膈洞者取之太阴，视有余不足，故开折者则气不足，而生病。阖音合则气弛音豕而善悲，善悲者取之厥阴，视[①]有余不足。枢折则脉有所结而不通，不通者取之少阴，视有余不足，有结者皆取之。

足太阳根于至阴，流于京骨，注于昆仑，入于天柱、飞扬。

足少阳根于窍阳，流于丘墟，注于阳辅，入于天容疑误、光明。

足阳明根于厉兑，流于冲阳，注于下陵，入于人

①视：此上原衍"阳"字，据医统本删。

迎、丰隆。

手太阳根于少泽，流于旸谷，注于少海，入于天窗疑误、支正。

手少阳根于关冲，流于阳池，注于支沟，入于天牖、外关。

手阳明根于商阳，流于合谷，注于阳溪，入于扶突，偏历。

此所为[1]根十二经者，络盛者，当取之也。

经筋第六

足太阳之筋，起于足[2]小指之上，结于踝，斜上结于膝。其下者，从足外侧，结于踵，上循跟，结于腘

①为：医统本作“谓”。

②足：原无，据医统本、《灵枢·经筋》补。

音臧。其别者，结于腨音喘，又音善，外上腘中内廉，于腘中并上，结于臀上，侠脊上项。其支者，别入结于舌本。其直者，结于枕骨，上头下额[1]，结于鼻。其支者，为目上刚[2]，下结于鼽音求。《灵枢》作颃字。其下支者，从腋后外廉，结于肩髃音隅。其支者，入腋下，出缺盆，上结于完骨。其支者，出缺盆，斜上入于鼽。其病小指支肿跟痛一作小指支踵痛，腘挛急，反[3]折，项筋急，肩不举，腋支缺盆纽音纫痛，不可左右摇。治在燔针劫刺，以知为数，以痛为输，名曰仲春痹。

①额：《灵枢·经筋》《太素·经筋》作"颜"。
②刚：医统本作"纲"。
③反：此上医统本有"脊"字。

足少阳之筋，起于小指次指之上[1]，结于外踝，上循胻外廉，结于膝外廉。其支者，别起于外辅[2]骨，上走髀，前者结于伏菟音兔，后者结于尻音敲。其直者，上乘眇[3]音停季胁，上走腋前廉，结[4]于膺乳，结于缺盆。直者，上出腋，贯缺盆，出太阳之前，循耳后，上额角，交巅上，下走颔，上结于頄音求。其支者，结于目外眦音祭为外维。其病小指次指支转筋，引膝外转筋，膝不可屈伸，腘音馘筋急，前引髀，后引尻，上乘眇季胁痛，上引缺盆膺乳，颈维筋急，从左之右，右目不开，上过右

①之上：《灵枢·经筋》无此二字。

②辅：原作“输”，形误，据医统本改。

③乘眇：原倒作“眇乘”，据医统本、《灵枢·经筋》《太素·经筋》乙正。

④结：医统本作“系”，《千金要方》卷十一第一作“侠”。

角并蹻脉而行左絡於右故傷左角右足不用命曰筋相交治在燔音煩鍼刼刺以知為數以痛為輸名曰孟春痺

足陽明之筋起於中三指結於跗音夫上邪外上加於輔骨上結於膝外廉直上結於髀樞上循脇屬脊其直者上循骭結於膝其支者結於外輔骨合少陽其直者上循伏兔上結於髀聚於陰器上腹而布至缺盆而結上頸上俠口合於鼽下結於鼻上合於太陽太陽為目上綱陽明為目下綱其支者從頰結於耳前其

角，并跷脉而行，左络于右，故伤左角，右足不用，命曰筋[1]相交。治在燔音烦针劫刺，以知为数，以痛为输，名曰孟春痹。

足阳明之筋，起于中三指，结于跗音夫上，斜外上加于辅骨，上结于膝外廉，直上结于髀枢，上循胁，属脊。其直者，上循骭，结于膝。其支者，结于外辅骨，合少阳。其直者，上循伏菟，上结于髀，聚于阴器，上腹而布，至缺盆而结，上颈，上侠口，合于鼽，下结于鼻，上合于太阳。太阳为目上纲[2]，阳明为目下纲[3]。其支者，从颊结于耳前。其

①筋：此上医统本有“维”字。

②纲：此下《太素·经筋》有“故得上眦动也”六字。

③纲：此下《太素·经筋》有“故得下眦动也”六字。

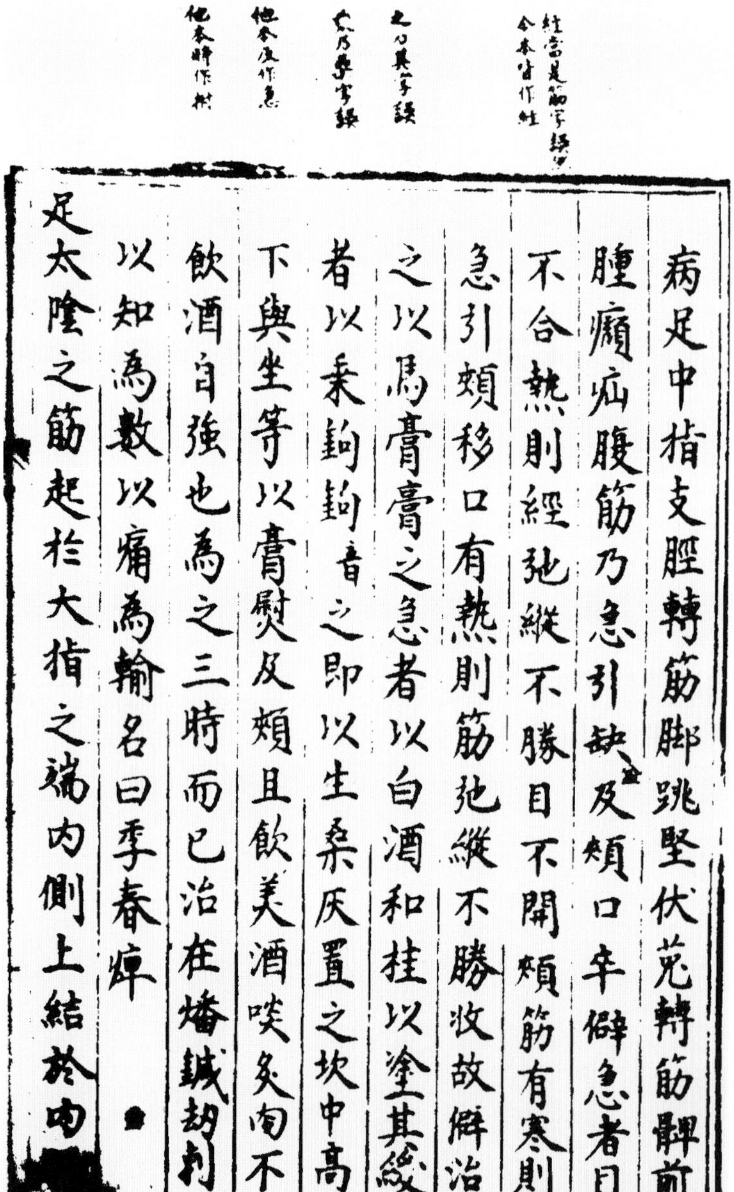
病足中指支脛轉筋脚跳堅伏兎轉筋髀前腫㿉疝腹筋乃急引缺盆及頰口卒僻急者目不合熱則經弛縱不勝目不開頰筋有寒則急引頰移口有熱則筋弛縱不勝收故僻治之以馬膏膏之急者以白酒和桂以塗其緩者以桑鉤鉤之即以生桑灰置之坎中高下與坐等以膏熨及頰且飲美酒啖炙肉不飲酒自強也為之三時而已治在燔鍼刼刺以知為數以痛為輸名曰季春痺

足太陰之筋起於大指之端內側上結於內

病足中指支胫转筋，脚跳坚，伏菟转筋，髀前肿，㿗疝，腹筋乃急，引缺盆及颊，口卒[1]僻，急者目不合，热则筋[2]弛纵不胜[3]，目不开。颊筋有寒则急引颊移口，有热则筋弛纵不[4]胜收，故僻。治之以马膏，膏之急者，以白酒和桂，以涂其缓者，以桑钩钩之，即以生桑灰[5]置之坎中，高下与坐等，以膏熨及[6]颊，且饮美酒，啖炙肉，不饮酒，自强也，为之三时[7]而已。治在燔针劫刺，以知为数，以痛为输。名曰季春痹。

足太阴之筋，起于大指之端内侧，上结于内踝。

---

①口卒：《太素·经筋》互倒作“卒口”。

②筋：原作“经”，据《灵枢·经筋》《太素·经筋》改。

③弛纵不胜：《灵枢·经筋》作一个“纵”字，《太素·经筋》作“弛纵”二字。

④不：此上《灵枢·经筋》《太素·经筋》有“缓”字。

⑤灰：《太素·经筋》作“炭”。

⑥及：医统本作“急”。

⑦时：医统本作“拊”。

其直者，上络于膝内辅骨，上循阴股，结于髀，聚于阴器，上腹，结于脐，循腹里，结于胁，散于胸中。其内着于脊。其病足大指支内踝痛，转筋[1]，内辅骨痛，阴股引髀音算，又音彼而痛，阴器纽痛，上脐两胁[2]痛，膺中脊内痛。治在燔针劫刺，以知为数，以痛为输，名曰仲秋[3]孟秋痹。

足少阴之筋，起于小指之下，入足心，并足太阴而斜走内踝之下，结于踵，则与太阳之筋合，而上结于内辅之下，并太阴之经而上循阴股，结于阴器，循膂音旅内侠脊上至项，结于枕

①转筋：此下《灵枢·经筋》《太素·经筋》有“痛”字。

②胁：原作“筋”，形误，据医统本改。

③仲秋：原作“季春”，与上文“季春痹”重复，医统本作“孟秋”，《太素·经筋》作“仲秋”，义长，故据改。

骨，与足太阳之筋合，其病足下转筋，及所过而结者皆痛及转筋。病在此者主痫瘈[1]及痓，病在外者不能俯音免，在内者不能仰。故阳病者腰反折不能俯，阴病者不能仰。治在燔音烦针劫刺，以知为数，以痛为输[2]；在内者熨引饮药。此筋折纽，缓[3]发数甚者，死不治，名曰仲秋[4]痹。

足厥阴之筋，起于大指之上，结[5]于内踝之前，上冲[6]胻，上结内辅之下，上循阴股，结于阴器，络诸经[7]。其病足大指支内踝之前痛，内辅痛，阴

①瘈：原作“痓”，形误，据医统本及《灵枢·经筋》《太素·经筋》《千金要方·卷十九第一》改。

②输：原作“辅”，形误，据医统本及文例改。

③缓：医统本作“纽”。

④仲秋：《太素·经筋》作“孟秋”，义长。

⑤结：此上《灵枢·经筋》《太素·经筋》有“上”字。

⑥冲：《灵枢·经筋》《太素·经筋》作“循”，义长。

⑦经：此下医统本有小字注文“一作筋”，《灵枢·经筋》《太素·经筋》即作“筋”，义长。

股痛，转筋，阴器不用，伤于内则不起，伤于寒则阴缩入，伤于热则纵挺不收。治在行水清阴器。其病转筋者，治在燔针劫刺，以知为数，以痛为输，名曰季秋痹。

手太阳之筋，起于小指之上，结于腕①，上循臂内廉，结于肘内兑骨之后，弹之应小指之上，入结于腋下。其支者，从腋走后廉，上绕臑外廉，上肩胛音甲，循颈，出足太阳之筋前，结于耳后完骨。其支者，入耳中。直者，出耳上，下结于颔音撼上，属目外眦。其病小指及肘内兑骨后廉痛，

①腕：原作"脘"，形误，据医统本、正统本改。

循臂陰入腋下腋下痛腋後廉痛繞肩胛引頸而痛應耳中鳴痛引頷目瞑良久乃能視頸筋急則爲筋瘻頸腫寒熱在頸者治在燔針刼刺以知爲數以痛爲輸其爲腫者復而兌之名曰仲夏痺

手少陽之筋起於小指次指之端結於脘上循臂結於肘上繞臑外廉上肩走頸合手太陽其支者上當曲頰入係於舌本其支者上曲牙循耳前屬目外眥上乘頷結於角其病當所過者即支轉筋舌卷治在燔針刼刺以知

循臂阴，入腋下，腋下痛，腋后廉痛，绕肩胛，引颈而痛，应耳中鸣痛，引颔目瞑，良久乃能视，颈筋急，则为筋瘘；颈肿寒热，在颈者，治在燔针劫刺，以知为数，以痛为输，其为肿者，复而兑之，名曰仲夏痹[①]。

手少阳之筋，起于小指次指之端，结于腕[②]，上循臂，结于肘，上绕臑外廉，上肩走颈，合手太阳。其支者，上当曲颊入系于舌本。其支者，上曲牙，循耳前，属目外眦，上乘颔[③]，结于角。其病当所过者，即支转筋，舌卷。治在燔针劫刺，以知

①痹：此下医统本有小字注文："原本复而锐之下，有本支者，上曲牙，循耳前，属目外眦，上颔，结于角。其病当所过者，支转筋。治在燔针劫刺，以知为数，以痛为腧"一段。

②腕：原作"脘"，据医统本改。下一个"腕"字同。

③颔：《太素·经筋》作"额"，义长。

為數以痛為輸名曰季夏痹

手陽明之經起於大指次指之端結於腕上循臂上結於肘上繞臑結於髃其支者繞肩胛挾脊其直者從肩髃上頸其支者上頰結于䪼其直者上出手太陽之前上左角絡頭下右頷其病當所過者支轉筋痛肩不舉頸不可左右視治在燔鍼劫刺以知為數以痛為輸名曰孟夏痹

手太陰之筋起於大指之上循指上行結於魚際後行寸口外側上循臂結肘中上臑內廉

为数，以痛为输，名曰季夏痹。

手阳明之筋，起于大指次指之端，结于腕，上循臂，上结于肘[①]，上绕臑，结于髃。其支者，绕肩胛，侠脊。其直者，从肩髃上颈。其支者，上颊，结于䪼。其直者，上出手太阳之前，上左角，络头，下右颔。其病当所过者，支[②]转筋痛，肩不举，颈不可左右视。治在燔针劫刺，以知为数，以痛为输，名曰孟夏痹。

手太阴之筋，起于大[③]指之上，循指上行，结于鱼际后，行寸口外侧，上循臂，结肘中，上臑内廉，

①肘：此下《灵枢·经筋》《太素·经筋》有“外”字，义长。

②支：此下医统本有小字注文“一本下有痛字、及字”，《灵枢·经筋》《太素·经筋》同此校，义长。

③大：此上《千金要方》卷十七第一有“手”字。

入腋下上出缺盆結肩前髃上結缺盆下結
於胸裏散貫賁合脇下抵季脇其病當所過
者支轉筋痛甚成息賁脇急吐血治在燔針
刼刺以知為數以痛為輸名曰仲冬痺
手心主之筋起於中指與太陰之經並行結於
肘內廉上臂陰結腋下下散前後俠脇其支
者入腋散胸中結於賁其病當所過者支轉
筋痛手心主前及胸痛息賁治在燔鍼刼刺
以知為數以痛為輸名曰孟冬痺
手少陰之筋起於小指之內側結於兌骨上

入腋下，上出缺盆，结肩前髃[①]，上结缺盆，下结于胸里[②]，散贯贲，合胁下，抵季胁。其病当所过者，支转筋痛，甚成息贲，胁急吐血。治在燔针劫刺，以知为数，以痛为输，名曰仲冬痹。

手心主之筋，起于中指，与太阴之经[③]并行，结于肘内廉，上臂阴，结腋下，下散前后侠胁。其支者，入腋，散胸中，结于贲[④]。其病当所过者，支转筋痛，手心主前及胸痛[⑤]，息贲。治在燔针劫刺，以知为数，以痛为输，名曰孟冬痹。

手少阴之筋，起于小指之内侧，结于兑骨，上结

①肩前髃：《千金要方》卷十七第一作“肩髃前”，义长。

②上结缺盆，下结于胸里：正统本作“上结于胸里”，《太素·经筋》作“上结缺盆，下络胸里”。“下络胸里”为是。

③经：《灵枢·经筋》《太素·经筋》作“筋”，与文题和，义长。

④贲：医统本作“臂”。

⑤支转筋痛，手心主前及胸痛：《灵枢·经筋》作“支转筋前及胸痛”，《太素·经筋》作“支转筋及胸痛”。《太素》义理简明。

肘內廉上入腋交太陰挾乳裏結於胷中循
賁下係於臍其病內急心承伏梁下為肘網
其病當所過者支轉筋痛治在燔鍼劫刺以
知為數以痛為輸其成伏梁唾膿血者死不
治
凡經筋之病寒則反折筋急熱則筋縱緩不收
陰痿不用陽急則反折陰急則俛不伸焠音倅
刺者刺寒急熱則筋縱不收無用燔鍼劫刺
名曰季冬痺
足之陽明手之太陽筋急則口目為之僻音僻目

肘内廉，上入腋，交太阴，挟[1]乳里，结于胸中，循贲，下系于脐。其病内急，心承伏梁下为肘纲。其病当所过者，支转筋[2]痛。治在燔针劫刺，以知为数，以痛为输，其成伏梁，吐脓血者，死不治。

凡经筋之病，寒则反折筋急，热则筋纵缓不收，阴痿不用，阳急则反折，阴急则俯不伸。焠音倅刺者，刺寒急，热则筋纵不收，无用燔针劫刺。名曰季冬痹[3]。

足之阳明，手之太阳，筋急则口目为之僻音辟，目

①挟：《太素·经筋》作“伏”，义长。

②筋：《灵枢·经筋》《太素·经筋》作“筋，筋”，后一个“筋”字属下句。

③名曰季冬痹：据文理，此句当在“手少阴之筋”条之末，此为错简。

眦急，不能卒视，治此皆如右方也。

骨度脉度肠胃所受第七

黄帝问曰：脉度言经脉之长短，何以立之？

伯高《九墟》作皮伯对曰：先度其骨节之大小广狭长短，而脉度定矣。

问曰：人长七尺五寸者，其骨节之大小长短者[1]各几何？

对曰：颈[2]之大骨围二尺六寸，胸围四尺五寸，腰围四尺二寸。发所覆者颅，至项一尺二寸，发以下至颐长一尺，君子参一作三[3]折。

结喉以下

①者：医统本作“知”。

②颈：医统本、汲古阁本、正统本作“头”。

③三：此下医统本有“又作终”，亦为小字注文。

至缺盆中，长四寸；缺盆以下至髑骭音干，又音于。曷骨反，音旱，长九寸。过则肺大，不过一作满则肺小。髑骭以下至脐一作天枢，长八寸。过者则胃大，不满则胃小。天枢以下至横骨，长六寸半。过则回肠广大，小不满则候[1]短。

横骨长六寸半；横骨上廉以下至内辅之上廉，长一尺八寸；内辅之上廉以下至下廉，长三寸半；内辅下廉至内踝，长一尺三寸；内踝以下至地，长三寸；膝腘以下至跗属，长一尺六寸；跗属以下至地，长三寸。故骨围大则太过，小则不及。

角以下至

①候：医统本、汲古阁本作“狭”，义长。

柱骨长一尺一作寸；行腋中不见者，长四寸；腋以下至季胁，长一尺二寸；季胁以下至髀枢，长六寸；髀枢以下至膝中，长一尺九寸；膝以下至外踝，长一尺六寸；外踝以下至京骨，长三寸；京骨以下至地，长一寸。

耳后当完骨者，广九寸；耳前当耳门者，广一尺二寸[①]；两颧音权之间，广九寸半《九墟》作七寸；两乳之间，广九寸半；两髀之间，广六寸半。

足长一尺二寸，广四寸半；肩至肘，长一尺七寸；肘至腕，长一尺二寸半；腕[②]至中指本节，长四寸；本节至其末，长四寸

①二寸：此下医统本有小字注文“一作三寸”。

②腕：原作“脘”，形误，据医统本及上文“肘至腕”改。

半項髮以下至脊骨長三寸半脊骨以下至尾骶音氐二十一節長三尺上節一寸四分分之七奇分之一奇分在下故上七節下至膂骨九寸八分分之七此衆人骨度也所以立經脉之長短也是故視其經脉之在於身也其見浮而在堅其見明而大者多血細而沉者多氣乃經之長短也

問曰願聞六腑傳穀者腸胃之大小長短受穀之多少

對曰請盡言之穀之所從出入淺深遠近長短

半。

项发以下至脊骨[①]，长三寸半[②]；脊骨以下至尾骶音氐二十一节，长三尺；上节一寸四分分之七奇[③]分之一，奇分在下，故上七节下至膂骨，九寸八分分之七。

此众人骨度也，所以立经脉之长短也。是故视其经脉之在于身也，其见浮而在[④]坚，其见明而大者多血，细而沉者多气，乃经之长短也。

问曰：愿闻六腑传谷者，肠胃之大小长短，受谷之多少[⑤]？

对曰：请尽言之。谷之所从出入浅深远近长短

---

①脊骨：《灵枢·经筋》作“背骨”，《太素·经筋》作“膂骨”。下一个“脊骨”，《灵枢》《太素》均作“膂骨”。

②三寸半：此下医统本有小字注文“一作二寸”。

③分之七奇：《灵枢·经筋》《太素·经筋》无此四字。

④在：医统本、《灵枢·经筋》《太素·经筋》均无此字，底本疑衍。

⑤少：此下医统本有“奈何”二字。

之度，唇至齿长九分，口广二寸半。齿以后至会厌深三寸半，大容五合，舌重十两，长七寸，广二寸半。咽门重十两，广二寸半，至胃长一尺六寸[①]。胃纡曲屈伸之长二尺六寸，大一尺五寸，径五寸，夫[②]容三[③]斗五升。小肠后附脊，左环回周叶一作迭，下同积，其注于回肠者，外传[④]于脐上回运环反[⑤]十六曲，大二寸半[⑥]，径八分分之少半，长三丈二尺[⑦]。回肠当脐左[⑧]环回周叶积而下，回运环反十六曲[⑨]，大四寸，径一寸寸之少半，长二丈一尺。广肠附脊以

①寸：此下《难经·四十二难》有“喉咙重十二两，广二寸，长一尺二寸，九节”十六字。

②夫：医统本、汲古阁本、正统本作“大”，义长。

③三：此下医统本有小字注文“一作二”。

④传：医统本作“附”。

⑤反：原作“及”，据正统本及下文文例改。

⑥大二寸半：《千金要方》卷十四第一作“二寸四分”。

⑦三丈二尺：《千金要方》卷十四第一作“二丈四尺”。

⑧左：《素问·奇病论》注引《灵枢》《千金要方》卷十八第一作“右”。

⑨十六曲：《千金要方》卷十八第一作“十四曲”。

受回肠，左环叶积上下辟，大八寸，径二寸寸之大半，长二尺八寸。肠胃所入至所出，长六丈四寸四分，回曲环反三十二曲。

问曰：人不食七日而死者，何也?

对曰：胃大一尺五寸，径五寸，长二尺六寸，横屈受水谷三斗五升。其中之谷常留者二斗，水一斗五升而满。上焦泄气，出其精微，剽音票悍音旱滑疾。下焦下溉，泄诸小肠。小肠大二寸半，径八分分之少半，长三丈二尺，受谷二斗四升，水六升三合合之大半，回肠大四寸，径一寸寸之少半，长二丈一尺，受[①]谷一斗，水七升半[②]；广肠大八寸，径二寸寸之大半，长二尺八寸，受谷九升三合八分合之一。肠胃之长凡五丈八尺四寸[③]，受水谷九斗二升一合合之大半[④]。此肠胃所受水谷之数也。

平人则不然，胃满则肠虚，肠满则胃虚，更满更虚，故气得上下，五脏安定，血脉和利，精神乃居，故神者水谷之精气也。故肠胃之中常留谷二斗四升[⑤]，水一斗二升。故人一日再至后[⑥]，后二升半，一日中五升，五[⑦]七三斗五升，而留水谷

---

①受：此下《太素·肠度》有“一斗七升升之半”。

②七升半：《太素·肠度》作“七升升之半”。

③五丈八尺四寸：《太素·肠度》作“长六丈四寸四分”。

④九斗二升一合合之大半：《太素·肠度》作“六斗六升六合八分合之一”，《难经·四十二难》作“八斗七升六合八分合之一”。

⑤四升：《灵枢·平人绝谷》《难经·四十三难》无此二字。

⑥后：《难经·四十三难》作“至圊”，义明矣。

⑦五：此上《灵枢·平人绝谷》《太素·肠度有》《难经·四十三难》有“七日”二字。

尽矣。故平人不饮不食七日而死者，水谷精气津液皆尽，故七日而死矣。

黄帝三部针灸甲乙经卷之二

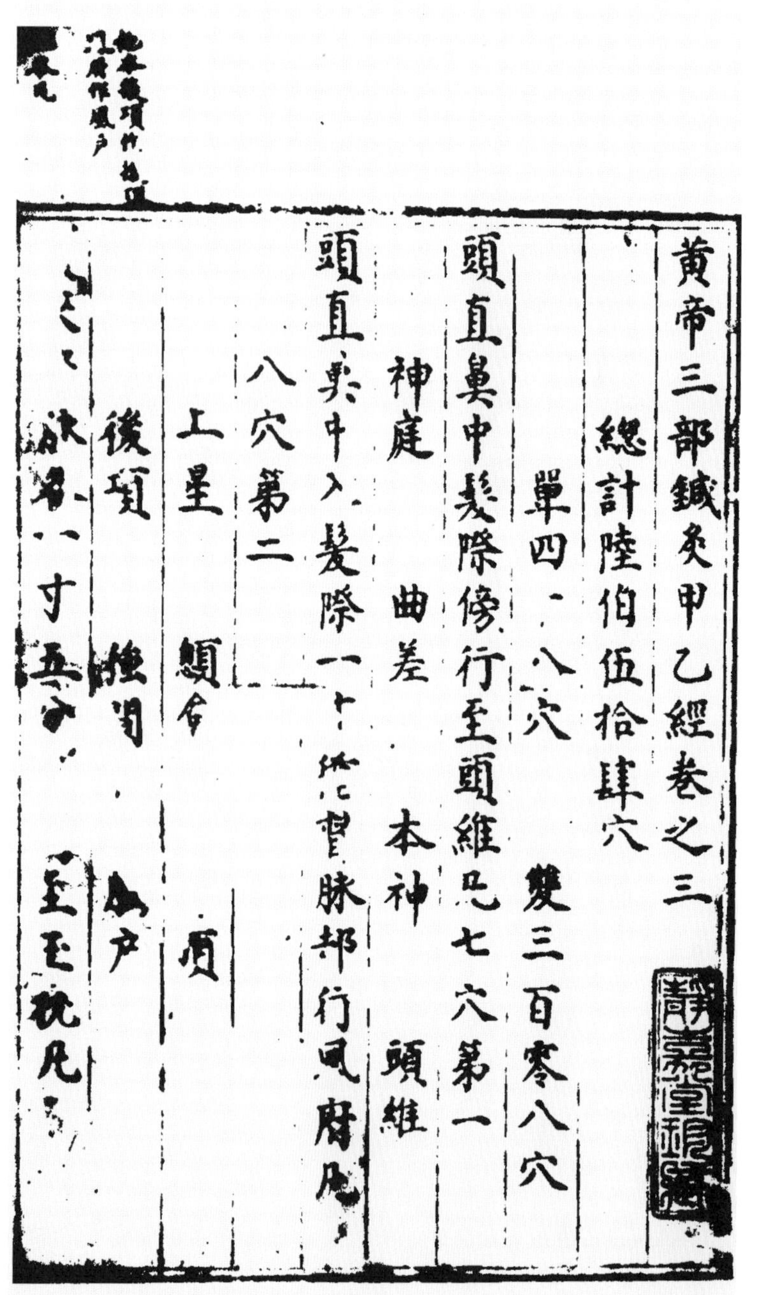

黃帝三部鍼灸甲乙經卷之三

總計陸佰伍拾肆穴

單四十八穴　雙三百零八穴

頭直鼻中髮際傍行至頭維凡七穴第一

神庭　曲差　本神　頭維

頭直鼻中入髮際一寸循督脈却行至風府凡八穴第二

上星　顖會　頂

後項　強間　腦戶

頭俠督脈各一寸五分却行至玉枕凡十

黄帝三部针灸甲乙经卷之三

总计六百五十四穴

单四十八穴，双三百零八穴。

头直鼻中发际傍行至头维凡七穴第一

神庭　曲差　本神　头维

头直鼻中入发际一寸循督脉却行至风府凡八穴第二

上星　囟会　前顶　后项　强间　脑户

头侠督脉各一寸五分却行至玉枕凡一十穴第

三

五處　承光　通天　絡却

玉枕

頭直目上入髮際五分却行至腦空凡十穴第四

臨泣　正營　承靈　目窗

腦空

頭緣耳上却行至完骨凡十二穴第五

天衝　率谷　竅陰　曲鬢

浮白　完骨

頭自髮際中央傍行凡五穴第六

三

五处　承光　通天　络却　玉枕

头直目上入发际五分却行至脑空凡十穴第四

临泣　正营　承灵　目窗　脑空

头缘耳上却行至完骨凡十二穴第五

天冲　率谷　窍阴　曲鬓　浮白　完骨

头自发际中央傍行凡五穴第六

瘖門　天柱　風池

背自第一椎循督脉下行至脊骶凡十一穴第七

大椎　陶道　身柱　神道

至陽　筋縮　脊中　懸樞

命門　腰腧　長强

背自第一椎兩傍侠脊各一寸五分至下節凡四十二穴第八

大杼　風門　肺腧　心腧

膈腧　肝腧　膽腧　脾腧

喑门　天柱　风池

背自第一椎循督脉下行至脊骶凡十一穴第七

大椎　陶道　身柱　神道

至阳　筋缩　脊中　悬枢

命门　腰腧　长强

背自第一椎两傍侠脊各一寸五分至下节凡四十二穴第八

大杼　风门　肺腧　心腧

膈腧　肝腧　胆腧　脾腧

胃腧　三焦腧　腎腧　大腸腧
小腸腧　膀胱腧　中膂腧　白環腧
上窌　次窌　中窌　下窌
會陽
背自第二椎兩傍俠脊各三寸行至二十一椎
下兩傍凡二十六穴第九
附分　魄户　神堂　譩譆
膈關　魂門　陽剛　意舍
胃倉　肓門　志室　胞肓
佚邊

胃腧　三焦腧　肾腧　大肠腧

小肠腧　膀胱腧　中膂腧

白环腧　上窌　次窌　中窌

下窌　会阳[①]

背自第二椎两傍侠脊各三寸行至二十一椎下两傍凡[②]二十六穴第九

附分　魄户　神堂　譩譆

膈关　魂门　阳刚　意舍

胃仓　肓门　志室　胞肓

秩[③]边

①会阳：医统本、汲古阁本、正统本无此穴名。

②凡：此上医统本有“侠脊”二字。

③秩：原作“佚”，形近之误，据医统本改。

他本作二十九穴

面凡三十九穴第十

懸顱　頷厭　懸釐　陽白

攢竹　絲竹空　睛明　禾窌

瞳子窌　承泣　四白　顴窌

素窌　迎香　巨窌　地倉

水溝　兑骨　齗交音銀　承漿

頬車　大迎

耳前後凡二十穴第十一

上關　聽會　下關　耳門

禾窌　顱息　角孫　瘈脉

面凡三十九穴第十

悬颅　颔厌　悬厘　阳白

攒竹　丝竹空　睛明　禾窌

瞳子窌　承泣　四白　颧窌

素窌　迎香　巨窌　地仓

水沟　兑骨　龈交音银　承浆

颊车　大迎

耳前后凡二十穴第十一

上关　听会　下关　耳门

禾窌　颅息　角孙　瘈脉

他本作十七穴

聽宫　翳風

頸凡十八穴第十二

廉泉　水突　扶突　天窓

天牖　天容　人迎　氣舍

天鼎

肩凡二十六穴第十三

肩井　肩貞　巨骨　天窌

肩髃　肩窌　臑俞　秉風

天宗　肩外俞　肩中俞　曲垣

臑會　缺盆

听宫　翳风

颈凡十八穴第十二

廉泉　水突　扶突　天窗

天牖　天容　人迎　气舍

天鼎

肩凡二十六穴第十三

肩井　肩贞　巨骨　天窌

肩髃　肩窌　臑俞　秉风

天宗　肩外俞　肩中俞　曲垣

臑会　缺盆

他本作十二穴

胷自天突循任脉下行至中庭凡七穴第十四

天突　璇璣　華盖　玉堂

膻中　中庭　紫宫

胷自輸府俠任脉两傍各二寸下行至步廊凡十三穴第十五

輸府音庶　彧中　神藏　靈墟

神封　步廊

胷自氣户俠輸府两傍各二寸下行至乳根凡十二穴第十六

氣户　庫房　屋翳　膺窓

胸自天突循任脉下行至中庭凡七穴第十四

天突　璇玑　华盖　玉堂

膻中　中庭　紫宫

胸自输府侠任脉两傍各二寸下行至步廊凡十三穴第十五

输府音庶　彧中　神藏　灵墟

神封　步廊

胸自气户侠输府两傍各二寸下行至乳根凡十二穴第十六

气户　库房　屋翳　膺窗

乳中　乳根

胸自云门侠气户两傍各二寸下行至食窦凡十二穴第十七

云门　中府　周荣　胸乡[①]

天溪　食窦

腋胁下凡八穴第十八

渊腋　辄筋　大胞脉[②]　天池

腹自鸠尾至会阴[③]凡十五穴第十九

鸠尾　巨阙　上管　建里

下管　水分　脐中　阴交

①胸乡：原脱，据汲古阁本、正统本补。此穴名医统本置于“食窦”穴后。

②脉：医统本、正统本无此字。

③至会阴：此上医统本有“循任脉下行”五字。

气海　石门　关元　中极

曲骨　会阴

腹自幽门至[1]横骨凡二十二穴第二十

幽门　通谷　四满　气穴

石关　商曲　阴都　中注

肓腧　大赫　横骨

腹自不容侠幽门各[2]一寸五分至气街凡二十四穴第二十一

不容　梁门　关门　太乙

承满　水道　归来　滑肉门

①至：此上医统本、四库本有“挟巨阙两傍各半寸循冲脉下行”十三字。

②各：此上医统本、四库本有“两傍”二字。

天枢　外陵　大巨　气冲

腹自期门侠不容[1]各一寸五分至冲门凡十四穴第二十二

期门　日月　腹哀　大横

肠曲　府舍　冲门

腹自章门至[2]居窌凡十二穴第二十三

章门　京门　居窌　五枢

维道　带脉

手太阴及臂凡一十八穴第二十四

少商　鱼际　太渊　经渠

①侠不容：医统本、明正统抄本、四库本均作"上直两乳侠不容两傍"。

②至：此上医统本、明正统抄本有"下行"二字。

列缺　孔最　尺泽　侠白

天府

手心主[1]及臂凡一十六穴第二十五

中冲　劳宫　大陵　内关

间使　郄门　曲泽　天泉

手少阴及臂凡一十六穴第二十六

少冲　少府　神门　阴郄

通里　灵道　少海　极泉

手阳明及臂凡二十八穴第二十七

商阳　二间　三间　合谷

①手心主：医统本作“手厥阴心主”。

他本上廉作主廉

他本中注作中渚

陽谿　偏歷　溫溜　下廉

上廉　三里　曲池　肘窌

五星　臂臑

手少陽及臂凡二十四穴第二十八

關衝　腋門　中注　陽池

四瀆　天井　外關　支溝

會宗　三陽絡　清冷淵　消濼

手太陽凡十六穴第二十九

少澤　前谷　後谿　腕骨

陽谷　養老　支正　少海

阳溪　偏历　温溜　下廉

上廉　三里　曲池　肘窌

五星　臂臑

手少阳及臂凡二十四穴第二十八

关冲　腋门　中注　阳池

四渎　天井　外关　支沟

会宗　三阳络　清泠渊　消泺

手太阳凡十六穴第二十九

少泽　前谷　后溪　腕骨

阳谷　养老　支正　少海

手太陰及股凡二十二穴第三十

隱白　太都　太白　公孫

漏谷　陰陵泉　地機　商丘

三陰交　血海　箕門

足厥陰及股凡二十二穴第三十一

大敦　行間　太衝　中封

蠡溝　中都　膝關　曲泉

陰包　五里　陰廉

足少陰及股并陰蹻陰維凡二十穴第三十二

湧泉　然骨　大谿　水泉

足[1]太阴及股凡二十二穴第三十

隐白　大都　太白　公孙

漏谷　阴陵泉　地机　商丘

三阴交　血海　箕门

足厥阴及股凡二十二穴第三十一

大敦　行间　太冲　中封

蠡沟　中都　膝关　曲泉

阴包　五里　阴廉

足少阴及股并阴跷阴维凡二十穴第三十二

涌泉　然谷[2]　太溪　水泉

①足：原作“手”，误，据医统本、正统本、四库本改。

②谷：原作“骨”，音近之误，据医统本、正统本、四库本改。

复溜　交信　大钟　照海

筑宾　阴谷

足阳明及股凡三十穴第三十三

厉兑　内庭　陷谷　冲阳

解溪　丰隆　阴市　伏兔

巨虚　下廉　条口　巨虚

上廉　三里　犊鼻　梁丘

髀关髀音算，又彼

足少阳及股并阳维四穴凡三十八穴第三十四

定乃足字之誤他本作三十四穴

竅陰　俠谿　地五會　臨泣

陽輔　陽交　陽陵泉　丘墟

懸鍾　光明　外丘　陽関

中瀆　環跳

定太陽及股并陽蹻六穴凡三十六穴第三十五

至陰　通谷　束骨　京骨

申脉　金門　僕參　飛揚

承山　承筋　合陽　委中

浮郄　崑崙　跗陽　殷門

窍阴　侠溪　地五会　临泣

阳辅　阳交　阳陵泉　丘墟

悬钟　光明　外丘　阳关

中渎　环跳

足太阳及股并阳跷六穴凡三十六穴第三十五

至阴　通谷　束骨　京骨

申脉　金门　仆参　飞扬

承山　承筋　合阳　委中

浮郄　昆仑　跗阳　殷门

承扶

頭直鼻中髮際傍行至頭維凡七穴第三

黃帝問曰：氣穴三百六十五以應一歲，願聞孫絡谿谷亦各有應乎？

岐伯對曰：孫絡谿谷三百六十五穴會，亦以應一歲，以洒（素問作溢）奇恒以通榮衛，肉之大會為谷，肉之小會為谿，肉分之間，谿谷之會，以行榮衛，以舍（素問作會）大氣也。

神庭在髮際直鼻督脉足太陽陽明之會禁不

承扶

头直鼻中发际傍行至头维凡七穴第一[①]

黄帝问曰：气穴三百六十五以应一岁，愿闻孙络溪谷亦各有应乎？

岐伯对曰：孙络溪谷，三百六十五穴会，亦以应一岁，以洒[②]《素问》作溢奇恒[③]，以通荣卫。肉之大会为谷，肉之小会为溪，肉分之间，溪谷之会，以行荣卫，以舍《素问》作会大气也。

神庭：在发际[④]，直鼻，督脉、足太阳、阳明之会，禁不

---

①一：原作“三”，据目录改。

②洒：《素问·气穴论》作“溢”，《太素·气穴》作“溢”。“溢”“溢”通，本书误。

③恒：医统本、正统本作“邪”。

④发际：《外台秘要》卷三十九作“入发际五分”，义理详明。

可刺令人癲疾目失精灸三壯

曲差一名鼻衝侠神庭兩傍各一寸五分在髮際足太陽脉氣所發正頭取之刺入三分灸五壯

本神在曲差兩傍各一寸五分在髮一曰直耳上入髮際四分足少陽陽維之會刺入三分灸三壯

頭維在額角髮際侠本神兩傍各一寸五分足少陽陽維之會刺入五分禁灸不可

頭直鼻中入髮際一寸循督脉却行至風府凡八穴第二

可刺，令人癫疾，目失精，灸三壮。

曲差：一名鼻冲，侠神庭两傍各一寸五分，在[①]发际，足太阳脉气所发，正头取之，刺入三分，灸五壮。

本神：在曲差两傍各一寸五分，在发际一曰：直耳上入发际四分，足少阳、阳维之会，刺入三分，灸三壮[②]。

头维：在额角发际[③]，侠本神两傍各一寸五分，足少阳、阳维[④]之会，刺入五分，禁灸不可[⑤]。

头直鼻中入发际一寸循督脉却行至风府凡八穴第二

---

①在：《铜人腧穴针灸图经》卷三作“入”，义长。下本神穴之“在”同。

②三壮：《外台秘要》卷三十九、《医心方》卷二作“五壮”。

③发际：此上《铜人腧穴针灸图经》卷三有“入”字，义长。

④阳维：《素问·气府论》注、《医心方》卷二、《铜人腧穴针灸图经》卷三作“阳明”，义长可从。

⑤禁灸不可：医统本作“禁不可灸”。

上星一穴在顖上直鼻中央入髮際一寸陷者中可容豆督脉氣所發刺入三分留六呼灸三壯

顖會在上星後一寸骨間陷者中督脉氣所發刺入四分灸五壯

前頂在顖會後一寸五分骨間陷者中督脉氣所發刺入四分灸五壯

百會一名三陽五會在前頂後一寸五寸頂中央旋毛中陷容指督脉足太陽之會刺入三分灸三壯

上星一穴，在颅上，直鼻中央，入发际一寸陷者中，可容豆，督脉气所发，刺入三分，留六呼，灸三壮。

囟会：在上星后一寸，骨间[①]陷者中，督脉气所发，刺入四分，灸五壮。

前顶：在囟会后一寸五分，骨间陷者中，督脉气所发，刺入四分，灸五壮。

百会：一名三阳五会。在前顶后一寸五分，顶中央旋毛中，陷可容指，督脉、足太阳之会，刺入三分，灸三壮。

①骨间：《素问·气府论》注、《外台秘要》卷三十九、《千金要方》卷二十九无此二字。

他本作後頂

他本作後頂

他本作會額在跳骨上

他本針鍼二字作灸

後項一名交衝在百會後一寸五分枕骨上督脉氣所發刺入四分灸五壯

强間一名大羽在後項後一寸五分督脉氣所發刺入三分灸五壯

腦户一名匝風一名會顖在枕骨上强間後一寸五分督脉足太陽之會此别腦之户不可灸令人瘖

素問刺禁論云刺頭中腦户入腦立死

王冰註云灸五壯又骨空論云不可妄灸

銅人經云禁不可針鍼之令人瘂不能言

后项[①]：一名交冲，在百会后一寸五分，枕骨上，督脉气所发，刺入四分，灸五壮。

强间：一名大羽，在后项后一寸五分，督脉气所发，刺入三分，灸五壮。

脑户：一名匝风，一名会囟[②]，在枕骨上强间后一寸五分，督脉、足太阳之会，此别脑之户[③]，不可灸，令人喑。

《素问·刺禁论》云：刺头中脑户，入脑立死。

王冰注云：灸五壮。又《骨空论》云：不可妄灸。《铜人》经云：禁不可针[④]，针之令人哑不能言[⑤]。

①后项：医统本作“后顶”，以下“后项”同。

②会囟：医统本作“会额”。

③户：医统本作“会”。

④针：医统本作“灸”。

⑤《素问·刺禁论》……哑不能言：此段文字医统本作小字注文排列。

他本宛皆作穴

瘀乃疾字誤

他本無不幸二字

風府一名舌本在項上入髮際一寸大筋内宛宛中瘀言其肉立起言休其肉立下督脉陽維之會不可灸灸之不幸令人瘖刺入四分留三呼

頭侠督脉各一寸五分却行至玉枕凡十穴第三

五處在督脉傍去上星一寸五分足太陽脉氣所發刺入三分不可灸素問水熱穴注云灸三壯

承光在五處後二寸足太陽脉氣所發刺入三分禁不可灸此脱一節二十三字

通天一名天臼在承光後一寸五分足太陽脉氣所發刺入三分留七呼灸三壯

风府：一名舌本，在项①上，入发际一寸大筋内宛宛中，疾②言其肉立起，言休其肉立下。督脉、阳维之会，禁不可灸，灸之不幸令人喑，刺入四分，留三呼。

头直侠督脉各一寸五分却行至玉枕凡十穴第三

五处：在督脉傍，去上星一寸五分，足太阳脉气所发，刺入三分，不可灸《素问·水热穴》注云灸三壮。

承光：在五处后二寸，足太阳脉气所发，刺入三分，禁不可灸③。

通天：一名天臼，在承光后一寸五分，足太阳脉气所发，刺入三分，留七呼，灸三壮。

---

①项：医统本作“顶”。

②疾：原作“瘀”，形误，据医统本改。

③承光……禁不可灸：此二十三字原脱，据医统本补。

他本無一名反行四字

目乃目字誤

絡却一名强陽一名腦蓋一名反行在通天後一寸三分足太陽脉氣所發刺入三分留五呼灸三壯

玉枕在絡却後七分俠腦户傍一寸三分起肉枕骨入髮際三寸足太陽脉氣所發刺入三分留三呼灸三壯素問水熱穴註云刺入三分絡音洛

頭直目上入髮際五分却行至腦空凡十穴第四

臨泣當目上眥直入髮際五分陷者中足太陽少陽陽維之會刺入三分留七呼灸五壯

络却：一名强阳，一名脑盖，一名反行。在通天后一寸三分[1]，足太阳脉气所发，刺入三分，留五呼，灸三壮。

玉枕：在络却后七分，侠脑户傍一寸三分，起肉枕骨[2]，入发际三寸，足太阳脉气所发，刺入三分，留三呼，灸三壮。《素问·水热穴》注云：刺入三分。络音洛。

头直目上入发际五分却行至脑空凡十穴第四

临泣：当目上眦直入发际五分陷者中，足太阳、少阳、阳维之会，刺入三分，留七呼，灸五壮。

①一寸三分：《素问·水热穴论》作“一寸五分”，《外台秘要》卷三十九、《千金要方》卷二十九作“一寸半”，故当作“一寸五分”。

②枕骨：此下《外台秘要》卷三十九、《千金要方》卷二十九有“上”字。

他本却行至完骨
此脫三字

目窓一名至榮在臨泣後一寸足少陽陽維之
會刺入三分灸五壯
正營在目窓後一寸足少陽陽維之會刺入三
分灸五壯
承靈在正營後一寸五分足少陽陽維之會刺
入三分灸五壯
腦空一名顳(音熱)顬(音儒)在承靈後一寸五分俠玉
枕骨下陷者中足少陽陽維之會刺入四分
灸五壯 素問氣府註云俠枕骨後枕骨上
頭緣耳上却行凡十二穴第五

目窗：一名至荣，在临泣后一寸，足少阳、阳维之会，刺入三分，灸五壮。

正营：在目窗后一寸，足少阳、阳维之会，刺入三分，灸五壮。

承灵：在正营后一寸五分，足少阳、阳维之会，刺入三分，灸五壮。

脑空：一名颞音热颥音儒，在承灵后一寸五分，侠玉枕骨下陷者中，足少阳、阳维之会，刺入四分，灸五壮。《素问·气府论》注云：侠枕骨后枕骨上

头缘耳上却行至完骨[1]凡十二穴第五

[1] 至完骨：此三字原脱，据本卷目录及医统本补。

天冲：在耳上如前三分，刺入三分，灸三壮。

《素问·气府论》注云：足太阳、少阳之会①。

率谷：在耳上，入发际一寸五分，足太阳、少阳之会，嚼而取之，刺入四分，灸三壮。

曲鬓：在耳上，入发际曲隅陷者中，鼓颔②有空，足太阳、少阳之会，刺入三分，灸三壮。

浮白：在耳后，入发际一寸，足太阳、少阳之会，刺入三分，灸二壮。《素问·气穴》注云：灸三壮，刺入三分。

窍阴：在完③骨上，枕骨下，摇动应手，足太阳、少阳之会，刺入四分，灸五壮。

---

① "《素问·气府论》注云：足太阳、少阳之会"：此十四字医统本作小字注文排列。

②颔：原作"额"，形误，据医统本改。

③完：原作"宛"，形误，据医统本改，下一个"完"字同。

他本項目作頭目

素問氣穴註云灸三壯刺入三分
完骨在耳後入髮際四分足太陽少陽之會刺
入二分留七呼灸七壯
素問氣穴註云刺入三分灸三壯
項目髮際中央傍行凡五穴第六
瘖門一名舌横一名舌厭在後髮際宛宛中入
係舌本督脉陽維之會仰頭取之刺入四分
不可灸灸之令人瘖
素問氣府論注云去風府一寸
天柱在俠項後髮際大筋外廉陷者中足太陽

《素问·气穴》注云：灸三壮，刺入三分[①]。

完骨：在耳后，入发际四分，足太阳、少阳之会，刺入二分，留七呼，灸七壮。

《素问·气穴》注云：刺入三分，灸三壮。[②]

头[③]自发际中央傍行凡五穴第六

喑门：一名舌横，一名舌厌，在后发际宛宛中，入系舌本，督脉、阳维之会，仰头取之。刺入四分，不可灸，灸之令人喑。

《素问·气府论》注云：去风府一寸[④]。

天柱：在侠项后发际大筋外廉陷者中，足太阳

① "《素问·气穴》注云：灸三壮，刺入三分"：此十三字医统本作小字注文排列。

② "《素问·气穴》注云：刺入三分，灸三壮"：此十三字医统本作小字注文排列。

③头：原作"项"，形误，据本卷目录及医统本改。

④ "《素问·气府论》注云：去风府一寸"：此十二字医统本作小字注文排列。

脉气所发，刺入二分，留六呼，灸三壮。

风池：在颞音热颥音儒后发际陷者中，足少阳、阳维之会，刺入三分，留三呼，灸三壮。

《素问·气府论》注云：在耳后陷者中，按之引于耳，手足少阳脉之会，刺入四分[①]。

背自第一椎循督脉下行至脊骶音氐**凡十一穴第七**

《素问·气府论》注云：第六椎下有灵台，十椎下有中枢，十六椎下有阳关[②]。

大椎：在第一椎[③]陷者中，三阳督脉之会，刺入五

① "《素问·气府论》注云：……刺入四分"：此二十九字医统本作小字注文排列。

② "《素问·气府论》注云：第六椎下有灵台，十椎下有中枢，十六椎下有阳关"：此二十七字医统本作小字注文排列。

③第一椎：此上正统本、《太素·寒热杂说》注、《外台秘要》卷三十九、《千金要方》卷二十九有"上"字，义长。

他本在第三椎

分灸九壯
陶道在大椎節下間督脉足太陽之會俛而取
之刺入五分留五呼灸五壯
身柱在第五椎節下間督脉氣所發俛而取之
刺入五分留五呼灸三壯
素問氣府論注云作五壯
神道在第五椎節下間督脉氣所發俛而取之
刺入五分留五呼灸三壯
素問氣府論注云作五壯
至陽在第七椎節下間督脉氣所發俛而取之

分，灸九壮。

陶道：在大椎[①]节下间，督脉、足太阳之会，俯而取之，刺入五分，留五呼，灸五壮。

身柱：在第三[②]椎节下间，督脉气所发，俯而取之，刺入五分，留五呼，灸三壮。

《素问·气府论》注云：作五壮[③]。

神道：在第五椎节下间，督脉气所发，俯而取之，刺入五分，留五呼，灸三壮。

《素问·气府论》注云：作五壮[④]。

至阳：在第七椎节下间，督脉气所发，俯而取之，

---

①大椎：此上正统本、《素问·气府论》注、《外台秘要》卷三十九、《医心方》卷二有“项”字，义长。

②三：原作“五”，形误，据医统本改。

③“《素问·气府论》注云：灸五壮”：此十字医统本作小字注文排列。

④“《素问·气府论》注云：作五壮”：此十字医统本作小字注文排列。

他本作灸則令人瘻此似脫二字

刺入五分灸三壯
筋縮在第九椎節下間督脉氣所發俛而取之
刺入五分灸三壯
素問氣府論注云作五壯
脊中在第十一椎節下間督脉氣所發俛而取
之刺入五分不可灸令人瘻
懸樞在第十三椎節下間督脉氣所發伏而取
之刺入三分灸三壯
命門一名屬累在第十四椎節下間督脉氣所
發伏而取之刺入五分灸三壯

刺入五分，灸三壮。

筋缩：在第九椎节下间，督脉气所发，俯而取之，刺入五分，灸三壮。

《素问·气府论》注云：作五壮[①]。

脊中：在第十一椎节下间，督脉气所发，俯而取之，刺入五分，不可灸，灸令人瘘。

悬枢：在第十三椎节下间，督脉气所发，俯而取之，刺入三分，灸三壮。

命门：一名属累，在第十四椎节下间，督脉气所发，伏而取之，刺入五分，灸三壮。

① “《素问·气府论》注云：作五壮”：此十字医统本作小字注文排列。

腰腧：一名背皆[①]，一名髓空，一名腰户，在第二十一椎节下间，当督脉气所发，刺入二寸[②]，留七呼，灸五壮。

《素问·气府论》注云：刺入三分。《热》注《水穴》注同，《热穴》注作二寸，《缪刺论》同[③]。

长强：一名气之阴郄，督脉别络在脊骶音氐端，少阴所络[④]，刺入三分，留七呼，灸三壮。

《素问·气府论》注及《水穴》注云：刺入二分[⑤]。

背自第一椎两傍侠脊各一寸五分至下节[⑥]凡四十二穴第八

①皆：医统本作“解”。

②二寸：医统本作“三分”，义长。

③《素问·气府论》……《缪刺论》同：此二十七字医统本作小字注文排列。

④络：医统本、正统本作“结”。

⑤“《素问·气府论》注及《水穴》注云：刺入二分”：此十五字医统本作小字注文排列。

⑥至下节：医统本、正统本作“下至节”。

他本作應在中而痛解此似誤

冗乃穴字誤

五臓之腧出於背者按其處應其而痛解乃其腧也灸之則可刺之則不可盛則瀉之虛則補之以火補之者無吹其火須滅也以火瀉之者疾吹其火柎其艾須其火滅也

大杼在項第一椎下兩傍各一寸五分陷者中太陽手太陽之會刺入三分留七呼灸七壯

素問氣冗論注云督脉別絡手足太陽三脉之會也

風門熱府在二椎下兩傍各一寸五分督脉足太陽之會刺入五分留五呼灸五壯

五脏之腧，出于背者，按其处，应其[①]而痛解，乃其腧也。灸之则可，刺之则不可。盛[②]则泻之，虚则补之。以火补之者，无吹其火，须自灭也。以火泻之者，疾吹其火，拊其艾，须其火灭也。

大杼：在项第一椎下，两傍各一寸五分陷者中，足太阳、手太阳之会，刺入三分，留七呼，灸七壮。

《素问·气穴论》注云：督脉别络、手足太阳三脉之会也[③]。

风门热府：在二椎下两傍各一寸五分，督脉、足太阳之会，刺入五分，留五呼，灸五[④]壮。

①其：医统本作“在中”二字。

②盛：此上正统本、《灵枢·背腧》《太素·气穴》有“气”字，义长。

③《素问·气穴论》……三脉之会也：此二十字医统本作小字注文排列。

④五：医统本作“三”。

肺腧在第三椎下兩傍各一寸五分刺入三分
留七呼灸三壯
素問氣府論注云五臟腧並足太陽脉之會
也
心腧在第五椎下兩傍各一寸五分刺入三分
留七呼灸三壯
膈腧在第五椎下兩傍各一寸五分刺入二分
留七呼灸三壯
肝腧在第九椎下兩傍各一寸五分刺入三分
留六呼灸三壯

肺腧：在第三椎下两傍各一寸五分，刺入三分，留七呼，灸三壮。

《素问·气府论》注云：五脏腧并足太阳脉之会也[①]。

心俞：在第五椎下两傍各一寸五分，刺入三分，留七呼，灸三壮[②]。

膈俞：在第七[③]椎下两傍各一寸五分，刺入二[④]分，留七呼，灸三壮。

肝俞：在第九椎下两傍各一寸五分，刺入三分，留六呼，灸三壮。

---

①《素问·气府论》……足太阳脉之会也：此十八字医统本作小字注文排列。

②灸三壮：医统本、正统本作“禁灸”二字。

③七：原作“五”，与上文重复，据医统本改。

④二：医统本作“三”。

膽腧在第十椎下兩傍各一寸五分足太陽脉所發正坐取之刺入五分灸三壯

素問氣府論注云留七呼痺論云膽胃三焦大小腸膀胱腧並足太陽脉氣所發

脾腧在第十一椎下兩傍各一寸五分刺入三分留七呼灸三壯

胃腧在第十二椎下兩傍各一寸五分刺入三分留七呼灸三壯

三焦腧在第十三椎下兩傍各一寸五分足太陽脉氣所發刺入五分灸三壯

胆腧：在第十椎下两傍各一寸五分，足太阳脉①所发，正坐取之，刺入五分，灸②三壮。

《素问·气府论》注云：留七呼。《痹论》云：胆、胃、三焦、大小肠、膀胱腧，并足太阳脉气所发③。

脾腧：在第十一椎下两傍各一寸五分，刺入三分，留七呼，灸三壮。

胃腧：在第十二椎下两傍各一寸五分，刺入三分，留七呼，灸三壮。

三焦腧：在第十三椎下两傍各一寸五分，足太阳脉气所发④，刺入五分，灸⑤三壮。

①脉：此下正统本、《素问·痹论》注、《外台秘要》卷三十九有“气”字，义长。

②灸：此上《素问·气府论》注有“留七呼”三字。本节上下诸穴有留呼数之例，故可从。

③《素问·气府论》……并足太阳脉气所发：本段文字医统本作小字注文排列。

④足太阳脉气所发：此七字与上下文不类，疑衍。

⑤灸：此上《素问·气府论》注、《铜人腧穴针灸图经》卷四有“留七呼”三字，义长。

腎腧在第十四椎下兩傍各一寸五分刺入三
分留七呼灸三壯
大腸腧在第十六椎下兩傍各一寸五分刺入
三分留六呼灸三壯
小腸腧在第十八椎下兩傍各一寸五分刺入
三分留六呼灸三壯
膀胱腧在第十九椎下兩傍各一寸五分刺入
三分留六呼灸三壯
中膂腧在第二十椎下兩傍各一寸五分俠脊
胂音申而起刺入三分留六呼灸三壯膂音旅腧音庶

肾腧：在第十四椎下两傍各一寸五分，刺入三分，留七呼，灸三壮。

大肠腧：在第十六椎下两傍各一寸五分，刺入三分，留六呼，灸三壮。

小肠腧：在第十八椎下两傍各一寸五分，刺入三分，留六呼，灸三壮。

膀胱腧：在第十九椎下两傍各一寸五分，刺入三分，留六呼，灸三壮。

中膂腧：在第二十椎下两傍各一寸五分，侠脊胂音申而起[①]，刺入三分，留六呼，灸三壮。膂，音旅；腧，音庶。

①而起：《素问·水热穴论》注、《外台秘要》卷三十九作“起肉”。

一乃二字誤

白環腧在第二十一椎下兩傍各一寸五分足太陽脉氣所發伏而取之刺入八分得氣則瀉瀉訖多補之不宜灸

素問水穴注云刺入五分灸三壯自大腸俞至此五穴並足太陽脉氣所發

上窌音礫又音丁在第一空腰髁音魯又音跨下一寸俠脊陷者中足太陽少陽之絡刺入三分留七呼灸三壯

次窌在第一空伏脊陷者中刺入三分留七呼灸三壯

白环腧：在第二十一椎下两傍各一寸五分，足太阳脉气所发，伏而取之，刺入八分，得气则泻，泻讫多补之，不宜灸。

《素问·水穴》注云：刺入五分，灸三壮。自大肠俞至此五穴，并足太阳脉气所发[①]。

上窌音礫，又音丁：在第一空腰髁音鲁，又音跨下一寸侠脊陷者中，足太阳、少阳之络，刺入三分，留七呼，灸三壮。

次窌：在第二[②]空侠脊陷者中，刺入三分，留七呼，灸三壮。

①《素问·水穴》……足太阳脉气所发：本段文字医统本作小字注文排列。

②二：原作“一”，与上文重复，据医统本改。

他本作三分

銅人經云刺入三分灸七壯
中窌在第三空俠脊陷者中刺入二寸留十呼
灸三壯
銅人經云針入二分
下窌在第四空俠脊陷者中刺入二寸留十呼
灸三壯
銅人經云針入二分
素問繆刺論云足太陰厥陰少陽所結
會陽一名利機在陰毛骨兩傍督脉氣所發刺
入八分灸五壯氣府注灸三壯

《铜人经》云：刺入三分，灸七壮[①]。

中窌：在第三空侠脊陷者中，刺入二寸，留十呼，灸三壮。

《铜人经》云：针入二分[②]。

下窌：在第四空侠脊陷者中，刺入二寸，留十呼，灸三壮。

《铜人经》云：针入二分。

《素问·缪刺论》云：足太阴、厥阴、少阳所结[③]。

会阳：一名利机，在阴毛骨两傍，督脉气所发，刺入八分，灸五壮。

《气府》注云：灸三壮[④]。

---

① "《铜人经》云：刺入三分，灸七壮"：本段文字医统本作小字注文排列。

② "《铜人经》云：刺入二分"：同上。

③ 《铜人经》云……少阳所结：此两段文字医统本作小字注文排列。

④ "《气府》注云：灸三壮"：此七字医统本作小字注文排列。

他本作兩傍俠脊

他本無督字

背自第二椎兩傍俠脊各三寸行至二十一椎下兩傍凡二十六穴第九

附分在第二椎下附項内廉兩傍各三寸足太陽之會刺入八分灸五壯

魄户在第三椎下兩傍各三寸足太陽脉氣所發刺入三分灸五壯

神堂在第五椎下兩傍各三寸陷者中足太陽督脉氣所發刺入三分灸五壯

譩譆在肩髆音博内廉俠第六椎下兩傍各三寸

背自第二椎两傍侠脊各三寸行至二十一椎下两傍凡二十六穴第九

附分：在第二椎下，附项内廉，两傍各三寸，足太阳之会，刺入八分，灸五壮。

魄户：在第三椎下，两傍各三寸，足太阳脉气所发，刺入三分，灸五壮。

神堂：在第五椎下，两傍各三寸陷者中，足太阳督[①]脉气所发，刺入三分，灸五壮。

譩譆：在肩髆音博内廉，侠第六椎下，两傍各三寸，

①督：医统本无此字。

他本譩譆下有是穴二字

他本作三壯

他本作五壯

以手痛按之病者言譩譆足太陽脉氣所發
刺入六分留七呼灸三壯
素問骨空注云令病人呼譩譆之言則指下
動矣灸三壯
膈關在第七椎下兩傍各三寸陷者中足太陽
脉氣所發正坐開肩取之刺入五分灸五壯
素問氣府論注云灸三壯
魂門在第九椎下兩傍各三寸陷者中足太陽
脉氣所發正坐取之刺入五分灸五壯
陽剛在第十椎下兩傍各三寸陷者中足太陽

以手痛按之，病者言噫嘻，足[1]太阳脉气所发，刺入六分，留七呼，灸三[2]壮。

《素问·骨空》注云：令病人呼噫嘻之言，则指下动矣。灸三壮。

膈关：在第七椎下，两傍各三寸陷者中，足太阳脉气所发，正坐开肩取之，刺入五分，灸五[3]壮。

《素问·气府论》注云：灸三壮[4]。

魂门：在第九椎下，两傍各三寸陷者中，足太阳脉气所发，正坐取之，刺入五分，灸五壮。

阳纲[5]：在第十椎下，两傍各三寸陷者中，足太阳

①足：此上医统本有“是穴”二字。

②三：医统本作“五”字。

③五：医统本作“三”。

④“《素问·气府论》注云：灸三壮”：此十字医统本作小字注文排列。

⑤纲：原作“刚”，形误，据医统本改。

他本含作舍

脉氣所發正坐取之刺入五分灸三壯
意含在第十一椎下兩傍各三寸陷者中足太
陽脉氣所發刺入五分灸三壯
胃倉在第十二椎下兩傍各三寸陷者中足太
陽脉氣所發刺入五分灸三壯
肓門在第十三椎下兩傍各三寸入肘間足太
陽脉氣所發刺入五分灸三壯
異經云與鳩尾相直
志室在第十四椎下兩傍各三分陷者中足太
陽脉氣所發正坐取之刺入五分灸三壯

他本無異字

分乃寸字

脉气所发，正坐取之，刺入五分，灸三壮。

意舍[1]：在第十一椎下，两傍各三寸陷者中，足太阳脉气所发，刺入五分，灸三壮。

胃仓：在第十二椎下，两傍各三寸陷者中，足太阳脉气所发，刺入五分，灸三壮。

肓门：在第十三椎下，两傍各三寸，入肘间，足太阳脉气所发，刺入五分，灸三壮。

异经云：与鸠尾相直[2]。

志室：在第十四椎下，两傍各三寸[3]陷者中，足太阳脉气所发，正坐取之，刺入五分，灸三壮。

①舍：原作“含”，形误，据医统本改。

②异经云……相直：医统本无“异”字，“直”作“值”。本段文字医统本作小字注文排列。

③寸：原作“分”，据医统本、正统本改。

《素问·气府》注云：灸五壮[1]。

胞肓：在第十九椎下，两傍各三寸陷者中，足太阳脉气所发，伏而取之，刺入五分，灸三壮。

《素问·气府》注云：灸五壮。

秩音姪边：在第二十一椎下，两傍各三寸陷者中，足太阳脉气所发，伏而取之，刺入五分，灸三壮。

面凡二十九穴第十

悬颅：在曲周颞颥中，足太[2]阳脉气所发，刺入三分，留七呼，灸三壮。

---

① "《素问·气府》注云：灸五壮"：此九字医统本作小字注文排列。以下《素问》注文同。

②太：医统本作"少"。

素問氣府注云曲周上顳顬中
頷厭在曲周顳顬上廉手少陽足陽明之會刺
入七分留七呼灸三壯
素問氣府注云在曲周下顳顬之上刺深令
人耳無聞
懸釐在曲周顳音熱顬音儒下廉手足少陽陽明之
會刺入三分留七呼灸三壯
素問氣府注云曲周下顳顬之下
陽白在眉上一寸直瞳子足少陽陽維之會刺
入三分灸三壯

《素问·气府》注云：曲周上，颞颥中。

颔厌：在曲周[1]颞颥上廉，手少阳、足阳明之会，刺入七分[2]，留七呼，灸三壮。

《素问·气府》注云：在曲周下，颞颥之上。刺深令人耳无闻。

悬厘：在曲周颞音热颥音儒下廉，手足少阳、阳明之会，刺入三分，留七呼，灸三壮。

《素问·气府》注云：曲周下颞颥之下[3]。

阳白：在眉上一寸，直瞳子，足少阳、阳维之会，刺入三分，灸三壮。

---

①曲周：《素问·气府论》作“曲角”。

②七分：《医心方》卷二作“三分”。

③下：此下医统本有“深刺令人耳无闻”。

他本合作今

他本作負在

素問氣府注云足陽明陰維二脉之會

合詳陽明之經不到於此又陰維不與陽明

會疑素問注為非

攢竹一名負柱一名始先一名夜光一名明光

在眉頭陷者中足太陽脉氣所發刺入三分

留六呼灸三壯

絲竹空一名巨窌音撩又音了在眉後陷者中足少

陽脉氣所發刺入三分留三呼不可灸灸之

不幸令人目小及盲

素問氣府論注云手少陽又云留六呼

《素问·气府》注云：足阳明、阴维二脉之会。

今[1]详阳明之经不到于此。又，阴维不与阳明会，疑《素问注》为非。

攒竹：一名员柱[2]，一名始先，一名夜光，一名明光，在眉头陷者中[3]，足太阳脉气所发，刺入三分，留六呼，灸三壮。

丝竹空：一名巨窌音撩，又音了，在眉后陷者中，足少阳脉气所发，刺入三分，留三呼，不宜灸，灸之不幸令人目小及盲。

《素问·气府论》注云：手少阳，又云留六呼。

---

①今：原作“合”，形误，据医统本改。又，本段文字医统本作小字注文排列。

②柱：医统本作“在”。

③中：此下《素问·骨空论》注有“动脉应手”四字。

睛明一名泪孔在目内眥手足太陽足陽明之
刺入六分留六呼灸三壮
素問氣府論註云手足太陽足陽明陰陽蹻
五脉之會 蹻音喬
瞳子窌在目外去眥五分手太陽手足少陽之
會刺入三分灸三壮
承泣一名鼷音奚穴一名面窌在目下七分直目
瞳子陽蹻任脉足陽明之會刺入三分不可
灸
四白在目下一寸向頄骨頄音顴空足陽明脉

睛明：一名泪孔，在目内眦[1]，手足太阳、足阳明之会[2]，刺入六分，留六呼，灸三壮。

《素问·气府论》注云：手足太阳、足阳明、阴阳跷五脉之会。跷音乔。

瞳子窌：在目外去眦五分，手太阳[3]、手足少阳之会，刺入三分，灸三壮。

承泣：一名鼷音奚穴，一名面窌，在目下七分，直目瞳子，阳跷、任脉、足阳明之会，刺入三分，不[4]可灸。

四白：在目下一寸，向[5]頄骨頄音颧[6]空，足阳明脉

①眦：此下医统本有“外”字。
②会：原脱，据医统本及本卷体例补。
③手太阳：《外台秘要》卷三十九无此三字。
④不：此上本书卷五第一有“禁”字，意更明晰。
⑤向：正统本作“面”，义长。
⑥頄音颧：医统本作“即颧骨”，下重一大字“颧”字。

他本壬作王

氣所發刺入三分灸七壯

素問氣府論註云刺入四分不可灸

顴音拳窌一名兊骨在面頄音顴下廉陷者中手少

陽太陽之會刺入三分

素窌一名面壬在鼻柱上端督脉氣所發刺入

三分禁灸

迎香一名衝陽在禾窌上鼻下孔傍手足陽明

之會刺入三分

百窌在俠鼻孔傍八分直瞳子蹻脉足陽明之

會刺入三分

气所发，刺入三分[①]，灸七壮。

《素问·气府论》注云：刺入四分，不可灸。

颧音拳窌：一名兑骨，在面颃音颧骨下廉[②]陷者中，手少阳、太阳之会，刺入三分。

素窌：一名面壬，在鼻柱上端，督脉气所发，刺入三分，禁灸[③]。

迎香：一名冲阳，在禾窌上鼻下孔傍，手、足阳明之会，刺入三分。

巨[④]窌：在侠鼻孔旁八分，直瞳子，跷脉、足阳明之会，刺入三分。

①三分：《素问·气府论》注、《医心方》卷二作“四分”。

②廉：此下《外台秘要》卷三十九、《铜人腧穴针灸图经》卷三有“锐骨端”三字。

③禁灸：《素问·气府论》注、《外台秘要》卷三十九、《医心方》卷二无此二字，义长。

④巨：原作“百”，形误，据医统本改。

他本作手足陽明

他本作三分

他本端作骨作足陽明作三分

他本近下有是字

禾窌音撩一名𩓐音突又掘直鼻孔俠水溝傍五分手陽明脉氣所發刺入三分

水溝在鼻柱下人中督脉手陽明之會直唇取之刺入二分留七呼灸三壯

兊端在唇上端手陽明脉氣所發刺入二分留六呼灸三壯

齗音銀交在唇内齒上齗縫刺入三分灸三壯

素問氣府論注云任督脉二經之會

地倉一名會維俠口傍四分如近下蹻脉手足陽明之會刺入三分

禾窌音撩：一名䪼音突，又掘，直鼻孔侠水沟傍五分，手阳明脉气所发，刺入三分。

水沟：在鼻柱下人中，督脉、手[①]阳明之会，直唇取之，刺入二[②]分，留七呼，灸三壮。

兑端：在唇上端，手阳明脉气所发。刺入二[③]分，留六呼，灸三壮。

龈音银交：在唇内齿上龈缝中[④]，刺入三分，灸三壮。

《素问·气府论》注云：任、督脉二经之会。

地仓：一名会维，侠口傍四分，如近下[⑤]，跷脉、手足阳明之会，刺入三分。

---

①手：医统本作“手足”二字。

②二：医统本作“三”。

③二：医统本作“三”。

④中：原脱，文义不全，据医统本补。

⑤下：此下医统本有“是”字。

他本作三分

承奬一名天池在頥前唇之下足陽明任脉之會開口取之刺入二分留六呼灸三壯頥音怡

蹻音喬

素問氣府論注云作五呼

頰音結車在耳下曲頰端陷者中開口有孔足陽明脉氣所發刺入三分灸三壯

大迎一名髓孔在曲頷音撼前一寸三分骨陷者中動脉足太陽脉氣所發刺入三分留七呼灸三壯

耳前後凡二十穴第十一

承浆[1]：一名天池，在颐前唇之下，足阳明、任脉之会，开口取之，刺入二[2]分，留六呼，灸三壮。颐音怡，跷音乔。

《素问·气府论》注云：作五呼。

颊音结车：在耳下曲颊端陷者中，开口有孔，足阳明脉气所发，刺入三分，灸三壮。

大迎：一名髓孔，在曲颔音撼前一寸三分骨陷者中，动脉，足太阳脉气所发，刺入三分，留七呼，灸三壮。

耳前后凡二十穴第十一

①浆：原作“奬”，形误，据医统本改。
②二：医统本作“三”。

上關一名客主人在耳前上廉起骨開口有孔手少陽足陽明之會刺入三分留七呼灸三壯刺太深令人耳無所聞

素問氣府論註云手足少陽足陽明三脉之會　氣穴刺集注與甲乙經同

下關在客主人下耳前動音動脉下空下廉合口有孔張口而閉足陽明少陽之會刺入三分留七呼灸三壯耳中有乾擿音適抵不可灸

擿抵一作適之不可灸一作針久留針

耳門在耳前起肉當耳缺者刺入三分留三呼

上关：一名客主人，在耳前上廉起骨，开口有孔[①]，手少阳、足阳明之会，刺入三分，留七呼，灸三壮。刺太深令人耳无所闻。

《素问·气府论》注云：手足少阳、足阳明三脉之会。《气穴》刺集[②]注与《甲乙经》同。

下关：在客主人下，耳前逋音动脉下空[③]下廉，合口有孔，张口而闭，足阳明、少阳之会，刺入三分，留七呼，灸三壮，耳中有干擿音适抵，不可灸。

擿抵一作适之，不可灸。一作针久留针。

耳门：在耳前起肉当耳缺者，刺入三分[④]，留三呼，

①孔：此下《铜人腧穴针灸图经》卷三有“动脉宛宛中”五字。

②集：疑为“禁”之讹，即《刺禁论》。

③下空：《素问·气府论》注、《铜人腧穴针灸图经》卷三无此二字。

④三分：《医心方》卷二作“二分”。

殊乃珠字誤

炙三壯

和窌在耳前兊髮下横動脉手足少陽手太陽

之會刺入三分灸三壯

素問氣府論注云手足少陽二脉之會

聽會在耳前陷者中張口得之動脉應手手少

陽脉氣所發刺入四分灸三壯

繆刺注正當手陽明脉之分

聽宫在耳中殊子大如赤小豆手足少陽手太

陽之會刺入三分灸三壯

素問氣穴注云刺入一分

灸三壮。

禾窌：在耳前兑发下横动脉，手足少阳、手太阳之会，刺入三分，灸三壮。

《素问·气府论》注云：手足少阳二脉之会。

听会：在耳前陷者中，张口得之，动脉应手，手少阳脉气所发，刺入四分，灸三壮。

《缪刺》注：正当手阳明脉之分。

听宫：在耳中，珠[1]子大，如赤小豆，手足少阳、手太阳之会，刺入三分，灸三壮。

《素问·气穴》注云：刺入一分。

---

①珠：原作“殊”，形误，据医统本、汲古阁本、正统本改。

角孫在耳廓中間開口有孔手足少陽手陽明之會刺入三分灸三壯
素問氣府論注云在耳上廓衣之間髮際之下手太陽手足少陽三脈之會
瘈音契脈一名資脈在耳本後雞足青絡刺出血如豆汁
顱息在耳後間青絡脈足少陽脈氣所發刺入一分出血多殺人灸三壯
翳風在耳後陷者中按之引耳中手足少陽之會刺入四分灸三壯

角孙：在耳廓中间[1]，开口有孔，手足少阳、手阳明[2]之会，刺入三分，灸三壮。

《素问·气府论》注云：在耳上廓表[3]之间，发际之下，手太阳、手足少阳三脉之会。

瘈音契脉：一名资脉，在耳本后[4]鸡足青络脉，刺出血如豆汁[5]。

颅息：在耳后间青络脉，足少阳脉气所发，刺入一分，出血多则杀人，灸三壮。

翳风：在耳后陷者中，按之引耳中，手足少阳之会，刺入四分，灸三壮。

①间：此下《素问·气府论》王冰注、《外台秘要》卷三十九、《医心方》卷二有“上”字。

②手阳明：据下文《素问·气府论》王冰注，当作“手太阳”。

③表：原作“衣”，形误，据医统本改。

④后：《太素·五脏刺》作“如”，义长。

⑤汁：《太素·五脏刺》注、《医心方》卷二、《铜人腧穴针灸图经》卷三均无此字，义长。又，此下医统本、正统本有“刺入一分，灸三壮”。

頸凡十七穴第十二

廉泉一名本池在頷下結喉上舌本下陰維任脉之會刺入二分留三呼灸三壯頷音撼

素問氣府論注云刺入三分

人迎一名天五會在頸大脉動應手俠結喉以候五臟氣足陽明脉氣所發禁不可灸刺入四分過深不幸殺人

素問陰陽類論注云人迎在結喉傍一寸五分動脉應手

天窗一名窗籠在曲頰下扶突後動脉應手陷

颈凡十七穴第十二

廉泉：一名本池，在颔下，结喉上，舌本下，阴维、任脉之会，刺入二分，留三呼，灸三壮。颔音撼。

《素问·气府论》注云：刺入三分。

人迎：一名天五会，在颈大脉动应手，侠结喉，以候五脏气，足阳明脉气所发，禁不可灸，刺入四分，过深不幸杀人。

《素问·阴阳类论》注云：人迎在结喉傍一寸五分，动脉应手。

天窗：一名窗笼，在曲颊下，扶突后，动脉应手陷

他本作一分

者中手太陽脈氣所發刺入六分灸三壯

牖音窗

天牖在頸筋間缺盆上天容後天柱前完骨後髮際上手少陽脈氣所發刺入一寸灸三壯

天容在耳曲頰後手少陽脈氣所發刺入一寸灸三壯

水突一名水門在頸大筋前直人迎下氣舍上足陽明脈氣所發刺入一寸灸三壯

氣舍在頸直人迎俠天突陷者中

者中，手太阳脉气所发，刺入六分，灸三壮。

天牖：在颈筋间[①]，缺盆上，天容后，天柱前，完骨后[②]，发际上，手少阳脉气所发，刺入一寸[③]，灸三壮[④]。

天容：在耳曲颊后，手少阳脉气所发，刺入一寸，灸三壮。

水突：一名水门，在颈大筋前，直人迎下，气舍上，足阳明脉气所发，刺入一寸，灸三壮。

气舍：在颈，直人迎，侠天突陷者中[⑤]。

扶突：在人迎后一寸五分，手阳明脉气所发，刺入三分，灸三壮。《针经》云：在气舍后一寸五分[⑥]。

---

①间：《素问·气穴论》注、《太素·寒热杂说》注、《千金要方》卷二十九无此字，义长。

②后：《素问·气穴论》注、《太素·寒热杂说》注、《千金要方》卷二十九、《铜人腧穴针灸图经》卷四作“下”，义长。完骨后为风池穴，非本穴。

③寸：医统本、汲古阁本作“分”。又，此下《素问·气穴论》注、《铜人腧穴针灸图经》卷四、《医心方》卷二有“留七呼”三字。

④灸三壮：《铜人腧穴针灸图经》卷四作“不宜灸”。

⑤中：此下医统本有“足阳明脉气所发，刺入三分，灸五壮”十四字。

⑥扶突……气舍后一寸五分：本条正文及注文原脱，据医统本补入。

天鼎：在缺盆[1]上，直扶突、气舍后一寸半，手阳明脉气所发，刺入四分，灸三壮。

《素问·气府论》注云：气舍后半寸。

肩凡二十穴第十三

肩井：在肩上陷者中，缺盆上，大骨前，手少阳、阳维之会，刺入五分，灸三壮。

《素问·气府论》注云：三壮。

肩贞：在肩曲胛下，两骨解间，肩髃音偶后陷者中，手太阳脉气所发，刺入八分，灸三壮。

巨骨：在肩端上行两叉骨间陷者中，手阳明、跷

---

①缺盆：此上《素问·气府论》注、《医心方》卷二、《铜人腧穴针灸图经》卷四有“颈”字。

音蹻脈之會刺入一寸五分灸五壯
素問氣府論注云灸三壯
天窌在局缺盆中毖音秘骨之際陷者中手少陽陽維之會刺入八分灸三壯
肩髃在肩端兩骨間手陽明蹻脈之會刺入六分留六呼灸三壯
肩窌在肩端臑上斜舉臂取之刺入七分灸三壯
素問氣穴論注云手少陽脈氣所發
臑音需腧在肩臑後大骨下胛上廉陷者中手太

音乔脉之会，刺入一寸五分，灸五壮。

《素问·气府论》注云：灸三壮。

天窌：在肩[1]缺盆中[2]，毖音秘骨之际陷者中，手[3]少阳、阳维之会，刺入八分，灸三壮。

肩髃：在肩端两骨间[4]，手阳明、跷脉之会，刺入六分，留六呼，灸三壮。

肩窌：在肩端臑上，斜举臂取之，刺入七分，灸三壮。

《素问·气府论》注云：手少阳脉气所发。

臑音需腧：在肩臑后大骨下胛上廉陷者中，手太

---

①肩：原作"局"，形误，据医统本改。

②中：此下《素问·气府论》注、《外台秘要》卷三十九、《医心方》卷二有"上"字，义长。

③手：《素问·气府论》注、《医心方》卷二、《外台秘要》卷三十九作"手足"二字。

④间：此下《外台秘要》卷三十九、《铜人腧穴针灸图经》卷四有"陷者宛宛中"五字。

（他本二作三）

陽陽維蹻脉之會舉臂取之刺入八分灸二壯

（他本在外肩多在字）

秉風俠人窌外肩上小髃骨後舉臂有空手陽明太陽手足少陽之會舉臂取之刺入五分灸五壯

素問氣府論注云三壯

天宗在秉風後大骨下陷者中手太陽脉氣所發刺入五分留六呼灸三壯

肩外腧在肩甲上廉去脊三寸陷者中刺入六分灸三壯

阳、阳维、跷脉之会，举臂取之，刺入八分，灸二[①]壮。

秉风：侠天[②]窌外肩上小髃骨后，举臂有空，手阳明、太阳、手足少阳之会，举臂取之，刺入五分，灸五壮。

《素问·气府论》注云：三壮。

天宗：在秉风后大骨下陷者中，手太阳脉气所发，刺入五分，留六呼，灸三壮。

肩外腧，在肩胛上廉，去脊三寸陷者中，刺入六分，灸[③]三壮。

---

①二：医统本作“三”。

②天：原作“人”，据正统本、《外台秘要》卷三十九改。

③灸：此上正统本有“留七呼”三字，义长。

肩中腧在肩甲內廉去脊二寸陷者中刺入三分留七呼灸三壯

曲垣在肩中央曲甲陷者中按之動脉應手刺入九分灸十壯

缺盆一名天蓋在肩上横骨陷者中刺入三分留七呼灸三壯刺太深令人逆息

骨空注云手陽明脉氣所發

素問氣府論注云足陽明脉氣所發

臑音需會一名臑窌音撩又音了在臂前廉去肩頭三寸手陽明之絡刺入五分灸五壯

肩中腧：在肩胛内廉，去脊二寸陷者中，刺入三分，留七呼，灸三壮。

曲垣：在肩中央曲甲陷者中，按之动脉[1]应手，刺入九分，灸十壮。

缺盆：一名天盖，在肩上横骨陷者中，刺入三分，留七呼，灸三壮，刺太深，令人逆息。

《骨空》注云：手阳明脉气所发。

《素问·气府论》注云：足阳明脉气所发。

臑音需会：一名臑窌音撩，又音了，在臂前廉，去肩头三寸，手阳明之络，刺入五分，灸五壮。

①动脉：《外台秘要》卷三十九、《千金要方》卷二十九、《铜人腧穴针灸图经》卷四作“痛”，当以“痛”为是。

他本絡作結

夾乃央字誤

他本作五壯

素問氣府論注云手陽明手少陽絡脉之會

胷自天突循任脉下行至中庭凡七穴第十四

天突一名玉户在頸結喉下二寸素問氣府論注云五寸中央宛宛中陰維任脉之會低頭取之刺入一寸留七呼灸三壯素問氣府論注云五壯

璇璣在天突下一寸中夾陷者中任脉氣所發仰頭取之刺入三分灸五壯

華盖在璇璣下一寸陷者中任脉氣所發仰頭取之刺入三分灸三壯

《素问·气府论》注云：手阳明、手少阳络脉之会。

胸自天突循任脉下行至中庭凡七穴第十四

天突：一名玉户[1]，在颈结喉下二寸[2]《素问·气府论》注云：五寸中央宛宛中，阴维、任脉之会，低头取之[4]，刺入一寸，留七呼，灸三壮《素问·气府论》注云：五壮。

璇玑：在天突下一寸中[5]陷者中，任脉气所发，仰头取之，刺入三分，灸五壮。

华盖：在璇玑下一寸陷者中，任脉气所发，仰头取之，刺入三分，灸三[6]壮。

---

①玉户：《黄帝虾蟇经》《外台秘要》卷三十九、《医心方》卷二均作“五户”。

②二寸：《素问·气穴论》注、《外台秘要》卷三十九、《千金要方》卷二十九、《医心方》卷二均作“五寸”，义长。

④低头取之：似有误，针刺本穴需要仰头取之。《素问·气穴论》《气府论》《骨空论》注均作“低针取之”。

⑤中：《素问·气府论》注、《千金要方》卷一及卷十九、《铜人腧穴针灸图经》卷四无此字。

⑥三：医统本作“五”。

紫宮在華盖下一寸六分陥者中任脉氣所發
仰而取之剌入三分灸五壮
玉堂一名玉英在紫宮下一寸六分陥者中任
脉氣所發仰而取之剌入三分灸五壮
膻中一名元兒在玉堂下一寸六分陥者中任
脉氣所發仰而取之剌入三分灸五壮
中庭在膻中下一寸六分陥者中任脉氣所發
仰而取之剌入三分灸五壮
胷自輸府俠任脉两傍各二寸下至
步郎凡十二穴第十五

紫宫：在华盖下一寸六分陷者中，任脉气所发，仰而取之，刺入三分，灸五壮。

玉堂：一名玉英，在紫宫下一寸六分陷者中，任脉气所发，仰而取之，刺入三分，灸五壮。

膻中：一名元儿，在玉堂下一寸六分陷[1]者中，任脉气所发，仰而取之，刺入三分，灸五壮。

中庭：在膻中下一寸六分陷者中，任脉气所发，仰而取之[2]，刺入三分，灸五壮。

胸自输府侠任脉两傍各二寸下行[3]至步廊凡十二穴第十五

①陷：此上《外台秘要》卷三十九、《医心方》卷二有“直两乳间”四字，义长。

②仰而取之：《外台秘要》卷三十九、《千金要方》卷二十九、《医心方》卷二无此四字。

③行：原脱，据本卷目录、医统本补。

輸音舒府在巨骨下去璇璣傍各二寸陷者中足
少陰脉氣所發仰而取之刺入四分灸五壯
彧中在輸府下一寸六分陷者中足少陰脉氣
所發仰而取之刺入四分灸五壯
神藏在彧中下一寸六分陷者中足少陰脉氣
所發仰而取之刺入四分灸五壯
素問氣穴論註云靈墟
靈墟在神藏下一寸六分陷者中足少陰脉氣
所發仰而取之刺入四分灸五壯
前神藏穴八字注合在此下

输音舒府：在巨骨下，去璇玑傍各二寸陷者中，足少阴脉气所发，仰而取之，刺入四分，灸五壮。

彧中：在输府下一寸六分陷者中，足少阴脉气所发，仰而取之，刺入四分，灸五壮。

神藏：在彧中下一寸六分陷者中，足少阴脉气所发，仰而取之，刺入四分，灸五壮。

《素问·气穴论》注云：灵墟。

灵墟：在神藏下一寸六分陷者中，足少阴脉气所发，仰而取之，刺入四分，灸五壮。

前神藏穴八字注合在此下。

他本所發下有仰而取之四字此似脫

神封在靈墟下素問氣府作墟字一寸六分陷者中足少陰脉氣所發刺入四分灸五壯

步郎在神封下一寸六分陷者中足少陰脉氣所發仰而取之刺入四分灸五壯

膺自氣户俠輸府兩傍各二寸下行至乳根凡十二穴第十六

氣户在巨骨下輸府兩傍各二寸陷者中足陽明脉氣所發仰而取之刺入四分灸五壯

素問氣府論註云作去膺窗上四寸八分灸三壯

神封：在灵墟下《素问·气府》作墟字一寸六分陷者中，足少阴脉气所发，刺[1]入四分，灸五壮。

步廊：在神封下一寸六分陷者中，足少阴脉气所发，仰而取之，刺入四分，灸五壮。

胸自气户侠输府两傍各二寸下行至乳根凡十二穴第十六

气户：在巨骨下，输府两傍各二寸陷者中，足阳明脉气所发，仰而取之，刺入四分，灸五壮。

《素问·气府论》注云作：去膺窗上四寸八分，灸三壮。

①刺：此上医统本有“仰而取之”四字。

庫房在氣户下一寸六分陷者中足陽明脉氣所發仰而取之刺入四分灸五壯

素問氣府論註云三壯

屋翳在庫房下一寸六分刺入四分灸五壯

素問氣府論註云在氣户下三寸二分灸三壯

膺窗在屋翳下一寸六分刺入四分灸五壯

素問氣府論註云在膺兩傍俠中行各四寸巨骨下四寸八分陷者中足陽明脉氣所發仰而取之

库房：在气户下一寸六分陷者中，足阳明脉气所发，仰而取之，刺入四分，灸五壮。

《素问·气府论》注云：三壮。

屋翳：在库房下一寸六分[1]，刺入四分，灸五壮。

《素问·气府论》注云：在气户下三寸二分，灸三壮。

膺窗：在屋翳下一寸六分[2]，刺入四分，灸五壮。

《素问·气府论》注云：在胸两傍侠中行各四寸，巨骨下四寸八分陷者中，足阳明脉气所发，仰而取之。

①分：此下《素问·气府论》注、《外台秘要》卷三十九有“陷者中，足阳明脉气所发，仰而取之”十四字，义长。

②分：此下《素问·气府论》注、《外台秘要》卷三十九有“陷者中，足阳明脉气所发，仰而取之”十四字，义长。

他本三作五

乳中禁不可刺灸灸刺之不幸生蝕音食瘡瘡中有膿血清汁者可治瘡中有息肉蝕瘡者死

乳根在乳下一寸六分陷者中足陽明脉氣所發仰而取之刺入四分灸五壯

素問氣府論註云三壯

胷自雲門俠氣户兩傍各二寸下行至食竇凡十二穴第十七

雲門在巨骨下氣户兩傍各二寸陷者中動脉應手手太陰脉氣所發舉臂取之刺入七分灸三壯刺太深令人逆息

乳中：禁不可刺灸，灸刺之，不幸生蚀音食疮，疮中有脓血清汁者可治，疮中有息肉若[1]蚀疮者死。

乳根：在乳下一寸六分陷者中，足阳明脉气所发，仰而取之，刺入四分，灸五壮。

《素问·气府论》注云：三壮。

胸自云门侠气户两傍各二寸下行至食窦凡十二穴第十七

云门：在巨骨下，气户两傍各二寸陷者中，动脉应手，手太阴脉气所发，举臂取之，刺入七分，灸三[2]壮，刺太深令人逆息。

①若：原脱，据医统本补。

②三：医统本、正统本、《素问·刺热篇》《气穴论》《水热穴论》注均作“五”。

他本作太陽

他本作五壯

他本大作天

素門氣府論註云在巨骨下俠任脉兩傍各六寸　刺熱穴論註云手太陰脉氣所發

中府肺之募也一名膺中腧在雲門下一寸乳上三肋間陷者中動脉應手仰而取之手太陰之會刺入三分留五呼灸三壯

周榮在中府下一寸六分陷者中足太陰脉氣所發仰而取之刺入四分灸三壯

胷鄉在周榮下一寸六分陷者中足太陰脉氣所發仰而取之刺入四分灸五壯

大谿在胷鄉下一寸六分陷者中足太陰脉氣

《素问·气府论》[①]注云：在巨骨下，侠任脉两傍各六寸。《刺热穴论》注云：手太阴[②]脉气所发。

中府：肺之募也，一名膺中腧，在云门下一寸[③]，乳上三肋间陷者中，动脉应手，仰而取之，手太阴之会，刺入三分，留五呼，灸三壮。

周荣：在中府下一寸六分陷者中，足太阴脉气所发，仰而取之，刺入四分，灸三壮。

胸乡：在周荣下一寸六分陷者中，足太阴脉气所发，仰而取之，刺入四分，灸五壮。

天[④]溪：在胸乡下一寸六分陷者中，足太阴脉气

---

①《素问·气府论》：云门穴及注文不在《气府论》而在《气穴论》中。

②阴：医统本作"阳"。

③一寸：此下《外台秘要》卷三十九、《千金要方》卷二十九均有"一云一寸六分"，本节每穴均以肋间隙为界，间隙均为一寸六分，故当从之。

④天：原作"大"，形误，据医统本改。

所發仰而取之刺入四分灸五壯
食竇在天谿下一寸六分陷者中足太陰脉氣
所發舉臂取之刺入四分灸五壯
素問氣穴論註云手太陰脉氣所發
腋腸下凡八穴第十八
淵腋在腋下三寸宛宛中舉臂取之刺入三分
不可灸灸之不幸生腫蝕馬刀傷肉潰者死
寒熱生馬瘍可治
素問氣穴論註云足少陽脉氣所發瘍音羊
大胞在淵腋下三寸脾之大絡布胷腸中出九

所发，仰而取之，刺入四分，灸五壮。

食窦：在天溪下一寸六分陷者中，足太阴脉气所发，举臂取之，刺入四分，灸五壮。

《素问·气穴论》注云：手太阴脉气所发。

腋胁下凡八穴第十八

渊腋：在腋下三寸宛宛中，举臂取之，刺入三分，不可灸，灸之不幸生肿蚀马刀，伤肉[1]溃者死，寒热生马疡可治。

《素问·气穴论》注云：足少阳脉气所发。疡，音羊。

大胞[2]：在渊腋下三寸，脾之大络，布胸胁[3]中，出九

①肉：医统本作“内”。
②胞：医统本作“包”。
③胁：原作“肠”，形误，据医统本改。

肋[1]间，及季胁端，别络诸阴者，刺入三分，灸三壮。

辄筋：在腋下三寸，复前行一寸，着胁，足少阳脉气所发，刺入六分，灸三壮。

天池[2]：一名天会，在乳后一寸《素问·气府论》注云作二寸，腋下三寸，着胁[3]直腋撅腋间，手心主[4]足少阳脉之会，刺入七分，灸三壮。

《素问·气府论》注云：刺入三分。

腹自鸠尾循任脉下行至会阴凡十五穴第十九

①肋：原作"胁"，形误，据医统本改。

②池：原作"地"，形误，据医统本、汲古阁本、正统本改。

③腋：医统本作"胁"。

④手心主：医统本作"手厥阴"。

鸠尾，一名尾翳，一名髃音许，又音曷骭音旱，又音干[①]，在臆前，蔽骨下五分，任脉之别，不可[②]灸刺。

鸠尾盖心上，人有无鸠尾者，当从上岐骨度下行一寸半。

《素问·气府论》注云：一寸，为鸠尾处。若不为鸠尾处，则针巨阙者中心。人有鸠尾短者少饶，今强一寸。

巨阙：心募音暮也，在鸠尾下一寸，任脉气所发，刺入六分，留七呼，灸五壮。

《素问·气府论》注云：刺入一寸六分。

---

①髃音许，又音曷骭音旱，又音干：原作“骭音许、干，音旱，又曷骨音干”，注音混乱，据下文中管穴注文改。

②可：原脱，据医统本补。

上管在巨闕下一寸當一寸五分去蔽骨三寸
任脉足陽明手太陽之會刺入八分灸五壯
中管一名太倉胃募也在上脘下一寸居心蔽
骨與臍之中手太陽少陽足陽明所生任脉
之會刺入二分灸七壯
九卷云鶡音許又音曷骭音旱又音干至臍八寸太倉
居其中為臍上四寸
呂廣所撰募腧經云太倉在臍上三寸者非
也
建里在中管下一寸刺入五分留十呼灸五壯

上管[1]：在巨阙下一寸当一寸五分，去蔽骨三寸，任脉、足阳明、手太阳之会，刺入八分，灸五壮。

中管：一名太仓，胃募也，在上脘下一寸，居心蔽骨与脐之中，手太阳少阳、足阳明所生，任脉之会[2]，刺入二分[3]，灸七壮。

《九卷》云：髑[4]音许，又音曷骭音旱，又音干至脐八寸，太仓居其中，为脐上四寸。

吕广所撰《募腧经》云：太仓在脐上三寸者，非也。

建里：在中管下一寸，刺[5]入五分，留十呼，灸五壮。

①管：医统本作“脘”，以下胃脘之脘均作“管”。不另出注。

②任脉之会：《素问·气府论》《气穴论》作“任脉气所发”。

③二分：《素问·气穴论》《气府论》注、《医心方》卷二作“一寸二分”，与上管、下管针刺深浅相类，可从。

④髑：原作“鹘”，形误，据医统本及上下文例改。

⑤刺：此上《素问·气府论》注有“任脉气所发”五字，与腹部诸穴体例相类，可从。

他本無灸三壯三字

他本尸作户

他本肤作胦

素問氣府論註云刺入六分留七呼

下管在建里下一寸足太陰任脉之會刺入一寸灸五壯

水分在下管下一寸臍上一寸任脉氣所發刺入一寸灸五壯

臍中禁不可刺刺之令人臍中惡瘍遺失者死不治灸三壯

陰交一名少關一名横尸在臍下一寸任脉氣衝之會刺入八分灸五壯

氣海一名脖音滿肤音夫一名下肓在臍下一寸五

《素问·气府论》注云：刺入六分，留七呼。

下管：在建里下一寸，足太阴、任脉之会[①]，刺入一寸[②]，灸五壮。

水分：在下管下一寸，脐上一寸，任脉气所发，刺入一寸，灸五壮。

脐中：禁[③]不可刺，刺之令人脐中恶疡，遗失者死不治，灸三壮。

阴交：一名少关，一名横户[④]，在脐下一寸，任脉、气冲之会，刺入八分，灸五壮。

气海：一名脖音满胦音夫[⑤]，一名下肓，在脐下一寸五

①足太阴、任脉之会：《素问·气府论》注作“任脉气所发”。

②一寸：《医心方》卷二作“五分”。

③禁：此上《素问·气府论》注有“任脉气所发”五字，义长。

④户：原作“尸”，缺笔之误，据医统本改。

⑤脖音满胦音夫：“胦”原作“肤”，形误，据医统本、正统本改。又，此二字注音均误。

他本作五壯

他本作刺灸

分任脉氣所發刺入一寸三分灸三壯

石門三焦募也一名利機一名精露一名丹田一名命門在臍下二寸任脉氣所發刺入五分留十呼灸三壯女子禁不可灸刺中央不幸使人無子

素問氣府論註云刺入六分留七呼灸五壯

関元小腸募也一名次門在臍下三寸足三陰任脉之會刺入二寸留七呼灸七壯

素問氣府論註云刺入一寸二分

中極膀胱募也一名氣原一名玉泉在臍下四

分，任脉气所发，刺入一寸三分，灸三壮。

石门：三焦募也，一名利机，一名精露，一名丹田，一名命门，在脐下二寸，任脉气所发，刺入五分，留十呼，灸三壮，女子禁不可灸刺中央，不幸使人无子。

《素问·气府论》注云：刺入六分，留七呼，灸五壮。

关元：小肠募也，一名次门，在脐下三寸，足三阴、任脉之会，刺入二寸，留七呼，灸七壮。

《素问·气府论》注云：刺入一寸二分。

中极：膀胱募也，一名气原，一名玉泉，在脐下四

他本使作便

他本作留三呼

寸任脉足三陰之會刺入二寸留七呼灸三壯　素問氣府論註云刺入一寸二分

曲骨在横骨上中極下一寸毛際陷者中動脉應手任脉足厥陰之會刺入一寸五分留七呼灸三壯

素問氣府論註云自鳩尾至曲骨十四穴並任脉氣所發也

會陰一名屏翳在天使前小便後兩陰之間任脉别絡俠腎脉者衝脉之會刺入二寸留二呼灸三壯

寸，任脉、足三阴之会，刺入二寸，留七呼，灸三壮。

《素问·气府论》注云：刺入一寸二分。

曲骨：在横骨上、中极下一寸，毛际陷者中，动脉应手[①]，任脉、足厥阴之会，刺入一寸五分，留七呼，灸三壮。

《素问·气府论》注云：自鸠尾至曲骨十四穴，并任脉气所发也。

会阴：一名屏翳，在大便[②]前、小便后，两阴之间，任脉别络，侠肾脉者冲脉之会，刺入二寸，留二[③]呼，灸三壮。

①毛际陷者中，动脉应手：《素问·气府论》注、《素问·骨空论》注无此九字。

②大便：原作“天使”，形误，据医统本改。

③二：医统本作“三”。

他本作二十一穴

素問氣府論註云留七呼

腹自幽門俠巨闕兩傍各半寸循衝脉下行至横骨凡二十二穴第二十

幽門一名上門在巨闕兩傍各五分陷者中衝脉足少陰之會刺入五分灸五壯

素問氣府論註云刺入一寸

通谷在幽門下一寸陷者中衝脉足少陰之會刺入五分灸五壯

素問氣府論註云刺入一寸

《素问·气府论》注云：留七呼。

腹自幽门侠巨阙两傍各半寸循冲脉下行至横骨凡二十二穴第二十

幽门：一名上门，在巨阙两傍各五分陷者中，冲脉、足少阴之会，刺入五分，灸五壮。

《素问·气府论》注云：刺入一寸。

通谷：在幽门下一寸陷者中，冲脉、足少阴之会，刺入五分，灸五壮。

《素问·气府论》注云：刺入一寸。

他本倉作食

他本三作五

他本脉作會[illegible]

陰都一名倉宮在通谷下一寸衝脉足少陰之會刺入一寸灸三壯

石關在陰都下一寸衝脉足少陰之會刺入一寸灸五壯

商曲在石關下一寸衝脉足少陰之會刺入一寸灸五壯

素問氣府論註云作商曲

肓腧在商曲下一寸直臍傍五分衝脉足少陰之會刺入一寸灸五壯

中注在肓腧下五分衝脉足少陰之脉刺入一

阴都：一名食宫，在通谷下一寸，冲脉、足少阴之会，刺入一寸①，灸三②壮。

石关：在阴都下一寸，冲脉、足少阴之会，刺入一寸，灸五壮。

商曲：在石关下一寸，冲脉、足少阴之会，刺入一寸，灸五壮。

《素问·气府论》注云：作商曲。

肓腧：在商曲下一寸，直脐傍五分，冲脉、足少阴之会，刺入一寸，灸五壮。

中注：在肓俞下五分③，冲脉、足少阴之会，刺入一

①一寸：《医心方》卷二作“五分”。

②三：医统本、《素问·气府论》注、《外台秘要》卷三十九作“五”。

③五分：《铜人腧穴针灸图经》卷四作“一寸”。

寸灸五壯
素問水穴論註云在臍下五分兩傍相去任
脉各五分
四滿一名髓府在中注下一寸衝脉足少陰之
會刺入一寸灸五壯
氣穴一名胞門一名子户在四滿下一寸衝脉
足少陰之會刺入一寸灸五壯
大赫一名陰維一名陰關在氣穴下一寸衝脉
足少陰之會刺入一寸灸五壯
横骨一名下極在大赫下一寸衝脉足少陰之

寸，灸五壮。

《素问·水穴论》注云：在脐下五分，两旁相去任脉各五分。

四满：一名髓府，在中注下一寸，冲脉、足少阴之会，刺入一寸，灸五壮。

气穴：一名胞门，一名子户，在四满下一寸，冲脉、足少阴之会，刺入一寸，灸五壮。

大赫：一名阴维，一名阴关，在气穴下一寸，冲脉、足少阴之会，刺入一寸，灸五壮。

横骨：一名下极，在大赫下一寸，冲脉、足少阴之

會刺入一寸灸五壯

腹自不容俠幽門兩傍各一寸五分
至氣衝凡二十四穴第二十一

不容在幽門傍各一寸五分去任脉二寸至四肋端相去四寸足陽明脉氣所發刺入五分灸五壯

素問氣府論註云刺入八分

又云下至太乙各上下相去一寸

承滿在不容下一寸足陽明脉氣所發刺入八分灸五壯

会，刺入一寸，灸五壮。

腹自不容侠幽门两傍各一寸五分至气冲凡二十四穴第二十一

不容：在幽门傍各一寸五分，去任脉二寸，直[①]四肋端，相去四寸，足阳明脉气所发，刺入五分，灸五壮。

《素问·气府论》注云：刺入八分。又云：下至太乙各上下相去一寸。

承满：在不容下一寸，足阳明脉气所发，刺入八分，灸五壮。

①直：原作“至”，音误，据《外台秘要》卷三十九、《千金要方》卷二十九改。

梁門在承滿下一寸足陽明脉氣所發刺入八
分灸五壯
關門在梁門下太一上足陽明脉中間穴外延
足陽明脉氣所發刺入八分灸五壯
太一在關門下一寸足陽明脉氣所發刺入八
分灸五壯
滑肉門在太一下一寸足陽明脉氣所發刺入
八分灸五壯
天樞大腸募也一名長谿一名谷門去肓腧一
寸五分俠臍兩傍各二寸陷者中足陽明脉

梁门：在承满下一寸，足阳明脉气所发，刺入八分，灸五壮。

关门：在梁门下[①]，太一[②]上，足阳明脉中间穴外延[③]，足阳明脉气所发，刺入八分，灸五壮。

太一：在关门下一寸，足阳明脉气所发，刺入八分，灸五壮。

滑肉门：在太一下一寸，足阳明脉气所发，刺入八分，灸五[④]壮。

天枢：大肠募也，一名长溪，一名谷门，去肓腧一寸五分，侠脐两傍各二寸陷者中，足阳明脉

①下：此下《素问·气府论》注、《千金要方》卷二十九有“一寸”二字。

②太一：医统本作“太乙”。下同。

③足阳明脉中间穴外延：《素问·气府论》注、《外台秘要》卷三十九、《医心方》卷二、《铜人腧穴针灸图经》卷四无此九字。

④五：《素问·气府论》注作“三”。

他本作天樞下此似誤

氣所發刺入五分畱七呼灸五壯

素問氣府論註云在滑肉門下一寸正當於臍

外陵在天樞上大巨上足陽明脈氣所發刺入八分灸五壯

素問氣府註云天樞下一寸

水穴論註云在臍下一寸兩傍去衝脈各一寸半

大巨一名腋門在長谿下二寸足陽明脈氣所發刺入八分灸五壯

素問氣府論註云在外陵下一寸

气所发，刺入五分，留七呼，灸五[①]壮。

《素问·气府论》注云：在滑肉门下一寸，正当于脐。

外陵：在天枢下[②]，大巨上，足阳明脉气所发，刺入八分，灸五[③]壮。

《素问·气府》注云：在天枢下一寸。《水穴论》注云：在脐下一寸，两傍去冲脉各一寸半。

大巨：一名腋门[④]，在长溪下二寸，足阳明脉气所发，刺入八分，灸五壮。

《素问·气府论》注云：在外陵下一寸。

---

①五：《素问·气府论》注作“三”。

②下：原作“上”，据医统本、《素问·气府论》注、《外台秘要》卷三十九、《千金要方》卷二十九改。又，“下”下《素问》注有“一寸”二字，《外台秘要》有“五分”二字，《千金要方》有“半寸”二字。

③五：《素问·气府论》注作“三”。

④腋门：《医心方》卷二作“液门”。

他本三作五

水道在大巨下三寸足陽明脉氣所發刺入二寸半灸三壮

歸来一名谿穴在水道下二寸刺入八分灸五壮

素問水穴論註云足陽明脉氣所發

氣衝在歸来下鼠鼷音奚上一寸動脉應手足陽明脉氣所發刺入三分留七呼灸三壮灸之不幸使人不得息

素問氣府論註云在腹臍下横骨兩端鼠鼷上一寸

水道：在大巨下三寸[①]，足阳明脉气所发，刺入二寸半分，灸三壮。

归来：一名溪穴，在水道下二寸，刺入八分，灸五壮。

《素问·水穴论》注云：足阳明脉气所发。

气冲：在归来下[②]，鼠鼷音奚上一寸，动脉应手，足阳明脉气所发，刺入三分，留七呼，灸三壮。灸之不幸，使人不得息。

《素问·气府论》注云：在腹脐下，横骨两端鼠鼷上一寸。

①大巨下三寸：本书卷二第七言“天枢以下至横骨六寸半”，则大巨下三寸于水道实际位置相去甚远。《针灸甲乙经校注》认为应作“天枢下三寸”，可参。

②下：此下《外台秘要》卷三十九、《千金要方》卷二十九有“一寸”二字。

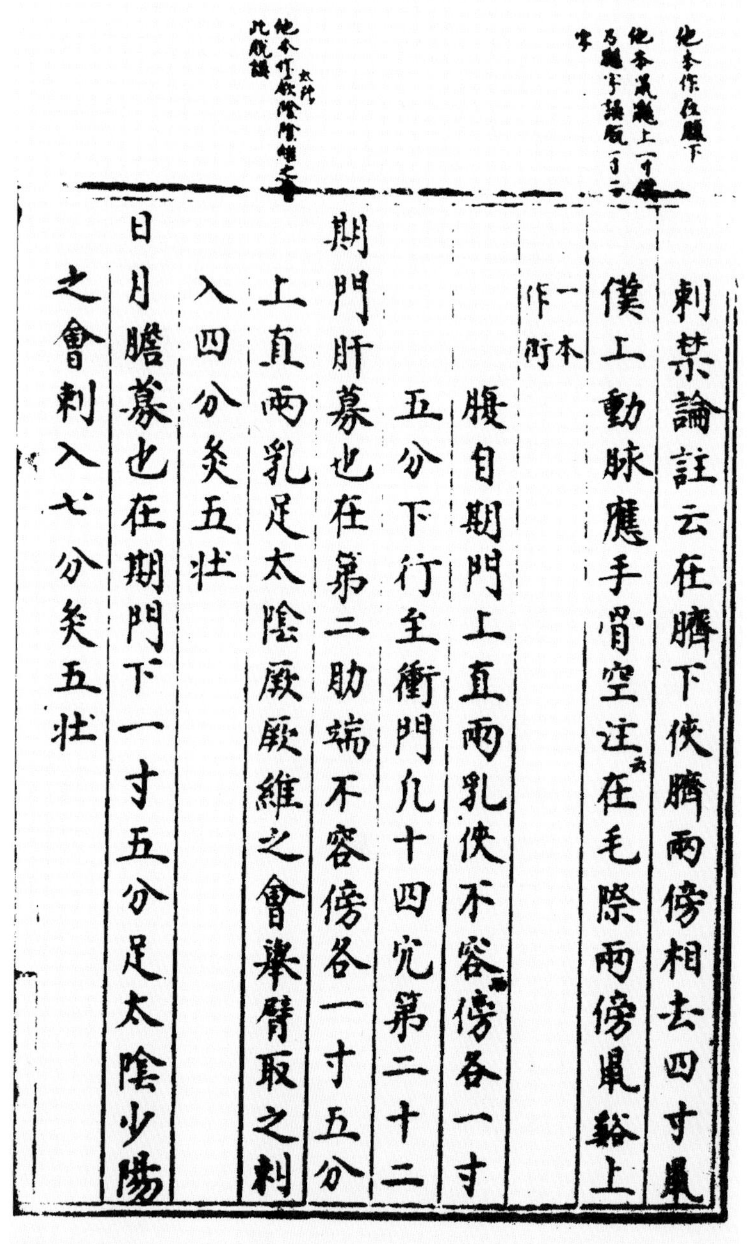
刺禁論註云在臍下俠臍兩傍相去四寸鼠僕上動脉應手骨空注云在毛際兩傍鼠谿上一本作衔

腹自期門上直兩乳俠不容傍各一寸五分下行至衝門凡十四穴第二十二

期門肝募也在第二肋端不容傍各一寸五分上直兩乳足太陰厥厥維之會舉臂取之刺入四分灸五壯

日月膽募也在期門下一寸五分足太陰少陽之會刺入七分灸五壯

《刺禁论》注云：在脐下，侠脐两傍相去四寸鼠僕上，动脉应手。《骨空》注云：在毛际两傍，鼠鼷上一本作街[①]。

腹自期门上直两乳侠不容两傍各一寸五分下行至冲门凡十四穴第二十二

期门：肝募也，在第二肋端，不容傍各一寸五分，上直两乳，足太阴、厥阴、阴维[②]之会，举臂取之，刺入四分，灸五壮。

日月：胆募也，在期门下一寸[③]五分，足太阴、少阳之会，刺入七分，灸五壮。

①一本作街：医统本作“一寸”，为大字正文。

②厥阴、阴维：原作“厥厥维”，据医统本改。

③一寸：《素问·气府论》注引本书、《外台秘要》卷三十九、《千金要方》卷二十九均无此二字，义长。

他本腸作腹

素問氣府論註云在第三肋端横直心蔽骨
傍各二寸五分上直兩乳
腹哀在日月下一寸五分足太陰陰維之會刺
入七分灸五壯
大横在腹哀下三寸直臍傍足太陰陰維之會
刺入七分灸五壯
腸屈在大横下一寸三分刺入七分灸五壯一
名腹結
府舍在腹結下三寸足太陰陰維厥陰之會此
脉上下入腹絡胷結心肺從脇上至肩比太

《素问·气府论》注云：在第三肋端，横直心蔽骨傍各二寸五分，上直两乳。

腹哀：在日月下一寸五分，足太阴、阴维之会，刺入七分，灸五壮。

大横：在腹哀下三寸，直脐傍，足太阴、阴维之会，刺入七分，灸五壮。

肠屈[1]：在大横下一寸三分，刺入七分，灸五壮。一名腹结。

府舍：在腹结下三寸，足太阴、阴维、厥阴之会，此脉上下入腹络胸，结心肺，从胁上至肩[2]，比[3]

---

①肠屈：医统本、正统本作“腹屈”，现通行“腹屈”穴名，但《针灸甲乙经校注》认为“肠屈”义胜。

②此脉上下……从胁上至肩：正统本、《外台秘要》卷三十九、《医心方》卷二无此十六字。《铜人腧穴针灸图经》卷一作“此三脉上下三入腹，络肝脾，结心肺，从胁上至肩”。

③比：正统本、《铜人腧穴针灸图经》卷四作“此”，义长。

太阴郄，三阴阳明支别[1]，刺入七分，灸五壮。

冲门一作冲：一名慈宫，上去大横五寸，在府舍下，横骨两端约中[2]动脉，足太阴、厥阴之会，刺入七分，灸五壮。

腹自章门下行至居窌凡十二穴第二十三

章门：脾募也，一名长平，一名胁窌，在大横外，直脐[3]季肋端，足厥阴、少阳之会，侧卧屈上足，伸下足，举臂取之，刺入八分，留六呼，灸三壮。

带脉：在季胁下一寸八分，刺入六分，灸五壮。

---

①三阴阳明支别：正统本、《外台秘要》卷三十九、《医心方》卷二无此六字。

②中：此上医统本、正统本有“文”字，义长。

③大横外，直脐：《素问·气府论》注无此五字。

他本作監骨下脇中挾脊季肋下一寸八分比似脫

素問氣府論註云足少陽帶脉二經之會

五樞在帶脉下三寸一曰在水道傍一寸五分

刺入一寸灸五壯

素問氣府論註云足少陽帶脉二經之會

京門腎募也一名氣府一名氣輸音舒在監骨中

腰季本俠脊刺入三分留七呼灸三壯

維道一名外樞在章門下五寸三分足少陽帶

脉之會刺入八分灸三壯

居窌在長平下八寸三分監骨上陥者中陽蹻

足少陽之會刺入八分灸三壯

《素问·气府论》注云：足少阳、带脉二经之会。

五枢：在带脉下三寸，一曰在水道傍一寸五分，刺入一寸，灸五壮。

《素问·气府论》注云：足少阳、带脉二经之会。

京门：肾募也，一名气府，一名气输音舒，在监骨中，腰季[1]本侠脊，刺[2]入三分，留七呼，灸三壮。

维道：一名外枢，在章门下五寸三分，足少阳、带脉之会，刺入八分，灸三壮。

居窌：在长平门[3]下八寸三分，监骨上陷者中，阳跷、足少阳之会，刺入八分，灸三壮。

①季：医统本、正统本、《外台秘要》卷三十九、《千金要方》卷二十九、《医心方》卷二作“中”。

②刺：此上医统本、正统本有“季肋下一寸八分”七字。

③长平：医统本、正统本作“章门”，义同，长平即章门穴异名。

三乃二字誤
下三乃二字誤
研乃所字誤
別乃而字誤

素問氣府論註云監骨作髂音客骨

手太陰及臂凡一十八穴第二十四

黃帝問曰願聞五臟六腑所出之處

岐伯對曰五臟五腧五五三十五六腑六腧六六三十六腧脉經十三絡脉十五凡二十七氣上下行所出為井所留為榮研注為腧所過為原所行為經所入為合別面言之則所注為腧總而言之則手太陰井也榮也原也經也合也皆謂之俞非此六者謂之間凡穴手太陰之脉出於大指之端內側循白肉際至本

《素问·气府论》注云：监骨作髂音客骨。

手太阴及臂凡一十八穴第二十四

黄帝问曰：愿闻五脏六腑所出之处。

岐伯对曰：五脏五腧，五五二[①]十五；六腑六腧，六六三十六腧；脉经十二[②]，络脉十五，凡二十七。气上下行，所出为井，所留为荣，所[③]注为腧，所过为原，所行为经，所入为合。

别而[④]言之，则所注为腧，总而言之，则手太阴井也，荣也，原也，经也，合也，皆谓之俞。非此六者，谓之间。

凡穴，手太阴之脉，出于大指之端内侧[⑤]，循白肉际，至本

①二：原作“三”，形误，据医统本、汲古阁本改。

②二：原作“三”，形误，据医统本、汲古阁本改。

③所：原作“研”，形误，据医统本、汲古阁本改。

④而：原作“面”，形误，据医统本、汲古阁本改。

⑤侧：《灵枢·邪客》《太素·十二水》作“屈”。

节之[1]后太渊，留以澹，外屈，本于指以下两屈，与诸阴络会于鱼际，数脉并于阙文[2]，其气滑利，伏行壅骨之下，外屈于寸口而行，上至于肘内廉，入于大筋壅[3]之下，内屈上行臑音需，阴入腋下，内屈走肺。此顺行逆数之屈折也。

肺出少商，少商者，木也。在手大指端内侧，去爪甲如韭叶，手太阴脉之所出也，为井，刺入一分，留一呼，灸一壮。

《素问·气府论》注云：作三壮。

鱼际者，火也。在手大指本节后内侧散脉中，手太

①之：原无，据《灵枢·邪客》《太素·十二水》补。

②并于阙文：医统本作“并注于此，疑此处有阙文”，义长。

③壅：医统本、正统本无此字。

他本土作水
他本一作二

陰脉之所溜也為榮刺入二分留三呼灸三壯

太淵者土也在掌後陷者中手太陰脉之所注也為腧刺入一分留二呼灸三壯

經渠者金也在寸口陷者中手太陰脉之所行也為經刺入三分留三呼不可灸灸之傷人神明

列缺手太陰之絡去腕上一寸五分别走陽明者刺入三分留三呼灸五壯

孔最手太陰郄去腕七寸專缺文金二七水之父

阴脉之所溜也，为荥。刺入二分，留三呼，灸三壮。

太渊者，土也。在掌后陷者中，手太阴脉之所注也，为腧。刺入一分，留二呼，灸三壮。

经渠者，金也。在寸口陷者中，手太阴脉之所行也，为经。刺入三分，留三呼，不可灸，灸之伤人神明。

列缺，手太阴之络。去腕上一寸五分，别走阳明者。刺入三分，留三呼，灸五壮。

孔最，手太阴郄。去腕七寸，专缺文[①]，金二七，水之父

①缺文：医统本作“此处阙文”。

他本多留三呼三字此似脱

他本作天澤

母刺入三分灸五壯

尺澤者水也在肘中約上動脈手太陰之所入也爲合刺入三分灸五壯

素問氣穴論註云留三呼

俠白在天府下去肘五寸動脈中手太陰之別刺入四分留三呼灸五壯

天府石腋下三寸臂臑音需內廉動脈手太陰脈氣所發禁不可灸灸之令人逆氣刺入四寸留三呼

手厥陰心主及臂凡一十六穴第二

母[1]。刺入三分，灸[2]五壮。

尺泽者，水也。在肘中约[3]上动脉，手太阴之所入也，为合。刺入三分，灸五[4]壮。

《素问·气穴论》注云：留三呼。

侠白，在天府下，去肘五寸动脉中，手太阴之别。刺入四分，留三呼，灸五壮。

天府，在[5]腋下三寸，臂臑音需内廉动脉，手太阴脉气所发。禁不可灸，灸之令人逆气。刺入四寸，留三呼。

手厥阴心主及臂凡一十六穴第二

---

①专……水之父母：正统本无此文字。

②灸：此上医统本有“留三呼”三字。

③约：《外台秘要》卷三十九作“约纹”，义长。

④五：《素问·气穴论》注、《外台秘要》卷三十九、《医心方》卷二作“三”。

⑤在：原作“石”，形误，据医统本、正统本改。

他本作伏行兩骨之間

十五

手心主之脉出於中指之端內屈中指內廉以上畱於掌中伏兩骨之間外屈兩筋之間骨肉之際其氣滑利上二寸外屈行兩筋之間上至肘內廉入於小筋之下兩骨之會上入於胷中內絡心胞

心主出中衝中衝者水也在手中指之端去爪甲如韭葉陷者中手心主脉之所出也為井刺入一分畱三呼灸一壯

勞宮者火也一名五里在掌中央動脈中手心

十五

手心主之脉，出于中指之端，内屈，循①中指内廉，以上留于掌中，伏②两骨之间；外屈，出③两筋之间，骨肉之际，其气滑利，上二寸；外屈，行④两筋之间，上至肘内廉，入于小筋之下⑤，两骨之会，上入于胸中，内络心胞。

心主出中冲。中冲者，木⑥也。在手中指之端，去爪甲⑦如韭叶陷者中，手心主脉之所出也，为井。刺入一分，留三呼，灸一壮。

劳宫者，火也。一名五里，在掌中央动脉中，手心

①循：原脱，据《灵枢·邪客》《太素·脉行同异》补。

②伏：此下医统本有小字注文“一本下有行字”六字。

③出：原无，据《灵枢·邪客》补。

④行：此上医统本有小字注文“一本下有出字”六字。

⑤下：此下医统本有小字注文“一本下有留字”六字。

⑥木：原作“水”，形误，据医统本改。

⑦爪甲：《素问·缪刺论》注作“爪甲角”，义长。

主脈之所溜也為榮刺入三分畱六呼灸三
壯
太陵者土也在掌後兩筋間陷者中手心主脈
之所注也為腧音庶刺入六分畱七呼灸三壯
內關手心主絡在掌後去腕二寸別走少陽刺
入二分灸五壯
間使者金也在掌後三寸兩筋間陷者中手心
主脈之所行也為經刺入六分畱七呼灸三
壯
郄門手心主郄去腕五寸刺入三分灸三壯

主脉之所溜也，为荣。刺入三分，留六呼，灸三壮。

大陵者，土也。在掌后两筋[1]间陷者中，手心主脉之所注也，为腧音庶。刺入六分，留七呼，灸三壮。

内关，手心主络，在掌后去腕二寸，别走少阳，刺入二分，灸五壮。

间使者，金也。在掌后三寸，两筋间陷者中，手心主脉之所行也，为经。刺入六分，留七呼，灸三壮。

郄门，手心主郄，去腕五寸，刺入三分，灸三壮。

①筋：《灵枢·本输》《千金要方》卷二十九、《医心方》卷二作“骨”。

曲澤者水也在肘内廉下陷者中屈肘得之手心主脉之所入也為合刺入三分留七呼灸三壯

天泉一名天温在曲腋下去臂二寸舉腋取之刺入六分灸三壯

手少陰及臂凡一十六穴第二十六

黄帝問曰手少陰之脉獨無腧何也

岐伯對曰少陰者心脉也心者五臟六腑之大主也為帝王精神之舍也其臟堅固邪不能容容之則心傷則神去神去則死矣故諸之

曲泽者，水也，在肘内廉下陷者中，屈肘得之，手心主脉之所入也，为合，刺入三分，留七呼，灸三壮。

天泉，一名天温，在曲腋下去臂二寸，举腋[1]取之，刺入六分，灸三壮。

手少阴及臂凡一十六穴第二十六

黄帝问曰：手少阴之脉独无腧，何也?

岐伯对曰：少阴者，心脉也。心者，五脏六腑之大主也，为帝王，精神之舍也。其脏坚固，邪不能客[2]，客之则心伤，则[3]神去，神去则死矣。故诸邪之

①腋：医统本作“臂”。
②客：医统本、正统本作“容”。
③则：此上医统重“心伤”二字。

在于心者，皆在心之胞络。胞络者①，心主之脉也。故独无腧焉。

黄帝问曰：少阴脉独无腧者，心不病乎②？

岐伯对曰：其外经脉病而脏不病，故独取其经于掌后兑骨之端。其余脉出入曲折，其行之徐疾，皆如手太此太字误也，按《铜人经》是厥字阴心主之脉行也。故本腧者，皆因其气之实虚疾徐以③取之，是谓因冲而泄，因衰而补。如是者，邪气得去，真气坚固，是谓因天之叙。

心出少冲。少冲者，木也。一名经始，在手小指内

---

①胞络：此二字原脱，据。

②乎：原作“也”，据医统本改。

③以：原作“行”，据医统本改。

他本客作容

廉之端去爪甲如韮葉手少陰脉之所出也為井刺入一分留一呼灸一壯少陰八穴其七有治一有無治者邪弗能客也故曰無腧焉

少府者火也在小指本節後陷者中直勞宮手少陰脉之所留也為榮刺入三分

神門者土也一名兑衝一名中都在掌後兑骨之端陷者中手少陰脉之所注也為腧刺入三分留七呼灸三壯

素問陰陽論註云神門在掌後五分當小指

廉之端，去爪甲[1]如韭叶，手少阴脉之所出也，为井。刺入一分，留一呼，灸一壮。少阴八穴，其七有治，一有无治者，邪弗能客[2]也，故曰无腧焉[3]。

少府者，火也。在小指本节后陷者中，直劳宫，手少阴脉之所留也，为荥。刺入三分[4]。

神门者，土也。一名兑冲，一名中都，在掌后兑骨之端陷者中，手少阴脉之所注也，为腧。刺入三分，留七呼，灸三壮。

《素问·阴阳论[5]》注云：神门在掌后五分，当小指间。

①爪甲：《铜人腧穴针灸图经》卷五作“爪甲角”，义长。

②客：医统本、正统本作“容”。

③少阴八穴……故曰无腧焉：正统本无此二十二字。

④分：此下正统本、《外台秘要》卷三十九有“灸三壮”三字，义长。

⑤阴阳论：据《素问》，当作“阴阳类论”。

手少陰郄在掌後脉中去腕五分刺入三分灸三壯

素問藏法論註云當小指之後

通里手少陰終在腕後一寸別走太陽刺入三分灸三壯

靈道者金也在掌後一寸五分或曰一寸手少陰脉之所行也為經刺入三分灸三壯

少海者水也一名曲節在肘内廉節後陥者中動脉應手少陰脉之所入也為合刺入五分灸三壯

阴郄[①]，手少阴郄，在掌后脉中，去腕五分，刺入三分，灸三壮。

《素问·脏法论》注云：当小指之后。

通里，手少阴络[②]，在腕后一寸，别走太阳，刺入三分，灸三壮。

灵道者，金也。在掌后一寸五分，或曰一寸，手少阴脉之所行也，为经。刺入三分，灸三壮。

少海者，水也。一名曲节，在肘内廉节后陷者中，动脉应手，少阴脉之所入也，为合。刺入五分，灸三壮。

---

①阴郄：原脱，据本卷目录补。

②络：原作“终”，形误，据汲古阁本、正统本改。此字医统本作“经”。

極泉在腋下筋間動脉入胷中手少陰脉氣所發刺入三分灸五壯

手陽明及臂凡二十八穴第二十七

大腸合手陽明出於商陽商陽者金也一名絶陽在手大指次指內側去爪甲角如韮葉手陽明脉之所出也為井刺入一分留一呼灸三壯

二間者水也一名間谷在手大指次指本節前內側陥者中手陽明脉之所溜也為滎刺入三分留六呼灸三壯

极泉，在腋下筋间动脉，入胸中，手少阴脉气所发，刺入三分，灸五壮。

手阳明及臂凡二十八穴第二十七

大肠合[1]手阳明，出于商阳。商阳者，金也。一[2]名绝阳。在手大指次指内侧，去爪甲角如韭叶，手阳明脉之所出也，为井。刺入一分，留一呼，灸三壮。

二间者，水也。一名间谷。在手大指次指本节前内侧陷者中，手阳明脉之所溜也，为荥。刺入三分，留六呼，灸三壮。

①合：此上《灵枢·本输》《太素·本输》有“上”字。

②一：此上《太素·本输》注、《医心方》卷二有“一名而明”四字。

他本無政骨二字

他本作中魁

足乃别字誤

三間者木也一名少谷在手大指次指本節後内側陷者中手陽明脉之所注也爲腧刺入三分留三呼灸三壯

合谷一名虎口在手大指次指政骨間手陽明脉之所過也爲原刺入三分留六呼灸三壯

陽谿者火也一名甲魁在腕中上側兩傍間陷者中手陽明脉之所行也爲經刺入三分留七呼灸三壯

偏歷手陽明絡在腕後三寸足走太陰者刺入三分留七呼灸三壯

三间者，木也。一名少谷。在手大指次指本节后内侧陷者中，手阳明脉之所注也，为腧。刺入三分，留三呼，灸三壮。

合谷，一名虎口。在手大指次指岐骨①间，手阳明脉之所过也，为原。刺入三分，留六呼，灸三壮。

阳溪者，火也。一名甲魁②。在腕中上侧两傍③间陷者中，手阳明脉之所行也，为经。刺入三分，留七呼，灸三壮。

偏历，手阳明络。在腕后三寸，别④走太阴者，刺入三分，留七呼，灸三壮。

①岐骨：原作“政骨”，“政”字形误，据《太素·本输》注、《外台秘要》卷三十九、《千金要方》卷二十九改。

②甲魁：医统本、正统本作“中魁”。

③傍：正统本、《太素·本输》注、《素问·气穴论》注、《外台秘要》卷三十九、《千金要方》卷二十九作“筋”，义长。

④别：原作“足”，据医统本、正统本改。

温溜，一名逆注，一名蛇头，手阳明郄，在腕后少士五寸，大士六寸，刺入三分，灸三壮①。

下廉，在辅骨下，去上廉一寸②，辅齐兑肉其分外邪③，刺入五分，留五呼，灸三壮。

上廉，在三里下一寸，其分抵音底阳明之会外邪，刺入五分，灸五壮。

手三里，在曲池下二寸，按之肉起兑肉之端，刺入三分，灸三壮。

曲池者，土也。在肘外辅骨肘骨之中，手阳明脉之所入也，为合。以手按胸取之，刺入五分④，留

①壮：此下医统本有小字注文“大士、少士，调大人、小儿也”。

②寸：此下原衍“恕疑误”三字。“恕”，医统本作“恐”，底本亦认为是误字，据正统本、《铜人腧穴针灸图经》卷五删。

③辅齐兑肉其分外邪：《千金要方》卷二十九、《医心方》卷二无此八字，疑为衍文。又，正统本、《铜人腧穴针灸图经》卷五无“齐”字。

④分：医统本作“寸”。

夾乃央字誤

他本作手陽明絡之會此似脫

他本無角字

七呼灸三壯

肘窌在肘大骨外廉陷者中刺入四分灸三壯窌音橑又音了

五里在肘上三寸行向裏大脉中夾禁不可刺

灸三壯

臂臑在肘上七寸䐃肉端手陽絡會刺入三分

灸三壯

手少陽及臂凡二十四穴第二十八

三焦上合少陽出於關衝關衝者金也在手小

指次指之端去爪甲角如韭葉手少陽脉之

七呼，灸三壮。

肘窌，在肘大骨外廉陷者中，刺入四分，灸三壮。窌，音撩，又音了。

五里，在肘上三寸，行向里大脉中央[①]，禁不可刺，灸三壮。

臂臑，在肘上七寸，䐃肉端，手阳络会[②]，刺入三分，灸三壮。

手少阳及臂凡二十四穴第二十八

三焦上合少阳[③]，出于关冲。关冲者，金也。在手小指次指之端，去爪甲角如韭叶，手少阳脉之

①央：原作“夹”，形误，据医统本改。

②手阳络会：医统本作“手阳明络之会”。

③少阳：医统本作“手少阳”。

所出也為井刺入一分留三呼灸三壯
腋門者水也在小指次指間陷者中手少陽脉
之所溜也為榮刺入三分灸三壯
中渚者木也在手小指次指本節後陷者中手
少陽脉之所注也為腧刺入二分留三呼灸
三壯
陽池一名別陽在手表腕上陷者中手陽脉之
所過也為原刺入二分留三呼灸五壯
銅人經云不可灸
外關手少陽絡在腕後二寸陷者中別走心者

所出也，为井。刺入一分，留三呼，灸三壮。

腋门者，水也。在小指次指间陷者中，手少阳脉之所溜也，为荥。刺入三分，灸三壮。

中渚者，木也。在手小指次指本节后陷者中，手少阳脉之所注也，为腧。刺入二分，留三呼，灸三壮。

阳池，一名别阳，在手表上腕上陷者中，手少[1]阳脉之所过也，为原。刺入二分，留三呼，灸五壮。

《铜人经》云：不可灸。

外关，手少阳络，在腕后二寸陷者中，别走心者。

---

①少：原脱，据医统本、正统本补。

他本作支溝亦經

刺入三分留七呼灸三壯

支律者火也在腕後三寸兩骨之間陷者中手

少陽脉之所行也爲經刺入二分留七呼灸

三壯

三陽絡在臂上大交脉支溝上一寸不可刺灸

五壯

四瀆在肘前五寸外廉陷者中刺入六分留七

呼灸三壯

他本作少陽亦誤

天井者土也在肘外大骨之後兩筋間陷者中

屈肘得之手少陰脉之所入也爲合刺入一

刺入三分，留七呼，灸三壯。

支沟[①]者，火也。在腕后三寸，两骨之间陷者中，手少阳脉之所行也，为经。刺入二分，留七呼，灸三壮。

三阳络，在臂上大交脉，支沟上一寸，不可刺，灸五壮。

四渎，在肘前五寸外廉陷者中，刺入六分，留七呼，灸三壮。

天井者，土也。在肘外大骨之后[②]，两筋间陷者中，屈肘得之，手少阴[③]脉之所入也，为合。刺入一

①沟：原误作“律”，据下三阳络穴、医统本、汲古阁本、正统本改。

②后：此下医统本、正统本有“一寸”二字。

③阴：医统本作“阳”，当是。

分留七呼灸三壯
清泠淵在肘上三寸伸肘舉臂取之刺入三寸
灸三壯
消濼有肩下臂外開腋斜肘分下胻行音刺入六
分灸三壯
素問氣府論註云手少陽脉之會
會宗二穴手少陽郄在腕後三寸空中刺入三
分灸三壯
手太陽九一十六穴第二十九
小腸土合手太陽出於少澤少澤者金也一名

分，留七呼，灸三壮。

清冷渊，在肘上三寸[①]，伸肘举臂取之。刺入三寸[②]，灸三壮。

消泺，在[③]肩下臂外，开腋斜肘，分下胻[④]音行。刺入六分，灸三壮。

《素问·气府论》注云：手少阳脉之会。

会宗二穴[⑤]，手少阳郄，在腕后三寸空中。刺入三分，灸三壮。

手太阳凡[⑥]一十六穴第二十九

小肠，土[⑦]，合手太阳，出于少泽。少泽者，金也，一名

①三寸：医统本作“一寸”，并有小字注文“一本作二寸”。
②寸：医统本作“分”。
③在：原作“有”，据医统本、正统本改。
④胻：正统本、《素问·气府论》注、《外台秘要》卷三十九、《千金要方》卷二十九、《医心方》卷二作“行”，义长。
⑤二穴：正统本无此二字。
⑥凡：此上正统本有“及臂”二字，符合诸手经体例，义长可从。
⑦土：医统本作“上”，连下句读。

小吉在手小指之端去爪甲一分陷者中手
太陽脉之所出也為井刺入一分留二呼灸
一壯
前谷者水也在手小指外側本節前陷者中手
太陽脉之所溜也為滎刺入一分留三呼灸
三壯
後谿者木也在手小指外側本節後陷者中手
太陽脉之所注也為腧刺入一分留二呼灸
一壯
腕骨在手外側腕前起骨下陷者中手太陽脉

小吉，在手小指之端①，去爪甲②一分陷者中，手太阳脉之所出也，为井。刺入一分，留二呼，灸一壮。

前谷者，水也。在手小指外侧本节前陷者中，手太阳脉之所溜也，为荥。刺入一分，留三呼，灸三壮。

后溪者，木也。在手小指外侧本节后陷者中，手太阳脉之所注也，为腧。刺入一③分，留二呼，灸一壮。

腕骨，在手外侧腕前起骨下陷者中，手太阳脉

①端：此下《千金要方》卷二十九有“外侧”二字。

②爪甲：此下《太素·本输》注、《素问·气穴论》注、《外台秘要》卷三十九、《医心方》卷二有“下”字，义长。

③一：医统本、正统本作“二”。

之所過也為原刺二分留三呼灸三壯
陽谷者火也在手外側腕中兑骨下陷者中手
太陽脉之所行也為經刺入二分畱二呼灸
三壯
素問氣穴論註云留三呼
養老手太陽郄在踝音跨又魯骨上一空後一寸陷
者中刺入三分灸三壯
支正手太陽絡在脉後五寸别走少陰者刺入
三分留七呼灸三壯
小海者土也在肘内大骨外去肘端五分陷中

之所过也，为原。刺入[①]二分，留三呼，灸三壮。

阳谷者，火也。在手外侧腕中兑骨下陷者中，手太阳脉之所行也，为经。刺入二分，留二呼，灸三壮。

《素问·气穴论》注云：留三呼。

养老，手太阳郄，在踝[②]音跨，又鲁骨上一空，后[③]一寸陷者中。刺入三分，灸三壮。

支正，手太阳络，在腕后[④]五寸，别走少阴者。刺入三分，留七呼，灸三壮。

小海者，土也。在肘内大骨外，去肘端五分陷者中，

①入：原脱，据医统本改，与上下文体例合。

②踝：此上医统本有“手”字。

③后：此上医统本有“腕”字。

④腕后：原作“脉后”，“脉”字形误，据汲古阁本改。又，医统本作“肘后”。

屈肘乃得之手太陽脉之所入也為合刺入
二分留七呼灸七壯
素問氣穴論註云作少海
足太陰及股凡一十六穴第三十
脾在隱白隱白者木也在足大指端內側去爪
甲如韭葉足太陰脉之所出也為井刺入一
分留三呼灸三壯
大都者火也在足大指本節後陷者中足太陰
脉之所溜也為榮刺入三分留七呼灸一壯
太白者土也在足內側核骨下陷者中足太陰

屈肘乃得之，手太阳脉之所入也，为合。刺入二分，留七呼，灸七壮。

《素问·气穴论》注云：作少海。

足太阴及股凡二十二[1]穴第三十

脾出[2]隐白。隐白者，木也。在足大指端内侧，去爪甲如韭叶，足太阴脉之所出也，为井。刺入一分，留三呼，灸三壮。

大都者，火也。在足大指本节后陷者中，足太阴脉之所溜也，为荥。刺入三分，留七呼，灸一壮。

太白者，土也。在足内侧核骨下陷者中，足太阴

①二十二：原作“一十六”，据本卷目录、医统本改。

②出：原作“在”，形误，据下文文例、正统本、《外台秘要》卷三十九改。

脉之所注也為腧刺入三分畱七呼灸三壯

公孫在足太指本節後一寸別走陽明太陰絡也刺入四分畱二十呼灸三壯

素問刺瘧論註云作七呼

商丘者金也在足內踝音跨又魯下微前陷者中足太陰脉之所行也為經刺入三分畱七呼灸三壯

素問氣穴論註云刺入四分

三陰交在內踝上三寸骨下陷者中足太陰厥陰少陰之會刺入三分畱七呼灸三壯

脉之所注也。为腧。刺入三分，留七呼，灸三壮。

公孙，在足大指本节后一寸，别走阳明，太阴络也。刺入四分，留二十呼，灸三壮。

《素问·刺疟论》注云：作七呼。

商丘者，金也。在足内踝音跨，又鲁下微前陷者中，足太阴脉之所行也，为经。刺入三分，留七呼，灸三壮。

《素问·气穴论》注云：刺入四分。

三阴交，在内踝上三寸，骨下陷者中，足太阴、厥阴、少阴之会，刺入三分，留七呼，灸三壮。

他本三作二

漏谷在内踝上六寸骨下䧟者中足太陰絡刺入三分留七呼灸三壮

地機一名脾舍足太陰郄别走上下一寸空在膝下五寸刺入三分灸五壮

素問腰痛論註云灸三壮

陰陵泉者水也在膝下内側輔骨下䧟者中伸足乃得之足太陰脉之所入也為合刺入五分留七呼灸三壮

血海在膝臏上内廉白肉際三寸半足太陰脉氣所發刺入五分灸五壮 臏音牝

漏谷，在内踝上六寸骨下陷者中，足[1]太阴络，刺入三分，留七呼，灸三壮。

地机，一名脾舍，足太阴郄，别走上下一寸，空在膝下五寸，刺入三分，灸五[2]壮。

《素问·腰痛轮》注云：灸三壮。

阴陵泉者，水也。在膝下内侧辅骨下陷者中，伸足乃得之，足太阴脉之所入也，为合。刺入五分，留七呼，灸三壮。

血海，在膝膑上内廉白肉际三寸半[3]，足太阴脉气所发，刺入五分，灸五壮。膑，音牝。

①足：此上《外台秘要》卷三十九有“亦”字，义长。

②五：医统本作“三”。

③三寸半：医统本作“二寸半”，正统本作“一寸半”。“半”，《外台秘要》卷三十九、《医心方》卷二、《铜人腧穴针灸图经》卷五均作“中”，义长。

箕门，在鱼腹上越两筋间，动脉应手，太阴市内[①]，足太阴脉气所发，刺入三分，留六呼，灸三壮。一云在股上起筋间。此当是。

《素问·三部九候论》注云：直五里下，宽足衣沉[②]取乃得之，而动应手。

足厥阴及股凡二十二穴第三十一

肝出大敦。大敦者，木也。在足大指端，去爪甲如韭叶及三毛中，足厥阴肝[③]之所出也，为井。刺入三分，留十呼，灸三壮[④]。

行间者，火也。在足大指间动脉[⑤]陷者中，足厥阴

①太阴市内：此四字文义难解，《针灸甲乙经校注》认为"太"字似衍，"市"为"巿"之讹，巿，音fú，为上古遮盖前阴之衣物。阴巿，即谓穴在遮蔽前阴衣物之内。

②沉：原作"流"，形误，据医统本、汲古阁本改。

③肝：医统本作"脉"。

④壮：原脱，据上下文例及医统本补。

⑤动脉：此下《太素·本输》注、《素问·气穴论》注、《外台秘要》卷三十九、《千金要方》卷二有"应手"二字，义长。

肺乃肝字误

脈之所溜也為榮刺入六分留十呼灸三壯
太衝者土也在足大指本節後二寸或曰一寸
伍分陷者中足厥陰肺之所注也為腧刺入
三分留十呼灸三壯
素問刺腰痛論註云在足大指本節後内間
二寸陷者中動脈應手
中封者金也在足内踝前一寸仰足而取之陷
者中伸足乃得之足厥陰脈之所注也為經
刺入四分留七呼灸三壯
素問氣穴論註云在内踝前一寸五分

脉之所溜也，为荣。刺入六分，留十呼，灸三壮。

太冲者，土也。在足大指本节后二寸，或曰一寸五分陷者中，足厥阴肝[1]之所注也，为腧。刺入三分，留十呼，灸三壮。

《素问·刺腰痛论》注云：在足大指本节后内间二寸陷者中，动脉应手。

中封者，金也。在足内踝前一寸，仰足而取之陷者中，伸足乃得之，足厥阴脉之所注也，为经。刺入四分，留七呼，灸三壮。

《素问·气穴论》注云：在内踝前一寸五分。

①肝：原作“肺”，形误，据医理及体例改。

他本有留六呼

蠡溝足厥陰之絡在内踝上五寸别走少陽刺入二分留三呼灸三壯

中郄足厥陰郄在内踝上七寸骭音行中與少陰相直刺入三分灸五壯一名中都

膝關在犢鼻下二寸陥者中足厥陰脉氣所發刺入四分灸五壯

曲泉者水也在膝内輔骨下大筋上小筋下陥者中屈膝而得之足厥陰脉之所入也為合刺入六分留十呼灸三壯

陰胞在膝上四寸股内廉兩筋間足厥陰别走

蠡沟，足厥阴之络，在内踝上五寸，别走少阳，刺入二分，留三呼，灸三壮。

中郄，足厥阴郄，在内踝上七寸骭音行中[①]，与少阴相直，刺入三分，留六呼[②]，灸五壮。一名中都。

膝关，在犊鼻下二寸陷者中，足厥阴脉气所发，刺入四分，灸五壮。

曲泉者，水也。在膝内辅骨下，大筋上，小筋下，陷者中，屈膝而得之，足厥阴脉之所入也，为合。刺入六分，留十呼，灸三壮。

阴包，在膝上四寸股内廉两筋间，足厥阴别走

①中：此上《外台秘要》卷三十九、《千金要方》卷二十九、《医心方》卷二、《铜人腧穴针灸图经》卷五有“骨”字，义长可从。

②留六呼：原脱，据医统本补，以合体例。

缺文[1]，刺入六分，灸三壮。

五里，在阴廉下，去气街[2]三寸，阴股中动脉，刺入六分，灸五壮。

《外台秘要》作阴廉二寸，去气街三寸。

阴廉，在羊矢[3]下，去气街二寸动脉中，刺入八分，灸三壮。

足少阴及股并阴跷四穴阴维二穴凡二十穴[4]第三十二

肾出涌泉。涌泉者，水也。一名地冲，在足心陷者中，屈足卷指宛宛中，足少阴脉之所出也，为

①缺文：正统本作“太阴”。

②街：医统本、《外台秘要》卷三十九、《千金要方》卷二十九作“冲”，下同。“气街”“气冲”义同。

③羊矢：原作“半矢”，“半”字形误。羊矢即羊粪，指腹股沟内淋巴结。

④凡二十穴：原无，据医统本补。

井刺入三分畱三呼灸三壯
然谷者火也一名龍淵在足內踝前起大骨下陷者中足少陰脉之所溜也為榮刺入三分畱三呼灸三壯刺之多見血使人立飢欲食
太谿者土也在足內踝後踝音根骨上動脉陷者中足少陰脉之所注也為腧刺入三分畱七呼灸三壯
大鍾在足跟後衝中別走太陽足少陰絡刺入二分畱七呼灸三壯
素問水熱穴論註云在內踝後

井。刺入三分，留三呼，灸三壮。

然谷者，火也。一名龙渊，在足内踝前起大骨下陷者中，足少阴脉之所溜也，为荣。刺入三分，留三呼，灸三壮。刺之多见血，使人立饥欲食[①]。

太溪者，土也。在足内踝后跟[②]音根骨上动脉陷者中，足少阴脉之所注也，为腧。刺入三分，留七呼，灸三壮。

大钟，在足跟后冲中，别走太阳，足少阴络。刺入二分，留七呼，灸三壮。

《素问·水热穴论》注云：在内踝后。

①刺之多见血，使人立饥欲食：正统本无此十一字。

②跟：原作“踝”，其后有“音根”注音，显属“根”之误。据医统本、汲古阁本、正统本改。

刺腰痛論註云在跟後街中動脉應手

照海陰蹻脉所生在足内踝下一寸刺入四分留六呼灸三壯

水泉足少陰郄去大谿下一寸在内踝下刺入四分灸五壯

復溜者金也一名伏白一名昌陽在足内踝上二寸陥者中足少陰脉之所行也為經刺入三分留三呼灸五壯

素問刺腰痛論註云内踝上二寸動脉

交信在内踝上二寸少陰前太陰後筋骨間陰

《刺腰痛论》注云：在跟后街中[①]，动脉应手。

照海，阴跷脉所生，在足内踝下一寸[②]，刺入四分，留六呼，灸三壮。

水泉，足少阴郄，去太溪下一寸，在内踝下，刺入四分，灸五壮。

复溜者，金也。一名伏白，一名昌阳。在足内踝上[③]二寸陷[④]者中，足少阴脉之所行也，为经。刺入三分，留三呼，灸五壮。

《素问·刺腰痛论》注云：内踝上[⑤]二寸动脉。

交信，在内踝上二寸，少阴前，太阴后[⑥]，筋骨间，阴

①跟后街中：医统本作“在足跟后冲中”。

②一寸：《素问·水热穴论》注、《外台秘要》卷三十九、《千金要方》卷二十九、《医心方》卷二无此二字。

③上：此上《素问·刺腰痛论》注有“后”字，义长。

④陷：此上《素问·刺腰痛论》注有“动脉”二字。

⑤上：此上《素问·刺腰痛论》注有“后”字，义长。

⑥后：此下《外台秘要》卷三十九、《千金要方》卷二十九有“廉”字，义长。

他本五作三

蹻之郄刺入四分留五呼灸三壯

築賓陰維之郄在足內踝上腨音端又善分中刺入三

分灸五壯

素問刺腰痛論註云內踝之後

陰谷者水也在膝下內輔骨後大筋之下小筋

之上按之應手屈膝而得之足少陰脉之所

入也為合刺入四分灸三壯

足陽明及股凡三十穴第三十三

胃出厲兊厲兊者金也在足大指次指之端去

爪甲角如韭葉足陽明脉之所出也為井刺

跷之郄。刺入四分，留五呼，灸三壮。

筑宾，阴维之郄，在足内踝上腨音耑，又善分中，刺入三分，灸五壮。

《素问·刺腰痛论》注云：内踝之后。

阴谷者，水也。在膝下[1]内辅骨后，大筋之下，小筋之上，按之应手，屈膝而得之，足少阴脉之所入也，为合。刺入四分，灸三壮。

足阳明及股凡三十穴第三十三

胃出厉兑。厉兑者，金也。在足大指次指之端，去爪甲角如韭叶，足阳明脉之所出也，为井。刺

①下：《太素·本输》注、《外台秘要》卷三十九、《千金要方》卷二十九、《医心方》卷二无此字。

入一分留一呼灸三壯
内庭者水也在足大指次指外間陷者中足陽
明脉之所溜也為滎刺入三分留二十呼灸
三壯
素問氣穴論註云留十呼灸三壯
陷谷者木也在足大指次指外間本節後陷者
中去内庭二寸足陽明脉之所注也為腧刺
入五分留七呼灸三壯
衝陽一名會原在足趺上五寸骨間動脉上
去陷谷三寸足陽明脉之所迢也為原刺入

他本無外字

迢乃過字誤

入一分，留一呼，灸三壮。

内庭者，水也。在足大指次指外间陷者中，足阳明脉之所溜也，为荥。刺入三分，留二十呼，灸三壮。

《素问·气穴论》注云：留十呼，灸三壮。

陷谷者，木也。在足大指次指外间本节后陷者中，去内庭二寸，足阳明脉之所注也，为腧。刺入五分，留七呼，灸三壮。

冲阳，一名会原，在足趺上五寸骨间动脉上，去陷谷三寸，足阳明脉之所过[1]也。为原。刺入

①过：原作“迢”，形误，据医统本改。

三分畱十呼灸三壯

解谿者火也在衝陽後一寸五分腕上陷者中足陽明脉之所行也為經刺入五分畱五呼灸三壯

素問氣穴論註云二寸五分

刺瘧論註云三寸五分

豐隆足陽明絡也在外踝音胯又魯上八寸下廉胻音行又杭外廉陷者中別走太陰者刺入三分灸三壯

巨虛下廉足陽明與小腸合在上廉下三寸刺

三分，留十呼，灸三壮。

解溪者，火也。在冲阳后一寸五分腕上陷者中，足阳明脉之所行也。为经。刺入五分，留五呼，灸三壮。

《素问·气穴论》注云：二寸五分。《刺疟论》注云：三寸五分。

丰隆，足阳明络也，在外踝音胯，又鲁上八寸，下廉胻音行，又杭外廉陷者中，别走太阴者。刺入三分，灸三壮。

巨虚下廉，足阳明与小肠合，在上廉下三[1]寸，刺

①三：正统本、《外台秘要》卷三十九作“二”。

入三分灸五壯
素問氣穴論註云足陽明脉氣所發
條口在下廉上一寸足陽明脉氣所發刺入八
分灸三壯
巨虛上廉足陽明與大腸合三里下三寸刺入
八分灸三壯
素問氣穴論註云在膝犢鼻下六寸足陽明
脉氣所發
三里者土也在膝下三寸䯒外廉足陽明脉氣
所入也爲合刺入一寸五分留七呼灸三壯

入三分①，灸五②壮。

《素问·气穴论》注云：足阳明脉气所发。

条口，在下廉上一寸，足阳明脉气所发。刺入八分③，灸三壮。

巨虚上廉，足阳明与大肠合，三里下三寸。刺入八分，灸三壮。

《素问·气穴论》注云：在膝犊鼻下六寸，足阳明脉气所发。

三里者，土也。在膝下三寸胻④外廉，足阳明脉气所入也，为合。刺入一寸五分⑤，留七呼，灸三壮。

---

①分：此下正统本有“留五呼”三字。

②五：医统本作“三”。

③分：此下正统本有“留二呼”三字。

④胻：原作“䯒”，形误，据上下文例、《外台秘要》卷三十九改。又，此字下正统本、《素问·刺疟论》注、《医心方》卷二均有“骨”字。

⑤五分：正统本、《素问·刺疟论》注、《医心方》卷二无此二字。

素問云膝下三寸胻音行外廉兩筋間分間
犢鼻在膝臏下胻上俠解大筋中足陽明脈氣所發刺入六分灸三壯
梁丘足陽明郄在膝下二寸兩筋間刺入三分灸三壯
陰市一名陰鼎在膝上三寸伏兎下若拜而取之足陽明脈氣所發刺入三分畱七呼不可灸
素問刺腰痛論註云伏菟下陷者中灸三壯
伏菟在膝上六寸起肉間足陽明脈氣所發刺入

《素问》云：膝下三寸，胻音行外廉两筋间分间。

犊鼻，在膝膑下胻上，侠解大筋中，足阳明脉气所发，刺入六分，灸三壮。

梁丘，足阳明郄，在膝上①二寸两筋间，刺入三分，灸三壮。

阴市，一名阴鼎，在膝上三寸，伏兔下，若拜而取之。足阳明脉气所发。刺入三分，留七呼，不可灸②。

《素问·刺腰痛论》注云：伏兔下陷者中，灸三壮。

伏兔，在膝上六寸，起肉间③，足阳明脉气所发，刺入

①上：原作“下”，据医统本改。

②不可灸：下文引《素问·腰痛论》注、《医心方》卷二作“灸三壮”，前后矛盾。本书卷五第一有“阴市禁不可灸”之言，故当以不可灸为是。

③间：《太素·寒热杂论》注、《外台秘要》卷三十九、《医心方》卷二、《铜人腧穴针灸图经》均无此字，疑衍。

五分，禁不可灸[①]。

髀音算，又彼关，在膝上伏兔后交分中，刺入六分，灸三壮。

足少阳及股并阳维四穴凡二十八穴第三十四

胆出窍阴。窍阴者，金也。在足小指次指之端，去爪甲如韭叶，足少阳脉之所出也，为井。刺入三分，留三呼，灸三壮。

《素问·气穴论》注云：作一呼。

侠溪者，水也。在足小指次指歧骨间，本节前陷

①灸：此下《医心方》卷二有“刺”字。本书卷五第一亦明确本穴不可灸、不可刺。

者中足少陽脉之所溜也爲滎音營刺入三分留三呼灸三壯

地五會在足小指次指本節後陥者中刺入三分不可灸灸之令人瘦不出三年死

臨泣者木也在足小指次指本節後間陥者中去俠谿一寸五分足少陽脉之所注也爲腧刺入二分灸三壯

丘虚在足外廉踝下如前陥者中去臨泣一寸足少陽脉之所過也爲原刺入五分留七呼灸三壯

者中，足少阳脉之所溜也，为荣音营。刺入三分，留三呼，灸三壮。

地五会，在足小指次指本节后间陷者中，刺入三分，不可灸，灸之令人瘦，不出三年死[①]。

临泣者，木也。在足小指次指本节后间陷者中，去侠溪一寸五分，足少阳脉之所注也，为腧。刺入二分[②]，灸三壮。

丘虚，在足外廉[③]踝下如前陷者中，去临泣一寸[④]，足少阳脉之所过也，为原。刺入五分，留七呼，灸三壮。

---

①灸之令人瘦，不出三年死：正统本无此十字；《外台秘要》卷三十九作“使人瘦，不出三年死”；本书卷五第一有“使人瘦”三字。

②分：此下正统本、《素问·气穴论》注、《医心方》卷二有“留五呼”三字，义长。

③廉：正统本、《太素·本输》注、《千金要方》卷二十九无此字，义长。

④一寸：正统本、《太素·本输》注、《外台秘要》卷三十九、《千金要方》卷二十九、《医心方》卷二作“三寸”，义长。

懸鍾在外踝上三寸動者一作脈中足三陽絡按之陽脉絕乃取之刺入六分留七呼灸三壯

光明足少陽絡在外踝上五寸別走厥陰者刺入六分留七呼灸五壯

素問骨空論註云刺入七分留十呼

外丘足少陽郄少陽所生在内踝上七寸刺入三分灸三壯

陽輔者火也在足外踝上四寸素問氣穴論註無四寸二字輔骨前絕骨端如前三分所去丘虛七寸足少陽脉之所行也為經刺入五分留七呼灸

悬钟，在外踝上三寸动者一作脉中，足三阳络，按之阳明脉绝乃取之，刺入六分，留七呼，灸三壮。

光明，足少阳络，在外踝上五寸，别走厥阴者，刺入六分，留七呼，灸五壮。

《素问·骨空论》注云：刺入七分，留十呼。

外丘，足少阳郄，少阳所生，在外[1]踝上七寸，刺入三分，灸三壮。

阳辅者，火也。在足外踝上四寸《素问·气穴论》注无四寸二字辅骨前，绝骨端，如前三分，所去丘虚七寸，足少阳脉之所行也，为经。刺入五分，留七呼，灸

①外：原作“内”，据正统本、《外台秘要》卷三十九、《千金要方》卷二十九、《医心方》卷二、《铜人腧穴针灸图经》卷五改。

陽關在陽陵泉上三寸犢鼻外陷者中刺入五分禁不可灸此脱一節二十二字

三壮

陽交一名别陽一名足窌陽維郄在外踝上七寸斜屬三陽分肉間刺入六分畱七呼灸三壮

陽陵泉者土也在膝下一寸䯒外廉陷者中足少陽脉之所入也為合刺入六分畱十呼灸三壮

中犢在髀外膝上五寸分肉間陷者中足少陽脉氣所發刺入五分畱七呼灸五壮

環跳在髀樞中側卧伸下足屈上足取之足少

三壮。

阳交，一名别阳，一名足窌，阳维之[①]郄，在外踝上七寸，斜属[②]三阳分肉间，刺入六分，留七呼，灸三壮。

阳陵泉者，土也。在膝下一寸，䯒外廉陷者中，足少阳脉之所入也，为合。刺入六分，留十呼，灸三壮。

阳关，在阳陵泉上三寸，犊鼻外陷者中，刺入五分，禁不可灸[③]。

中犊，在髀外，膝上五寸，分肉间陷者中，足少阳脉气所发，刺入五分，留七呼，灸五壮。

环跳，在髀枢中，侧卧，伸下足，屈上足取之，足少

①之：原脱，据医统本、正统本补，足句。
②属：原作“疡”，形误，据医统本改。
③阳关……禁不可灸：本条原脱，据医统本补。

他本作三十四穴

他本無角字

他本作三分

陽脉氣所發刺入一寸留二十呼灸三壯
素問氣穴論註云髀樞後足少陽太陽二脉
之會灸三壯
足太陽及股并陽蹻六穴凡三十六
穴第三十五
膀胱出於至陰至陰者金也在足小指外側去
爪甲角如韭葉足太陽脉之所出也為井刺
入一分留五呼灸三壯
通谷者水也在足小指外側本節前陷者中足
太陽脉之所溜也為榮刺入二分留五呼灸

阳脉气所发，刺入一寸，留二十呼，灸三壮[①]。

《素问·气穴论》注云：髀枢后，足少阳、太阳二脉之会，灸三壮。

足太阳及股并阳跷六穴凡三十六穴第三十五

膀胱出于至阴。至阴者，金也。在足小指外侧去爪甲角如韭叶，足太阳脉之所出也，为井。刺入一分，留五呼，灸三壮[②]。

通谷者，水也。在足小指外侧本节前陷者中，足太阳脉之所溜也，为荥。刺入二分，留五呼，灸

①三壮：医统本、正统本作“五十壮”，汲古阁本作“五壮”。

②刺入一分……灸三壮：医统本作“刺入三分……灸五壮”。

他本脉灸三壮三[illegible]

三壯

束骨者木也在足小指外側本節後陷者中足太陽脉之所注也刺入三分灸三壯

素問氣穴論註云本節後赤白肉際

京骨在足外側大骨下赤白肉際陷者中按而得之足太陽脉之所過也爲原刺入三分留七呼灸三壯

申脉陽蹻所生也在外踝下陷者中容爪甲許刺入三分留六呼灸三壯

素問刺腰痛論註云外踝下五分

三壮。

束骨者，木也。在足小指外侧本节后陷者中，足太阳脉之所注也，为腧[1]。刺入三分[2]，灸三壮。

《素问·气穴论》注云：本节后赤白肉际。

京骨，在足外侧大骨下，赤白肉际陷者中，按而得之，足太阳脉之所过也，为原。刺入三分，留七呼，灸三壮。

申脉，阳跷所生也，在外踝下陷者中，容爪甲许[3]，刺入三分，留六呼，灸三壮。

《素问·刺腰痛论》注云：外踝下五分。

---

①为腧：原脱，据医统本补。

②分：此下《素问·刺腰痛论》注、《医心方》卷二有“留三呼”三字，义长。

③许：《素问·刺腰痛论》注、《外台秘要》卷三十九、《千金要方》卷二十九、《医心方》卷二无此字。

金門在足太陽郄一空在足外踝下一名曰關梁陽維所別屬也刺入三分灸三壯

僕參一名安邪在跟骨下陷者中拏足得之足太陽陽蹻二脉之會刺入三分留六呼灸三壯

素問刺腰痛論註云留七呼

崑崙者火也在足外踝後跟骨上陷者中足太陽脉之所行也為經刺入五分留十呼灸三壯

素問刺腰痛論註云陷者中細脉動應手

金门，在足太阳郄一空[1]，在足外踝下。一名曰关梁，阳维所别属也。刺入三分，灸三壮。

仆参[2]，一名安邪，在跟骨下陷者中，拱[3]足得之。足太阳、阳跷二脉之会[4]。刺入三分，留六呼[5]，灸三壮。

《素问·刺腰痛论》注云：留七呼。

昆仑者，火也。在足外踝后跟骨上陷者中。足太阳脉之所行也，为经。刺入五分，留十呼，灸三壮。

《素问·刺腰痛论》注云：陷者中，细脉动应手。

---

①在足太阳郄一空：《素问·缪刺论》注、《外台秘要》卷三十九、《千金要方》卷二十九、《医心方》卷二作“足太阳郄”，义长可从。

②参：原作“黎”，形误，据医统本、汲古阁本、正统本改。

③拱：原作“巩”，音误，据医统本改。

④足太阳、阳跷二脉之会：医统本作“足太阳脉之所行也，为经”。

⑤刺入三分，留六呼：医统本作“刺入五分，留十呼”。

付陽陽蹻之郄在外踝上三寸太陽前少陽後筋骨間刺入六分留七呼灸三壯

素問氣穴論註云附陽

飛揚一名厥陽在外踝上七寸足太陽絡别走少陰者刺入三分灸三壯

承山一名魚腹一名肉柱在兊腨音喘腸下分肉間陥者中刺入七分灸三壯

承筋一名腨腸一名直腸在腨中央陥者中足太陽脉氣所發禁不可刺灸三壯

素問刺腰痛論註云在腨中央如外

付阳[①]，阳跷之郄，在足外踝上三寸，太阳前，少阳后，筋骨间。刺入六分，留七呼，灸三壮。

《素问·气穴论》注云：附阳。

飞扬，一名厥阳，在足外踝上七寸，足太阳络，别走少阴者。刺入三分[②]，灸三壮。

承山，一名鱼腹，一名肉柱，在兑腨音喘肠下分肉间陷者中，刺入七分，灸三壮[③]。

承筋，一名腨肠，一名直肠，在腨肠中央陷者中，足太阳脉气所发。禁不可刺，灸三壮。

《素问·刺腰痛论》注云：在腨中央如外。

---

①付阳：医统本作“跗阳”。

②分：此下《医心方》卷二有“留十呼”三字。

③三壮：《素问·刺腰痛论》注、《外台秘要》卷三十九、《医心方》卷二作“五壮”。

合陽在膝約中央下二寸刺入六分灸五壯
委中者土也在膕中央約文中動脉足太陽脉
之所入也為合刺入五分留七呼灸三壯
素問骨空論註云膕音䤈謂膝解之後曲脚之
中背面取之
刺腰痛論註云在足膝後屈處
委陽三焦下輔腧也在足太陽之前少陽之後
出於膕中外廉兩筋間扶承下六寸此足太
陽之別絡刺入七分留五呼灸三壯屈伸而
取之

合阳，在膝约文中央下二寸。刺入六分，灸五壮。

委中者，土也。在腘中央约文中动脉，足太阳脉之所入也，为合。刺入五分，留七呼，灸三壮。

《素问·骨空论》注云：腘音䤈，谓膝解之后，曲脚之中，背面取之。《刺腰痛论》注云：在足膝后屈处。

委阳，三焦下辅腧也。在足太阳之前，少阳之后，出于腘中外廉两筋间，扶承下六寸。此足太阳之别络。刺入七分，留五呼，灸三壮。屈伸[1]而取之。

①伸：医统本作"身"。

他本作承扶 臀乃臂字誤

他本衝作腫

浮郄在委陽上一寸屈膝得之刺入五分灸三壯

殷門在肉郄下六寸刺入五分留七呼灸三壯

扶承一名肉郄一名陰關一名皮部在尻臂下股陰衝上約紋中刺入二寸留七呼灸三壯

欲令灸發者灸履編音熨之三日即發

黄帝三部鍼灸甲乙經卷之三

浮郄，在委阳上一寸，屈膝[①]得之，刺入五分，灸三壮。

殷门，在肉郄下六寸，刺入五分，留七呼，灸三壮。

扶承[②]，一名肉郄，一名阴关，一名皮部，在尻臀下，股阴冲[③]上约纹中。刺入二寸，留七呼，灸三壮。

欲令灸发者，灸履编音遍[④]熨之，三日即发。

黄帝三部针灸甲乙经卷之三

①屈膝：《外台秘要》卷三十九、《医心方》卷二、《铜人腧穴针灸图经》卷五作“展膝”；《千金要方》卷二十九作“展足”。

②扶承：正统本、《外台秘要》卷三十九、《铜人腧穴针灸图经》卷五作“承扶”。

③冲：医统本作“肿”；《外台秘要》卷三十九、《千金要方》卷二十九、《医心方》卷二无此字，当是。

④遍：阙文，据医统本补。

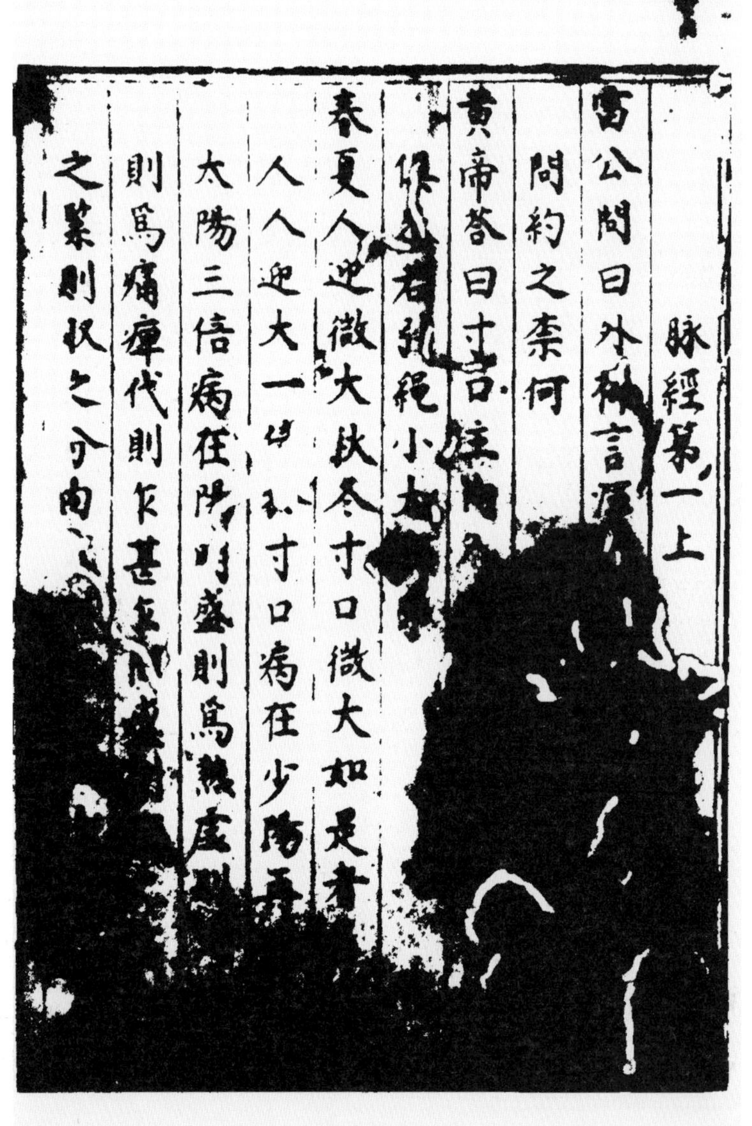

脉經第一上

雷公問曰外揣言渾

問約之柰何

黄帝荅曰寸口主内

春夏人迎微大秋冬寸口微大如是者

人迎大一倍於寸口病在少陽再

太陽三倍病在陽明盛則爲熱虛則

則爲痛痹代則乍甚乍

之紧則取之分肉

黄帝三部针灸甲乙经卷之四

脉经[①]第一上

雷公问曰：《外揣》言浑束为一，未知其所谓，敢问约之奈何？

黄帝答曰：寸口主内[②]，人迎主外，两者相应，俱往俱来，若引绳，大小齐等。

春夏人迎微大，秋冬寸口微大，如是者，名曰平人[③]。人迎大一倍于寸口，病在少阳；再倍，病在太阳；三倍，病在阳明。盛则为热，虚则为寒，紧则为痛痹，代则乍甚乍间。盛则泻之，虚则补之，紧则取之分肉，代则取之血络，且饮以药。

①脉经：医统本、汲古阁本、正统本均作“经脉”。底本前三节均作“脉经”，似非传抄之误，或古本即是如此。

②内：《素问·至真要大论》注、《灵枢·禁服》《太素·人迎脉口诊》作“中”。

③如是者，名曰平人：《素问·至真要大论》注作“故名曰平也”。

陷下者则从而灸之，不盛不虚者，以经取之，名曰经刺。人迎四倍，名曰外格。外格者，且大且数，则死不治。必审按其本末，察其寒热，以验其脏腑之病。寸口大一倍于人迎，病在厥阴；再倍，病于少阴；三倍，病在太阴[1]。盛则胀满，寒中[2]食不消化，虚则热中出糜，少气色[3]变，紧则为痛痹，代则乍寒乍热，下热上寒《太素》作代则乍痛乍止。盛则泻之，虚则补之，紧则先刺之而后灸之，代则取血络而后调《太素》作泄之，陷下者则从灸之。陷下者，其脉血结于中，中有着血，血寒故宜灸。不盛

①三倍，病在太阴：此六字原脱，文义不全，据《太素·人迎脉口诊》及上文文例补。

②中：医统本作“则”。

③色：此上医统本有“溺”字。

不虚，以经取之。寸口四倍者，名曰内关。内关者，且大且数，死不治。必审按其本末，察其寒热，以验其脏腑之病，通其荣输，乃可传于大数。大[①]曰盛则从泻，小曰[②]虚则从补。紧则从灸音久刺，且饮药。陷下，则从灸。不盛不虚，以经取之。所谓经治者，饮药，亦用灸刺。脉急则引，脉代则欲安静，无劳用力。

黄帝问[③]曰：病之益甚，与其方衰何如？

岐伯对[④]曰：外内皆在焉。切其脉口滑小紧以沉者，病益甚在中；人迎脉大紧以浮者，病益甚在

①大：此下《灵枢·禁服》《太素·人迎脉口诊》有“数”字，义长。

②小曰：《灵枢·禁服》《太素·人迎脉口诊》无此二字。

③黄帝问：《灵枢·五色》作“雷公”。

④岐伯对：《灵枢·五色》作“黄帝”。

外其脉口滑而浮者病日損人迎沉而滑者
病日損其脉口滑而沉者病日進在内其人
迎脉滑盛以浮者其病日進在外脉之浮沉
及人迎與寸口氣小大齊等者其病難已病
在臟沉而大者其病易已以小爲逆病在腑
浮而大者其病易已人迎盛緊者傷於寒脉
口盛緊者傷於食其脉滑大以代而長者病
從外来目有所見志有所存此陽之并也可
變而已
黄帝問曰平人如何

外。其脉口滑而浮者病日损[①]，人迎沉而沉者病日损。其脉口滑而沉者，病日进在内；其人迎脉滑盛以浮者，其病日进在外。脉之浮沉及人迎与气口[②]气大小齐[③]等者，其病难已。病在脏，沉而大者其病易已，以小为逆；病在腑，浮而大者，其病易已。人迎盛紧者伤于寒，脉口盛紧者伤于食。其脉滑大以代而长者，病从外来。目有所见，志有所存[④]，此阳之并也，可变而已[⑤]。

黄帝问曰：平人何如？

①损：医统本作“进”。

②气口：《灵枢·五色》《太素·人迎脉口诊》作“寸口”。

③齐：《灵枢·五色》《太素·人迎脉口诊》无此字。

④存：《灵枢·五色》作“恶”。

⑤其脉滑大……可变而已：《太素·人迎脉口诊》无此三十字。

岐伯對曰人一呼脉再動一吸脉亦再動呼吸定息脉五動閏以太息名曰平人平人者不病也常以不病之人以調病人醫不病故爲病人平息以調之人一呼脉一動一吸脉一動者曰少氣人一呼脉三動而趮一作躁尺熱曰温病尺不熱脉滑曰病風素問曰脉濇爲痺人一呼脉四動以上曰死脉絶不至曰死乍踈乍數曰死人常稟氣於胃脉以胃氣爲本無胃氣曰逆逆者死持其脉口數其至也五十動而不一代者五臟皆受氣矣四十動而一代

岐伯对曰：人一呼脉再动，一吸脉亦再动，呼吸定息，脉五动，闰以太息，名曰平人。平人者，不病也。常以不病之人以调病人，医不病，故为病人平息以调之。人一呼脉一动，一吸脉一动者，曰少气。人一呼脉三动而趮[①]一作躁，尺热曰温病[②]，尺不热脉滑曰病风《素问》曰：脉涩为痹。人一呼脉四动以上曰死，脉绝不至曰死，乍疏乍数曰死。人常禀气于胃，脉以胃气为本，无胃气曰逆，逆者死。持其脉口，数其至也，五十动而不一代者，五脏皆受气矣。四十动而一代

①趮：医统本作“躁”。

②温病：医统本倒作“病温”，义长。

者一臓無氣三十動而一代者二臓無氣二十動而一代者三臓無氣十動而一代者四臓無氣不滿十動而一代者五臓無氣與之短期要在終始所謂五十動而一代者以為常也以知五臓之期也與之短期者乍數乍疏也肝脉弦心脉鉤脾脉代肺脉毛腎脉石心脉累累然又如連珠如循琅玕曰平累累素問作喘喘連屬其中微曲曰病前鉤後居如操帶鉤曰死肺脉厭厭聶聶如循素問作落榆葉曰平不上不下如循鷄羽曰病如物之浮如風吹毛

者，一脏无气；三十动而一代者，二脏无气；二十动而一代者，三脏无气；十动而一代者，四脏无气；不满十动而一代者，五脏无气。与之短期，要在终始。所谓五十动而一代者以为常也，以知五脏之期也。与之短期者，乍数乍疏也。

肝脉弦，心脉钩，脾脉代，肺脉毛，肾脉石。

心脉[1]，累累然[2]如连珠，如循琅玕，曰平；累累《素问》作喘喘连属，其中微曲，曰病；前钩后居，如操带钩，曰死。

肺脉，厌厌聂聂，如循《素问》作落榆叶，曰平；不上不下，如循鸡羽，曰病；如物之浮，如风吹毛，

①心脉：此下医统本有“来”字。以下四脏脉均如此。

②然：此下原衍“又”字，据医统本删。

曰死肝脉耎音软弱招招如揭長竿末稍曰平盈實而滑如循長竿末稍曰平盈實而滑如循長竿曰病急而益勁如新張弓弦曰死脾脉往来和柔相離如鷄足踐地曰平實益數如鷄舉足曰病堅兑如鳥之啄如鳥之距如屋之漏如水之流曰死腎脉喘喘累累一作果果如鉤按之而堅曰平來如引葛按之益堅曰病發如奪索辟辟如彈石曰死脾脉虚浮似肺腎脉小浮似脾肝脉急沉散似腎

黄帝問曰見真臓曰死何也

曰死。

肝脉，耎音软弱招招，如揭长竿末梢，曰平；盈实而滑，如循长竿，曰病；急而益劲，如新张弓弦，曰死。

脾脉，往来[①]和柔相离，如鸡足践地，曰平；实益数[②]，如鸡举足，曰病；坚兑如乌之喙，如鸟之距，如屋之漏，如水之流，曰死。

肾脉，喘喘累累一作果果如钩，按之而坚，曰平；来如引葛，按之益坚，曰病；发如夺索，辟辟如弹石，曰死。

脾脉[③]虚浮似肺，肾脉小浮似脾，肝脉急沉散似肾。

黄帝问曰：见真脏曰死，何也？

①往来：医统本无此二字。

②实益数：医统本作“实而盈数”。

③脾脉：《素问·示从容论》无“脉”字，以下肾脉、肝脉同。

岐伯對曰五臟者皆稟於胃胃者五臟之本臟氣者皆不能自致於手太陰必因於胃氣乃能至於手太陰故五臟各以其時自為而至於手太陰也故邪氣勝者精氣衰也故病甚者胃氣不能與之俱至於手太陰故真臟之氣獨見獨見者病臟也故曰死

春脉肝也東方木也萬物之所生也故其氣耎音軟弱輕虛而滑端直以長故曰弦反此者病其氣來實而弦此謂太過病在外其氣來不實而微此謂不及病在中太過則令人善忘

岐伯对曰：五脏者，皆禀于胃[1]。胃者五脏之本。脏气者，皆不能自致于手太阴，必因于胃气乃能至于手太阴。故五脏各以其时，自为而至于手太阴也。故邪气胜者，精气衰也；故病甚者，胃气不能与之俱至于手太阴，故真脏之气独见，独见者，病胜脏也，故曰死。

春脉，肝也，东方木也，万物之所始生也。故其气[2]耎音软弱轻虚而滑，端直以长，故曰弦。反此者病。其气来实而弦[3]，此谓太过，病在外；其气来不实而微，此谓不及，病在中。太过则令人善忘，

①胃：此上《素问·玉机真脏论》《太素·脏腑气液》有“气”字。

②气：此下《素问·玉机真脏论》《太素·四时脉形》有“来”字。

③弦：医统本、《太素·四时脉形》作“强”。

忽忽眩冐而癲疾不及則令人胷滿引背下則兩脇胠滿

夏脉心也南方火也萬物之所盛長也故其氣來盛其氣去衰故曰鈎反此者病其氣來盛去亦盛此謂太過病在外其氣來不盛去反盛此謂不及病在内此太過則令人身熱而骨痛（一作膚漏）爲浸淫不及則令煩心上見欬（音凱）唾下爲氣泄也

秋脉肺也西方金也萬物之所收成也故其氣來輕虛以浮其氣來急去散故曰浮反此者

忽忽眩冒而癫疾；不及则令人胸满[①]引背，下则两胁胠满。

夏脉，心也，南方火也，万物之所盛长也。故其气来盛，其气[②]去衰，故曰钩。反此者病，其气来盛去亦盛，此谓太过，病在外；其气来不盛，去反盛，此谓不及，病在内。此[③]太过则令人身热而骨痛一作肤痛[④]，为浸淫；不及则令[⑤]烦心，上见咳音凯唾，下为气泄也。

秋脉，肺也，西方金也，万物之所收成也。故其气来轻虚以浮，其气[⑥]来急去散，故曰浮。反此者

①满：此下医统本有小字注文“一作痛”三字。

②其气：医统本无此二字。

③此：医统本无此字。

④痛：原作“漏”，据医统本改。

⑤令：此上医统本有“人”字。

⑥其气：医统本无此二字。

病。其气[1]来毛而中央坚，两傍虚，此谓太过，病在外；其气来毛而微，此谓不及，病在中。太过则令人逆气而背[2]痛，愠愠然；不及则令人喘，呼吸少气而咳，上气见血，下闻病音。

冬脉，肾也，北方水也，万物之所以合藏也。故其气来沉以濡《素问》作抟，故曰营。反此者病。其气来如弹石者，此谓太过，病在外；其气去如数者，此谓不及，病在中。太过则令人解㑊音亦，脊脉痛[3]而少气，不欲言；不及则令人心悬如病饥[4]。

①气：原脱，据上下文体例、《素问·玉机真脏论》《太素·四时脉形》补。

②背：原作“皆”，形误，据医统本改。

③脊脉痛：《太素·四时脉形》作“腹痛”。

④饥：原作“肌”，形误，据医统本改。

《素问》下有胗中清，脊中痛，少腹满，小便变赤黄。胗，音停。

脾脉，土也，孤脏以灌四傍者也。其善不可见，恶者可见。其来如水流[1]者，此谓太过，病在外；如乌之啄者，此谓不及，病在中。太过则令人四肢不举，不及则令人九窍不通，名曰重强。

脉经第一中

春得秋脉，夏得冬脉，长夏得春脉，秋得夏脉，冬得长夏脉，名曰阴出之阳，病善怒[2]不治，是谓五邪，皆同[3]，死不治。

---

①流：此上医统本有“之”字。

②怒：原作“恕”，形误，据医统本改。

③同：此下《素问·宣明五气论》《太素·四时脉诊》有“命”字。

春胃微弦曰平，弦多胃少曰肝病，但[1]弦无胃曰死，胃而有毛曰秋病，毛甚曰今病，脏真散于肝，肝藏筋膜脉[2]之气也。

夏胃微钩曰平，钩音[3]多胃少曰心病，但钩无胃曰死，胃而有石曰冬病，石甚曰今病，脏真通于心，心藏血脉之气也。

长夏，胃微耎弱曰平，胃少耎弱多曰脾病，但代无胃曰死，耎[4]弱有石曰冬病，耎《素问》作弱甚曰今病，脏真濡于脾，脾藏肌肉

---

①但：原作“在”，据下文体例、医统本改。

②脉：医统本无此字，疑衍。

③音：此字似为注音，但“钩”为常见字，且前文多次出现而未见注音。其义待考。

④耎：原作“而”，形误，据医统本改。

之氣也
秋胃微毛曰平毛多胃少曰
肺病但毛無胃曰死毛有弦曰春病弦甚曰今
病藏真高於肺肺行營衛陰陽也
冬胃微石曰平胃少石多曰腎
腎病但石無胃曰死石而有鈎曰
夏病鈎甚曰今病藏真下於腎腎藏骨髓之氣
也
胃之大絡名曰虛里實膈絡肺出於左乳下其
動應衣脈之宗氣也盛喘數絕者則病在中

之气也。

秋胃微毛曰平，毛多胃少曰肺病，但毛无胃曰死。毛而[①]有弦曰春病，弦甚曰今病，脏真高于肺，肺行营卫阴阳也[②]。

冬胃微石曰平，胃少石多曰肾病，但石无胃曰死，石而有钩曰夏病，钩甚曰今病，脏真下于肾，肾藏骨髓之气也。

胃之大络，名曰虚里，贯[③]膈络肺，出于左乳下，其动应衣[④]，脉之宗气也。盛喘数绝者。则病在中，

①而：原无，据上文体例、医统本补。
②肺行营卫阴阳也：据上文体例，此句应作“肺藏皮毛之气也”。
③贯：原作“实”，形误，据医统本改。
④衣：医统本作“手”。

結而横有積矣絶不至曰死診得胃脉則能食虚則泄

心脉揣素問作搏堅而長病舌卷不能言其耎音䓵又軟而散者病消渴素問作煩自已

肺脉揣音素問作摶搏下同堅而長病唾血其耎而散者病灌汗至今不復散發

肝脉揣音搥火入堅而長色不青病墜若搏因血在脇下令人喘逆而耎音䓵而散色澤者病溢飲者渴暴多飲而易一作溢入肌皮長胃之外也

结而横，有积矣；绝不至曰死。

诊得胃脉，则能食[1]，虚则泄。

心脉揣《素问》作抟坚而长，病[2]舌卷不能言。其耎音芮，又软而散者，病消渴《素问》作烦自已。

肺脉揣音[3]《素问》作搏、抟，下同坚而长，病唾血。其软而散者，病灌汗，至今不复散发。

肝脉揣音抟，又音吹坚而长，色不青，病坠若抟，因血在胁下，令人喘逆。其软音芮而散，色泽者，病溢饮。溢饮[4]者，渴暴多饮，而易一作溢入肌皮肠[5]胃之外也。

①则能食：《素问·脉要精微论》《素问·杂诊》作“实则胀”。

②病：此上《素问·脉要精微论》《素问·五脏脉诊》有“当”字，以下四脏同此例，不另出注。

③音：此字下并无注音，衍文。

④溢饮：原脱，据医统本补。

⑤肠：原作“长”，形误，据医统本改。

胃脉揣坚而长，其色赤，病折[①]髀音算，又彼。其软而散者，病食痹痛髀。

脾脉抟[②]坚而长，其色黄，病少气。其耎而散也。色不泽者，病足髀[③]肿，若水状。

肾脉揣坚而长，其色黄而赤者[④]，病折腰。其耎而散者，病少血，至今不复。

夫脉者，血气之府也。长则气治，短则气病，数则烦心，大则病进，上盛则气高，下盛则气胀，代则气衰，细则气少，涩则心痛，浑浑革革至如涌泉，病进而危，弊弊绰绰亦作绵绵，其去如悬[⑤]绝

①折：原作“扦”，形误，据医统本、《素问·脉要精微论》改。

②抟：上下文均作“揣”。

③髀：医统本作“胻”，义长。

④而赤者：原作“赤赤”，据医统本改。

⑤悬：医统本作“弦”。

者死。

寸口脉中手短者，曰头痛；寸口脉中手长者，曰足胫痛；寸口脉沉而坚者，病在中；寸口脉中手[1]浮而盛者，病在外；寸口脉中手促上数《素问》作紧[2]者，肩背痛；寸口脉紧而横坚《素问》作沉而横曰胁下腹中有横积痛[3]，寸口脉浮而喘《素问》作沉而喘曰寒热；寸口脉盛滑坚者，曰病在外；寸口脉小实而坚者[4]，曰病在内。脉小弱以涩者，谓之久病；脉浮滑而实而大，谓之新病。病甚，有胃气而和者，曰病无他；脉急曰疝瘕[5]，少腹痛，脉滑，曰

①中手：医统本无此二字。

②紧：医统本、《素问·平人气象论》《脉经》卷四第一、《千金要方》卷二十八第六作“击”，《针灸甲乙经校注》则据改为“击”。

③寸口脉紧而横坚，曰胁下腹中有横积痛：《脉经》卷四第一、《千金要方》卷二十八第六作“寸口脉沉而紧，苦心下有寒时痛，有积聚”。

④者：原脱，据上文体例补。

⑤瘕：原作“瘕”，形误，据医统本改。又，《素问·平人气象论》《太素·尺寸诊》作“瘕”。

風脉濇曰痺盛而緊曰脹緩而滑曰熱中按寸口得四時之順曰病無他反四時及不間藏曰死

太陽脉至洪大以長少陽脉至乍數乍踈乍短乍長陽明脉至浮大而短厥陰有餘病陰痺不足病生熱痺滑則病狐疝風濇則病少腹積厥

素問無厥字

少陰有餘病痺癮音隱㾠音軫不足病肺痺滑則病肺風疝濇則病積溲血

风脉，涩曰痹，盛而紧曰胀，缓而滑曰热中，按寸口得四时之顺曰病无他，反四时及不间脏曰死。

太阳脉至，洪大以长。少阳脉至，乍数乍疏[①]，乍短乍长。阳明脉至，浮大而短。

厥阴有余，病阴痹；不足，病生热痹。滑则病狐疝风，涩则病少腹积厥[②]。《素问》无厥字[③]。

少阴有余，病皮[④]痹，瘾音隐疹音轸；不足，病肺痹。滑则病肺风疝，涩则病积溲血。

①乍数乍疏：《脉经》卷五第二、《难经·七难》作“乍小乍大”。

②厥：医统本作“气”，“气”下有小字注文“一本作积厥”。

③《素问》无厥字：医统本无此五字，另有小字注文“一本作积厥”。

④皮：原脱，据上下文体例、医统本补。

太陰有餘病肉痺寒中不足病脾痺滑則病脾風疝濇則病積心腹時滿

陽明有餘病脉痺身時熱不足病心痺滑則病心風疝濇則病積時善驚

太陽有餘病骨痺身重不足病腎痺滑則病腎風疝濇則病積時善癲音顛疾

少陽有餘病筋痺脇滿不足病肝痺滑則病肝風疝滑則病肝風散濇則病積時筋急目痛

太陰厥逆胻音行又杭急攣心痛引腹治主病者

少陰厥逆虛滿嘔變下泄清治主病者

太阴有余，病肉痹，寒中；不足，病脾痹。滑则病脾风疝，涩则病积心腹时满。

阳明有余，病脉痹，身时热；不足，病心痹。滑则病心风疝，涩则病积，时善惊。

太阳有余，病骨痹，身重；不足，病肾痹。滑则病肾风疝，涩则病积时善癫音颠疾。

少阳有余，病筋痹，胁满；不足，病肝痹，滑则病肝风疝，涩则病积，时筋急目痛。

太阴[1]厥逆，胻音行，又杭急挛，心痛引腹，治主病者。

少阴厥逆，虚满呕变，下泄清，治主病者。

①太阴：《太素·经脉厥》作“足太阴脉”，以下五经均同此例。

他本作發腸癰

厥陰厥逆攣腰痛虛滿前閉譫語治主病者

三陰俱逆不得前後使人手足寒三日死

太陽厥逆僵仆音付嘔血善衄治主病者

少陽厥逆機關不利機關不利者腰不可以行項不可以顧發癰不可治驚者死

陽明厥逆喘欬身熱善驚衄血嘔血不可治驚者死

手太陰厥逆虛滿而欬善嘔吐沫治主病者

手心主少陰厥逆心痛引喉身熱者死不熱者可治

厥阴厥逆，挛，腰痛，虚满，前闭，谵语，治主病者。

三阴俱逆，不得前后，使人手足寒，三日死。

太阳厥逆，僵仆音付，呕血，善衄，治主病者。

少阳厥逆，机关不利。机关不利者，腰不可以行，项不可以顾，发痈[1]不可治，惊者死。

阳明厥逆，喘咳身热，善惊，衄血呕血，不可治，惊者死。

手太阴厥逆，虚满而咳，善呕吐沫，治主病者。

手心主少阴厥逆，心痛引喉，身热者死，不热者可治。

---

①痈：医统本作“肠痈”。

手太阳厥逆，耳聋泣出，项不可以顾，腰不可以俯仰，治主病者。

手阳明少阳厥逆，发喉痹，嗌肿痛[①]，治主病者。

来疾[②]去徐，上实下虚，为厥癫疾；来徐去疾[③]，上虚下实，为恶风也。

故中恶风者，阳气受也一作厥。有脉俱[④]沉细数者，少阴厥也；沉细数散者，寒热也；浮而散者，为眴音炫仆。诸浮而不一作而躁[⑤]音躁者，皆在阳，则为热；其有躁者，在手。诸细而沉者，皆在阴，则为骨痛；其有静者，在足。数动一代者，病在阳之脉也。溏泄及便脓血诸过者，切之涩者，

①痛：原作"痉"，形误，据医统本改。又，汲古阁本作"痉"。

②疾：原作"痰"，形误，据医统本、汲古阁本改。

③上实下虚，为厥癫疾；来徐去疾：此十二字原脱，据医统本补。

④有脉俱："有脉"二字原无，据医统本补，"俱"原作小字注文，连上句读，据医统本改。

⑤躁：医统本作"躁"。下一个"躁"字同。

阳气有余也；滑者，阴气有余也。阳气有余则为身热无汗，阴气有余则为多汗身寒[1]，阴阳有余则为无汗而[2]寒。推而外之，内而不外者[3]，有心腹积。推而内之，外而不内者，中《素问》作身有热。推而上之下者[4]，腰清至足[5]《素问》作上而不下；推而下之，上而不下者，头项痛《素问》作下而不上；按之至骨，脉气少，腰脊痛而身有痹也。

脉经第一下

三阳为经，二阳为维，一阳为游部。三阳者，太阳也，

①多汗身寒：原倒作“身多汗寒”，据医统本乙正。

②而：原无，据医统本补，以合文理。

③者：原脱，据医统本补，以符对仗。

④者：此上医统本有“而不上”三字，义较明晰。

⑤腰清至足：医统本作“腰足清也”。

至手太阴，弦浮而不沉，决以度，察以心，合之《阴阳》之论[1]。二阳者，阳明也，至手太阴，弦而沉急不鼓，热[2]至以病皆死。一阳者，少阳也，至手太阴，上连人迎，弦急悬不绝，此少阳之病也，揣《素问》作持阴则死。三阴者，六经之所主也，交于太阴，伏[3]鼓不浮，上空至心[4]。二阴至肺[5]，其气归于膀胱，外连脾胃。一阴独至，经绝气浮不鼓，钩而滑。此六脉者，乍阴乍阳，交属相并，缪通五脏，合于阴阳。先至为主，后至为客。三阳为

①合之《阴阳》之论：此六字原无，文义未尽，据医统本补。

②热：医统本作"炅"，义近。

③伏：原作"仗"，形误，据医统本、汲古阁本改。

④上空至心：原作"土空志心"，据医统本改。

⑤二阴至肺：原作"三阴至肝"，形误，据医统本改。

父，二阳为卫，一阳为纪；三阴为母，二阴为雌，一阴为独使。二阳一阴，阳明主脾[1]病，不胜一阴，脉耎而动[2]，九窍皆沉。三阳一阴，太阳脉胜，一阴不能止[3]，内乱五脏，外为惊骇音海。二阴二阳[4]，病在肺，少阳脉沉，胜肺伤脾，故外伤四肢。二阴二阳皆交至，病在肾，骂詈妄行，癫疾为狂。二阴一阳，病出于肾，阴气客游于心，脘下空窍，堤音湜闭塞不通，四肢别离。一阴一阳代绝，此气[5]至心，上下无常，出入不知，喉嗌音益干燥，病在土脾。二阳三阴，至阴皆在[6]，阴不过于阳，阳气

①脾：《素问·著至教论》《太素·脉论》无此字。

②脉耎而动：原作“耎动”，据医统本、《素问·著至教论》注补“脉、而”二字。

③止：原作“上”，形误，据医统本改。

④二阳：《素问·著至教论》注引《甲乙经》《太素》作“一阳”。

⑤气：医统本作“阴气”。

⑥在：原作“右”，形误，据医统本改。

不能止阴，阴阳竝音并绝，浮为血瘕音贾，沉为脓胕也。

三阳独至者，是三阳并至，并至如风雨，上为癫疾，下为漏血病。三阳者，至阳也。积并则为惊，病起如风至霹音僻雳音力，九窍皆塞，阳气滂溢，呕[①]干一作砖，音文[②]喉塞。并于阴，则上下无常，薄为肠澼。此谓三阳直心，坐不得起卧者，身重，三阳之病也。

黄帝问曰：脉有四时动奈何？

岐伯对曰：彼[③]春之暖，为夏之暑，彼秋之忿，为冬之怒，四变之动，脉与之上下，以春应中规，夏

①呕：医统本作"嗌"。

②文：汲古阁本作"艾"。

③彼：此上医统本有"六合之内，天地之变，阴阳之应"十二字。

应中矩，秋应中衡，冬应中权。是以冬至四十五日，阳气微上，阴气微下；夏至四十五日，阴气微上，阳气微下。阴阳有时，与脉为期，期而相失，如[①]脉所分，分之有期，故知死时。微妙在脉，不可不察，察之有纪，从阴阳始。是故声合五音，色合五行，脉合阴阳。持脉有道，虚静为宝《素问》作保。

春日浮，如鱼之游在波；夏日在肤，泛泛乎万物有余；秋日下肤，蛰虫将去；冬日在骨，蛰虫周密，君子居室。故曰：知内者，按而纪之；知外者，

①如：《素问·脉要精微论》《太素·四时脉诊》杨上善注作“知”。

各乃名字誤

他本作女子同法此誤

他本肱作胠

絡而始之此六者持脉之大法也

赤脉之至也喘而堅診曰有積氣在中時害於食各曰心痺得之外疾思慮而心虚故邪從之

白脉之至也喘而浮上虚下實驚為積氣在胷中喘而虚名曰肺痺寒熱得之醉而使内也

黄脉之至也大而虚有積氣在腹中有厥氣名厥疝女之固法得之疾使四肢汗出當風

青脉之至也長而弦左右弾有積氣在心下支肱名曰肝痺得之寒濕與疝同法腰痛足清頭

终[①]而始之。此六者，持脉之大法也。

赤，脉之至也，喘而坚，诊曰，有积气在中，时害于食，名[②]曰心痹，得之外疾，思虑而心虚，故邪从之。

白，脉之至也，喘而浮，上虚下实，惊，为积气在胸中，喘而虚，名曰肺痹，寒热，得之醉而使内也。

黄，脉之至也，大而虚，有积气在腹中，有厥气，名曰厥疝。女子同法[③]。得之疾使四肢，汗出当风。

青，脉之至也，长而弦，左右弹，有积气在心下支眩[④]，名曰肝痹，得之寒湿，与疝同法，腰痛足清头

---

①终：原作“络”，形误，据医统本改。

②名：原作“各”，形误，据医统本改。

③女子同法：原作“女之固法”，据医统本改。

④眩：医统本作“胠”。

痛

黑脉之至也上坚而大有積氣在少腹與陰名曰腎痺得之沐浴清水而卧形氣有餘脉氣不足死脉氣有餘形氣不足生形氣相得謂之可治脉弱以清是有胃氣命曰易治治之趋之無後其時形氣相失謂之難治色夭不澤謂之難已脉實以堅謂之益甚脉逆四時謂之不治所謂逆四時者

春得肺脉夏得腎脉秋得心脉冬得脾脉其至皆懸絶沉濇者命曰逆

痛。

黑，脉之至也，上坚而大，有积气在少腹与阴，名曰肾痹，得之沐浴，清水而卧。

形气有余，脉气不足，死；脉气有余，形气不足，生。

形气相得，谓之可治。脉弱以滑[1]，是有胃气，命曰易治，治之趋之，无后其时[2]。形气相失，谓之难治；色夭不泽，谓之难已；脉实以坚，谓之益甚；脉逆四时，谓之不治。所谓逆四时者：春得肺脉，夏得肾脉，秋得心脉，冬得脾脉，其至皆悬绝沉涩者，命曰逆。

---

①脉弱以滑：此上《素问·玉机真脏论》有“色泽以浮，谓之易已；脉从四时，谓之可治”十六字，《太素·四时脉诊》同，唯“从”作“顺”。此十六字与后文对仗，故当是本书脱文。又：滑，原作“清”，形误，据医统本改。

②治之趋之，无后其时：《素问·玉机真脏论》《太素·四时脉诊》作“取之以时”四字。

他本和作形

四時未有藏和於春夏而脉沉濇秋冬而脉浮
大病熱脉靜泄而脉大脱血而脉實病在中
而脉實堅一作脉虚病在外而脉不實堅一云脉濇堅
為難治名曰逆四時
黄帝問曰願聞虚實之要
岐伯對曰氣實形實氣虚形虚此其常也反此
者病
穀盛氣盛穀虚氣虚此其常也反此者病
脉實血實脉虚血虚此其常也反此者病
氣盛身熱寒氣虚身熱曰反穀入多而氣少曰反

四时未有脏形[①]，于春夏而脉沉涩，秋冬而脉浮大，病热脉静，泄而脉大，脱血而脉实，病在中而脉实坚一作脉虚，病在外而脉不实坚一云脉涩坚，为难治，名曰逆四时[②]。

黄帝问曰：愿闻虚实之要？

岐伯对曰：气实形实，气虚形虚，此其常也，反此者病。

谷盛气盛，谷虚气虚，此其常也，反此者病。

脉实血实，脉虚血虚，此其常也，反此者病。

气盛身寒[③]，气虚身热，曰反；谷入多而气少，曰反；

①形：原作“和”，据医统本改。

②名曰逆四时：此下《素问·玉机真脏论》有“也”字，全部六字置于上文“秋冬而脉浮大”之后。

③气盛身寒：《素问·刺志论》《太素·虚实脉诊》无此四字。

反乃及字誤

他本作脉有風氣

他本作此謂反也

他本氣出也下有氣實者熱也此脫五字

穀不入而氣多曰反

脉盛血少曰反脉少血多曰反氣盛身寒得之傷寒氣虗身熱得之傷暑穀入多而氣少者得之有所脫血濕居其下也穀入少而氣多者邪在胃反與肺也

脉少血多者飲中熱也脉大血少者有風氣水漿不入此之謂也

夫實者氣入也虗者氣出也氣虗者寒也入實者左手開鍼空也入虗者左手閉閉音鍼空也脉小色不奪者新病也

谷不入而气多，曰反。

脉盛血少，曰反；脉少血多，曰反。气盛身寒，得之伤寒；气虚身热，得之伤暑。谷入多而气少者，得之有所脱血，湿居其下也；谷入少而气多者，邪在胃及[1]与肺也。

脉少血多者，饮中热也；脉大血少者，有[2]风气，水浆不入，此之谓也[3]。

夫实者，气入也；虚者，气出也。气实者，热也[4]；气虚者，寒也。入实者，左手开针空[5]也；入虚者，左手闭[6]针空也[7]。

---

①及：原作“反”，形误，据医统本改。

②有：此上医统本有“脉”字，语气完整，义长。

③此之谓也：医统本作“此谓反也”。

④气实者，热也：原脱，文失对仗，据医统本补。

⑤空：医统本作“孔”，义同。

⑥闭：此下原有注音“音闭”二字，因注音与被注字相同，故删。

⑦也：此下原有“脉小色不夺者，新痛也”，与下页首句重复、为衍文故删去。

重複

他本俱奪者久病也脉與五色俱不奪者新病也此脫十一字多此為二字 他本作肝與腎脉並至 繫作毀 此繫似擊字誤 他本作已見血濕若中水也

脉小色不奪者新病也

脉不奪色奪者久病也

脉與五色俱奪者此為新病也

肝與腎脉俱者其色蒼赤當病繫傷不見血見血而濕若中水也

尺內兩傍則季脇也尺外以候腎尺裏以候腹中附上左外以候肝內以候鬲右外以候胃內以候脾上附上右外以候肺內以候胷中左外以候心內以候膻中前以候前後以候後上竟上者胷喉中事下竟下者少腹腰股

脉小色不夺者，新病也；脉不夺色夺者，久病也；脉与五色俱夺者，久病也；脉与五色俱不夺者[1]，此为新病也。肝与肾脉俱者，其色苍赤，当病毁[2]伤。不见血，已[3]见血，而湿若中水也。

尺内两傍则季胁也，尺外以候肾，尺里以候腹中。附上，左外以候肝，内以候鬲；右外以候胃，内以候脾。上附上，右外以候肺，内以候胸中；左外以候心，内以候膻中。前以候前，后以候后。上竟上者，胸喉中事；下竟下者，少腹腰股

①“久病也；脉与五色俱不夺者”：此十一字原脱，据医统本补。

②毁：原作“繫”。据《太素·五脏脉诊》改。

③已：原脱，据医统本、《素问·脉要精微论》补。

他本而作時

膝脛中事麄大者陰不足陽有餘為熱中腹脹身熱脉大一作小是一逆腹鳴滿四肢清泄脉大者是二逆、衄血不止脉大者是三逆欬音凱且溲血脱形脉小勁者是四逆欬脱形身熱脉小而疾者是五逆如是者不過十五日死矣

其腹大脹四末清一作精脱形泄甚是一逆腹脹後血其脉大而絶是二逆

膝胫中事。粗大者，阴不足，阳有余，为热中。

腹胀，身热，脉大一作小，是一逆。腹鸣满[①]，四肢清，泄，脉大者，是二逆；衄血不止，脉大者，是三逆；咳音凯且溲血脱形，脉小劲者，是四逆；咳脱形，身热，脉小而疾者，是五逆。如是者，不过十五日死矣。

其腹大胀，四末清一作精，脱形泄甚，是一逆。腹胀后[②]血，其脉大而[③]绝，是二逆。

①满：以上医统本有“而”字。

②后：医统本作“便”，其后有小字注文“一作后”。

③而：医统本作“时”。

他本嗽作溲

咳嗽血形肉脱喘是三逆嘔血胸滿引肩背脉小以疾是四逆咳嘔腹脹且飧泄其脉絶是五逆

如是者不及一時而死矣

工不察此而刺者是謂逆治

治熱病脉静汗以出脉盛躁是一逆病泄脉洪大是二逆著痺不移䐃音肉破身熱脉偏絶是三逆婬而脉奪身熱色夭然白及後下衃音披又音普蚘是四逆

他本作後下血衃篤重

咳，嗽[①]血，形肉脱，喘[②]，是三逆；呕血，胸满引肩[③]背，脉小以疾，是四逆；咳，呕，腹胀且飧泄，其脉绝，是五逆。如是者，不及一时而死矣。工不察此而刺者，是谓逆治。

热病[④]，脉静，汗以[⑤]出，脉盛躁，是一逆；病泄，脉洪大，是二逆；着痹不移，腘[⑥]音[⑦]肉破，身热，脉偏绝，是三逆；淫而脉夺，身热，色夭然白，及后下衃音彼，又音普，蚘[⑧]，是四逆；

①嗽：医统本作“溲”。

②喘：此上《灵枢·玉版》有“脉”字。

③肩：医统本无此字。

④热病：此上原有“治”字，因下文无相关治疗内容，故据《灵枢·五禁》删。

⑤以：医统本作“已”。以，通“已”。

⑥腘：《灵枢·五禁》作“䐃”，义长。

⑦音：据前文“䐃”字注音，此下脱“龇”字。

⑧蚘：医统本无此字，另有“笃重”二字连上句读。

寒热夺形，脉坚揣音抟，又音吹上声，是五逆。

五实死，五虚死。脉盛，皮热，腹胀，前后不通，闷瞀音牟，又茂，是谓五实；脉细，皮寒，气少，泄利前后，饮食不入，是谓五虚。浆粥入胃[①]，泄注止，则虚者治[②]，身汗得后利，则实者治。此其候也。

心脉满大，痫瘛音炽，又翅筋挛；肝脉小急，痫瘛筋挛。肝脉瞀暴，有所惊骇，脉不至若喑音阴，不治自已。

肾脉小急，肝脉小急，心脉小急[③]，不鼓，皆为瘕；肾脉大急，肝脉大急沉，皆为疝。肝肾脉并沉为

---

①胃：原脱，据医统本补。

②治：医统本作“活”，下一个“治”字同。

③小急：《太素·五脏脉诊》无此二字，上下连读作“心脉不鼓”。

石水并浮爲風水并虛爲死并小弦欲爲驚

心脉揣滑急爲心疝

肺脉沉揣爲肺疝三陽急爲瘕三陰急爲癇厥

二陽急爲驚

脾脉外鼓沉爲腸澼久自已

肝脉小緩爲腸澼易治

腎脉小揣沉爲腸澼下血血濕素問作溫身熱者死心肝澼亦下血二臟同病者可治其脉小沉濇爲腸澼其身熱者死熱甚七日死素問甚作見

石水，并浮为风水，并虚为死，并小弦欲为惊。

心脉揣滑急为心疝。

肺脉沉揣为肺疝。三阳急为瘕，三阴急为疝[1]；二[2]阴急为痫厥，二阳急为惊。

脾脉外鼓，沉，为肠澼，久自已。

肝脉小缓，为肠澼，易治。

肾脉小揣沉，为肠澼，下血，血湿《素问》作温，身热者死。心肝澼亦下血，二脏同病者可治，其脉小沉涩为肠澼，其身热者死，热甚七日死。《素问》甚作见

①三阴急为疝：原脱，据《素问·大奇论》补。

②二：原作“三”，据医统本、《素问·大奇论》改。

胃脉沉鼓涩，胃外鼓大，心脉小坚急，皆偏枯[1]。男子发左，女子发右。不喑舌转者，可治，三十日起。其从者，喑三岁起。年不满二十者三岁死。

脉至而揣，衄血，身有热者，死。脉来悬钩浮，为热《素问》作常脉。

脉至而揣音传，名曰暴厥，暴厥者，不知与人言。

脉至而数，使人暴惊，三四日自已。

脉至浮合，浮合如数，一息十至以上，是经气予不足也，微见九十日死。

脉至大[2]薪然，是心精予夺也，草干而死。

---

①偏枯：此上医统本、《素问·大奇论》有“鬲”字。

②大：医统本、《素问·大奇论》作“如火”。

脉至如丛棘《素问》作散叶，是肝气予虚也，木[1]叶落而死。

脉至如[2]省客者[3]，脉寒[4]如鼓也，是肾气予不足也，悬去枣华而死。

脉至如丸泥，是[5]胃精予不足也，榆荚落而死。

脉至如横格，是胆气予不足也，禾熟而死。

脉至如弦缕，是胞精予不足也，病善言，下霜而死，不言可治。

脉至如交棘《素问》作交漆，交棘者，左右傍至也，微见三十日而死。

---

①木：原作“未”，形误，据医统本、《素问·大奇论》改。

②如：原作“而”，据体例、医统本改。下一个“如”字同。

③者：此上医统本重一“省客”，语气完足。

④寒：《素问·大奇论》《脉经》卷五第五作“塞”。

⑤是：原无，据体例及医统本补。

脉至如涌泉，浮鼓肌中，是太阳气予不足也，少气味，韭花生而死。

脉至如委[①]土之状，按之不足，是肌气予不足也，五色见黑白，累发而死。

脉至如悬痈，悬痈者，浮揣音抟，音吹，上声，切之益大，是十二腧之气予不足也，水冻而死。

脉至如偃刀，偃刀者，浮之小急，按之坚大，五脏寒热《素问》作菀然，寒热独并于肾，如此其人不得坐，立春而死。

脉至如丸，滑不著《素问》作手不直手，丸滑不著手者，按

①委：医统本作“颓”，义近。

之不可得也是大腸氣予不足也棗葉生而
死
脉至如華者令人善恐不欲坐卧行五常聽是
小腸氣予不足也季秋而死
病形脉診第二上
黄帝問曰邪氣之中人柰何高下有度乎
岐伯對曰身半以上者邪中之身半以下者濕
中之中于陰則留腑中于陽則留于臟
黄帝問曰陰之與陽異名同類上下相會經絡
之相貫也如環之無端夫邪之中人也或中

之不可得也，是大肠气予不足也，枣叶生而死。

脉至如春[①]者，令人善恐，不欲坐卧，行立[②]常听，是小肠气予不足也，季秋而死。

病形脉诊第二上

黄帝问曰：邪气之中人奈何？高下有度乎？

岐伯对曰：身半以上者，邪中之；身半以下者，湿中之；中于阴则留于[③]腑，中于阳则留于脏。

黄帝问曰：阴之与阳，异名同类，上下相会，经络之相贯也，如环之无端。夫邪之中人也，或中

①春：原作“华”，形误，据医统本、《素问·大奇论》改。

②立：原作“五”，形误，据医统本、《素问·大奇论》改。

③于：原脱，据体例补。

他本客作容

於陰或中於陽上下左右無有恒常
岐伯對曰諸陽之會皆在於面人之方乘虚時
及新用力若熱飲食汗出腠理開而中於邪
中於面則下陽明中於項則下太陽中於頰
則下少陽中於膺背兩脇亦中其經中於陰
者常從臂胻音行又胻始夫臂與胻其陰皮薄其
肉淖澤故俱受於風獨傷於其陰也
黄帝問曰此故傷其臟乎
岐伯對曰身之中於風也不必動臟故邪入於
陰經其臟氣實邪氣入而不能客故還之於

于阴，或中于阳，上下左右，无有恒常①。

岐伯对曰：诸阳之会，皆在于面，人之方乘虚时及新用力，若热饮食汗出，腠理开而中于邪，中于面则下阳明，中于项则下太阳，中于颊则下少阳，中于膺背两胁，亦中其经。中于阴者，常从臂胻音行，又胻始。夫臂与胻，其阴皮薄，其肉淖泽，故俱受于风，独伤于其阴也。

黄帝问曰：此故伤其脏乎？

岐伯对曰：身之中于风也，不必动脏。故邪入于阴经，其脏气实，邪气入而不能客②，故还之于

①常：此下《灵枢·邪气脏腑病形》《太素·邪中》有"其故何也"，义长。
②客：医统本作"容"，义近。

腑。是故阳中则留于经，阴中则留于腑。

黄帝问曰：邪之中脏者奈何？

岐伯对曰：恐惧愁忧则伤心，形寒饮冷则伤肺，以其两寒相感，中外皆伤，故气迎[1]而上行。有所堕坠，恶血留内，若有所大怒，气上而不能下，积于胁[2]下则伤肝。有所击仆音付，若醉以[3]入房，汗出当风则伤脾。有所用力举重，若入房过度，汗出浴水[4]则伤肾。

黄帝问曰：五脏之中风奈何？

岐伯对曰：阴阳俱相感，邪乃得往。十二经络，三

①迎：《太素·邪中》作“逆”，义同。

②胁：《脉经》卷六第一、《千金要方》卷十一第一作“左胁”。

③以：《脉经》卷六第五、《千金要方》卷十五第一作“饱”，义长。

④浴水：此上《脉经》卷六第九、《千金要方》卷十九第一有“如”字，如，义同“而”。

他本作而皮又厚

他本作夫色脉與尺之皮膚相應此似脱誤

百六十五絡其血氣皆上於面而走空竅其精陽之氣上走於目而爲睛者其别氣走于耳而爲聽其宗氣上出於鼻而爲臭其濁氣下出於胃走唇舌而爲味其氣之津液皆上薰於面面皮又厚其肉堅故大熱甚寒不能勝之也虚邪之中身也洒淅動其形正邪之中人也微先見於色不知於身若存若亡有形無形莫知其情夫色與天之皮膚相應如桴鼓影響之相應不得相失此亦本末根葉之出候也根死則葉枯矣故色青者其脉弦

百六十五络，其血气皆上于面而走空窍。其精阳之气，上走于目而为睛，其别气走于耳而为听，其宗气上出于鼻而为臭，其浊气下[①]出于胃，走唇舌而为味。其气之津液皆上熏于面，面[②]皮又厚，其肉坚，故大热[③]甚寒不能胜之也。虚邪之中身也，洒淅动其形。正邪之中人也微，先见于色，不知于身，若[④]存若亡，有形无形，莫知其情。夫色脉与尺之皮肤[⑤]相应，如桴鼓影响之相应，不得相失，此亦本末根叶之出候也，根死则叶枯矣。故色青者，其脉弦；

①下：《灵枢·邪气脏腑病形》《太素·邪中》无此字。

②面：医统本作“而”。

③大热：《灵枢·邪气脏腑病形》作“天气”。

④若：此上《灵枢·邪气脏腑病形》有“若有若无”四字，音义谐和，义长。

⑤色脉与尺之皮肤：“色脉与尺”原作“色与天”，据医统本改。

色赤者其脉鈎色黄者其脉代色白者其脉
毛色黑者其脉石色見其色而不得其脉皮
得相勝之脉則死矣得其相生之脉則病已
矣
黄帝問曰五臟之所生變化之病形何如
岐伯對曰先定其色五脉之應其病乃可別也
黄帝問曰色脉已定別之柰何
岐伯對曰調其脉之緩急大小滑澁而病形變
定矣
黄帝問曰調之何如

色赤者，其脉钩；色黄者，其脉代；色白者，其脉毛；色黑者，其脉石。色见其色而不得其脉，反[①]得相[②]胜之脉则死矣；得其相生[③]之脉则病已矣。

黄帝问曰：五脏之所生变化之病形何如？

岐伯对曰：先定其五色五脉之应，其病乃可别也。

黄帝问曰：色脉已定，别之奈何？

岐伯对曰：调其脉之缓急大小滑涩，而病形定[④]矣。

黄帝问曰：调之何如？

---

①反：原作“皮”，形误，据医统本改。

②相：此上《灵枢·邪气脏腑病形》《太素·邪中》有“其”字，符合体例。

③生：医统本作“胜”。

④定：此上原衍“变”字，据医统本删。

岐伯對曰：脉急者，尺之皮膚亦急；脉緩者，尺之皮膚亦緩；脉小者，尺之皮膚亦減而少氣；脉大者，尺之皮膚亦大；脉沉者，尺之皮膚亦沉；脉滑者，尺之皮膚亦滑；脉濇者，尺之皮膚亦濇。凡此六變者，有微有甚。故善調尺者，不待於寸；善調脉者，不待於色。能參合而行之者，可以為上工，十全其九；行二者為中工，中工十全其七；行一者為上工工工，十全其六。行尺膚温一云滑以淖澤者，風也；尺肉弱者，解㑊也；安卧脱肉者，寒熱也；尺膚濇者，風痺也；尺

岐伯对曰：脉急者，尺之皮肤亦急；脉缓者，尺之皮肤亦缓；脉小者，尺之皮肤亦减而少气；脉大者，尺之皮肤亦大；脉沉者，尺之皮肤亦沉；脉滑者，尺之皮肤亦滑；脉涩者，尺之皮肤亦涩。凡此六[①]变者，有微有甚。故善调尺者，不待于寸；善调脉者，不待于色。能参合而行之者，可以为上工，十全其九；行二者为中工，中工十全其七；行一者为下工[②]，十全其六。

尺[③]肤温一云滑以淖泽者，风也；尺肉弱者，解㑊也；安卧脱肉者，寒热也；尺肤涩者，风痹也；尺

①六：医统本无此字。
②下工：原作“上工工工”，据
③尺：此上原衍“行”字，据医统本删。

肤粗如枯鱼鳞者，水泆一作淡饮也；尺肤寒甚脉急一作小寒一作泄，少气也；尺肤热甚脉盛躁音造者，病温；其脉盛而滑者，汗且出也；尺肤烧炙人手《脉经》作烜热，先热后寒者，寒热也；尺肤先寒，久持之而热者，亦寒热也。尺肤[1]淫[2]然热，人迎[3]大者，当夺血。尺坚大[4]脉小，甚则少气，悗有加[5]者，立死《脉经》云：尺紧于人迎者少气闷逸急用加少死。肘所独热者，腰以上热；肘后独热者，肩背热；肘前独热者，膺前热；肘后廉[6]以下三四寸热[7]者，肠中有虫。手所独热者，腰以上一作下热。臂中独热者，腰腹热，

①肤：原脱，据上下文体例及医统本补。
②淫：医统本作“炬”。
③迎：原作“迹”，形误，据医统本、汲古阁本改。
④尺坚大：原作“赤坚”，据医统本改。
⑤悗有加：原作“色有白加”，据医统本改。
⑥廉：原作“麄”，形误，据医统本改。
⑦热：原脱，据医统本补。

清乃青字誤 乃血字誤

掌中熱者腹中熱也掌中寒者腹中寒也魚際白肉有清無脉者胃中有寒也

黃帝問曰人有尺膚緩甚一云又存瘦甚筋急而見此爲何病

岐伯對曰此所謂孤筋孤筋者是人腹必急白色黑色見此病甚孤素問作疹

病形脉診第二下

黃帝問曰脉之緩急小大滑濇之形病何如

岐伯對曰心脉急甚爲瘈音契瘲音從微急爲心痛引背食不下緩甚爲狂笑微緩爲伏梁在心

掌中热者，腹中热也；掌中寒者，腹中寒也。鱼际白肉有清无脉[①]者，胃中有寒也。

黄帝问曰：人有尺肤缓甚一云尺肤瘦甚[②]，筋急而见，此为何病？

岐伯对曰：此所谓狐筋。狐筋者，是人腹必急，白色黑色，见此病甚。狐，《素问》作疹。

病形脉诊第二下

黄帝问曰：脉之缓急、小大、滑涩之病形[③]何如？

岐伯对曰：心脉急甚，为瘈音契疭音从；微急，为心痛引背，食不下；缓甚，为狂笑；微缓，为伏梁，在心

①有清无脉：医统本“清”作“青”；“无”，原作“血”，据医统本改。

②尺肤瘦甚：原作“又存瘦甚”，据医统本改。又，此四字《素问·奇病论》作“尺脉数甚”。

③病形：原倒作“形病”，据本节目录、医统本乙正。

下上下行有時唾血大甚爲喉吤吤微大爲心痺引背善泪音骨出小甚爲善噦音微小爲消痺痺滑甚爲善渴微滑爲心疝引臍少腹鳴澀甚爲瘖微澀爲血溢維厥耳鳴癲疾

肺脉急甚爲癲疾微急爲肺寒熱怠惰欬唾血引腰痛胷若鼻宿一作息肉不通緩甚爲多汗微緩爲痿瘻偏風頭以下汗出不止大甚爲脛腫微大爲肺痺引胷背起惡日光小甚爲泄微小爲消痺滑甚爲息賁上氣微滑爲上下出血澀甚爲嘔血微澀爲鼠一作扁漏在頸

下，上下行，有时唾血；大甚，为喉吤吤；微大，为心痹，引背，善泪[①]（音骨）出；小甚，为善哕（音[②]）；微小，为消瘅[③]；滑甚，为善渴；微滑，为心疝，引脐，少腹鸣；涩甚，为喑；微涩，为血溢，维厥[④]，耳鸣，癫疾。

肺脉急甚，为癫疾；微急，为肺寒热，怠惰，咳唾血，引腰痛[⑤]胸，若鼻宿（一作息）肉不通；缓甚，为多汗；微缓，为痿瘘偏风，头以下汗出不止；大甚，为胫[⑥]肿；微大，为肺痹，引胸背起，恶日光；小甚，为泄；微小，为消瘅[⑦]；滑甚，为息贲上气；微滑，为上下出血，涩甚，为呕血；微涩，为鼠（一作扁）漏，在颈

①泪：医统本作"泪"，义长。
②音：此下无注音，脱文。
③瘅：原作"痺痺"，形误并重复，据医统本改。
④厥：此上医统本有"经络有阳维阴维"七字。
⑤痛：医统本作"背"。
⑥胫：医统本作"颈"。
⑦瘅：原作"痺"，形误，据医统本改。

支腋之间，下不胜其上，甚能喜[1]酸。

肝脉急甚，为恶一作忘言；微急，为肥气，在胁下若覆杯；缓甚，为善呕；微缓，为水瘕痹；大甚，为内痈，善呕，衄；微大，为肝痹，筋[2]缩，咳引少腹；小甚，为多饮；微小，为消瘅[3]；滑甚，为㿉疝；微滑，为遗溺；涩甚，为泆[4]一作淡饮；微涩，为瘈音契疭音从挛筋。

脾脉急甚，为瘈疭；微急，为鬲中，入饮食[5]而还出，后沃沫；缓甚，为痿[6]厥；微缓，为风痿，四肢不用，心慧然若无病；大甚，为击仆音付；微大，为疝气[7]，腹里大脓血在肠胃之外；小甚，为寒热；微小，为

---

①喜：医统本作“善”。

②筋：医统本作“阴”。

③瘅：原作“痺”，形误，据医统本改。

④泆：医统本作“溢”。泆，通“溢”。

⑤入饮食：医统本作“饮食入”。

⑥痿：原作“疾”，形误，据医统本改。

⑦疝气：《脉经》卷三第三作“痞气”，即五积之痞气。此与其他四脏均有积病符合，义长可从。

消瘅；滑甚，为㿉癃；滑小①，为虫毒蛕音回，肠鸣腹热；涩甚，为肠㿉；微涩，为内溃，多下脓血。

肾脉急甚，为骨痿癫疾；微急②，为奔豚沉厥，足不收，不得前后；缓甚，为折脊；微缓，为洞泄。洞泄者，食不化，下嗌还出；大甚，为阴痿音透；微大，为石水，起脐下至小腹，垂垂然，上至胃③脘，死不治；小甚，为洞泄；微小，为消瘅；滑甚，为癃㿉；微滑，为骨痿，坐不能起，起则目无所见，视黑花；涩甚，为大痈；微涩，为不月，沉痔。

黄帝问曰：病有六变者，刺之奈何？

①滑小：据体例当作“微滑”。

②急：原作“息”，形误，据医统本改。

③胃：原作“骨”，形误，据医统本改。

岐伯對曰諸急者多寒緩者多熱大者多氣少
血小者血氣少滑者陽氣甚而微有熱濇者多
血少氣而微有寒是故刺急者深而久畱之
刺緩者淺內而疾發鍼以去其熱刺大者微
瀉其氣無出其血刺滑者疾發針而淺內之
以瀉其陽氣而去其熱刺濇者必中其脈隨
其逆順而久畱之必先按而循之已發針疾
按其痏音悔又音洧無全其血出以知其脈諸小
者陰陽形氣俱不足勿取以針而調之以甘
藥

岐伯对曰：诸急者多寒，缓者多热，大者多气少血，小者血气皆少，滑者阳气甚[①]而微有热，涩者多血少气而微有寒。是故刺急者，深内而久留之；刺缓者，浅内而疾发针，以去其热；刺大者，微泻其气，无出其血；刺滑者，疾发针而浅内之，以泻其阳气，而去其热；刺涩者必中其脉，随其逆顺而久留之，必先按而循之，已发针，疾按其痏音悔，又音洧，无令出血[②]，以知其脉；诸[③]小者阴阳形气俱不足，勿取以针，而调之以甘药。

①甚：医统本作“盛”，义长。

②无令出血：原作“无全其血出”，据医统本改。又，《灵枢·邪气脏腑病形》作“无令其血出”，义顺。

③以知其脉，诸：医统本作“以和其诸脉”。

他本今作令

他本作此陽明之別

他本作治外藏

黃帝問曰五臟六腑之氣滎腧所入爲合令何道從入入安從道

岐伯對曰此脉之别入於内屬於腑者也

黃帝問曰滎腧與合各有名乎

岐伯對曰滎腧治外經合治内府

黃帝問曰治内府柰何

岐伯對曰取之於合

黃帝問曰合各有名乎

岐伯對曰胃合入於三里大腸合入於巨虚上廉小腸合入於巨虚下廉三焦合入於委陽

黄帝问曰：五脏六腑之气，荣腧所入为合，今[①]何道从入，入安从道？

岐伯对曰：此脉[②]之别入于内，属于腑者也。

黄帝问曰：荣腧与合，各有名乎？

岐伯对曰：荣腧治外经，合治内腑。

黄帝问曰：治内腑奈何？

岐伯对曰：取之于合。

黄帝问曰：合各有名乎？

岐伯对曰：胃合入于三里，大肠合入于巨虚上廉，小肠合入于巨虚下廉，三焦合入于委阳，

---

①今：医统本作“令”，义长。

②脉：医统本作“阳明”，《灵枢·邪气脏腑病形》《太素·腑病合输》作“阳脉”，可从。

膀胱合入委中央膽合入於陽陵泉按大腸合於曲池小腸合於小海三焦合於天井今此不同者古之别法也詳巨虚上廉乃足陽明與小腸相合之穴也與胃三里膀胱合委中膽合陽陵泉以脉之所入爲合不同三焦合委陽委陽者乃三焦下輔輸也亦未見爲合之説

黄帝問曰取之柰何

岐伯對曰取之三里者低跗取之巨虚者舉足之委陽者屈伸而取之取之委中者屈膝

膀胱合入于[①]委中央，胆合入于阳陵泉。按[②]大肠合于曲池，小肠合于小海，三焦合于天井。今此不同者，古之别法也。详巨虚上廉乃足阳明与小肠相合之穴也，与胃合[③]三里，膀胱合委中，胆合阳陵泉，以脉之所入为合不同。三焦合委阳，委阳者，乃三焦下辅输也，亦未见为[④]合之说。

黄帝问曰：取之奈何？

岐伯对曰：取之三里者，低跗取之；巨虚者，举足取[⑤]之；委阳者，屈伸而取之；委中者，屈膝

①于：原脱，据体例及医统本补。
②按：此下至本段末“亦未见为合之说”，医统本作小字注文排列。
③合：原脱，据医统本补。
④为：此上医统本有“有”字。
⑤取：原脱，据医统本补。

而取之；阳陵泉者，正立竖膝予之齐，下至委阳之阳取之。诸外经者，揄伸而从[①]之。

黄帝问曰：愿闻六腑之病。

岐伯对曰：面热者，足阳明病；鱼络血者，手阳明病；两跗之上，脉坚若陷者，足阳明病，此胃脉也。

三部九候第三

黄帝问曰：何谓三部？

岐伯对曰：上部、中部、下部。其部各有三部[②]三候，三候者，有天，有地，有人。

①从：医统本作“取”。

②三部：医统本无此二字。

上部天兩額之動脉上部地兩頰之動脉上部
人耳前之動脉
中部天手太陰中部地手陽明中部人手少陰
下部天足厥陰下部地足少陰下部人足太陰
下部之天以候肝地以候腎人以候脾胃之氣
中部之天以候肺地以候胸中之氣人以候心
上部之天以候頭角之氣地以候口齒之氣人
以候耳目之氣三部者三而成天三而成地
三而成人三而三之合爲九九分爲九野九
野爲九臟故神臟五形臟四合爲九臟五臟

上部天，两额之动脉；上部地，两颊之动脉；上部人，耳前之动脉。

中部天，手太阴；中部地，手阳明；中部人，手少阴。

下部天，足厥阴；下部地，足少阴；下部人，足太阴。

下部之天以候肝，地以候肾，人以候脾胃之气。

中部之天以候肺，地以候胸中之气，人以候心。

上部之天以候头角之气，地以候口齿之气，人以候耳目之气。三部者[1]，三而成天，三而成地，三而成人。三而三之合为[2]九，九分为九野，九野为九脏。故神脏五，形脏四，合为九脏。五脏

①三部者：此上医统本有“此”字，语义完足；此下《素问·三部九候论》有“各有天，各有地，各有人”九字。

②为：此上《素问·三部九候论》有“则”字，合于韵律，义长。

已敗其色必夭夭必死矣
黃帝問曰以候柰何
岐伯對曰必先度其形之肥瘦以調其氣之虛
實實則瀉之虛則補之必先去其血脉而後
調之無問其病以平爲期
黃帝問曰決死生柰何
岐伯對曰形盛脉細少氣不以息者危形瘦脉
大胸中多氣者死形氣相得生參伍不調者
病三部九候皆相失者死上下左右之脉相
應如參舂者病甚上下左右相失不可數者

已败，其色必夭，夭必死矣。

黄帝问曰：以候奈何？

岐伯对曰：必先度其形之肥瘦，以调其气之虚实，实则泻之，虚则补之，必先去其血脉而后调之。无问其病，以平为期。

黄帝问曰：决死生奈何？

岐伯对曰：形盛脉细，少气不足以息者，危；形瘦脉大，胸中多气者，死；形气相得者[1]，生；参伍不调者，病。三部九候皆相失者，死；上下左右之脉相应如参舂者，病甚；上下左右相失不可数者，

①者：原无，词不成句，据医统本补。

死中部之候雖獨調與衆臟相失者死中部之候相减者死目内陷者死

黄帝問曰何以知病之所在

岐伯對曰察九候獨小者病獨大者病獨疾者病獨遲者病獨熱者病獨寒者病獨陷下者病以左手于左足上去踝音胯又音課五寸而按之以右手當踝而彈之其應過五寸以上蠕蠕然者不病其應疾中手渾渾音惲然者病中手徐徐然者病其應上不能至五寸彈之不應者死脱肉身不去者死中部乍疎乍數者

死。中部之候虽独调，与众脏相失者死；中部之候相减者死；目内陷者死。

黄帝问曰：何以知病之所在？

岐伯对曰：察[1]九候，独小者病，独大者病，独疾者病，独迟者病，独热者病，独寒者病，独陷下者病。以左手于左足[2]上去踝音胯，又音课五寸而按之，以右手当踝而弹之，其应过五寸以上蠕蠕然者不病，其应疾中手浑浑音愧然者病，中手徐徐然者病。其应上不能至五寸，弹之不应者死；脱肉，身不去者死；中部乍疏乍数者

①察：此下《太素·诊候第一》有“其”字，语气较顺。

②于左足：《太素·诊候第一》无此三字，《素问·三部九候论》作“足上”。

死代脈而鉤者病在絡脈九候之相應也上下若一不得相失一候後則病二候後則病甚三候後則病死素問作病危所謂後者應不俱也察其臟腑以知死生之期必先知經脈而後知病脈真臟脈見者邪勝死素問無死字足太陽之氣絶者其足不可以屈伸死必戴眼

黄帝問曰冬陰夏陽柰何

岐伯對曰九候之脉皆况細懸絶者爲陰主冬素問下有故字以夜半死盛躁喘數者爲陽主夏素問下有故字以日中死素問作是故寒熱病者以平旦死熱

死。代脉[①]而钩者，病在络脉。九候之相应也，上下若一，不得相失。一候后则病，二候后则病甚，三候后则病死《素问》作病[②]危。所谓后者，应不俱也。察其脏腑，以知死生之期，必先知经脉而后知病脉。真脏脉见者，邪胜死《素问》无死字。足太阳之气绝者，其足不可以屈伸，死必戴眼。

黄帝问曰：冬阴夏阳奈何？

岐伯对曰：九候之脉皆况。细悬绝者，为阴，主冬《素问》下有故字，以夜半死；盛躁喘数者，为阳，主夏《素问》下有故字，以日中死《素问》作是故；寒热病者，以平旦死。热

①代脉：《素问·三部九候论》《太素·诊候第一》作“其脉代”。

②病：原作“痈”，形误，据汲古阁本改。

中及热病者，以日中死；病风者，以日夕死；病水者，以夜半死。其脉乍疏乍数，乍迟乍疾者，以《素问》无以字日乘四季死。形肉已脱，九候虽调者犹死；七诊[1]虽见，九候皆顺《素问》作从者不死。所言不死者，风气之病，及经月之病，似七诊之病而非也，故言不死。若有七诊之病，其脉候亦败者，死矣，必发哕音[1]噫音爱。必审问其所始病，与今之所方病，而后《素问》有答字切循其脉，视其经络浮沉，以上下逆顺循之《素问》顺作从。其脉疾者不病，其脉迟者病，不往不《素问》无不来者死，皮肤著者死。

①虽调者犹死七诊：此七字原无，据医统本补。

②音：此下缺注音之字。

黄帝问曰：其可治者奈何？

岐伯对曰：经病者治其经，络病者治其络《素问》二络上有孙字，身有痛《素问》此上有血病字者治其经络。其病者在奇邪，奇邪之脉则缪刺之。留瘦不移，节而刺之；上实下虚，切而顺《素问》作从之，索其结络脉，刺其血以通其气也《素问》作以见通之。瞳子高者，太阳不足；戴眼者，太阳已绝。此决死生之要，不可不察也。

黄帝三部针灸甲乙经卷之四

黄帝三部鍼灸甲乙經卷之五

鍼灸禁忌第一上

黄帝問曰夫四時之氣各不同形百病之起皆
有所生灸刺之道何者為寶

岐伯對曰四時之氣各有所在灸刺之道氣穴
為寶故春刺絡脉諸大經榮分肉之間甚者
深取之間者淺刺取之九卷云春刺榮者正
同於義為是又曰春取絡脉治皮膚

又曰春取經與脉分肉之間二者義亦畧同

素問曰春刺散腧及與分理血出而止

黄帝三部针灸甲乙经卷之五

针灸禁忌第一上

黄帝问曰：夫四时之气，各不同形，百病之起，皆有所生，灸刺之道，何者为宝？

岐伯对曰：四时之气，各有所在，灸刺之道，气穴为宝。故春刺络脉诸荣大经[1]分肉之间，甚者深取之，间者浅刺取之。《九卷》云[2]春刺荣者正同，于义为是。又曰：春取络脉治皮肤。

又曰：春取经与脉分肉之间，二者义亦略同[3]。

《素问》曰：春刺散腧，及与分理，血出而止。

---

①诸荣大经：原作“诸大经荣”，据《太素·本输》乙正。

②《九卷》云……二者义亦略同：本段文字医统本置于下文“《素问》曰……故取络脉分肉之间”之后。据叙事内容，医统本为是。又，“二者义亦略同”六字，医统本作小字注文排列。

③二者义亦略同：医统本作“二者正同，于义为是”，并作小字注文排列。

水乃木字误

又曰春者水始治肝氣始生肝氣急其風疾經脉常深其氣少不能深入故取絡脉分肉之間義亦畧同

又春氣在經脉夏取諸腧孫絡肌肉皮膚之上九卷又曰春刺腧二者正同於義爲是

又曰長夏刺經又曰取盛經絡取分間絶皮膚

又曰夏取分腠治肌肉義亦畧同

素問曰夏刺絡腧見血而止

又曰：春者木[1]始治，肝气始生，肝气急，其风疾，经脉常深，其气少不能深入，故取络脉分肉之间。义亦略同[2]。

又春气在经脉。夏取诸腧孙络肌肉皮肤之上。《九卷》又曰：夏[3]刺腧。二者正同，于义为是[4]。

又曰：长夏刺经。又曰：取盛经络[5]，取分间，绝皮肤。

又曰：夏取分腠，治肌肉。义亦略同。

《素问》曰：夏刺络腧，见血而止。

---

①木：原作“水”，据医统本、《灵枢·本输》改。

②义亦略同：医统本无此四字。

③夏：原作“春”，据《灵枢·本输》改。

④二者正同，于义为是：此八字医统本作小字注文排列。

⑤取盛经络：医统本、《灵枢·四时气》《太素·杂刺》作“夏取盛经孙络”。

又曰夏者火始治心氣始長脉瘦氣弱陽流溢血温於腠内至於經故取盛經分腠絶膚而病去者邪居淺也所謂盛經者陽脉也義亦畧同也

又曰夏氣在絲絡長夏氣在肌肉秋刺諸合餘如春法九巻

又曰秋刺合二者正通於義爲是

又曰秋取氣口治筋脉於義不同

又曰秋取經腧邪氣在腑取之於合

素問曰秋刺皮膚循理上下同法

又曰：夏者火始治，心气始长，脉瘦气弱，阳气[①]流溢，血温于腠，内至于经，故取盛经分腠，绝肤而病去者，邪居浅也。所谓盛经者，阳脉也。义亦略同也。

又曰：夏气在孙[②]络，长夏气在肌肉。秋刺诸合，余如春法。

《九卷》又曰：秋刺合。二者正通，于义为是[③]。

又曰：秋取气口，治筋脉。于义不同。

又曰：秋取经腧，邪气在腑，取之于合。

《素问》曰：秋刺皮肤循理，上下同法。

---

①气：原脱，据医统本补。

②孙：原作“丝”，形误，据医统本改。

③《九卷》又曰……于义为是：此下文字错简、脱文较为严重，与医统本等通行本出入较大。若出校语则无法阅读，故一仍其旧。此句医统本无“秋刺合”三字。

取乃俞字誤

又曰秋者金始治肺将收殺金将勝太陽氣在合陰初勝濕氣反體陰氣未盛未能深入故取腧以瀉陰邪取合以虛陽邪陽氣始衰故取於合是謂始秋之治變也

又曰秋氣在膚閉腠者也

冬取井諸取之分欲深而留之九卷

又曰冬刺井病在臟取之井二者正同於義爲是

又曰冬取經腧治骨髓五臟五臟則同經腧有疑

又曰：秋者金始治，肺将收杀，金将胜，太阳气在合，阴初胜，湿气及[①]体，阴气未盛，未能深入，故取腧以泻阴邪，取合以虚阳邪，阳气始衰，故取于合。是谓始秋之治变也。

又曰：秋气在肤，闭腠者也。

冬取诸井诸腧[②]之分，欲深而留之。

《九卷》又曰：冬刺井，病在脏取之井。二者正同，于义为是。

又曰：冬取经腧，治骨髓五脏。五脏则同，经腧有疑。

①及：原作“反”，形误，据医统本改。

②诸井诸腧：原作“井诸取”，据《灵枢·本输》《太素·本输》补、改。

又曰：冬取井荥。

《素问》曰：冬取腧窍，及于分理，甚者直下，间者散下。腧窍与诸腧之分，义亦略同。

又曰：冬[①]者，水始治，肾方闭，阳气衰少，阴气坚盛，太阳伏沉，阳脉[②]乃去，取[③]井以下阴逆，取荥以通气一云以实阳气。

又[④]曰：冬取井荥，春不鼽音求衄。是为末冬之治变也。

又曰：冬气在骨髓。

春刺夏分，脉乱气微，入淫骨髓，病不得已，令人

---

①冬：原作“各”，形误，据医统本改。

②脉：原无，据医统本补。

③取：据其他春、夏、秋三季文例，此上当有“故”字。

④又：《素问·诊要经终论》作“故”，承上段。

不嗜食又且少氣
春刺秋分筋攣逆氣環爲欬嗽病不已令人時驚又且笑一作哭
春刺冬分邪氣着藏令人腹脹病不已又且欲言語
夏刺春分病不已令人解墮惰
夏刺秋分病不已令人心中悶無言惕惕如人將捕之
夏刺冬分病不已令人少氣時欲怒
秋刺春分病不已令人惕然欲有所爲起而忘之

不嗜食，又且少气。

春刺秋分，筋挛逆气，环为咳嗽，病不已，令人时惊，又且笑一作哭。

春刺冬分，邪气着脏，令人腹胀，病不已，又且欲言语。

夏刺春分，病不已，令人解堕音惰。

夏刺秋分，病不已，令人心中闷，无言，惕惕如人将捕之。

夏刺冬分，病不已，令人少气，时欲怒。

秋刺春分，病不已，令人惕然，欲有所为，起而忘之。

秋刺夏分，病不已，令人益嗜卧，又且喜[①]梦。谓[②]立秋以后。

秋刺冬分，病不已，令人悽悽时寒。

冬刺春分，病不已，令人欲卧不能眠，眠而有见。谓十二月中旬[③]以前。

冬刺夏分，病不已，令人气上，诸痹[④]。

冬刺秋分，病不已，令人善渴。

足之阳者，阴中之少阳也。

足之阴者，阴中之太阴也。

手之阳者，阳中之太阳也。

---

①喜：医统本作“善”。

②谓：原作“谒”，形误，据医统本改。

③旬：原作“自”，形误，据医统本改。

④诸痹：此上医统本有“发为”二字。

手之陰者陽中之少陰也

正月二月三月人氣在左無刺左足之陽

四月五月六月人氣在右無刺右足之陽

七月八月九月人氣在右無刺右足之陰

十月十一月十二月人氣在左無刺左足之陰

刺法曰無刺熇熇音斛之熱無刺漉漉之汗無刺渾渾音魂之脉無刺病與脉相逆者上工刺其未生者也其次刺其未成者也其次刺其已衰者也下工刺其方襲者與其形之盛者也

手之阴者，阳中之少阴也。

正月、二月、三月，人气在左，无刺左足之阳。

四月、五月、六月，人气在右，无刺右足之阳。

七月、八月、九月，人气在右，无刺右足之阴。

十月、十一月、十二月，人气在左，无刺左足之阴。

《刺法》曰：无刺熇熇音斛之热，无刺漉漉之汗，无刺浑浑音魂之脉，无刺病与脉相逆者。上工刺其未生者也，其次刺其未成者也，其次刺其已衰者也。下工刺其方袭者，与其形之盛者也，

他本甚作其

大渴無刺已刺無渴凡脱六字

與其病之與脉相逆者也故曰方甚盛也勿敢毀傷刺其已衰事必大昌故曰上工治未病不治已病大寒無刺大温無疑月生無瀉月滿無補月郭空無治新内無刺已刺無内大怒無刺已刺無怒大勞無刺已刺無勞大醉無刺已刺無醉大飽無刺已刺無飽大飢無刺已刺無飢大渴乘車來者臥而休之如食頃乃刺之步行來者坐而休之如行十里頃乃刺之大驚大怒必定其氣乃刺之

凡禁者脉亂氣散逆其榮衛經氣不次因而刺

与其病之与脉相逆者也。故曰方其[①]盛也，勿敢毁伤。刺其已衰，事必大昌。故曰上工治未病，不治已病。大[②]寒无刺，大温无凝[③]，月生无泻，月满无补，月郭空无治。新内无刺，已刺无内。大怒无刺，已刺无怒。大劳无刺，已刺无劳。大醉无刺，已刺无醉。大饱无刺，已刺无饱。大饥无刺，已刺无饥，大渴[④]。乘车来者，卧而休之，如食顷乃刺之；步行来者，坐而休之，如行十里顷乃刺之。大惊大怒，必定其气，乃刺之。

凡禁者，脉乱气散，逆其荣卫，经气不次，因而刺

①其：原作“甚”，形误，据本书卷七第五、医统本、《素问·疟论》《太素·三疟》改。

②大：《素问·八正神明论》《太素·补泻》作“天”，义长。下一个“大”字同。

③凝：《素问·八正神明论》《太素·补泻》作“疑”，义长，谓可刺，无须怀疑。

④大渴：医统本、《灵枢·终始》作“已渴勿刺，已刺勿渴”，义长。

之，则阳入为阴[①]，阴病出为阳，则邪复生，粗工不察，是谓伐形；身体淫泺，反消脑[②]髓，津液不化，脱其五味，是谓失气也。

黄帝问曰：愿闻刺浅深之分？

岐伯对曰：刺骨者无伤筋，刺筋者无伤肉，刺肉者无伤脉，刺脉者无伤皮，刺皮者无伤肉，刺肉者无伤筋。无伤刺筋骨也[③]。

黄帝问曰：余不知其所谓，愿闻其解[④]？

岐伯对曰：刺骨无伤筋者，针至筋而去，不及骨也；刺筋无伤肉者，至肉而去，不及筋也；

①阳入为阴：医统本作“阳病入于阴”。

②脑：医统本作“骨”。

③无伤刺筋骨也：医统本作“刺筋者无伤骨”。

④解：医统本作“详”。

刺肉無傷脉者至脉而去不及肉也

刺脉無傷皮者至皮而去不及脉也

所謂刺皮無傷肉者病在皮中針入皮無中肉者也

刺肉無傷筋者肉中筋刺筋無傷骨者過筋中骨此之謂反也

刺中心一日死其動為噫

刺中肺三日死其動欬

刺中肝五日死其動為欠素問作語

刺中脾十五日死素問作十日一云作五日其動為呑

刺肉无伤脉者，至脉而去，不及肉也；刺脉无伤皮者，至皮而去，不及脉也。所谓[1]刺皮无伤肉者，病在皮中，针入皮，无中肉也。

刺肉无伤筋者，过肉中筋；刺筋无伤骨者，过筋中骨。此之谓反也。

刺中心，一日死，其动为噫。

刺中肺，三日死，其动为咳。

刺中肝，五日死，其动为欠《素问》作语。

刺中脾，十五日死《素问》作十日，一云作五日，其动为吞[2]。

①所谓：医统本无此二字。

②其动为吞：原作小字注文，据文义改为正文。下“其动为嚏”同。

刺中肾，三日死《素问》作六日，一云作七日，其动为嚏。

刺中胆，一日半死，其动为呕。

刺中膈，为伤中，其病虽愈，不过一岁必死。

刺跗音夫上，中大脉，血出不止死。

刺[1]阴股，中大脉，血出不止死。

刺面，中流脉，不幸为盲。

刺客主人内陷，中脉，为漏，为聋[2]。

刺头，中脑户，入脑立死。

刺膝膑出液，为跛[3]。

刺舌下中脉太过，出血不止，为喑。

①刺：原作“赖”，据体例及医统本改。

②聋：原作“袭”，形误，据医统本改。

③跛：原作“跂”，形误，据医统本改。

刺臂[1]，中太阴脉，出血多，立死。

刺足下布络，中脉，血不出为肿。

刺足少阴脉，重虚出血，为舌难以言。

刺郄，中大脉，令人仆音付脱色。

刺膺中陷脉《素问》曰刺膺中陷，中肺，为喘逆仰息。

刺气街，中[2]脉，血不出为肿，肿鼠䑛音卜。

刺肘中内陷，气归之，为不屈伸。

刺脊间，中髓，为伛。

刺阴股，中阴三寸内陷，令人遗溺。

刺乳上，中乳[3]房，为肿，根蚀音夭，又食。

①臂：医统本作"肾"。
②中：原作"守"，据医统本改。
③乳：原作"乱"，形误，据医统本改。

刺腋下胁间内陷，令人咳音凯。

刺缺盆中内陷，气泄，令人喘咳逆。

刺少腹，中膀胱，溺出，令人少腹满。

刺手鱼腹内陷，为肿，

刺腨音喘，又善肠内陷，为肿。

刺匡[①]上陷骨，中脉，为漏为盲。

《素问》云：刺关节中液出，不得屈伸。

针灸禁忌第一下

黄帝问曰：愿闻刺要。

岐伯对曰：病有浮沉，刺有浅深，各至其理，无过

①匡：原作“巨”，据医统本改。

其道，过之则内伤，不及则生外壅，壅则邪从之。浅深不及，反为大贼，内伤[1]五脏，后生大病。故曰：病有在毫毛腠理者，有在皮肤者，有在肌肉者，有在脉者，有在筋者，有在骨者，有在髓者。是故刺毫毛腠理无伤皮，皮伤则内动肺，肺动则秋病温疟，热厥[2]，淅然寒栗[3]；刺皮无伤肉，肉伤则内动脾，脾动则七十二日四季之月病腹胀烦满，不嗜食；刺肉无伤脉，脉伤则内动心，心动则夏病心痛；刺脉无伤筋，筋伤则内动肝，肝动则春病热而筋弛[4]；刺筋无伤

①伤：《素问·刺要论》作“动”，与下文“内动心、内动肺”等对应。

②热厥：《素问·刺要论》无此二字。

③栗：原作“慄”，形误，据医统本改。

④弛：原作“弛”，义近。

骨，骨伤则内动肾，肾动则冬病胀腰痛；刺骨无伤髓，髓伤则消泺胻音行，又髓酸，体解㑊，然不去矣。

神庭禁不可刺。

上关刺不可深深则令人耳无所闻。

颅息刺不可多出血。

左角刺不可久留。

人迎刺过深杀人。

云门刺不可深深则使人逆息不能食[①]。

脐中禁不可刺。

①不能食：本书卷三第十七无此三字。

伏菟禁不可刺本穴云刺入五分。

三阳络禁不可刺。

复留刺无多见血。

承筋禁不可刺。

然谷刺无多见血。

乳中禁不可刺。

鸠尾禁不可刺。

上刺禁。

头维禁不可灸。

承光禁不可灸。

脑户禁不可灸。

风府禁不可灸。

喑门禁不可灸灸之令人喑。

下关耳中有干擿抵不[1]可灸一作挝。

耳门耳中有脓不可灸。

---

①不：此上医统本有“禁”字，合于体例。下耳门穴同。

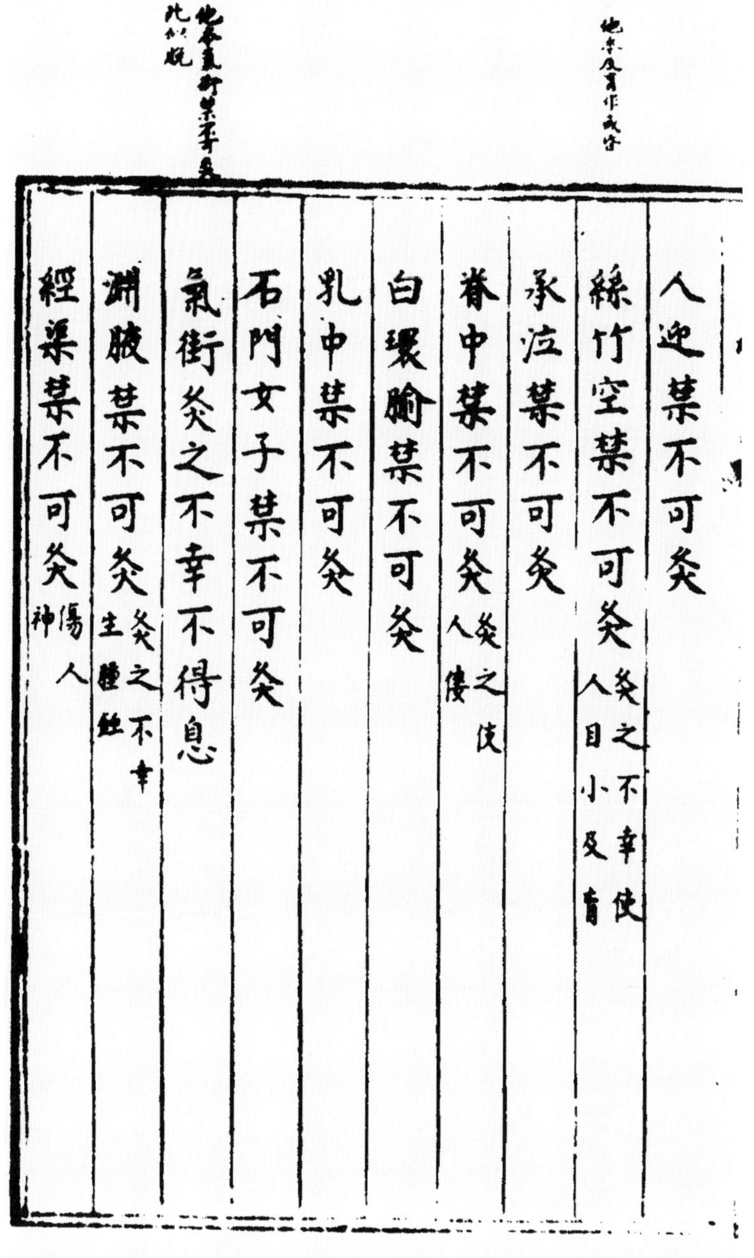

人迎禁不可灸

絲竹空禁不可灸灸之不幸使人目小及盲

承泣禁不可灸

脊中禁不可灸灸之使人僂

白環腧禁不可灸

乳中禁不可灸

石門女子禁不可灸

氣街灸之不幸不得息

淵腋禁不可灸灸之不幸生腫蝕

經渠禁不可灸傷人神

人迎禁不可灸。

丝竹空禁不可灸灸之不幸使人目小及盲。

承泣禁不可灸。

脊中禁不可灸灸之使人偻。

白环腧禁不可灸。

乳中禁不可灸。

石门女子禁不可灸。

气街禁不可灸[①]，灸之不幸不得息[②]。

渊腋禁不可灸灸之不幸生肿蚀。

经渠禁不可灸伤人神。

---

①禁不可灸：此四字原脱，与体例不合，据体例补。

②灸之不幸不得息：依体例当作小字注文。

鳩尾禁不可灸
陰市禁不可灸
陽関禁不可灸
天府禁不可灸使人逆息
伏菟禁不可灸
地五會禁不可灸令人瘦
瘈脉禁不可灸
右灸禁
凡刺中之道必中氣穴無中肉節中氣穴則針游
于苓中肉節則皮膚痛補瀉反則病益篤中

鸠尾禁不可灸。

阴市禁不可灸。

阳关禁不可灸。

天府禁不可灸使人逆息。

伏菟禁不可灸。

地五会禁不可灸令人瘦。

瘈脉禁不可灸。

上灸禁。

凡刺之道，必中气穴，无中肉节，中气穴则针游于巷[①]，中肉节则皮肤痛。补泻反则病益笃。中

①巷：原作“苓”，据医统本、《素问·邪气脏腑病形篇》《太素·府病合输》改。

篤乃筋字誤

篤則筋緩邪氣不出與真相薄亂而不去反

還內着周針不審以順爲逆

凡刺之理補瀉無過其度焉病與脈逆者無刺

形肉已奪是一奪也

大奪血之後是二奪也

大奪汗之後是三奪也

大泄之後是四奪也

新產及大下血是五奪也此皆不可瀉也

黃帝問曰針能殺生人不能起死人乎

岐伯對曰能殺生人不起死生者是人之所受

筋[①]则筋缓，邪气不出，与真相搏，乱而不去，反还内着，用[②]针不审，以顺为逆。

凡刺之理，补泻无过其度焉。病与脉逆者，无刺。

形肉已夺，是一夺也。

大夺血之后，是二夺也。

大夺汗之后，是三夺也。

大泄之后，是四夺也。

新产及大下血，是五夺也。此皆不可泻也。

黄帝问曰：针能杀生人，不能起死人乎？

岐伯对曰：能杀生人，不能起死人者[③]，是人之所生[④]，受

①筋：原作“笃”，据医统本、《素问·邪气脏腑病形篇》《太素·府病合输》改。

②用：原作“周”，形误，据医统本改。

③不能起死人者：原作“不起死生者”，据《灵枢·玉版》改。

④生：原脱，据《医学纲目》卷九引本书补。

氣槃之所注者胃也
胃者水穀氣血之海也海之所行雲雨者天下也胃之所出氣血者經陽也經陽者五臟六腑之大絡也逆而奪之而已矣迎之五里中道而止五里而已往五一作注而藏之氣盡矣故五五二十五而竭其腧矣此所謂奪其天氣故曰闚門而刺之者死於家入門而刺之者死於堂
黄帝問曰請傳之後世以爲刺禁
九鍼九變十二節五刺五邪第二

气于谷[①]，谷[②]之所注者，胃也。

胃者，水谷气血之海也。海之所行云雨者，天下也。胃之所出气血者，经隧[③]也。经隧者，五脏六腑之大络也。逆而夺之而已矣。迎之五里，中道而止，五里而已，五往一作注而脏之气尽矣。故五五二十五而竭其腧矣。此所谓夺其天气。故曰窥[④]门而刺之者，死于家；入门而刺之者，死于堂。

黄帝曰：请传之后世，以为刺禁。

九针九变十二节五刺五邪第二

①于谷：原脱，据《医学纲目》卷九引本书补“于”字，据医统本补“谷”字。

②谷：原作“槃”，据医统本改。

③隧：原作“阳”，据医统本、《灵枢·玉版》改，下一个“隧”字同。

④窥：原作“闺”，乃窥之异体“闚”之形误，据医统本、《灵枢·玉版》改。

馬乃爲字誤

黃帝問曰九針安生

岐伯對曰九針者天地之數也天地之數始於一終於九故一以法天二以法地三以法人四以法四時五以法五音六以法六律七以法七星八以法八風九以法九野

黃帝問曰以針應九之數奈何

岐伯荅曰一者天天者陽也五臟之應天者肺也肺者五臟六腑之蓋也皮者肺之合也人之陽也故馬之治鑱音讒針

鑱針者取法於布針去末半寸卒兑之長一寸

黄帝问曰：九针安生？

岐伯对曰：九针者，天地之数也。天地之数，始于一，终于九。故一以法天，二以法地，三以法人，四以法四时，五以法五音，六以法六律，七以法七星，八以法八风，九以法九野。

黄帝问曰：以针应九之数奈何？

岐伯答曰：一者天，天者阳也；五脏之应天者，肺也；肺者，五脏六腑之盖也；皮者，肺之合也，人之阳也，故为[1]之治鑱音谗针。

鑱针者，取法于布针，去末半寸，卒锐之，长一寸

[1] 为：原作“马”，形误，据医统本改。

他本作取之鑱鍼於病所

真乃員字誤
同乃筩字誤

六分大頭兑其末令無得深入而陽氣出
主熱在頭身故曰在皮膚無常處者得求之
鑱針於病所膚白勿取二者地地者土也人
之所以應土者肉也故爲之治員針
真針者取法於絮針同其身而員其末其鋒如
卵長一寸六分以爲肉分之氣令不傷肌肉
則邪氣令不傷肌肉則邪氣得竭故曰病在
分肉間取以員針三者人也人之所以成生
者血脉也故爲之治鍉音兑針
鍉針者取法於黍粟大其身而員其末黍粟之

六分，大其头锐其末，令无得深入而阳气出。主热在头身。故曰：在[①]皮肤无常处者，得求之镵针于病所。肤白勿取。二者地，地者土也，人之所以应土者，肉也，故为之治员针。

员[②]针者，取法于絮针，筩[③]其身而员其末，其锋如卵，长一寸六分，以泻分肉[④]之气，令不伤肌肉，则邪气得竭。故曰病在分肉间，取以员针。三者人也，人之所以成生者，血脉也，故为之治鍉音兑针。

鍉针者，取法于黍粟，大其身而员其末，如[⑤]黍粟之

①在：此上医统本有“病”字。

②员：原作“真”，形误，承上文及医统本改。

③筩：原作“同”，“筒”之形误，筩，同“筒”，据医统本改。下一个“筩”字同。

④以泻分肉：原作“以为肉分”，据医统本改并乙正。

⑤如：原无，据医统本补。

兊長三寸五分令可以按脉勿陷以致其氣
使邪獨出故曰病在脉少氣當補之者以鍉針
針於井滎分腧四者時也時者於人之四時
八正之風客於經絡之中爲痼病者也故爲
之治以鋒針
鋒針者取法於絮針同其身鋒其末其兩三隅
長一寸六分令可以瀉熱出血發泄痼病故
曰五臟因居者取以鋒針瀉于井滎分腧以
四時也五者音也音者冬夏之分分于子午
陰與陽别寒與熱事兩氣相薄合爲癰腫者

锐，长三寸五分，令可以按脉勿陷，以致其气，使邪独出。故曰病在脉，少气，当补之者，以鍉针，针于井荥分腧。四者时也，时者，于人之四时八正之风，客于经络之中，为痼病者也，故为之治以锋针。

锋针者，取法于絮针，筩其身而锋其末，其刃①三隅，长一寸六分。令可以泻热出血，发泄痼病。故曰：五脏固②居者，取以锋针，泻于井荥分腧，取以四时也。五者音也，音者冬夏之分，分于子午，阴与阳别，寒与热争③，两气相薄，合为痈肿者，

①刃：原作“两”，乃“两”俗写之形误，据医统本改。

②固：原作“因”，形误，据医统本改。

③争：原作“事”，形误，据医统本改。

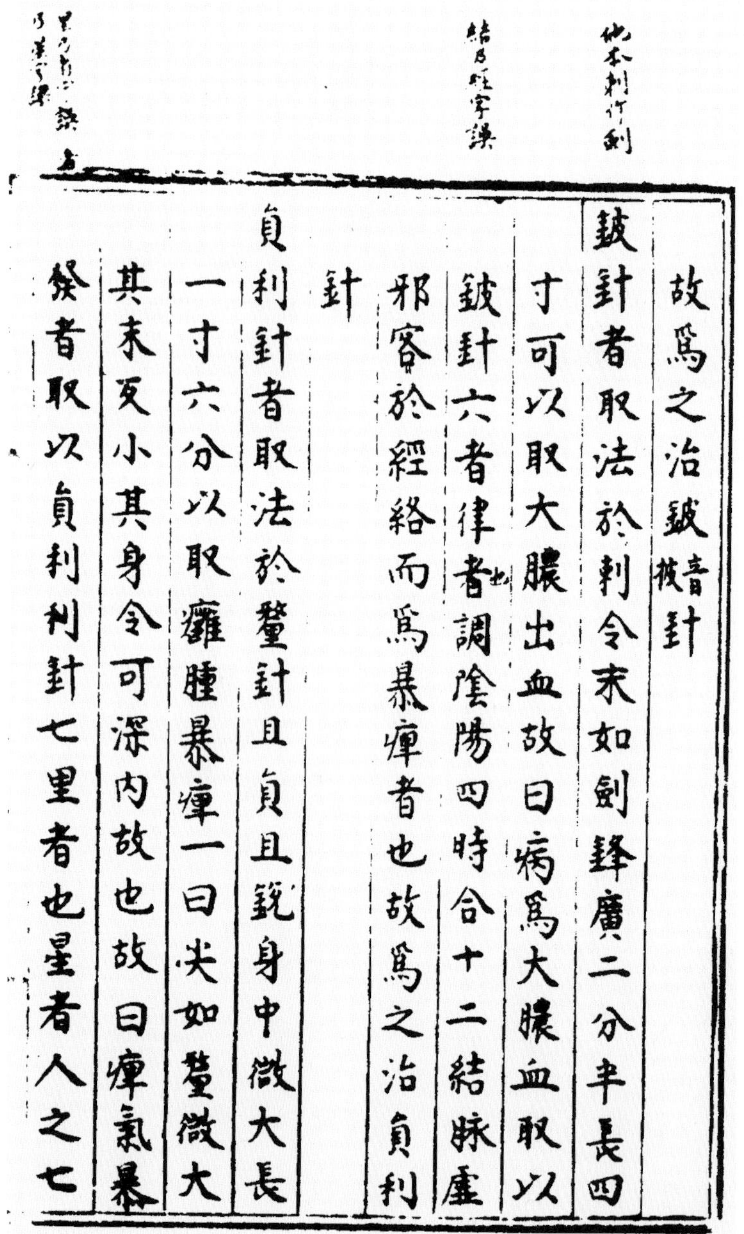

故爲之治鈹音披針

鈹針者取法於剌令末如劍鋒廣二分半長四寸可以取大膿出血故曰病爲大膿血取以鈹針六者律者調陰陽四時合十二結脉虛邪客於經絡而爲暴痺者也故爲之治員利針

員利針者取法於氂針且員且鋭身中微大長一寸六分以取癰腫暴痺一曰尖如氂微大其末反小其身令可深内故也故曰痺氣暴發者取以員利利針七里者也星者人之七

故为之治铍音披针。

铍针者，取法于刺[①]，令末如剑锋，广二分半，长四寸，可以取大脓出血。故曰：病为大脓血，取以铍针。六者律也，律者[②]调阴阳四时，合十二经[③]脉，虚邪客于经络而为暴痹者也，故为之治员利针。

员利针者，取法于氂[④]针，且员且锐，身中微大，长一寸六分，以取痈肿暴痹。一曰尖如氂，微大其末，反小其身，令可深内故也。故曰痹气暴发者，取以员利针。七者星[⑤]也，星者人之七

①剌：医统本作“剑”，义近。
②律者：原无，语气不顺，据医统本补。
③经：原作“结”，形误，据医统本改。
④氂：医统本作“氂”，氂通氂。
⑤七者星：原作“七里者”，据文例及医统本改。

窍，而邪之所客于经，而舍于络，而为病[1]痹者也，故为之治毫针。

毫针者，取法于毫毛，长一寸六分，令尖如蚊虻喙[2]音卓，静以徐往，微以久留，正气因之，真邪俱往，出针而养，主以治痛痹在络也。故曰：病痹气补而去之者，取之毫针。八者风也。风者人之股肱音古八节也。八正之虚风伤人，内舍于骨解腰脊节腠之间，为深痹者也，故为之治长针。

长针者，取法于綦针，长七寸，其身薄而锋利其末，令可以取深邪远痹。故曰病在中者，取以

①病：医统本作“痛”。

②喙：医统本、《灵枢·九针十二原》作“喙”。

長針九者野也野者人之骨解虛風傷人內
舍於骨解皮膚之間也淫邪流溢於身如風
水之狀不能過於機關大節者也故為治之

大針

大針者取法於鋒針一作鍉針其鋒微員長四寸以
瀉機關內外取之大氣之不能關節者也故
水腫不能過於關節者取以大針

凡刺之要官針最妙九針之宜各有所為長短
大小各有所施不得其用病不能移疾淺深
內傷良肉皮膚為癰疾深針淺病氣不瀉反

长针。九者野也，野者人之骨解，虚风伤人，内舍于骨解皮肤之间也，淫邪流溢于身，如风水之状，不能过于机关大节者也，故为之治[1]大针。

大针者，取法于锋针一作鍉针，其锋微员，长四寸，以泻机关之水[2]，取之大气之不能过关节者也。故水肿不能过于关节者，取以大针。

凡刺之要，官针最妙。九针之宜，各有所为。长短大小，各有所施。不得其用，病不能移。疾浅针深，内伤良肉，皮肤为痈；疾深针浅，病气不泻，反

①之治：原倒作“治之”，据文例及医统本乙正。

②之水：原作“内外”，语义不通，据《灵枢·九针十二原》改。

他本謂作請

凡乃九字誤

膾乃俞字誤

他本作血脉也

為大膿病小針大氣瀉大甚病後必為害病大針小大氣不瀉亦為後敗失針之宜大者大瀉小者不移以言其過謂言其所施

凡刺有九以應九變一曰一曰腧刺腧刺者刺諸經滎腧藏膾也二曰道刺道刺者病在上取之下刺府腧也三曰經刺經刺者刺大經之結絡經分也四曰絡刺絡刺者刺小絡之血絡也五曰分刺分刺者刺分肉之間也六曰大瀉刺一曰太刺大瀉刺者刺大膿以鈹針也

为大脓。病小针大，气泻大甚，后[①]必为害；病大针小，大气不泻，亦为后败。失针之宜，大者大泻，小者不移，以言其过，请[②]言其所施。

凡刺有九，以应九变[③]。一曰腧刺。腧刺者，刺诸经荥腧脏腧[④]也。二曰道刺[⑤]。道刺者，病在上，取之下，刺腑腧也。三曰经刺。经刺者，刺大经之结络经分也。四曰络刺。络刺者，刺小络之血络[⑥]也。五曰分刺。分刺者，刺分肉之间也。六曰大泻刺一曰太刺。大泻刺者，刺大脓以铍针也。

①后：此上原衍“病”字，不合四字韵文，据医统本删。

②请：原作“谓”，形误，据医统本改。

③变：此下原衍“一曰”二字，据医统本删。

④腧：原作“脍”，形误，据医统本改。

⑤道刺：《灵枢·官针》作“远道刺”，意更明晰。

⑥络：医统本作“脉”。

臣乃巨字誤 之乃右字誤

他本銀皆作報

七曰毛刺毛刺者刺浮痺於皮膚也

八曰臣刺巨刺者左取右之取左也

九曰焠刺焠刺者燔（音煩）針取痺氣也

凡刺有十二節以應十二經

一曰偶刺偶刺者以手直心若背直痛所一刺前一刺後以刺心痺刺此者傍針之

二曰銀刺銀刺者刺痛無常處上下行者直內拔針以左手隨病所按之乃出針復刺之

三曰恢刺恢刺者直刺傍之舉之前後恢筋急以治筋痺（恢音灰）

七曰毛刺。毛刺者，刺浮痹于皮肤也。八曰巨[①]刺。巨刺者，左取右，右[②]取左也。九曰淬刺。淬刺者，燔音烦针取痹气也。

凡刺有十二节，以应十二经。

一曰偶刺。偶刺者，以手直心若背，直痛所，一刺前，一刺后，以刺心痹。刺此者傍针之。

二曰报[③]刺，报刺者，刺痛无常处，上下行者，直内拔针，以左手随病所按之，乃出针复刺之。

三曰恢刺。恢刺者，直刺傍之，举之前后恢筋急，以治筋痹。恢，音灰

---

①巨：原作“臣”，形误，据下文“巨刺者”、医统本改。

②右：原作“之”，据医统本改。

③报：原作“银”，形误，据医统本、《灵枢·官针》改。以下凡“报刺”者同。

他本陽作揚

他本作刺骨痺[illegible]搖而深之

四曰齊刺齊刺者直入一傍入二以治寒熱氣小深者或曰參刺參刺者治痺氣小深者也

五曰陽刺陽刺者正内一傍内四而浮之以治寒熱之博大者也

六曰直針刺直針刺者引皮乃刺之以治寒氣之淺者也

七曰腧刺腧刺者直入直出稀發針而深之以治盛而熱者也

八曰短刺短刺者骨痛稍搖而瀉之致針骨所以上下摩骨也

四曰齐刺。齐刺者，直入一，傍入二，以治寒热气小深者。或曰参刺。参刺者，治痹气小深者也。

五曰阳刺。阳刺者，正内一，傍内四而浮之，以治寒热之博大者也。

六曰直针刺。直针刺者，引皮乃刺之，以治寒气之浅者也。

七曰腧刺。腧刺者，直入直出，稀发针而深之，以治盛[1]而热者也。

八曰短刺。短刺者，刺骨痹[2]，稍摇而泻[3]之，致针骨所，以上下摩骨也。

①盛：此上医统本有“气”字。

②刺骨痹：原作“骨痛”，据医统本改，以与上文“刺心痹”“治筋痹”相类。

③泻：医统本作“深”。

九曰浮刺。浮刺者，傍入而浮之。此治肌急而寒者也。

十曰阴刺。阴刺者，左右卒[1]刺之。此治寒厥中寒者，取踝[2]后少阴也。

十一曰傍刺[3]。傍刺者，直刺傍刺各一。此治留痹久居者也。

十二曰赞刺。赞刺者，直入直出，数发针而浅之，出血。此治痈肿者[4]也。

脉之所居，深不见者，刺之微内针而久留之，致其脉空。脉气之[5]浅者勿刺，按绝其脉刺之，无令

①卒：医统本作“率”。

②踝：原作“深”，形误，据医统本、《灵枢·官针》改。

③傍刺：《灵枢·官针》《太素·十二刺》作“傍针刺”。

④此治痈肿者：《灵枢·官针》作“是谓治痈肿”。

⑤之：《灵枢·官针》《太素·三刺》无此字。

精出獨出其邪氣耳所謂三刺之則穀氣出
者先淺刺絕皮以出陽邪再刺則陰邪出者少
益深絕皮致肌肉未入分肉之間後刺深之
以入分肉之間則穀氣出矣
故刺法曰始刺淺之以逐陽邪之氣後刺深之
以致陰邪之氣最後刺極深之以下穀此之
謂也
此文解乃後針道終始篇三刺及至穀邪之
文也
故用針者不知年之所加氣之盛衰虛實之所

精出，独出其邪气耳。所谓三刺之[1]则谷气出者，先浅刺绝皮以出阳邪；再刺则阴邪出者，少益深，绝皮，致肌肉，未入分肉之间；后刺深之[2]，以入分肉之间，则谷气出矣。

故《刺法》曰：始刺浅之，以逐阳邪之气[3]；后刺深之，以致阴邪之气；最后刺极深之，以下谷气。此之谓也。

此文解乃后《针道终始篇》三刺至谷气[4]之文也[5]。

故用针者，不知年之所加，气之盛衰，虚实之所

①之：《灵枢·官针》《太素·三刺》无此字，义长。

②后刺深之：《灵枢·官针》《太素·三刺》无此四字。

③阳邪之气：《灵枢·官针》《太素·三刺》作“邪气”。

④至谷气：原作“及至谷邪”，据本书卷五《针道终始》删、改。

⑤此文解……之文也：此段文字医统本作小字注文排列。

起不可以爲工矣

凡刺有五以應五臟

一曰半刺半刺者淺內而疾發針無針傷肉如

拔髮狀以取皮氣此肺之應也

二曰豹文刺豹文刺者左右前後針之中脉爲

故以取經絡之血者此心之應也

三曰關刺關刺者直刺左右盡筋上以取筋痺

慎無出血此肝之應也

四曰合谷刺或曰淵刺又曰豈刺合谷刺者左

右鷄足針于分肉之間以取肌痺此脾之應

起，不可以为工矣。

凡刺有五，以应五脏。一曰半刺。半刺者，浅内而疾发针，无针伤肉，如拔发状，以取皮气，此肺之应也。二曰豹文刺。豹文刺者，左右前后针之，中脉为故，以取经络之血者，此心之应也。三曰关刺。关刺者，直刺左右，尽筋上，以取筋痹，慎无出血，此肝之应也。四曰合谷刺。或曰渊刺，又曰岂刺。合谷刺者，左右鸡足，针于分肉之间，以取肌痹，此脾之应

他本待作持

他本姓作性

也

五曰腧刺腧刺者直入直出深内之至骨以取

骨痺此腎之應也

黄帝問曰刺有五邪何謂五邪

岐伯對曰病有待癰者有大者有小者有熱者

有寒者是謂五邪

凡刺癰邪用鈹針無迎隴易俗移姓不得膿

越道更行去其鄉不安其處所乃散亡諸陰

陽遇癰所者取之其腧瀉也

凡刺大邪用鋒針曰以少泄奪其有餘乃益虛

也。五曰腧刺。腧刺者，直入直出，深内之至骨，以取骨痹，此肾之应也。

黄帝问曰：刺有五邪，何谓五邪？

岐伯对曰：病有待[①]痈者，有大[②]者，有小[③]者，有热者，有寒者，是谓五邪。

凡刺痈邪用铍针[④]无迎陇。易俗移性[⑤]不得脓。越[⑥]道更行去其乡。不安处[⑦]所乃散亡。诸阴阳遇[⑧]痈所者，取之其腧，泻也。

凡刺大邪用锋针[⑨]曰以少，泄其[⑩]有余乃益虚[⑪]

①待：医统本作“持”，《太素·五邪刺》作“时”，均同韵互假。

②大：《灵枢·刺节真邪》《太素·五邪刺》作“容大”。

③小：《灵枢·刺节真邪》《太素·五邪刺》作“狭小”。

④用铍针：《灵枢·刺节真邪》《太素·五邪刺》无此三字。本段及下文均为七言韵文，故乃注文杂入。

⑤性：原作“姓”，形误，据医统本改。

⑥越：《太素·五邪刺》作“诡”。

⑦处：此上原衍“其”字，据医统本删。

⑧遇：《灵枢·刺节真邪》《太素·五邪刺》作“过”，义长。

⑨用锋针：《灵枢·刺节真邪》《太素·五邪刺》无此三字。本段及下文均为七言韵文，故乃注文杂入。

⑩其：此上原有“夺”字，不合七字韵文，疑似以“夺”注“泄”字，据文理删。

⑪乃益虚：此三字亦是注文窜作正文。

他本俱作出

摽音票其道針其邪于肌肉視之無有乃自直道刺諸陽分肉之間

凡刺小邪用員針曰以大補益其不足乃無害視其所在迎之界遠近盡至不得外侵而行之乃自貴刺分肉之間

凡刺熱邪用鑱針越而滄游不歸乃無病爲開道乎闢其門户使邪得出病乃已

凡刺寒邪用毫針曰以温徐往疾去以致其神門户以閉氣不分虚實得調真氣乃存

繆刺第三

摽音票其道，针其邪于肌肉亲[①]，视之无有反其真[②]。刺诸阳分肉之间。

凡刺小邪用员针[③]曰以大，补益其不足乃无害；视其所在迎之界，远近尽至不得外。侵而行之乃自贵，刺分肉之间。

凡刺热邪用鑱针[④]越而沧，出[⑤]游不归乃无病；为开道乎辟门户，使邪得出病乃已。

凡刺寒邪用毫针[⑥]曰以温，徐往疾去以致其神，门户已闭气不分，虚实得调真气存[⑦]。

缪刺第三

①亲：原脱，据《灵枢·刺节真邪》《太素·五邪刺》补。

②反其真：原作“乃自直道”，义理难解，据《灵枢·刺节真邪》《太素·五邪刺》改。

③用员针：《灵枢·刺节真邪》《太素·五邪刺》无此三字。本段为七字韵文，此三字当白注文窜入。

④用鑱针：《灵枢·刺节真邪》《太素·五邪刺》无此三字。本段为七字韵文，此三字乃注文窜入。

⑤出：原脱，据医统本、《灵枢·刺节真邪》《太素·五邪刺》补。

⑥用毫针：《灵枢·刺节真邪》《太素·五邪刺》无此三字。本段为七字韵文，此三字乃注文窜入。

⑦存：此上原衍“乃”字，文不成韵，据医统本删。

他本遲作連此以誤

黄帝問曰何謂繆刺
岐伯對曰夫邪之客於形也必先舍於皮毛留
而不去入舍於絡脉留而不去入舍於經脉
内遲五臟散於腸胃陰陽俱感五臟乃傷此
邪之從皮毛而入極於五臟之次也如此則
治其經焉
今邪客於皮毛入舍於孫脉留而不去閉塞不
通不得入經溢於大絡而生奇病焉
夫邪客大絡者左注右右注左上下左右與經
相干而布於四末其氣無常處不及於經腧

黄帝问曰：何谓缪刺？

岐伯对曰：夫邪之客于形也，必先舍于皮毛，留而不去，入舍于络脉，留而不去，入舍于经脉，内连[①]五脏，散于肠胃，阴阳俱感，五脏乃伤。此邪之从皮毛而入，极于五脏之次也。如此则治其经焉。

今邪客于皮毛，入舍于孙络[②]，留而不去，闭塞不通，不得入经，溢于大络而生奇病焉。

夫邪客大络者，左注右，右注左，上下左右，与经相干而布于四末，其气无常处，不及于经腧，

①连：原作“迟”，形误，据医统本、《素问·缪刺论》《太素·量缪刺》改。

②络：原作“脉”，据《素问·缪刺论》《太素·量缪刺》改。

名曰繆刺

黃帝問曰以左取右以右取左其與巨刺何以別之

岐伯對曰邪客於經也左盛則右病右盛則左病易且移者左痛未已而右脉先痛如此者必巨刺之必中其經非絡脉也故絡病者其痛與經脉繆處故曰繆刺

巨刺者刺其經繆刺者刺其絡

黃帝問曰繆刺取之何如

岐伯對曰邪客於足少陰之絡令人卒心痛暴

名曰缪刺。

黄帝问曰：以左取右，以右取左，其与巨刺何以别之？

岐伯对曰：邪客于经也，左盛则右病，右盛则左病，易[①]且移者，左痛未已而右脉先病[②]，如此者必巨刺之。必中其经，非络脉也。故络病者，其痛与经脉缪处，故曰缪刺。

巨刺者刺其经，缪刺者刺其络[③]。

黄帝问曰：缪刺取之何如？

岐伯对曰：邪客于足少阴之络，令人卒心痛，暴

---

①易：此上医统本有“亦有”二字。

②病：原作“痛”，形误，据医统本改。

③巨刺者……刺其络：此十二字医统本作小字注文排列。

胀，胸胁支[①]满。无积者，刺然谷之前出血，如食顷而已，左取右，右取左。病新发者，五日已。

邪客于手少阴[②]之络，令人喉痹舌卷，口干心烦，臂外廉痛，手不及头。刺手中指当作小指次指爪甲上去端如韭叶，各一痏音悔，又洧，壮者立已，老者有顷已。左取右，右取左，此新病，数日已。

邪客于足厥阴之络，令人卒疝暴痛。刺足大指爪甲上与肉交者各一痏[③]，男子立已，女子有顷已，左取右，右取左。

邪客于足太阳之络，令人头项痛，肩痛。刺足小

①支：原作“久”，形误，据《素问·缪刺论》《太素·量缪刺》改。

②阴：此下医统本有小字注文“一作阳”，《素问·缪刺论》《太素·量缪刺》均作“阳”，故当以“阳”是。

③痏：原作“痛”，形误，据医统本改。

病乃痏字誤

痛乃痏字誤

指爪甲上與肉交者各一病立已不已刺外踝音膀又魯上三痏左取右右取左如食頃已

邪客於手陽明之絡令人氣滿胷中喘急而支胠音祛胷中熱刺手大指次指爪甲上去端如韭葉各一痛左取右右取左如食頃已

邪客於臂掌之間不得屈刺其踝音膀又魯後先以指按之痛乃刺之以月死生為數月生一日一痏音洧又悔二日二痏十五日十五痏十六日十四痏

邪客於陽蹻之脉令人目痛從内眥音際始刺外

指爪甲上与肉交者各一痏[1]，立已。不已刺外踝音膀，又鲁上三痏，左取右，右取左，如食顷已。

邪客于手阳明之络，令人气满胸中，喘急[2]而支胠音祛，胸中热。刺手大指次指爪甲上去端如韭叶，各一痏[3]，左取右，右取左，如食顷已。

邪客于臂掌之间，不得屈，刺其踝音膀，又鲁后，先以指按之，痛乃刺之。以月死生为数[4]，月生一日一痏音洧，又悔，二日二痏[5]，十五日十五痏，十六日十四痏[6]。

邪客于阳跷之脉[7]，令人目痛，从内眦音际始，刺外

①痏：原作“病”，形误，据体例及医统本改。

②急：《素问·缪刺论》《太素·量缪刺》《外台秘要》卷三十九作“息”。

③痏：原作“痛”，形误，据体例及医统本改。

④数：此上《太素·量缪刺》有“痏”字，义更明晰。

⑤痏：本节“邪客于手阳明之络”条此下有“渐多之”三字，义长。

⑥痏：本节“邪客于手阳明之络”条此下有“渐少之”三字，义长。

⑦之脉：《太素·量缪刺》无此二字。

踝之下半寸所，各二痏，左取右，右取左，如行十里顷而已。人有所堕音惰坠，恶血留于内，腹中胀满，不得前后，先饮利药。此上伤厥阴之脉，下伤于少阴之络。刺足内踝之下，然谷之前血脉出血，刺跗音夫上动脉。不已，刺三毛上各一痏音洧，见血立已。左取右，右取左。善惊善悲不乐，刺如上方。

邪客于手阳明之络，令人耳聋，时不闻音[1]，刺手大指次指爪甲上去[2]端如韭叶，各一痏，立闻。不已，刺中指爪甲上与肉交者，立闻。其不

①音：《太素·量缪刺》《外台秘要》卷三十九无此字。

②去：原无，据上文诸例及《素问·缪刺论》《太素·量缪刺》补。

時聞者不可刺也耳中生風者亦刺之如此
數右取左左取右凡痺行往来无常處者在
分肉間痛而刺之以月生死為數用針者隨
氣盛衰以為痏數針過其日數則脫氣不及
其日數則氣不瀉左刺右右刺左病如故復刺
之如法以月死生為數月生一日一痏二日
二痏漸多之十五日十五痏十六日十四痏
漸少之

邪客於足陽明之絡
素問作經王氷云以其脈左右交於面部故舉

时闻者，不可刺也。耳中生风者，亦刺之如此数，右取左，左取右。凡痹行往来无常处者，在分肉间痛而刺之，以月生死为数。用针者，随气盛衰，以为痏数，针过其日数则脱气，不及其日数则气不泻。左刺右，右刺左。病如故[1]，复刺之如法，以月死生为数[2]，月生一日一痏，二日二痏，渐多之；十五日十五痏，十六日十四痏，渐少之。

邪客于足阳明之络《素问》作经。王冰云：以其脉左右交于面部，故举

①病如故：《素问·缪刺论》《太素·量缪刺》作“已止，不已”，义长。

②以月死生为数：《素问·缪刺论》《太素·量缪刺》无此六字。

经脉之病，以明缪刺之类[1]，令人鼽音求衄音肭，上齿寒。刺足中指《素问》注云：刺大指次指爪甲上与肉交者，各一痏。左取右，右取左。

邪客于足少阳之络，令人胁痛不得息，咳音凯而汗[2]出。刺足小指[3]爪甲上与肉交者，各一痏，不得息立已，汗出立止[4]。咳者温衣饮食，一日已。左刺右，右刺左，病立已；不已，复刺如法。

邪客于足少阴之络，令人咽痛，不可内食，无故喜怒，气上走贲上。刺足下中央之络一作脉，各三痏，凡六刺立已，左刺右，右刺左。

---

①《素问》作经……明缪刺之类：此段原为大字正文，但内容与上文无法承接，故据理改为小字注文。

②汗：原作"洋"，形误，据医统本改。

③小指：此下医统本有小字注文"《素》有次指二字"，义长。

④止：原作"正"，形误，据医统本改。

邪客於足太陰之絡令人腰痛引少腹控眇音苗上声不可以仰息刺其腰尻之解两胂音申之上是腰腧以月死生爲痏數發鍼立已左刺右右刺左

邪客於足太陽之絡令人拘攣背急引脇而痛内引心而痛刺之從項始數脊椎俠脊疾按之應手而痛刺入傍三痏立已

邪客於足少陽之絡令人留於樞中痛髀音單又彼不得氣樞中以毫鍼寒則留鍼以月生死爲痏數立已諸經刺之所過者不病則繆刺之

邪客于足太阴之络，令人腰痛，引少腹控眇音苗，上声，不可以仰息①。刺其腰尻之解②，两胂音申之上，是腰腧，以月死生为痏数，发针立已。左刺右，右刺左。

邪客于足太阳之络，令人拘挛背急，引胁而痛，内引心而痛。刺之从项始数脊椎侠脊，疾按之，应手而痛，刺入③傍三痏，立已。

邪客于足少阳之络，令人留于④枢中痛，髀音算，又彼不得气⑤。刺⑥枢中以毫针，寒则留⑦针，以月生死为痏数，立已。诸经刺之，所过者不病，则缪刺之。

---

①仰息：本书卷九第八、《素问·刺腰痛论》《太素·腰痛》作"仰"，《素问》新校正引本书作"俯仰"。

②之解：《素问·刺腰痛论》《太素·腰痛》《千金要方》卷三十第八作"交者"。

③入：《素问·缪刺论》《太素·量缪刺》作"之"。

④留于：《千金要方》卷三十第八、《外台秘要》卷三十九无此二字，义长。

⑤气：此下医统本有小字注文"一作髀不可举"。

⑥刺：原脱，据医统本补。

⑦留：此上《素问·缪刺论》《太素·量缪刺》有"久"字。

耳聋，刺手阳明；不已，刺其过脉出耳前者。齿龋音去，刺手阳明立已；不已，刺其脉入齿中者，立已。

邪客于五脏之间，其病也，脉引而痛，时来时止，视其病脉，缪刺之于手足爪甲上，视其脉，出其血，间日一刺。一刺不已，五刺已。缪传引上齿，齿唇寒[1]，视其手背，脉血者去之。刺足阳明中指爪甲上一痏，手大指次指爪甲上各一痏，立已。左取右，右取左。嗌中肿，不能内唾者[2]，不能出唾者，缪刺然骨之前，出血立已，左取右，右

①寒：此下医统本有小字注文"《素》多一痛字"。

②者：医统本无此字。

他本作原在邪客足少陰絡之下今移在此

取左

嗌中腫至此二十九字素問王冰注遷在邪客於足太陰之絡前

邪客於手少陰太陽足陽明之絡此五絡者皆會於耳中上絡左角五絡俱竭令人身脉皆動而形無知也其狀若尸或曰尸厥刺足大指內側爪甲上去端如韭葉後刺足心後刺足中指爪甲上各有一痏後刺手大指內側爪甲上端如韭葉

素問又云後刺手心主者非也

取左。

嗌[1]中肿至此二十九字，《素问》王冰注原[2]在邪客于足少阴之络前[3]，今移在此。

邪客于手少阴、太阳[4]、足阳明之络，此五络者，皆会于耳中，上络左角。五络俱竭，令人身脉皆动，而形无知也，其状若尸，或曰尸厥。刺足大指内侧爪甲上去端如韭叶，后刺足心，后刺足中指爪甲上各有一痏，后刺手大指内侧爪甲上端如韭叶，《素问》又云后刺手心主者，非也[5]。

①嗌：此上医统本有“自”字，文义较全。又，此下至“足少阴之络前”，医统本作小字注文，是。

②原：原作“迁”，据医统本改。

③之络前：医统本作“络之下”，此后又有“今移在此”四字。

④阳：医统本作“阴”，下有小字注文“一作阳”。

⑤《素问》又云……非也：此段文字显属注文，底本作大字排列，但与上下文无法承接，今改为小字。

后刺手少阴锐骨之端各一痏，立已。不已，以竹筒吹其两耳中，鬄其左角之发方寸，燔音烦治，饮以美酒一杯，不能饮者，灌之，立已。

凡刺之数，先视其经脉，切而循之，审其虚实而调之。不调者，经刺之；有痛而经不病者，缪刺之。目[①]视其皮部，有血络者，尽取之。此缪刺之数也。

针道第四

夫《九墟》及《太素》并作小针之要，易陈而难入也。粗守形，工[②]守神。神乎神，客在门。未睹其病，恶知其源。刺

①目：《素问·缪刺论》《太素·量缪刺》作“因”，义长。

②工：医统本、《灵枢·小针解》作“上”。

之微在數遲粗手關上守機機之不動不離其空空中之機清淨以微其來不可逢其往來不可追知機道者不可掛以髮不知機者叩之不發知其往來要之期粗之闇乎妙哉工獨有之也往者為逆來者為順明之逆順正行無間迎而奪之惡得無虛追而濟之惡得無實迎而隨之以意和之針道畢矣

凡用針者虛則實之滿則泄之菀音苑又鬱陳則除之邪勝則虛之

大要曰徐而疾則實疾而徐則虛言其實與虛

之微，在数迟。粗守[①]关，工[②]守机。机之不动，不离其空，空中之机，清净以微。其来不可逢，其往[③]不可追。知机道者，不可挂以发；不知机者，叩之不发。知其往来，要与之期。粗之闇乎，妙哉工独有之也。往者为逆，来者为顺，明知[④]逆顺，正行无问[⑤]。迎而夺之，恶得无虚；追而济之，恶得无实；迎而随之，以意和之。针道毕矣。

凡用针者，虚则实之，满则泄之，菀音苑，又郁陈则除之，邪胜则虚之。

《大要》曰：徐而疾，则实；疾而徐，则虚。言其[⑥]实与虚，

①守：原作“手”，据医统本、《灵枢·小针解》《太素·九针要道》改。

②工：原作“上”，承上文文例、医统本、《灵枢·小针解》《太素·九针要道》改。

③往：此下原衍“来”字，文不成韵，据医统本、《灵枢·小针解》《太素·九针要道》删。

④知：原作“之”，音误，据医统本、《灵枢·小针解》《太素·九针要道》改。

⑤问：原作“间”，形误，据医统本、《灵枢·小针解》《太素·九针要解》改。

⑥其：《灵枢·九针十二原》《太素·九针要解》无此字，义胜。

若有若无，察后与先，若存若亡，为虚为实，若得若失。夫虚实之要①，九针最妙。补泻之时，以针为之。

泻曰迎之。迎之意，必持而内之，放而出之；排扬出针，疾气得泄；按而引针，是谓内②温。血不得③散，气不得出。

补曰随之。随之意，若忘之，若得之④；若行若按，如蚊虻止；如留如环，去如绝弦；令左属右⑤，其气故止。外门已闭，中气乃实。必无留血，急取诛之。持针之道，坚者为实《素问》作宝。

---

①要：原作“妙”，据《灵枢·九针十二原》《太素·九针要解》改。

②内：原脱，据医统本、《灵枢·九针十二原》《太素·九针要道》补。

③得：原脱，据医统本、《灵枢·九针十二原》《太素·九针要道》补。

④若得之：医统本、《灵枢·九针十二原》《太素·九针要道》无此三字。

⑤右：原作“在”，形误，据医统本、《灵枢·九针十二原》《太素·九针要道》改。

他本作"在肘"陽及與兩衛

正指直刺無針左右神在秋毫屬意病者審視血脈刺之無殆方刺之時必在懸音玄陽及與兩衛一作衝神屬勿去知病存亡取血脈者在腧横居視之獨滿切之獨堅夫氣之在脈也邪氣在上濁氣在中清氣在下故針陷脈則邪氣出針中脈則濁氣出針太深則邪反沉病益甚故曰皮肉筋脈各有所處病各有所舍針各有所宜各不同形各以任其所宜無實實虛虛損不足益有餘是謂重病病益甚取五脈者死取三脈者恇奪陰者厥奪陽者狂

正指直刺，无针左右，神在秋毫。属意病者，审视血脉，刺之无殆。方刺之时，必在悬音玄阳，及与两衡一作冲，神属勿去，知病存亡。取血脉者，在腧横居，视之独满，切之独坚。

夫气之在脉也，邪气在上，浊气在中，清气在下。故针陷脉，则邪气出；针中脉，则浊气出；针太深，则邪反沉，病益甚。故曰：皮肉筋脉，各有所处；病各有所舍，针各有所宜。各不同形，各以任其所宜。无实实虚虚，损不足，益有余，是谓重病，病益甚。取五脉者死，取三脉者恇；夺阴者厥，夺阳者狂。

针害毕矣[①]。

知[②]其所苦[③]。鬲有上下，知其气之所在。先得其道，布而涿之《太素》作希而疏之，稍深而留之，故能除之[④]。

大热在上者，推而下之；从下上者，引而去之，视前痛者，当先取之。

大寒在外，留而补之；入于中者，从合写之。针所不为，灸之所宜。上气不足，推而扬之；下气不足，积而从之；阴阳皆虚，火自当之。厥而寒甚，骨廉陷下；寒过于膝，下陵三里。阴络所过，得之留止；寒入于中，推而行之。经陷下者，即火当

---

①毕矣：据《灵枢校勘记》考证："'知其所苦'上脱去三百余字，而《灵枢·官能》具有之"，一段文字，叙述用针之理，与上文合成义理完整之韵文，据《灵枢·官能》抄录如下："用针之理，必知形气之所在。左右上下，阴阳表里，血气多少，行之顺逆，出入之合，诛伐有过。知解结，知补虚泻实，上下之气；明通于四海，审其所在。寒热淋露，荥腧异处。审于调气，明于经隧。左右支络，尽知其会。寒与热争，能合而调之；虚与实邻，知决而通之；左右不调，把而行之；明于逆顺，乃知可治。阴阳不奇，故知起时。审其本末，察其寒热，得邪所在，万刺不殆。知官九针，刺道毕矣。"

②知：此上亦有文字脱落，据《灵枢·官能》抄录于下："明于五脏，徐疾所在。屈伸出入，皆有条理。言阴与阳，合于五行。五脏六腑，察其所痛，左右上下；知其寒温，何经所在。审之尺肤，寒温滑涩"，以下紧接下文。

③苦：原作"若"，形误，据医统本、《灵枢·官能》改。

④除之：医统本、《灵枢·官能》作"徐入之"，《太素》作"徐之"。

之結絡堅緊火之所治不知其若兩蹻之下
男陽女陰良工所禁針論畢矣
凡刺虛者實之滿者泄之此皆衆工之所共知
也若夫法天則地隨應而動和之若響隨之
若影道無鬼神獨來獨往
凡刺之真必生治神五臟已定九候已明後乃
存針衆脉所見衆凶所聞外內相得無以形
先可玩往來乃施於人虛實之要五虛勿近
五實勿遠至其當發間不容瞚手動若務針
耀而勻靜意視義觀過之變是謂冥冥莫知

之。结络坚紧，火之所治。不知其苦[①]，两跷之下，男阳女阴，良工所禁。针论毕矣。

凡刺虚者实之，满者泄之，此皆众工之所共知也。若夫法天则地，随应而动，和之若响，随之若影，道无鬼神，独来独往。

凡刺之真，必先[②]治神。五脏已定，九候已明，后乃存针。众脉所[③]见，众凶所[④]闻，外内相得，无以形先。可玩往来，乃施于人。虚实之要，五虚勿近，五实勿远。至其当发，间不容瞚[⑤]。手动若务，针耀而匀。静意视义，观过[⑥]之变，是谓冥冥，莫知

①苦：原作“若”，形误，据医统本、《灵枢·官能》改。

②先：原作“生”，形误，据医统本、《素问·宝命全形论》《太素·知针石》改。

③所：此下医统本有小字注文“《素》作不”三字。

④所：此下医统本有小字注文“《素》作弗”三字。

⑤瞚：医统本作“瞋”，《素问·宝命全形论》作“眴”，“瞋”“眴”义同。

⑥过：医统本、《素问·宝命全形论》《太素·知针石》作“适”。

其形，见其乌乌，见其稷稷，从见其飞，不知其谁。伏如横弩，起若发机。刺虚者，须其实；刺实者，须其虚[1]。经气已至，慎守勿失；深浅在志，远近若一；如临深渊，手如握虎，神无营于众物。

黄帝问曰：愿闻禁数。

岐伯对曰：脏有要害，不可不察。肝生于左，肺藏于右，心部于表，肾治于里，脾为之使，胃为之市；膈肓之上，中有父母；七节之傍，中有志心《素问》作小心。顺之有福，逆之有咎，泻必[2]用方《太素》作员，切而转之，其气乃行。疾入徐出，邪气乃出。上

①须其虚：此三字原脱，据上文例及医统本、《素问·宝命全形论》《太素·知针石》补。

②必：原作“之”，据医统本、《灵枢·官能》

伸而迎之搖大其穴氣出乃疾補必用員太素作方外引其皮令當其門左引其樞右推其膚微旋而徐推之必端其正安以靜堅心無解欲微以留氣下而疾出之推其皮蓋其外門真氣乃存用針之要無忘養神瀉者以氣方盛以月方滿以日方溫以身方定以息方吸而內針乃復候其方吸而轉針乃復候其方呼而徐引針補者行也行者移也刺必中其榮復以吸排針也必知形之肥瘦榮衛血氣之衰盛血氣者人之神不可不謹養形乎形

伸而迎之，摇大其穴，气出乃疾；补必用员《太素》作方，外引其皮，令当其门。左引其枢，右推其肤，微旋而徐推之。必端其[①]正，安以静，坚心无解，欲微以留，气下而疾出之。推其皮，盖其外门，真气乃存。用针之要，无忘养神。

泻者[②]，以气方盛，以月方满，以日方温，以身方定，以息方吸而内针，乃复候其方吸而转针，乃复候其方呼而徐引针。补者[③]，行也；行者，移也，刺必中其荣，复以吸排针也[④]。必[⑤]知形之肥瘦，荣卫血气之衰盛。血气者，人之神，不可不谨养。

形乎形，

①其：医统本作“以”。

②泻者：《素问·八正神明论》《太素·本神论》作“泻必用方，方者”。

③补者：《素问·八正神明论》作“补必用员，员者”，《太素·本神论》作：“补者必用其员者”。

④也：此下《素问·八正神明论》有：“故员与方，非针也”七字。

⑤必：此上《素问·八正神明论》有：“故养神者”四字，《太素·本神论》有“养神者”三字。

目瞑瞑。扪其所痛《素问》作问其所痛，索之于经，慧然在前，按之弗得，不知其情，故曰形。神乎神[1]，耳不闻。目明心开而志光，慧然独觉，口弗能言，俱视独见，象若昏，昭然独明，若风吹云，故曰神。三部九候为之原，九针之论不必存。

凡刺之而气不至，无问其数；刺之而[2]气至，乃去之，勿复针。针各有所宜，各不同形，各任其所为。刺之要，气至而效，效之信，若风吹云，昭然于天。凡刺之道毕矣。

节之交，三百六十有五会。知其要者，一言而终[3]；不知其要者，流散无穷。

①神乎神：原作"乎神神"，据《素问·八正神明论》《太素·本神》改。

②而：原无，文气不全，据医统本补。

③终：原作"络"，形误，据医统本、《太素·九针要道》改。

所言節者神氣之所遊行出入也非皮骨筋骨也覩音睹其色一作象察其目知其散復一其形聽其動靜知其邪正右主推之左持而禦之氣至而去之凡將用針必先視脈氣之剔易乃可以病治五臟之氣已絕於內而用針反實其外是謂重竭重竭必死其死也靜治之者輙及其氣取腋與膺五臟之氣已絕於外而用針者反實其內是謂逆厥逆厥則必死其死也躁治之者反取四末刺之害中而不去則泄精害中而去則致氣精泄則病甚

所言节者，神气之所游行出入也，非皮肉筋骨也。

睹音堵其色一作象，察其目，知其散复；一其形，听其动静，知其邪正。右主推之，左持而御之，气至而去之。凡将用针，必先视脉气之剧[①]易，乃可以治病。五脏之气已绝于内，而用针者[②]反实其外，是谓重竭。重竭必死，其死也静。治之者，辄反[③]其气，取腋与膺。五脏之气已绝于外，而用针者反实其内，是谓逆厥。逆厥则必死，其死也躁。治之者，反取四末。刺之害，中而不去则泄精[④]；害中而去则致气；精泄则病甚

①剧：原作“剔”，形误，据医统本、《灵枢·九针十二原》《太素·九针要道》改。

②者：原无，失对仗，据下文文例、医统本、《灵枢·九针十二原》《太素·九针要道》补。

③反：原作“及”，形误，据医统本、《灵枢·九针十二原》《太素·九针要道》改。

④泄精：医统本、《灵枢·九针十二原》《太素·九针要道》作“精泄”。

他本穴字作欠

而恒致氣則生為癰瘍刺針必肅刺腫摇針
經刺勿摇此刺之道也
刺熱者如手探湯刺寒清者如人不欲行刺虚
者刺其去刺實者刺其来刺上関者故不能
穴刺下関者穴不能故刺犢鼻者屈不能
伸刺内関者伸不能屈病高而内者取之陰
陵泉病高而外者取之陽陵泉陰有陽疾者
取之下陵三里正往無殆氣下乃止不下復
始矣

鍼道終始第五

而恇，致气则生为痈疡。

刺针必肃，刺肿摇针，经刺勿摇。此刺之道也。

刺热[1]者，如手探汤；刺寒清者，如人不欲行；刺虚者，刺其去；刺实者，刺其来；刺上关者，故不能欠[2]；刺下关者，欠不能故；刺犊音独鼻者，屈不能伸；刺内关者，伸不能屈。病高而内者，取之阴陵泉；病高而外者，取之阳陵泉。阴有阳疾者，取之下陵三里。正往无殆，气下乃止，不下复始矣。

针道终始第五

①热：医统本、《灵枢·九针十二原》作"诸热"。

②欠：原作"穴"，形误，据医统本、《灵枢·九针十二原》《太素·本输》改。下一个"欠"字同。

陰乃陽字誤 他本謂作請

凡刺之道畢於終始明知終始五臟爲紀陰陽定矣陰者主臟陽者主腑陽受氣於四肢陰受氣於五臟故瀉者迎之補者隨之知迎知隨氣可令和和氣之方必通陰陽五臟爲陰六腑爲陰謹奉天謂言終始

終始者經脉爲紀持其脉口人迎以知陰陽有餘不足平與不平天道畢矣

所以爲平人者不病也不病者脉口人迎應四時也上下相應而俱往來也

六經之脉不結動也本末相遇寒温相守司形

凡刺之道，毕于终始。明知终始，五脏为纪，阴阳定矣。阴者主脏，阳者主腑。阳受气于四肢，阴受气于五脏。故泻者迎之，补者随之。知迎知随，气可令和。和气之方，必通阴阳。五脏为阴，六腑为阳[①]。谨奉天道，请[②]言终始。

终始者，经脉为纪。持其脉口人迎，以知阴阳有余不足，平与不平，天道毕矣。

所以为平人者，不病也。不病者，脉口人迎应四时也，上下相应而俱往来也，六经之脉不结动也。本末相遇，寒温相守司[③]，形

①阳：原作“阴”，据医统本、《灵枢·终始》《太素·人迎脉口诊》改。

②请：原作“谓”，形误，据医统本、《灵枢·终始》《太素·人迎脉口诊》改。

③本末相遇，寒温相守司：《素问·终始》作“本末之寒温之相守司也”，《太素·人迎脉口诊》作“本末之寒温相守司也”。

他本懷作壞

肉血氣必相稱也

是謂平人若少氣者脈口人迎俱少而不稱尺寸如是者則陰陽俱不足補陽則陰竭瀉陰則陽脱如是者可將以甘藥不可飲以至臍如此者弗灸不已者因而瀉之則五臟氣懷矣

人迎一盛病在足少陽一盛而躁在手少陽也

人迎二盛病在足太陽二盛而躁在手太陽也

人迎三盛病在足陽明三盛而躁在手陽明也

人迎四盛且大且數名曰溢陽溢陽為外格也

脈口一盛病在足厥陰一盛而躁在手心主也

肉血气必相称也，是谓平人。若少气者，脉口人迎俱少而不称尺寸。如是者，则阴阳俱不足，补阳则阴竭，泻阴则阳脱。如是者，可将以甘药，不可饮以至剂[1]。如此者弗灸。不已者，因而泻之，则五脏气坏矣。

人迎一盛，病在足少阳，一盛而躁，在手少阳也。

人迎二盛，病在足太阳，二盛而躁，在手太阳也。

人迎三盛，病在足阳明，三盛而躁，在手阳明也。

人迎四盛，且大且数，名曰溢阳，溢阳为外格也。

脉口一盛，病在足厥阴，一盛而躁，在手心主也。

---

①剂：原作“脐”，形误，据医统本、《灵枢·终始》《太素·人迎脉口诊》改。

脉口二盛病在足少陰二盛而躁在手少陰也
脉口三盛病在足太陰三盛而躁在手太陰也
脉口四盛俱大且數名曰溢陰溢陰爲内關不
通死不治
人迎與太陰脉口俱盛四倍已上名曰關格關
格者與之短期
人迎一盛瀉足少陽而補足厥陰二瀉一補日
一取之必切而驗之踈取之上氣和之乃止
人迎二盛瀉足太陽而補足少陰二瀉一補二
日一取之必切驗之踈取之上氣和乃止

脉口二盛，病在足少阴，二盛而躁，在手少阴也。

脉口三盛，病在足太阴，三盛而躁，在手太阴也。

脉口四盛，且[1]大且数，名曰溢阴。溢阴为内关，不通者，死不治。

人迎与太阴脉口俱盛四倍已上，名曰关格。关格者，与之短期。

人迎一盛，泻足少阳而补足厥阴，二泻一补，日一取之，必切而验之，疏[2]取之上，气和之乃止。

人迎二盛，泻足太阳而补足少阴，二泻一补，二日一取之，必切而[3]验之，疏取之上，气和乃止。

①且：原作“俱”，据上文“人迎四盛，且大且数”例及医统本改。

②疏：《太素·人迎脉口诊》作“躁”，《灵枢·终始》虽作“疏”，但张志聪注“疏，当作躁”。以下皆同。

③而：原脱，据上下文例及医统本、《灵枢·终始》《太素·人迎脉口诊》补。

人迎三盛瀉足陽明而補足太陰二瀉一補日
一取之必切而驗之踈取之上氣和乃止
脉口一盛瀉足厥陰而補足少陽二補一瀉日
一取之必切而驗之氣和乃止踈取之
脉口二盛瀉足少陰而補足太陽二瀉一補二
日一取之必切而驗之氣和乃止踈取之
脉口三盛瀉足太陰而補足陽明二補一瀉日
二取之必切而驗之氣和乃止踈取之所以
日二取之日者太陰主胃大富於穀故可日
二取之

人迎三盛，泻足阳明而补足太阴，二泻一补，日一[①]取之，必切而验之，疏取之上，气和乃止。

脉口一盛，泻足厥阴而补足少阳，二补一泻，日一取之，必切而验之，气和乃止，疏取之。

脉口二盛，泻足少阴而补足太阳，二泻一补，二日一取之，必切而验之，气和乃止，疏取之。

脉口三盛，泻足太阴而补足阳明，二补一泻，日二取之，必切而验之，气和乃止，疏取之。所以日二取之者，太阴主胃，大富于谷，故可日二取之。

---

①一：《灵枢·终始》《太素·人迎脉口诊》作“二”。

人迎脈口俱盛四倍靈樞經作三倍已上名曰陰陽俱溢如是者不開則血脈閉塞氣無所行流淫於中五臟內傷如此者因而灸之則變易為病也

凡刺之道氣和乃止補陰瀉陽音聲益彰耳目聰明又此反者血氣不行也

所謂氣至而有效者瀉則益虛虛者脈大如其故而不堅也大如故而堅者適雖言快病未去也補則益實實則脈大如其故而益堅也大如其故而不堅者適雖言快病未病也故

人迎脉口俱盛四倍《灵枢经》作三倍已上，名曰阴阳俱溢。如是者不开，则血脉闭塞，气无所行，流淫于中，五脏内伤。如此者，因而灸之，则变易为病[①]也。

凡刺之道，气和乃止，补阴泻阳，音声益彰，耳目聪明。又[②]此反者，血气不行也。

所谓气至而有效者，泻则益虚，虚者脉大如其故而不坚也。大如故而坚者，适虽言快，病未去也。补则益实，实则脉大如其故而益坚也。大如其故而不坚者，适虽言快，病未去也。故

①为病：医统本作“而为他病”。

②又：医统本、《灵枢·终始》《太素·人迎脉口诊》无此字。

陽邪出下有再刺陰邪出凡脫六字

補則實瀉則虛病雖不隨針减病必衰去矣
必先通十二經之所生病而後可傳於終始
矣
故陰陽不相移虛實不相傾取之其經
凡刺之屬三刺至穀氣邪澼妄合陰陽移居逆順
相反沉浮異處四時不相得稽留淫泆須針
而去故一刺陽邪出三刺則穀氣至而止所
謂穀氣至者已補而實已瀉而虛故以知穀
氣至也
邪氣獨去者陰與陽未能調而病知愈故曰補

补则实，泻则虚，病虽不随针减，病必衰去矣。必先通十二经之所生病，而后可传于终始矣。故阴阳不相移，虚实不相顷，取之其经。

凡刺之属，三刺至谷气，邪僻[①]妄合，阴阳移居，逆顺相反，沉浮异处，四时不相得，稽留淫泆，须针而去。故一刺阳邪出，再刺阴邪出[②]，三刺则谷气至[③]而止。所谓谷气至[④]者，已补而实，已泻而虚，故以知谷气至也。邪气独去者，阴与阳未能调而病知愈。故曰补

①僻：原作“澼”，据《灵枢·终始》《太素·三刺》改。

②再刺阴邪出：原脱，据医统本、《灵枢·终始》《太素·三刺》补。

③谷气至：此下《灵枢·终始》《太素·三刺》重“谷气至”，连下句读。

④至：原作“主”，形误，据医统本改。

则实，泻则虚，病虽不随针减，病必衰去矣。

此文似解前第三篇中。

阳盛而阴虚，先补其阴，后泻其阳而和之。

阴盛而阳虚，先补其阳，后泻其阴而和之。

三[①]脉重《灵枢》作动于[②]足大指之间，必审其虚实。虚而泻之，是谓重虚，重虚病益甚。凡刺此者，以指按之，脉动而实且疾者，则泻之；虚[③]而徐者，则补之。反此者病益[④]甚。三[⑤]脉重于足大指者，谓阳明在上，厥阴在中，少阴在

①三：原作"里"，据底本眉批、医统本改。

②于：原作"手"，形误，据医统本、《太素·三刺》改。

③虚：此上原衍"虚之"二字，据医统本、《灵枢·终始》《太素·三刺》删。

④益：原无，据医统本、《灵枢·终始》《太素·三刺》补。

⑤三：原作"王"，形误，据医统本、正统本、《灵枢·终始》《太素·三刺》改。

下。

膺腧[1]中膺，背腧中背，肩髆[2]音博虚者，取之上。重舌，刺舌柱以铍针也。手屈而不伸者，其病在筋；伸而不可屈者，其病在骨。在骨守骨，在筋守筋。

补泻须一方实[3]，深取之，稀按其痏音悔，以极出其邪气。一方虚，浅刺之，以养其脉，疾按其痏，无使邪气得入。邪气之来也，紧而疾；谷气之来也，徐而和。脉实者，深刺之以泄其气；脉虚者，浅刺之使精气无得出，以养其脉，独出其[4]邪气。刺诸痛者，深刺之；诸痛者，其脉皆实。从腰以上者，手太阴、阳明主之；从腰以下者，足太阴、阳明主之。病在下者，高取之；病在上者

---

①腧：原作“踰”，形误，据医统本、《灵枢·终始》《太素·三刺》改。

②髆：原作“髀”，形误，据医统本、《灵枢·终始》《太素·三刺》改。

③实：原脱，据医统本、《灵枢·终始》《太素·三刺》补。

④紧而疾……独出其：此段文字原脱，据医统本、《灵枢·终始》《太素·三刺》补。

下取之病在頭者取之足病在腰者取之膕病生於頭者頭重生於手者臂重生於足者足重治病者先刺其病所從生者也

春氣在毫毛夏氣在皮膚秋氣在分肉冬氣在筋骨刺此病者各以其時為齊刺肥人者以秋冬為之齊刺瘦人者以春夏為之齊刺病之痛者陰也痛而以手按之不得者亦陰也深刺之癢者陽也淺刺之病在上者陽也在下者陰也病先起於陰者先治其陰後治其陽病先起於陽者先治其陽而後治其陰也久病

下取之。病在头者，取之足；病在腰[①]者，取之膕。病生于头者，头重；生于手者，臂重；生于足者，足重。治病者，先刺其病所从生者也。

春气在毫毛，夏气在皮肤，秋气在分肉，冬气在筋骨。刺此病者，各以其时为齐。刺肥人者，以秋冬为[②]之齐；刺瘦人者，以春夏为之齐。

刺之[③]痛者，阴也；痛而以手按之不得者，亦阴也，深刺之。痒者，阳也，浅刺之。病在上者，阳也；在下者，阴也。病先起于阴者，先治其阴，后治其阳；病先起于阳者，先治其阳，而后治其阴也。久病

①腰：《灵枢·终始》作“足”。

②为：《灵枢·终始》《太素·三刺》无此字。下一个“为”字同。

③刺之：《灵枢·终始》《太素·三刺》作一个“病”字。

者，邪气入深，刺此[1]病者，深入而久留之，间日复[2]刺之，必先调其左右，去其血脉。刺道毕矣。

凡刺之法，必察其形气。形气未脱，少气而脉又躁，躁厥者一作疾，必为缪刺之，散气可收，聚气可布。深居静处，占神往来，闭户塞牖，魂魄不散，专意一神，精气之分，无闻人声，以收其精，必一其神，令志在针；浅而留之，微而浮之，以移其神，气至乃休。男女内外，坚拒勿出，谨守勿内，是谓得气也。

针道自然逆顺第六

①此：《太素·三刺》作“久”字。

②复：原作“后”，形误，据医统本、《灵枢·终始》《太素·三刺》改。

前條逆順肥瘦文後條根結文

黄帝問曰願聞鍼道自然

岐伯對曰用自然者臨深決水不用功力而水可竭也循掘夫衝不顧堅蜜而經可通也此言氣之滑濇血之清濁行之逆順也

黄帝問曰人之黑白肥瘦少長各有數乎

岐伯對曰年質壯大血氣充盛皮膚堅固因加以邪刺此者深而留之此肥人也廣肩腋項肉薄厚皮而黑色唇臨臨然者其血黑以濁其氣濇以遲其人貪於取予刺此者深而留之

前系逆顺肥瘦文，后系根结文

黄帝问曰：愿闻针道自然。

岐伯对曰：用自然者，临深决水，不用功力，而水可竭也。循掘决①冲。不顾坚密②，而经可通也。此言气之滑涩，血之清浊，行之逆顺也。

黄帝问曰：人之黑白、肥瘦、少长各有数乎？

岐伯对曰：年质壮大，血气充盛，皮肤坚固，因加以邪，刺此者，深而留之，此肥人也③。广肩腋项，肉薄厚皮而黑色，唇临临然者，其血黑以浊，其气涩以迟，其人贪于取予。刺此者，深而留之，

①决：原作“夫”，脱笔画形误，据下文“循掘决冲奈何”文例、医统本、《灵枢·逆顺肥瘦》《太素·刺法》改。

②密：原作“蜜”，形误，据医统本改。

③此肥人也：《太素·刺法》无此四字。

多益其数。

黄帝问曰：刺瘦人奈何？

岐伯对曰：瘦人者，皮薄色[①]少，肉廉廉然，薄唇轻言，其血清，其气滑，易脱于气，易损于血。刺此者，浅而疾之。

黄帝问曰：刺常人奈何？

岐伯对曰：视其黑白，各为调之。端正纯厚者，其血气和调。刺此者，无失其常数。

黄帝问曰：刺壮士真骨者奈何？

岐伯对曰：刺壮士真骨，坚肉缓节，验验然一作监监

---

①色：原作“也”，形误，据医统本、《灵枢·逆顺肥瘦》《太素·刺法》改。

血濁下有刺此者深而留之多益其數勁則氣滑血清刺此者淺而疾之也凡脫十七字

然此人重則氣濇血濁刺此者淺而疾之也

黃帝問曰刺嬰兒柰何

岐伯對曰嬰兒者其肉脆血少氣弱刺此者以毫針淺而疾發針日再可也

黃帝問曰臨深決水柰何

岐伯對曰血清氣濁疾瀉之則氣竭矣

黃帝問曰循掘決衝柰何

岐伯對曰血清氣濁疾瀉之則氣竭矣

黃帝問曰循掘決衝柰何

岐伯對曰氣濁氣濇疾瀉之則氣可通也

然，此人重则气涩血浊。刺此者，深而留之，多益其数；劲则气滑血清，刺此者[①]，浅而疾之也。

黄帝问曰：刺婴儿奈何？

岐伯对曰：婴儿者，其肉脆，血少气弱，刺此者以毫针，浅刺[②]而疾发针，日再可也。

黄帝问曰：临深决水奈何？

岐伯对曰：血清气浊，疾泻之，则气竭矣。

黄帝问曰：循掘决冲奈何？

岐伯对曰：血浊气涩，疾泻之，则气可通也。

---

①深而留之……刺此者：此十七字原脱，据医统本、《灵枢·逆顺肥瘦》《太素·刺法》补。

②刺：原脱，据医统本、《灵枢·逆顺肥瘦》《太素·刺法》补。

黄帝问曰：逆顺五体，经络之数，此皆布衣匹夫之士也。食血者《九墟》作血食之君，身体柔脆，肤肉[1]耎音软，又芮弱，血气剽悍滑利，刺之岂可同乎？

岐伯对曰：夫膏粱菽藿之味，何可同也。气滑则出疾，气涩则出迟。气悍则针小而入浅，气涩则针大而入深。深则欲留，浅则欲疾。故[2]刺布衣者，深以留，刺王公大人者，微以徐。此皆因其气之剽音票悍音旱滑利者也。

黄帝问曰：形气之逆顺奈何？

岐伯对曰：形气不足，病气有余，是邪胜也，急泻

---

①肤肉：《灵枢·逆顺肥瘦》《太素·刺法》作“肌肤”，义长。

②故：《灵枢·逆顺肥瘦》《太素·刺法》作“以此观之”四字。

之。形气有余，病气不足，急补之。形气不足，病气不足①，此阴阳俱不足，不可刺之，刺之则重不足，重不足则阴阳俱竭；血气皆尽，五脏空虚，筋骨髓枯，老者绝灭，壮者不复矣。形气有余，病气有余者，此谓阴阳俱②有余也，急泻其邪，调其虚实。故曰有余者泻之，不足者补之，此之谓也。

故曰刺不知逆顺，真邪相薄，实而补之，则阴阳血气皆溢，肠胃充郭，肺肝内胀，阴阳相错。虚而泻之，则经气空虚，血气枯竭，肠胃慑音偏辟③，皮肤薄者，毛腠夭焦音焦。以然待火也，予之死期。故曰：用针之要，在乎

---

①急补之……病气不足：此十一字原无，据医统本、《灵枢·邪气脏腑病形》《太素·刺法》补。

②俱：原作“重”，据医统本、《灵枢·邪气脏腑病形》《太素·刺法》改。

③辟：原作“碎”，形误，据医统本、《灵枢·邪气脏腑病形》《太素·刺法》改。

知调，调阴与阳，精气乃充，合形与气，使神内藏。故上工平气，中工乱经，下工绝气危生，不可不慎也。必察其五脏之变化，五脉之相应，经脉之虚实，皮肤之柔粗，而后取之也。

针道外揣纵舍第七

黄帝问曰：夫九针少则无内，大则无外，恍惚无穷，流溢无极，余知其合于天道人事，四时之变也，余愿浑束[1]为一可乎？

岐伯对曰：夫唯道焉，非道何可小大浅深，杂[2]合为一乎哉。故远者司外揣音喘内，近者司内揣外，

①束：原作“求”，形误，据《灵枢·外揣》《太素·知要道》改。

②杂：原作“离”，形误，据《灵枢·外揣》《太素·知要道》改。

是謂陰陽之極天地之盖

黄帝問曰持針縱舍柰何

岐伯對曰必先明知十二經之本末皮膚之寒熱脉之盛衰滑濇其脉滑而盛者病日進虛而細者久以持大以濇者為痛痺陰陽如一者病難治察其本末上下有熱者病常在其熱已衰者其病亦去矣因持其尺察其肉之堅脆小大滑濇寒熱燥濕因視目之五色以知五臓而决死生視其血脉察其五色以知寒熱痺痛

是谓阴阳之极，天地之盖。

黄帝问曰：持针纵舍奈何？

岐伯对曰：必先明知十二经之本末，皮肤之寒热，脉之盛衰滑涩。其脉滑而盛者病日进，虚而细者久以持，大以涩者为痛痹，阴阳如一者病难治。察其本末上下，有热者病常在，其热已衰者，其病亦去矣。因持其尺，察其肉之坚脆、小大、滑涩、寒热、燥湿。因视目之五色，以知五脏而决死生。视其血脉，察其五色，以知寒热痹痛。

他本作欲端以正安以靜先知虛實而行疾

熱乃執字誤

黄帝問曰持針縱舍余未得其意也

岐伯對曰持針之道欲端而正安之虛實而行疾徐左手熱骨右手循之無與肉果瀉欲端正補必閉膚轉針導氣邪氣不得淫泆真氣以居

黄帝問曰扦皮開腠理柰何

岐伯對曰其分肉左别其膚微内而徐端之適神不散邪氣得去也

黄帝三部鍼灸甲乙經卷之五

黄帝问曰：持针纵舍，余未得其意也。

岐伯对曰：持针之道，欲端而正，安以静[①]。先知[②]虚实，而行疾徐。左手持[③]骨，右手循之，无与肉裹。泻欲端正，补必闭肤。转针导气，邪气不得淫泆，真气以居。

黄帝问曰：扦皮开腠理奈何？

岐伯对曰：因[④]其分肉，左别其肤。微内而徐端之，适神不散，邪气得去也。

黄帝三部针灸甲乙经卷之五

---

①安以静：原作“安之”，据本卷第四、医统本、《灵枢·邪客》《太素·刺法》改。

②先知：原脱，据医统本、《灵枢·邪客》《太素·刺法》补。

③持：原作“热”，形误，据医统本、《灵枢·邪客》《太素·刺法》改。

④因：原脱，据医统本、《灵枢·邪客》《太素·刺法》补。

黄帝三部针灸甲乙经卷之六

八正八虚八风大论

逆顺病本末方宜形志大论

五脏六腑虚实大①论

阴阳清浊顺而②治逆而乱大论

四时风贼③邪气大论

内外形诊老壮肥瘦病旦慧夜甚大论

阴阳大论

正邪袭内生梦大论

五味所宜五脏生病大论

---

①大：原脱，据正文及医统本补。

②而：医统本无此字，下一个“而”字同。

③风贼：医统本作“贼风”。

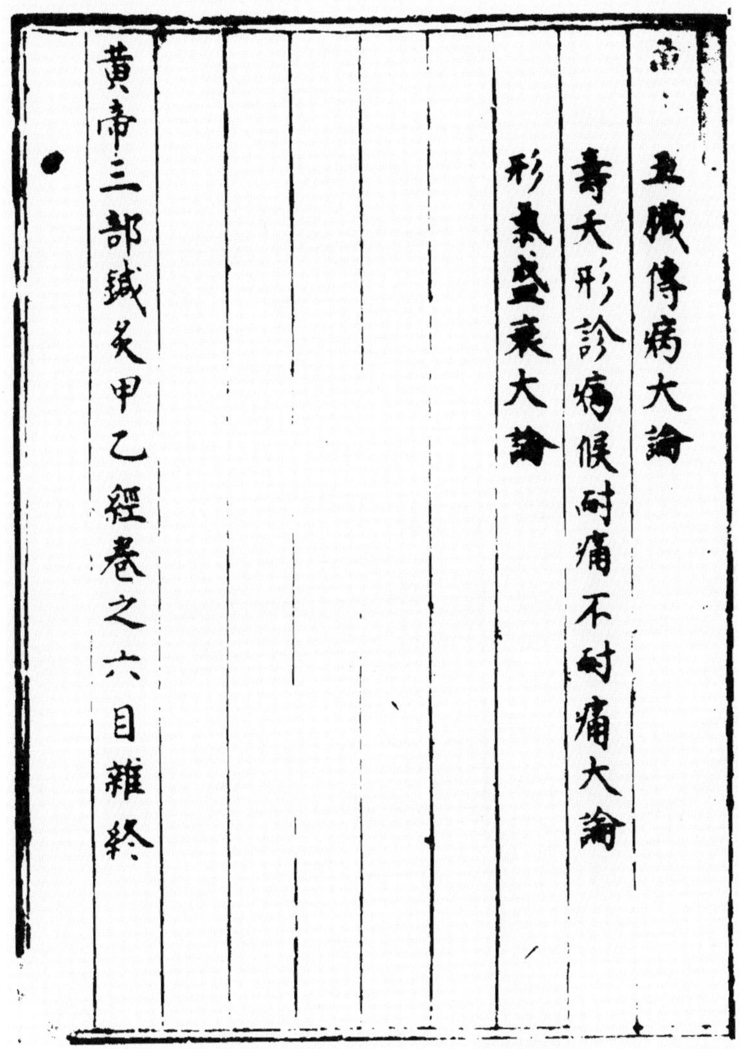

五脏传病大论

寿夭形诊病候耐痛不耐痛大论

形气盛衰大论

黄帝三部针灸甲乙经卷之六目录[①]终

①录：原作“杂”，形误，据文理及正统本改。

八正八虚八风大论第一

黄帝问曰：岁之所以皆同病者，何气使然？

少师对曰：此八正[①]之候也。候此者[②]，常以冬至之日。风从南方来者，名曰虚风，贼伤人者也。其以夜半至者，万民皆卧而不犯者，故其岁万民少病。其昼[③]至者，万民懈惰而皆中于邪风，故万民多病。虚邪入客于骨，而不发于外，至其立春，阳气大发，腠理开，有因立春之日，风从西方来，万民皆中虚风。此两邪相搏，经气结代，故诸逢[④]其风而民遇其雨者，名曰遇岁露焉。因岁

①正：原作"证"，医统本作"症"，据本书目录及《灵枢·岁露》《太素·八正风候》改。

②候此者：此三字原无，文气不顺，据《灵枢·岁露》《太素·八正风候》补。

③昼：原作"尽"，形误，据医统本、《灵枢·岁露》《太素·八正风候》改。

④逢：原作"途"，形误，据医统本、《灵枢·岁露》《太素·八正风候》改。

之和而少贼风者，民少病而少死；岁多贼风邪气，寒温不和，则民多病而死矣。

黄帝问曰：虚邪之风，其所伤贵贱何如，候之奈何？

岐伯对曰：正月朔日，风从西方来而大，名曰白骨。将国有殃，人多死亡。

正月朔日，平旦西北风行，民病十[1]有三也。

正月朔日，日中北风，夏，民[2]多死者一作多病。

正月朔日，平旦北风[3]，春，民多死者。

正月朔日，夕时北风，秋，民多死者。

①十：此上医统本有“多”字。

②夏，民：原倒作“民夏”，据医统本、《灵枢·岁露》《太素·八正风候》乙正。

③平旦北风：原倒作“北风平旦”，据文例及医统本、《灵枢·岁露》《太素·八正风候》乙正。

正月朔日天利和温不風民兄病大寒疾風民多病

二月丑不風民多心腹病

三月戌不温民多寒熱病

四月巳不暑民多病痺音丹又音疸

十月申不寒民多暴死者

諸所謂風者發屋拔樹揚沙石起毫毛發腠理者也

風從其衝後來者曰虚風賊傷人者也主殺害者必謹候虚風而避之避邪之道如避矢石

正[①]月朔日，天时[②]和温，不风[③]，民无病；大寒疾风，民多病。

二月丑不风，民多心腹病。

三月戌不温，民多寒热病。

四月巳不暑，民多病瘅音丹，又音疸。

十月申不寒，民多暴死者。

诸所谓风者，发屋拔树，扬沙石，起毫毛，发腠理者也。

风[④]从其冲后来者，名曰虚风，贼伤人者也，主杀害者，必谨候虚风而谨避之。避邪之道，如避矢石，

---

①正：此上《灵枢·九宫八风》有“正月朔日，风从东方来，发屋，扬沙石，国有大灾也。正月朔日，风从东南方行，春有死亡”共三十三字。《太素·九宫八风》亦有类似文字。

②时：原作“利”，形误，据医统本、《太素·九宫八风》改。

③风：此下《灵枢·九宫八风》《太素·九宫八风》有“糴贱”二字，下一个“风”下有“糴贵”二字。

④风：此上《灵枢·九宫八风》《太素·九宫八风》有“风从其所居之乡来，为实风，主生，长养万物。”

然後邪不能害人
風從南方來名曰太弱風其傷人也內舍於心
外在於脉其氣主爲熱
風從南方來名曰謀風其傷人也內舍於脾外
在於肌肉其氣主爲弱
風從西邊來名曰剛風其傷人也內舍於肺外
在於皮膚其氣主爲燥
風從西北方來名曰折風其傷人也內舍於小
腸外在於手太陽之脉脉絕則泄脉閉則結
不通則善暴死

然后邪不能害人。

风从南方来，名曰大弱风。其伤人也，内舍于心，外在于脉，其气主为热。

风从西[①]南方来，名曰谋风。其伤人也，内舍于脾，外在于肌肉，其气主为弱。

风从西方[②]来，名曰刚风。其伤人也，内舍于肺，外在于皮肤，其气主为燥。

风从西北方来，名曰折风。其伤人也，内舍于小肠，外在于手太阳之脉。脉绝则泄，脉闭则结不通，则善暴死。

①西：原脱，据医统本、《灵枢·九宫八风》《太素·九宫八风》补。

②方：原作“边”，据体例及医统本改。

風從北方來名曰剛大風其傷人也內舍於腎外在骨肩及膂音旅筋其氣主爲寒

風從東北方來名曰凶風其傷人也內舍於大腸外在於兩脇掖音亦骨下及肢節

風從東方來名曰嬰兒風其傷人也內舍於肝外在於筋紐音銀又音近其氣主爲濕

風從東南方來名曰弱風其傷人也內舍於胃外在於肌其氣主爲体重

凡八風者皆從其虛之鄉來若能病人三虛相薄則爲暴病卒死兩實一虛則爲淋露寒熱

风从北方来，名曰大刚风。其伤人也，内舍于肾，外在于骨与肩背之[①]膂音旅筋，其气主为寒。

风从东北方来，名曰凶风。其伤人也，内舍于大肠，外在于两胁、掖音亦骨下及肢节。

风从东方来，名曰婴儿风。其伤人也，内舍于肝，外在于筋纽音银，又音近，其气主为湿。

风从东南方来，名曰弱风。其伤人也，内舍于胃，外在于肌，其气主为体重。

凡此八风者，皆从其虚之乡来，乃[②]能病人。三虚相薄，则为暴病卒死；两实一虚，则为淋露寒热；

---

①之：原作“及”，据医统本、《素问·九宫八风》《太素·九宫八风》改。

②乃：原作“若”，据医统本、《素问·九宫八风》《太素·九宫八风》改。

犯其雨湿之地，则为痿。故圣人避邪，如避矢石。其三虚偏中于邪风，则击[①]仆音付偏枯矣。

黄帝问曰：四时八节[②]风之中人也，因有寒暑，寒则皮肤急，腠理闭；暑则皮肤缓，腠理开，贼风邪气因得以入。将必须八正风邪，乃能伤人乎？

岐伯对曰：不然。贼风邪气之中人也，不得以时，然必因其开也，其入深，其内亟也疾，其病人也卒暴；因其闭也，其入浅以留，其病人也徐以迟[③]。

黄帝问曰：其有寒温和适，腠理不开，然有[④]卒病

---

①击：此上医统本、《素问·九宫八风》《太素·九宫八风》有“为”字。

②节：医统本、《灵枢·岁露》《太素·三虚三实》无此字。

③迟：《太素·三虚三实》作“持”，可参。

④有：原作“其”，据医统本、《灵枢·岁露》《太素·三虚三实》改。

手乃平字誤　色乃毛字誤　久乃人字誤

者其故何也

岐伯對曰人雖手居其腠理開閉緩急固常有時也

黄帝問曰可得聞乎

岐伯對曰人與天地相參與日月相應也故月滿則海水西盛人血氣積肌肉充皮膚緻音致色髮堅腠理郄烟垢著當是之時雖遇賊風其入淺亦不深到其月郭空則海水東盛久血氣虛其衛氣去形獨居肌肉减皮膚緩腠理開毛髮薄䐃音馘垢澤當是之時遇賊風其

者，其故何也？

岐伯对曰：人虽平[1]居，其腠理开闭缓急，固常有时也。

黄帝问曰：可得闻乎？

岐伯对曰：人与天地相参，与日月相应也。故月满则海水西盛，人血气积，肌肉充，皮肤緻音致，毛[2]发坚，腠理郄，烟垢着。当是之时，虽遇贼风，其入浅，亦不深。到其月郭空，则海水东盛，人[3]血气虚，其卫气去，形独居，肌肉减，皮肤缓，腠理开，毛发薄[4]，腘音馘垢泽[5]。当是之时，遇贼风，其

①平：原作“手”，形误，据医统本、《灵枢·岁露》《太素·三虚三实》改。

②毛：原作“色”，形误，据医统本、正统本、《灵枢·岁露》《太素·三虚三实》改。

③人：原作“久”，形误，据医统本、《灵枢·岁露》《太素·三虚三实》改。

④薄：《灵枢·岁露》《太素·三虚三实》作“残”。

⑤腘垢泽：医统本作“䐃垢泽”，《灵枢·岁露》《太素·三虚三实》作“烟垢落”，与上文“烟垢着”成对文，义长。

入深，其病人卒暴。

黄帝问曰：其有卒然暴死[①]者，何邪[②]使然？

岐伯对曰：得三虚者，其死疾；得三实者，邪不能伤人也。

乘年之长衰，逢月之空，失时之和，人气乏少，因为贼风邪气所伤，是谓三虚。故论不知三虚，工反为粗。若逢年之盛，遇月之满，得时之和，虽有贼风邪气，不能伤也。

逆顺病本末方宜形志大论第二

①死：此下《灵枢·岁露》《太素·三虚三实》有“暴病”二字。

②邪：原作“耶”，形误，据医统本、《灵枢·岁露》《太素·三虚三实》改。

黄帝问曰：治民治身，可得闻乎？

岐伯对曰：治民与自治，治彼与治此，治小与治大，治国与治家，未有逆而能治者，夫唯顺而已矣。故人国问其俗，临病人问所便。

黄帝问曰：便病人[①]奈何？

岐伯对曰：夫中热消瘅音丹，又音疸则便寒，寒中之属则便热。胃中热则消谷，令[②]人悬音玄心善饥[③]，脐以上[④]皮热。肠中热，则出黄如糜色[⑤]，脐以下皮寒。胃中寒，则填音田胀[⑥]；肠中寒，则肠鸣飧泄；胃中寒，肠中热，则胀且泄；胃中热，肠中寒，则疾

---

①人：原脱，据《灵枢·师传》《太素·顺养》补。

②令：原作“合”，形误，据医统本、正统本、《灵枢·师传》《太素·顺养》改。

③饥：原作“肌”，形误，据医统本、正统本、《灵枢·师传》《太素·顺养》改。

④上：原作“下”，与下文“脐以下”重复，据医统本、正统本、《灵枢·师传》《太素·顺养》改。

⑤色：《灵枢·师传》《太素·顺养》无此字。

⑥填胀：《灵枢·师传》作“腹胀”，《太素·顺养》作“瞋胀”，《太素》，“填胀”当是“瞋胀”形误。

饥[①]，少腹痛胀。

黄帝问曰：胃欲寒饮，肠欲热饮，两者相逆，治之奈何？

岐伯对曰：春夏先治其标，后治其本；秋冬先治其本，后治其标。

黄帝问曰：便其相逆者奈何？

岐伯对曰：便此者，食饮衣服，欲适寒温。无凄音妻怆，暑无汗出。食饮者，热无灼灼音勺，寒无沧沧。寒温中适，故气搏[②]持，乃不致邪僻。

先病而后逆者，治其本；先逆而后病者，治其本；先寒而后生病

①饥：原作“肌”，形误，据医统本、正统本、《灵枢·师传》《太素·顺养》改。

②搏：正统本、《灵枢·师传》《太素·顺养》作“将”。

者治其本先病而後生寒者治其本先熱而後生病者治其本先病而後生熱者治其本先熱而後生中滿者治其標先病而後泄者治其本先泄而後生他病者治本必先而調之乃治其他病先而後中滿者治其標先中滿而後煩心者治其本人有客氣同氣同一作固小大不利治其標小大利治其本病發有餘本而標之先治其本後治其標病發而不足標而本之先治其標後治其本謹察間甚而調之間者并行甚者獨行先小大不利而後

者，治其本；先病而后生寒者，治其本；先热而后生病者，治其本；先病而后生热者，治其本；先热而后生中满者，治其标[①]；先病而后泄者，治其本[②]；先泄而后生他病者，治其本，必先而调之，乃治其他病。先病而后[③]中满者，治其标；先中满而后烦心者，治其本。人有客气同气同，一作固，小大不利，治其标；小大利，治其本。病发而有余，本而标之，先治其本，后治其标；病发而不足，标而本之，先治其标，后治其本。谨察间甚而调之，间者并行，甚者独行。先小大不利而后

①先热而后生中满者，治其标：医统本“热”作“病”；《灵枢·病本》无此十一字。此后本节有重复文字，此处疑衍。

②先病而后泄者，治其本：《灵枢·病本》无此九字。

③后：据体例此下应有“生”。

生他病者，治其本。

东方滨海傍水，其民食鱼嗜咸。鱼者使人热中，咸[①]者胜血。其民皆黑色疏理，其病多痈音雍肿，其治宜砭音边石。

西方水土刚强，其民华食而脂肥，故邪不能伤其形体，其病生于内，其治宜毒药。

北[②]方风寒水冽[③]，其民乐野处而乳食，脏寒生满[④]病，其治宜灸焫音热。

南方其地下，水土弱，雾[⑤]露之所聚也，其民嗜酸而食臊，故致理而赤色，其病挛痹，其治宜微

①咸：《素问·异法方宜论》《太素·知方地》《医心方》卷一第一作“盐”字。

②北：原作“此”，形误，据医统本、《素问·异法方宜论》《太素·知方地》改。

③冽：《太素·知方地》《医心方》卷一第一作“冻”。

④满：《素问·异法方宜论》注、《太素·知方地》《医心方》卷一第一无此字。

⑤雾：原作“露”，形误，据医统本、《素问·异法方宜论》《太素·知方地》改。

针。

中央其地平以湿，天地所生物者众，其民食杂而不劳。故其病多痿厥[①]寒热，其治宜导引按跷一作摩。故圣人杂合以治，各得其宜。

形乐志苦，病生于脉，治之以灸刺；形苦志乐，病生于筋，治之以熨引；形乐志乐，病生于肉，治之以针石；形苦[②]志苦，病生于困竭[③]，治之以甘药；形数惊恐，经络[④]不通，病生于不仁[⑤]，治之以按摩醪醴音礼，一作药。是谓五形志。故曰：刺阳明出血气，刺太阳出血恶气，刺少阳出气

①厥：原作“所”，据医统本、《素问·异法方宜论》《太素·知方地》改。

②苦：原作“若”，形误，据医统本、《素问·血气形志篇》《太素·知形志所宜》改。

③困竭：医统本、《太素·知形志所宜》作“咽喝”，另有小字注文“一作困竭”；《灵枢·九针》《素问·血气形志》作“咽嗌”。

④经络：《灵枢·九针》《太素·知形志所宜》《医心方》卷一第一作“筋脉”。

⑤不仁：原作“不能”，据医统本、《灵枢·九针》《素问·血气形志篇》《太素·知形志所宜》《医心方》卷一第一改。

恶血，刺太阴出气恶血，刺少阴出气恶血，刺厥阴出血恶气。

五脏六腑虚实大论第三

黄帝问曰：刺法言：有余泻之，不足补之，何谓也？

岐伯对曰：神有有余，有不足；气有有余，有不足；血有有余，有不足；形有有余，有不足；志有有余，有不足。心藏神，肺藏气，肝藏血，脾藏肉，肾藏志[1]。志意通达，内连骨髓而成形。五脏之道。皆出于经渠，以行血气；血气不和，百病乃变化而生，故守经渠焉。

神有余则笑不休，不足则忧

①脾藏肉，肾藏志：原作“脾藏志而成”，据医统本、《素问·调经论》《太素·虚实补泻》改。

《素问》作悲，王冰曰：作忧者误。

血气未并，五脏安定，邪客于形，凄厥《素问》作洒淅，音昔[①]起于毫毛，未入于经[②]络，命曰神之微。神有余，则泻其小络之血，出血，勿之深斥，无中其大经，神气乃平。神不足者，视其虚络，切而致之，刺而和[③]之，无出其血，无泄其气，以通其经，神气乃平。

黄帝问曰：刺微奈何？

岐伯对曰：按摩勿释，着针勿斥，移气于足《素问》作不足，神气乃得复。

气有余，则喘咳上气；不足，则

---

①昔：原作“音”，形误，据正统本改。

②经：原脱，据医统本、《素问·调经论》《太素·虚实补泻》补。

③和：原作“何”，形误，据医统本、《素问·调经论》《太素·虚实补泻》改。

光乃無字誤

息利少氣血氣未并五臟安定皮膚微病
命曰白氣微泄有餘則瀉其經渠無傷其經光
出其血無泄其氣不足則補其經渠無出其
氣
黃帝問曰刺微柰何
岐伯對曰按摩勿釋出鍼視之曰故將深之素問故作我
適人必革精氣自伏邪氣亂散無所休
息氣泄腠理真氣乃相得
上有餘則怒不足則慧素問作恐血氣未并五臟安
定孫絡外溢則絡有留血有餘則刺其盛經

息利少气。血气未并，五脏安定，皮肤微病，命曰白气微泄。有余，则泻其经渠，无伤其经，无[1]出其血，无泄其气；不足，则补其经渠，无出其气。

黄帝问曰：刺微奈何？

岐伯对曰：按摩勿释，出针视之。曰：故[2]将深之《素问》故作我，适人必革，精气自伏，邪气乱散，无所休息，气泄腠理，真气乃相得。

血[3]有余则怒，不足则悲[4]《素问》作恐。血气未并，五脏安定，孙络外溢，则络有留血。有余则刺其盛经，

---

[1]无：原作“光”，据医统本、《素问·调经论》改。

[2]故：《素问·调经论》《太素·虚实补泻》作“我”。

[3]血：原作“上”，据医统本《素问·调经论》《太素·虚实补泻》改。

[4]悲：原作“慧”，形误，据《太素·虚实补泻》《素问·调经论》新校正引本书改。

出其血不足則視其虗内鍼其脉中久留之

血至素問作而視脉大疾出其針無令血泄

黄帝問曰刺留柰何

岐伯對曰視其血絡刺出其血無令悪血得入

於經以成其病

形有餘則腹脹經溲不利不足則四胶不用血

氣未并五臟安定肌肉蠕一作溢音染又音然動名曰

微風有餘則瀉其陽經不足則補其陽絡

黄帝問曰刺微柰何

岐伯對曰取分肉間無中其經無傷其絡衛氣

出其血。不足则视其虚，内针其脉中，久留之，血至《素问》作而视，脉大，疾出其针，无令血泄。

黄帝问曰：刺留奈何?

岐伯对曰：视其血络，刺出其血，无令恶血得入于经，以成其病。

形有余，则腹胀，泾[1]溲不利；不足，则四肢[2]不用。血气未并，五脏安定，肌肉蠕一作溢，音染，又音然动，名曰微风。有余，则泻其阳经；不足，则补其阳络。

黄帝问曰：刺微奈何?

岐伯对曰：取分肉间，无中其经，无伤其络，卫气

①泾：原作“经”，形误，据医统本、《素问·调经论》改。《太素·虚实补泻》无此字。

②肢：原作“胶”，形误，据医统本、《素问·调经论》改。《太素·虚实补泻》改。

得复，邪气[①]乃索。

志有余，则腹胀飧音孙泄音洩；不足，则厥。血气未并，五脏安定，骨节有伤。有余则泻，然筋血者，出其血；不足，则补其复溜。

黄帝问曰：刺未并奈何？

岐伯对曰：即取之，无中其经，以去其邪，乃能立[②]虚。

黄帝问曰：虚实之形，不知其何以生？

岐伯对曰：血气已并，阴阳相倾，气乱于卫，血逆于经，血气离[③]居，一实一虚，血并于阴，气并于阳，故为惊狂。血并于阳，气并于阴，乃为炅音耿

---

①气：原脱，据医统本、《素问·调经论》改。《太素·虚实补泻》补。

②立：原作“五”，形误，据医统本、《素问·调经论》《太素·虚实补泻》改。

③离：原作“杂”，形误，据医统本、《素问·调经论》《太素·虚实所生》改。

中血幷於心煩悶喜怒血幷於下氣幷於上
亂而喜忘
黃帝問曰血幷於陰氣幷於陽如是血氣離居
何者爲實何者爲虛
岐伯對曰血氣者喜溫而惡寒寒則泣不流溫
則消而去之是故氣之所幷爲血虛血之所
幷者爲氣虛
黃帝問曰人之所有者血與氣耳乃言血幷爲
虛氣幷爲虛是無實乎
岐伯對曰有者爲實無者爲虛故氣幷則無血

中。血并于上，气并于下[①]，心烦闷，喜怒；血并于下，气并于上，乱而喜忘。

黄帝问曰：血并于阴，气并于阳，如是血气离居，何者为实，何者为虚？

岐伯对曰：血气者，喜温而恶寒。寒则泣不流，温则消而去之。是故气之所并为血虚，血之所并为气虚。

黄帝问曰：人之所有者，血与气耳。乃言血并为虚，气并为虚，是无实乎？

岐伯对曰：有者为实，无者为虚。故气并则无血，

①上，气并于下：原脱，据医统本、《素问·调经论》《太素·虚实所生》补。

言乃焉字誤　馬乃焉字誤　於乃與字誤　六乃之字誤

血并則無氣今血與氣相失故為虛言絡之與孫之與孫脉俱注於經血與氣并則為實馬血與氣并走於上則為大厥厥則暴死氣復反則生不反則死

黄帝問曰實者何道從來虛者何道從去

岐伯對曰夫陰於陽皆有輸會陽注於陰陰滿六外陰陽紃音巡平素問作均平以充其形九候若一名曰平人夫邪之所生或生於陽或生於陰其生於陽者得之風雨寒暑其生於陰者得之飲食起處陰陽喜怒

血并则无气。今血与气相失，故为虚焉①。络之与孙脉，俱注②于经，血与气并，则为实焉③。血与气并，走于上，则为大厥，厥则暴死。气复反则生，不反则死。

黄帝问曰：实者何道从来，虚者何道从去？

岐伯对曰：夫阴与④阳，皆有输会。阳注于阴，阴满之⑤外，阴阳紃音巡平⑥《素问》作均平，以充其形，九候若一，名曰平人。夫邪之所生，或生于阳，或生于阴。其生于阳者，得之风雨寒暑；其生于阴者，得之饮食起居⑦，阴阳喜怒。

---

①焉：原作“言”，音误，据医统本、《素问·调经论》《太素·虚实所生》改。

②注：《素问·调经论》《太素·虚实所生》作“输”。

③焉：原作“马”，形误，据医统本、《素问·调经论》《太素·虚实所生》改。

④与：原作“于”，音误，据医统本、《素问·调经论》《太素·虚实所生》改。

⑤之：原作“六”，形误，据医统本、《素问·调经论》《太素·虚实所生》改。

⑥紃平：《太素·虚实所生》作“旬平”。

⑦起居：原作“起处”，形误，据医统本、《太素·虚实所生》改。《素问·调经论》作“起居”。

黄帝问曰：风雨之伤人奈何？

岐伯对曰：风雨之伤人也，先客于皮肤，传入于孙脉，孙脉满，则传入于络脉；络脉满，乃注于大经脉。血气与邪气并客于分腠之间，其脉坚大，故曰实。实者，外坚充满不可按，按之则痛。

黄帝问曰：寒湿[①]之伤人奈何？

岐伯对曰：寒湿之中人也，皮肤收《素问》作不收，肌肉坚紧，营血泣，卫气去，故曰虚。虚者摄辟气不足，血泣，按之则气足以[②]温之，故快然而不痛。

---

①湿：原作“温”，形误，据医统本、《素问·调经论》《太素·虚实所生》改。

②以：原无，语气不畅，据《素问·调经论》《太素·虚实所生》补。

黄帝問曰陰之生實奈何
岐伯對曰喜怒不節則陰氣上逆上逆則下虚
下虚則陽氣走之故曰實
黄帝問曰陰之生虚奈何
岐伯對曰喜則氣下悲則氣消消則脉空虚因
寒飲食寒氣動藏則血泣去故曰虚
黄帝問曰陽虚則外寒陰虚則内熱陽盛則外
熱陰盛則内寒不知所由然
岐伯對曰陽受氣於上焦以温皮膚分肉之間
今寒氣在外則上焦不通不通則寒獨留於

黄帝问曰：阴之生实奈何？

岐伯对曰：喜怒不节，则阴气上逆，上逆则下虚，下虚则阳气走之，故曰实。

黄帝问曰：阴之生虚奈何？

岐伯对曰：喜则气下，悲则气消，消则脉空虚，因寒饮食，寒气动脏[①]，则血泣气[②]去，故曰虚。

黄帝问曰：阳虚则外寒，阴虚则内热，阳盛则外热，阴盛则内寒，不知所由然？

岐伯对曰：阳受气于上焦，以温皮肤分肉之间。今寒气在外，则上焦不通，不通则寒独留于

①动脏：《素问·调经论》作"熏满"，《太素·虚实所生》作"熏脏"。

②气：原脱，据医统本、《素问·调经论》《太素·虚实所生》补。

困乃因字誤

此本今作於

外故寒慄其所勞倦形氣衰少穀氣不盛上焦不行下焦素問作脘不通胃氣熱熏胸中故內熱上焦不通皮膚緻密腠理閉不通衛氣不得泄越故外熱厥氣上逆寒氣積冷胸中而不瀉不瀉則溫氣去寒獨留則血凝泣凝則腠理不通其脉盛大以濇故中寒

黃帝問曰陰與陽并血氣以并病形以成刺之奈何

岐伯對曰刺者取之經渠取血於營取氣於衛用形哉困四時少多高下

外，故寒栗。有[1]所劳倦，形气衰少，谷气不盛，上焦不行，下焦《素问》作脘[2]不通利，胃气热，熏胸中，故内热。上焦不通利，皮肤致密，腠理闭塞[3]不通，卫气不得泄越，故外热。厥气上逆，寒气积于[4]胸中而不泻，不泻则温气去，寒独留，则血凝泣，凝则腠理不通，其脉盛大以涩，故中寒。

黄帝问曰：阴与阳并，血气以并，病形以成，刺之奈何？

岐伯对曰：刺此者取之经渠，取血于营，取气于卫，用形哉，因[5]四时多少高下。

①有：原作“其”，据医统本、《素问·调经论》《太素·虚实所生》改。

②脘：医统本作“下脘”。

③塞：此下医统本有小字注文“《素问》下有玄府二字”。

④于：原作“冷”，据医统本、《素问·调经论》《太素·虚实所生》改。

⑤因：原作“困”，形误，据医统本、《素问·调经论》《太素·虚实所生》改。

黄帝問曰血氣以并病形以成陰陽相傾補瀉柰何

岐伯對曰瀉實者氣盛乃内針針與氣俱内以開其門如利其户鍼與氣俱出精氣不傷邪氣乃下外門不閉以出其疾揺大其道如利其路是謂大瀉必切而出大氣乃屈

黄帝問曰補虚柰何

岐伯對曰持針勿置以定其意候呼内針氣出針入針空四塞精無從去方實而疾出針氣入針出熱不得還閉塞其門邪氣布散精氣

黄帝问曰：血气已并，病形以成，阴阳相倾，补泻奈何？

岐伯对曰：泻实者，气盛乃内针，针与气俱内，以开其门，如利其户，针与气俱出，精气不伤，邪[①]气乃下，外门不闭，以出其疾，摇大其道，如利其路，是谓大泻。必切而出，大气乃屈。

黄帝问曰：补虚奈何？

岐伯对曰：持针勿置，以定其意，候呼内针，气出针入，针空四塞，精无从去，方实而疾出针，气入针出，热不得还[②]，闭塞其门，邪气布散，精气

①邪：原作"邪"，形误，据医统本、《素问·调经论》《太素·虚实所生》改。

②还：《太素·虚实所生》作"环"。

乃得存動後時素問作動氣候時近氣不失遠氣乃來是謂追之

黃帝問曰虛實有十生於五臟五脉耳夫十二經脉者皆生百素問作其病今獨言五臟夫十二經脉者皆絡三百六十五節節有病必被經脉經脉之病者皆有虛實何以合之乎

岐伯對曰五臟與六腑爲表裏經絡肢節各生虛實視其病所居隨而調之病在血調之也病在血調之絡病在氣調之衛病在肉調之分肉病在筋調之筋疾在骨調之骨燔針劫刺

乃得存，动后时《素问》作动气候时，近气不失，远气乃来，是谓追之。

黄帝问曰：虚实有十，生于五脏五脉耳。夫十二经脉者，皆生百《素问》作其病。今独言五脏。夫十二经脉者，皆络三百六十五节，节有病，必被经脉，经脉之病者，皆有虚实，何以合之乎?

岐伯对曰：五脏与六腑为表里，经络肢节，各生虚实，视其病所居，随而调之。病在血，调之脉[1]；病在血，调之络[2]；病在气，调之卫；病在肉，调之分肉；病在筋，调之筋；疾在骨，调之骨。燔针劫刺

①脉：原作“也”，据《素问·调经论》注《太素·虚实所生》改。

②病在血，调之络：《太素·虚实所生》无此六字。因上文云“病在血，调之脉”，与本句类似，似属衍文。

如乃知字誤

他本此作上

其下及與急者病在骨焠針藥熨病不如所痛兩蹻為止身形有痛九候莫病則繆刺之病在於左而右脉病者則巨刺之必謹察其九候針道畢矣焠音卒

陰陽清濁順而治逆而亂大論第四

黄帝問曰經脉十二者别為五行分為四時何失而亂何得而治

岐伯對曰五行有序四時有分相順而治相逆而亂

黄帝問曰何謂相順而治

其下，及与急者。病在骨，焠针药熨[①]。病不知[②]所痛，两跷为上[③]；身形有痛，九候莫病，则缪刺之。病在于左而右脉病者，则巨刺之。必谨察其九候，针道毕矣。焠，音卒。

阴阳清浊顺而[④]治逆而乱大论第四

黄帝问曰：经脉十二者，别为五行，分为四时，何失而乱，何得而治？

岐伯对曰：五行有序，四时有分，相顺而治，相逆而乱。

黄帝问曰：何谓相顺而治？

---

①熨：原作“慰”，形误，据医统本、《素问·调经论》注《太素·虚实所生》改。

②知：原作“如”，形误，据医统本、《素问·调经论》注《太素·虚实所生》改。

③上：原作“止”，形误，据医统本、《素问·调经论》注《太素·虚实所生》改。

④而：医统本无此字，下一个“而”字同。

岐伯對曰經脉十二以應十二月十二月者分為四時四時者春夏秋冬其氣各異營衛相隨陰陽以和清濁不相干如是則順而治

黄帝問曰何謂相逆而亂

岐伯對曰清氣在陰濁氣在陽營氣順脉衛氣逆行清濁相干亂於胷中是謂大晚故氣亂於心則煩心密默俛首靜伏亂於肺則俛仰喘喝音褐按一作接手以呼亂於腸胃則霍亂亂於臂脛則為四厥亂於頭則為厥逆頭痛重眩仆氣在心者取之

岐伯对曰：经脉十二，以应十二月；十二月者，分为四时；四时者，春夏秋冬，其气各异；营卫相随，阴阳以和，清浊不相干，如是则顺而治。

黄帝问曰：何谓相[①]逆而乱？

岐伯对曰：清气在阴，浊气在阳，营气顺脉，卫气逆行，清浊相干，乱于胸中，是谓大悗[②]。故气乱于心，则烦心密默，俯首静伏；乱于肺，则俯仰喘喝音褐，按一作接手以呼；乱于肠胃，则为[③]霍乱；乱于臂胫，则为四厥；乱于头，则为厥逆，头痛[④]重眩仆。

气在心者，取之

①相：《灵枢·五乱》《太素·营卫气行》无此字。

②悗：原作“晚”，医统本作“悦”，均误，据《灵枢·五乱》《太素·营卫气行》改。

③为：原脱，据医统本、《灵枢·五乱》《太素·营卫气行》补。

④痛：《灵枢·五乱》《太素·营卫气行》无此字。

手少阴心主之输音舒。气在于肺者，取之手太阴荥、足少阴输。气在于肠胃者，取之手[1]足太阴、阳明，不下者，取之三里。气在于头者，取之天柱、大杼；不知，取足《灵枢》作手[2]太阳之荥输。气在臂足者，先去血脉，后取其阳明、少阳之荥输。

徐入徐出，是[3]谓之导气。补泻无形，是[4]谓之同精。是非有余不足也，乱气之相逆也。

四时风贼[5]邪气大论第五

①手：《灵枢·五乱》《太素·营卫气行》无此字。

②手：《灵枢·五乱》作“足”。

③是：《灵枢·五乱》《太素·营卫气行》无此字。

④是：《太素·营卫气行》作“所以”。

⑤风贼：医统本作“贼风”。

黄帝问曰：有人于此，并行并立，其年之长少等也，衣之厚薄均也，卒然遇烈风疾雨，或病或不病或皆死《灵枢》有或皆不病[①]一句，其故何也[②]。

岐伯对曰：春温风[③]，夏阳风，秋凉风，冬寒风。凡此四时之风者，其所病各不同形。

黄色薄皮弱肉者，不胜春之虚风；

白色薄皮弱肉者，不胜夏之虚风；

青色薄皮弱肉者，不胜秋之虚风；

赤色薄皮弱肉者，不胜冬之虚风[④]。

---

①或皆不病：《灵枢·论勇》作“或皆病，或皆不病”。

②其故何也：原作“少愈”，据医统本、《灵枢·论勇》改。

③温风：《灵枢·论勇》作“青风”。

④风：此下原衍“黄色薄皮弱肉者，不胜”九字，与上文重，据医统本、《灵枢·论勇》删。

董乃薄字誤

黄帝問曰黑色不病乎
岐伯對曰黑色而皮厚肉堅固不能傷於四時
之風其皮董而肉不堅色不一者長夏至而
有虚風者病
靈樞有此一段方是下文其皮厚而肌肉堅
者長夏至而有虚風者不病矣
其皮厚而肌肉堅者必重感於寒内外皆然
乃病
黄帝問曰賊風邪氣之傷人也令人病焉今有
不離屏蔽不出室内之中卒然而病者其故

黄帝问曰：黑色不病乎？

岐伯对曰：黑色而皮厚肉坚，固不能伤于四时之风。其皮薄[1]而肉不坚，色不一者，长夏至而有虚风者病矣[2]。

《灵枢》有此一段，方是下文。

其皮厚而肌肉坚者，长夏至而有虚风者，不病矣。

其皮厚而肌肉坚者，必重感于寒，内外皆然，乃病。

黄帝问曰：贼风邪气之伤人也，令人病焉。今有不离屏蔽，不出室内之中，卒然而病者，其故

①薄：原作“董”，形误，据医统本、《灵枢·论勇》改。

②矣：原脱，不足句，据医统本、《灵枢·论勇》补。

何也？

岐伯对曰：此皆尝有所伤于湿①气，藏②于血脉之中，分③肉之间，久留而不去，若有所坠堕④，恶血在内而不去。卒然喜怒不节，饮食不适，寒温不时，腠理闭不通，而适遇风寒，则血气淓结，与故邪相袭，则为寒痹⑤。其有热，则汗出，汗出则受风，虽不遇贼风邪气，必有因加而发矣。

黄帝问曰：今夫子之所言，皆⑥病人所自知，其无遇邪风，又无怵音黜，又音出，又屈惕音踢之志，卒然而病，其故何也⑦？

---

①湿：原作“温”，形误，据医统本、《灵枢·贼风》《太素·诸风杂论》改。

②藏：原作“脏”，形误，据医统本、《灵枢·贼风》《太素·诸风杂论》改。

③分：原作“外”，据《灵枢·贼风》《太素·诸风杂论》改。

④堕：原作“隧”，承上误，据医统本、《灵枢·贼风》《太素·诸风杂论》改。

⑤痹：原作“脾”，音误，据医统本、《灵枢·贼风》《太素·诸风杂论》改。

⑥皆：原无，据医统本、《灵枢·贼风》《太素·诸风杂论》补。

⑦也：此下医统本、《灵枢·贼风》《太素·诸风杂论》有“唯有因鬼神之事乎”八字，底本疑脱。

岐伯對曰此亦有故邪留而未發也因而志有
所惡及有所慕血氣內亂兩氣相薄其所從
來者微視之不見聽之不聞也
黄帝問曰其有祝由而已者其故何也
岐伯對曰先巫者因知百病之勝先知百病之
所從者可祝由而已矣
內外形診老壯肥瘦病旦慧夜甚大
論第六
黄帝問曰人之生也有柔有剛有弱有強有短
有長有陰有陽願聞其方

岐伯对曰：此亦有故邪留而未发也。因而志有所恶，及有所慕，血气内乱，两气相薄，其所从来者微，视之不见，听之不闻也[①]。

黄帝问曰：其有祝由而已者，其故何也？

岐伯对曰：先巫者，因知百病之胜，先知百病之所从者，可祝由而已矣。

内外形诊老壮肥瘦病旦慧夜甚大论第六

黄帝问曰：人之生也，有柔有刚，有弱有强，有短有长，有阴有阳，愿闻其方？

①也：此下医统本、《灵枢·贼风》《太素·诸风杂论》有“故似鬼神”四字，底本疑脱。

岐伯對曰陰中有陽陽中有陰審其陰陽刺之有方得其所始刺之有理謹病端與時相應內合於五臟六腑外合於筋骨皮膚是故內有陰陽外有陰陽在內者五臟爲陰大腑爲陽在外者筋骨爲陰皮膚爲陽故曰病在陰之陰者刺陰之榮輸病在陽之陽者刺陽之合病在陽之陰者刺陰之經病在陰之陽者刺陽之絡病在陽者名曰風病在陰者名曰痺病陰陽俱病名曰風痺病有形而不痛者陽之類無形而痛者陰之類無形而痛者其陽

岐伯对曰：阴中有阳，阳中有阴，审其[①]阴阳，刺之有方，得其所始，刺之有理，谨度病端，与时相应，内合于五脏六腑，外合于筋骨皮肤，是故内有阴阳，外有[②]阴阳。在内者，五脏为阴，六腑为阳；在外者，筋骨为阴，皮肤为阳，故曰病在阴之阴者，刺阴之荥腧；病在阳之阳者，刺阳之合；病在阳之阴者，刺阴之经；病在阴之阳者，刺阳之络[③]。病在阳者，名曰风；病在阴者，名曰痹；病[④]阴阳俱病，名曰风痹。病有形而不痛者，阳之类；无形而痛者，阴之类。无形而痛者，其阳

---

①其：医统本、《灵枢·寿夭刚柔》作“知”。

②有：此上《灵枢·寿夭刚柔》有“亦”字，义长。

③刺阳之络：《灵枢·寿夭刚柔》作“刺络脉”。

④病：医统本无此字。

完《九墟》作[1]缓，下同而阴伤，急治其阳，无攻其阴《九墟》作急治其阴，无攻其阳；有形而不痛者，其阴完而阳伤，急治其阴，无攻其阳《九墟》作急治其阳，无攻其阴。阴阳俱动[2]，乍有形乍无形[3]，加以烦心，名曰阴胜其阳，此谓不表不里，其形不久也。

黄帝问曰：形气病之先后，内外之应奈何？

岐伯对曰：风寒伤形，忧恐忿怒伤气。气伤脏，乃病脏；寒伤形，乃应形；风伤筋脉，筋脉乃应。此形气外内之相应也。

黄帝问曰：形气病之先后，内外之应奈何[4]？

①作：此上医统本有“完”字。

②动：此下原有“乍俱动”，衍文，据医统本删。

③形：原无，据《灵枢·寿夭刚柔》补。

④黄帝问曰……内外之应奈何：此句已见于上，为衍文。

歧伯對曰風寒傷形憂恐忿怒傷氣氣傷臟乃病臟寒傷形乃應形風傷筋脉筋脉乃傷應此形氣外内之相應也

黄帝問曰刺之柰何

歧伯對曰病九日者三刺而已病一月者十刺而已多少遠近以此衰之矣久痺不去身者視其血絡盡法其血

黄帝問曰外内之病難易之治柰何

歧伯對曰形先病而未入臟者刺之半其日臟先病而形乃應者刺之倍其日以外内難易

岐伯对曰：风寒伤形，忧恐忿怒伤气。气伤脏，脏乃病；脏寒伤形，乃应形；风伤筋脉，筋脉乃伤应。此形气外内之相应也[1]。

黄帝问曰：刺之奈何？

岐伯对曰：病九日者，三刺而已；病一月者，十刺而已。多少远近，以此衰之矣。久痹不去身者，视其血络，尽去[2]其血。

黄帝问曰：外内之病，难易之治奈何？

岐伯对曰：形先病而未入脏者，刺之半其日；脏先病而形乃应者，刺之倍其日。此[3]外内难易

①岐伯对曰……此形气外内之相应也：此段已见于上，为衍文。

②去：原作“法”，形误，据医统本、《灵枢·寿夭刚柔》改。

③此：原作“以”，形误，据医统本、《灵枢·寿夭刚柔》改。

之应也。

黄帝问曰：何以知其皮肉血气筋骨之病也？

岐伯对曰《太素》《千金翼》皆作伯高曰：色起两眉间[①]薄泽者，病在皮；唇色青黄赤白黑者，病在肌肉。营气濡然者，病在血气《千金》作脉；目色青黄赤白黑者，病在筋；耳焦枯受尘垢者，病在骨。

黄帝问曰：形病何如，取之奈何？

岐伯对曰：皮有部[②]，肉有柱，气血有输《千金翼》下又曰有筋有结，骨有属。

黄帝问曰：愿尽闻其故一作所。

---

①间：《灵枢·寿夭刚柔》无此字。

②部：原作"节"，据医统本、《灵枢·卫气失常》改。

岐伯對曰：皮之部輸音舒在於四末肉之柱在臂胻諸陽肉分間與足少陰分間氣血之輸音舒在於諸絡脉氣血留居則盛而起筋部無陰無陽無左無右候病之所在骨之屬骨空之所以受液而溢腦髓者也

黄帝問曰取之柰何

岐伯對曰夫病之變化浮沉淺深不可勝窮各在其處病間者淺之甚者深之間者少之甚者衆之隨變而調氣故曰上工也

黄帝問曰人之肥瘦小大寒溫有老壯少小別

岐伯对曰：皮之部输音舒，在[1]于四末；肉之柱，在臂胻诸阳肉分间[2]，与足少阴分间。气血之输，在于诸络脉，气血留居，则盛而起。筋部无阴无阳，无左无右，候病所在。骨之属，骨空之[3]所以受液而溢脑髓者也。

黄帝问曰：取之奈何?

岐伯对曰：夫病之变化，浮沉浅深，不可胜穷，各在其处。病间者浅之，甚者深之，间者少之，甚者众之[4]，随变而调气，故曰上工也。

黄帝问曰：人之肥瘦小大寒温，有老壮少小，别

①在：《灵枢·卫气失常》作“输”。

②肉分间：《灵枢·卫气失常》《千金翼方》卷二十五第一在“分肉之间”。

③之：此下《千金翼方》卷二十五第一有“间”字，义长。

④病间者浅之……甚者众之：《千金翼方》卷二十五第一作“间者，浅之少之；甚者，深之多之”。

之柰何
岐伯對曰年五十以上為老三十以上為壯十八以上為少六歲以上為小
黄帝問曰何以度其肥瘦
岐伯對曰人有脂有膏有肉
黄帝問曰别此柰何
岐伯對曰䐃音郡肉堅皮滿者脂䐃肉不堅皮緩者膏皮肉不相離者肉
黄帝問曰身之寒温如何
岐伯對曰膏者其肉淖而粗理者身寒細理者

之奈何?

岐伯对曰：年五十以上为老，三十[①]以上为壮，十八以上为少，六岁以上为小。

黄帝问曰：何以度其肥瘦?

岐伯对曰：人有脂，有膏，有肉。

黄帝问曰：别此奈何?

岐伯对曰：䐃音郡肉坚，皮满者，脂；䐃肉不坚，皮缓者，膏；皮肉不相离者，肉。

黄帝问曰：身之寒温如何?

岐伯对曰：膏者，其肉淖而粗理者，身寒；细理者，

①三十：《灵枢·卫气失常》《诸病源候论》卷四十五小儿候、《千金要方》卷五第一、《外台秘要》卷三十五小儿方均作“二十”，亦通，自古说法不一。以上“五十”有典籍作七十，下文“十八”有作十六，均见于典籍。

身热；脂者，其肉坚；细理者和[1]粗理者，寒也。少肉者寒温之证未详

黄帝问曰：其肥瘦大小奈何？

岐伯对曰：膏者，多气而皮纵缓，故能纵腹垂腴音萸；肉者，身体容大；脂者，其身收小。

黄帝问曰：三者之气血多少何如？

岐伯对曰：膏者多气，多气者热，热者，耐寒也；肉者多血，多血者则形充，形充者则平也；脂者，其血清，气滑少，故不能大。此别于众人也。

黄帝问曰：众人如何？

[1] 和：此下医统本有小字注文"《灵枢》作热"，校之《灵枢·卫气失常》，"和"字作"热"。

岐伯對曰衆人之皮肉脂膏不能相加也血與氣不能相多也故其形下小不大各自稱其身名曰衆人

黄帝問曰治之柰何

岐伯對曰必先别其五形血之多少氣之清濁而後調之治無失常經是故膏人者縱腹垂腴音臾肉人者上下答大脂人者雞脂不能大

黄帝問曰病者多以慧旦晝安夕加夜甚者何也

岐伯對曰春生夏長秋收冬藏是氣之常也人

岐伯对曰：众人之皮肉脂膏不能相加也，血与气不能相多也，故其形不小不大，各自称其身，名曰众人。

黄帝问曰：治之奈何？

岐伯对曰：必[1]先别其三[2]形，血之多少，气之清浊，而后调之，治无失常经。是故膏人者纵腹垂腴音萸，肉人者上下容[3]大，脂人者虽[4]脂不能大。

黄帝问曰：病者多以旦慧[5]、昼安、夕加、夜甚者，何也？

岐伯对曰：春生，夏长，秋收，冬藏，是气之常也，人

①必：原作“佖”，形误，据医统本、《灵枢·卫气失常》改。

②三：原作“五”，与所述不合，据正统本、《灵枢·卫气失常》改。

③容：原作“答”，形误，据上文例、医统本、《灵枢·卫气失常》改。

④虽：原作“鸡”，正统本作“难”，均为形误，据医统本、《灵枢·卫气失常》改。

⑤旦慧：原倒作“慧旦”，据医统本、《灵枢·卫气失常》乙正。

亦應之以一日一夜分爲四時之氣朝爲春中爲夏日入爲秋夜爲冬朝則人氣生病氣衰故旦慧日中則人氣長長則勝邪故安夕則人氣始衰邪氣始生故加夜半人氣入藏邪氣獨居於身故甚

黄帝問曰其時有反者何也

岐伯對曰是不應四時之氣藏獨主其病是必以藏氣之所不勝時者甚以其所勝時者起也

黄帝問曰治之柰何

岐伯對曰順天之時而病可與期順者爲工逆

亦应之，以一日一夜分为四时之气，朝①为春，日中为夏，日入为秋，夜②为冬。朝则人气生③，病气衰，故旦慧；日中则人气长，长则胜邪，故安；夕则人气始衰，邪气始生，故加；夜半人气入脏，邪气独居于身，故甚。

黄帝问曰：其时有反者，何也？

岐伯对曰：是不应四时之气，脏独主④其病，是必以脏气之所不胜时者甚，以其所胜时者起也。

黄帝问曰：治之奈何？

岐伯对曰：顺天之时，而病可与期。顺者为工，逆

①朝：此下《灵枢·顺气一日分为四时》有“则”字，成四字韵文。

②夜：此下《灵枢·顺气一日分为四时》有“半”字，成四字韵文。

③生：此上医统本、《灵枢·顺气一日分为四时》有“始”字，意更明晰。

④主：原作“生”，形误，据医统本、《灵枢·顺气一日分为四时》改。

者爲粗也

陰陽大論第七

陰静陽躁陽生陰長陽殺陰藏陽化氣陰化成形

寒極生熱熱生寒寒氣生濁熱氣生清清氣

在下則生飧音孫泄音洩濁氣在上則生䐜脹此

陰陽反作病之順也故清陽爲天濁陰爲地

地氣上爲雲天氣下爲雨雨出地氣雲出天

氣故清陽出上竅濁陰出下竅清陽發腠理

濁陰走五臟清陽實四肢濁陰歸六腑水爲

陰火爲陽陽爲氣陰爲味味歸形形歸氣氣

者为粗也。

阴阳大论第七

阴静阳躁，阳生阴长，阳杀阴藏。阳化气，阴成形。寒极生热，热极生寒。寒气生浊，热气生清。清气在下，则生飧音孙泄音洩；浊气在上，则生䐜胀。此阴阳反作，病之逆顺也。故清阳为天，浊阴为地；地气上为云，天气下为雨；雨出地气，云出天气。故清阳出上窍，浊阴出下窍；清阳发腠理，浊阴走五脏；清阳实四肢，浊阴归六腑。

水为阴，火为阳。阳为气，阴为味，味归形，形归气，气氣歸精精歸化精食氣形食味化生精氣生形味傷形氣傷精精化爲氣氣傷於味陰味出下竅陽氣出上竅味厚爲陰薄爲陰之陽氣厚爲陽薄爲陽之陰味厚則泄薄則通氣薄則發泄厚則發熱壯大之氣衰少火之氣壯壯大食氣氣食少火壯大散氣少大生氣氣味辛甘發散爲陽酸若涌泄爲陰陰勝則陽病陽勝則陰病陰病則熱陽病則寒素問作陽勝則熱陰勝則寒重寒則熱重熱則寒寒傷形熱傷氣氣傷痛形傷腫故先痛而後腫者氣傷形也先

归[①]精，精归化。精食气，形食味，化生精，气生形。味伤形，气伤精，精化为气，气伤于味，阴味出下窍，阳气出上窍。味厚为阴，薄为阴之阳；气厚为阳，薄为阴之阴。味厚则泄，薄则通；气薄则发泄，厚则发热[②]。壮火[③]之气衰，少火之气壮。壮火食气，气食少火。壮火散气，少火生气。气味辛甘发散为阳，酸苦[④]涌泄为阴。

阴胜则阳病，阳胜则阴病。阴病则热，阳病则寒《素问》作阳胜则热，阴胜则寒。重寒则热，重热则寒。寒伤形，热伤气。气伤痛，形伤肿。故先痛而后肿者，气伤形也；先

①归：此上原衍一“气”字，据医统本、《素问·阴阳应象大论》《太素·阴阳大论》删。

②气薄则发泄，厚则发热：《太素·阴阳大论》作“气厚则泄，薄则发”。

③火：原作“大”，形误，据医统本、《素问·阴阳应象大论》《太素·阴阳大论》改。以下“壮火食气”“壮火散气”“少火生气”中“火”字均误作“大”，一并据改。

④苦：原作“若”，形误，据医统本、《素问·阴阳应象大论》《太素·阴阳大论》改。

時乃行字誤

腫而後痛者形傷氣也風勝則動熱勝則腫燥勝則乾寒勝則浮濕勝則濡瀉天有四時五時以生長收藏以生寒暑燥濕風人有五藏化為五氣以生喜怒悲憂恐故喜怒傷氣寒暑傷形暴怒傷陰暴喜傷陽厥氣上行滿脉去形故曰喜怒不節寒暑過度生乃不固重陰必陽重陽必陰此陰陽之變也

夫陰在內陽之守也陽在外陰之使也陽勝則身熱腠理閉喘息麄為之後悶素問作俛仰汗不出而熱齒乾以煩悶腹脹死耐冬不耐夏陰

肿而后痛者，形伤气也。风胜则动，热胜则肿，燥胜则干，寒胜则浮，湿胜则濡泄①。

天有四时五行②以生长收藏，以生寒暑燥湿风；人有五脏化为五气，以生喜怒悲忧恐。故喜怒伤气，寒暑伤形，暴怒伤阴，暴喜伤阳。厥气上行，满脉去形③。故曰喜怒不节，寒暑过度，生乃不固。重阴必阳，重阳必阴，此阴阳之变也。

夫阴在内，阳之守也；阳在外，阴之使也。阳胜则身热，腠理闭，喘息粗，为之后闷《素问》作俯仰，汗不出而热，齿干，以烦闷腹胀，死，耐冬不耐夏。阴

①泄：《太素·阴阳大论》无此字。

②行：原作“时”，形误，据医统本、《素问·阴阳应象大论》《太素·阴阳大论》改。

③暴怒伤阴，……满脉去形：《太素·阴阳大论》无此十六字。

勝則身寒汗出身常清數慄而寒寒則厥厥
則腹滿死耐夏不耐冬此陰陽更勝之變形
病之形能也
黃帝問曰調此二者柰何
岐伯對曰能玄素問作知七損八益則二者可調也
不知用此則早衰矣
清陽上天濁陰歸地天氣通於肺地氣通於咽
風氣通於肺雷氣通於心穀氣通於痺素問作谷
氣雨氣通於腎六經爲川腸胃爲海
九竅爲水注之氣暴風象雷逆氣象陽故不法

胜则身寒，汗出，身常清，数栗[1]而寒，寒则厥，厥则腹满，死，耐夏不耐冬。此阴阳更胜之变，病之形能也。

黄帝问曰：调此二者奈何?

岐伯对曰：能玄《素问》作知七损八益，则二者可调也；不知用此，则早衰矣[2]。

清阳上天，浊阴归地。天气通于肺，地气通于咽，风气通于肝[3]，雷气通于心，谷气通于脾[4]，雨气通于肾。六经为川，肠胃为海，九窍为水注之气[5]，暴风象雷，逆气象阳。故治不法

①栗：原作“慄”，形误，据医统本、《素问·阴阳应象大论》《太素·阴阳大论》改。

②矣：此上《素问·阴阳应象大论》有“之节”二字。

③肝：原作“肺”，上文已有“天气通于肺”，此形误，据医统本、《素问·阴阳应象大论》改。

④脾：原作“痺”，形音致误，据医统本、《素问·阴阳应象大论》改。又，此下原有小字注文“《素问》作谷气”，乃为上文“谷气（穀气）”之释文，今一律律为简体汉字，故删之。

⑤九窍为水注之气：《外台秘要》卷十六六极论引《删繁方》作“九窍为水，注之于气”。

天之纪，不用地之理，则灾害至矣。

邪风之至，疾如风雨。故善治者治皮毛，其次治肌肤，其次治筋脉，其次治六腑，其次治五脏。治五脏者，半死半生矣。

故天之邪气，感则害五脏；水谷之寒热，感则害六腑；地之湿气，感则害皮肉筋脉。故善用针者，从阴引阳，从阳引阴，以右治左，以左治右，以我知彼，以表知里，以观过与不及之理，见微得[1]过，用之不殆。

善诊者，察色按脉，先别阴阳。审清浊[2]，而知部分；视喘息，听音声，而知病所苦，观

天之紀不用地之理則災害至矣

邪風之至疾如風雨故善治者皮毛其次肌膚其次治筋脉其次治六腑其次治五臟其次治五臟者半死半生也

故天之邪氣感則害五臟水穀之寒熱感則六腑地之濕氣感則害皮肉筋脉故善用針者從陰引陽從陽引陰以右治左治右以我知彼以表知裏以觀過與不及之理見微得過用之不殆善診者察色按脉先别陰陽審清節而知部分視喘息聽音聲而知病所苦觀

---

①得：医统本作"则"。

②浊：原作"节"，据医统本、《素问·阴阳应象大论》改。

權衡視規矩而知病所生按尺寸觀浮沉滑澁而知病所生以治則無過以診則無失矣

故曰病之始起也可刺而已其盛也可待衰而已故因其輕而揚之因其重而減之因其衰而彰之形不足者温之以氣精不足者補之以味其高者因而越之其下者引而竭之中滿者瀉之於內其有形者漬形以為汗其在皮者汗而發之其慓悍者按而收之其實者散而瀉之審其陰陽以別柔剛陽病治陰陰病治陽定其血氣各守其鄉血實宜決之氣

权衡，视规矩，而知病所生；按尺寸，观浮沉滑涩，而知病所生[①]。以治则无过，以诊则无失矣。

故曰：病之始起也，可刺而已；其盛也，可待衰而已。故因其轻而扬之，因其重而减之，因其衰而彰之。形不足者，温之以气；精不足者，补之以味。其高者，因而越之；其下者，引而竭之；中满者，泻之于内。其有形[②]者，渍形以为汗。其在皮者，汗而发之；其慓悍者，按而收之；其实者，散而泻之。审其阴阳，以别柔刚。阳病治阴，阴病治阳。定其血气，各守其乡。血实宜决之，气

①生：《素问·阴阳应象大论》新校正引本书作“在”。

②形：《素问·阴阳应象大论》《太素·脉论》作“邪”，义长。

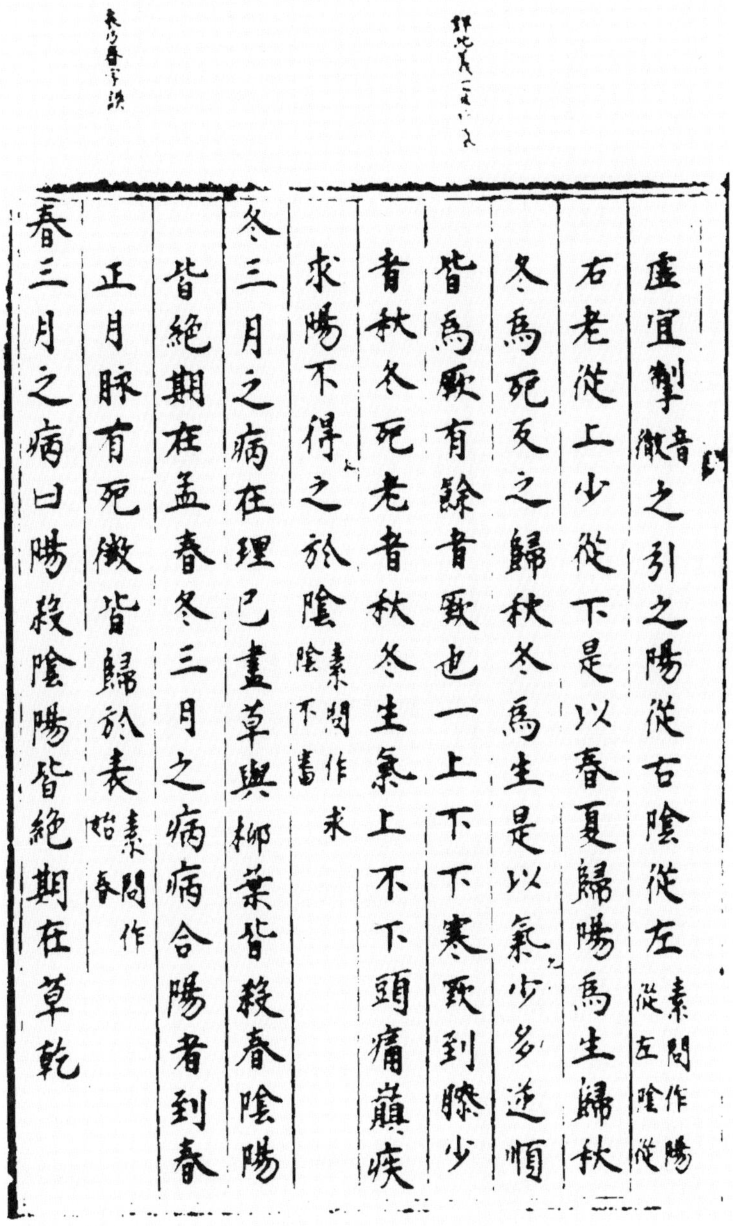

虚宜掣音彻之引之。

阳从右，阴从左《素问》作阳从左，阴从右；老从上，少从下。是以春夏归阳为生，归秋冬为死，反之归秋冬为生。是以气之少多逆顺[①]，皆为厥。有余者，厥也。一上不下，寒厥到膝，少者秋冬死，老者秋冬生。气上不下，头痛巅疾，求阳不得，求之于阴《素问》作求阴不审[②]。

冬三月之病，在理已尽，草与柳叶皆杀，阴[③]阳皆绝，期在孟春。

冬三月之病，病合阳者，到[④]春正月，脉有死征，皆归于春[⑤]《素问》作始春。

春三月之病，曰阳杀，阴阳皆绝，期在草干。

---

①顺：《素问·方盛衰论》无此字。

②审：此下医统本有“五部隔无征，若居旷野，若伏空室，绵绵乎属不满目”共二十字，出自《素问·方盛衰论》。

③阴：此上原衍“春”字，据《太素·脉论》删。

④到：医统本、《素问·阴阳类论》《太素·脉论》作“至”。

⑤春：原作“表”，形误，据医统本、《素问·阴阳类论》《太素·脉论》改。

夏三月之病到陰不過十日陰陽交期在濂水

秋三月之病俱起不治自已陰陽交合者立不能坐坐不能起三陽獨至期在石水二陰獨至期在盛水

正邪襲内生夢大論第八

黄帝問曰淫邪泮衍奈何

岐伯對曰正邪從外襲内未有定舍也反淫於臟不得定處與榮衛俱行而與魂魄飛揚使人卧不得安而善夢凡氣淫於腑則夢有餘於外不足於内氣淫於臟則夢有餘於内不

夏三月之病，到[①]阴不过十日，阴阳交，期在溓水。

秋三月之病，三阳[②]俱起，不治自已。阴阳交合者，立不能坐，坐不能起。三阳独至，期在石水，二阴独至，期在盛水。

正邪袭内生梦大论第八

黄帝问曰：淫邪泮衍奈何？

岐伯对曰：正邪从外袭内[③]，未有定舍也，反淫于脏，不得定处，与荣卫俱行，而与魂魄飞扬，使人卧不得安而善梦。凡气淫于腑，则梦有余于外，不足于内；气淫于脏，则梦有余于内，不

①到：医统本、《素问·阴阳类论》《太素·脉论》作“至”。

②三阳：原脱，据医统本、《素问·阴阳类论》《太素·脉论》补。

③正邪从外袭内：《诸病源候论》卷四虚劳善梦候作“邪从外集内”。

足於外

黄帝問曰有餘不及有形乎

歧伯對曰陰盛則夢涉大水而恐懼陽盛則夢大火而燔爇陰陽俱盛則夢相殺毀傷上盛則夢飛下盛則夢墮甚飽則夢予甚飢則夢取肝氣盛則夢怒肺氣盛則夢哭泣心氣盛則夢喜笑及恐怖脾氣盛則夢歌樂體重手足不舉腎氣盛則夢腰脊兩解而不屬凡此十二盛者至而瀉之立已

厥氣客於心則夢見丘山煙火

足于外。

黄帝问曰：有余不及[1]有形乎？

岐伯对曰：阴盛，则梦涉大水而恐惧；阳盛，则梦大火[2]而燔爇；阴阳俱盛，则梦相杀毁伤[3]。上盛则梦飞，下盛则梦堕；甚饱则梦予，甚饥则梦取；肝气盛，则梦怒；肺气盛，则梦哭泣；心气盛，则梦喜笑及恐怖；脾气盛，则梦歌乐体重，手足不举；肾气盛，则梦腰脊两解而不属。凡此十二盛者，至而泻之立已。

厥气客于心，则梦见丘山烟火。

①不及：医统本、《灵枢·淫邪发梦》《太素·四时脉诊》作“不足”。

②大火：《千金要方》卷一第四作“蹈大火”。

③毁伤：《灵枢·淫邪发梦》《诸病源候论》卷四虚劳善梦候无此二字。

客气①于肺，则梦飞扬，见金铁之器奇物。

客气于肝，则梦见山林树木。

客气于脾，则梦见丘陵大泽，坏②屋风雨。

客气于肾，则梦临渊，没居水中。

客于膀胱，则梦游行。客于胃，则梦饮食。

客于大肠，则梦见田野。客于小肠，则梦见聚邑行街。

客于胆，则梦见斗③讼自刳。

客于阴器，则梦接内。

---

①气：医统本、《灵枢·淫邪发梦》无此字。以下言“客气”者均同。

②坏：原作“壤”，形误，据医统本、正统本、《灵枢·淫邪发梦》改。

③斗：原作“闹”，形误，据医统本、《灵枢·淫邪发梦》改。

客於項則夢斬首

客於胻音行則夢行走不能前及居深地窌中音了

客於股肱則夢禮節拜跪音癸

客於胞膹則夢溲便利

凡十五不足者至而補之立已矣

五味所宜五臟生病大論第九

黄帝問曰穀氣有五味其入臟分别奈何

岐伯對曰胃者五臟六腑之海水穀皆入於胃

五臟天腑皆稟於胃五味各走其所善攻穀

味酸先走肝九卷

客于项，则梦斩首。

客于胻音行，则梦行走不能前，及居深地窌音了苑中。

客于股肱，则梦礼节拜跪音癸。客于胞脏[1]，则梦溲便利。

凡十五不足者，至而补之立已矣。

五味所宜五脏生病大论第九

黄帝问曰：谷气有五味，其入脏分别奈何?

岐伯对曰：胃者，五脏六腑之海，水谷皆入于胃，五脏六[2]腑皆禀于胃，五味各走其所善攻。谷味酸，先走肝。《九卷》

①胞脏：原作“脆脏”，形误，据医统本、《灵枢·淫邪发梦》改。

②六：原作“天”，形误，据文理改。

又曰：酸入胃，其气涩[1]，不能出入；不出则留于胃中，胃中和温，则下注于膀胱之胞，膀胱之胞薄以耎音芮，又软，得酸则缩绻，约而不通，水道不行，故癃。阴者，积筋之所终聚也，故酸入胃而走于筋。

《素问》曰：酸走筋，筋病无多食酸。其义相顺也[2]。

《素问》又曰：肝欲辛，多食酸，则肉胝音氏䐢音皱而唇揭。谓木胜土也。木辛与《九卷》义错矣[3]。

《素问》曰肝欲辛作肝欲酸[4]。

苦先走心。《九卷》

---

①涩：此下医统本有小字注文“一作涩以收”。

②其义相顺也：医统本无“也”字，余四字作小字注文排列。

③木辛与《九卷》义错矣：医统本无“矣”字，余七字作小字注文排列。

④《素问》曰肝欲辛作肝欲酸：此句医统本作小字注文排列。

他本出作走

又曰苦入胃也五穀之氣皆不能勝苦苦入下管
下管者三焦之路皆閉而不通故氣變嘔也
齒者骨之所絡也故苦入胃而走骨入而復
出齒必黧音犁疏是知其出骨也水火既濟骨
氣通於心
素問曰苦走骨骨病無多食苦其義相順也
素問又曰心欲酸食苦則皮槁而毛拔謂火勝
金也火酸與九卷義錯矣
甘先走脾九卷曰甘入胃也其氣弱少不能上
於上焦而與穀俱留於胃中甘者令人柔潤也

又曰：苦入胃也，五谷之气皆不能胜苦。苦入下管。下管者，三焦之路，皆闭而不通，故气变呕也。齿者，骨之所终[①]也。故苦入胃而走骨，入而复出，齿必黧音犁疏，是知其走[②]骨也。水火既济，骨气通于心。

《素问》曰：苦走骨，骨病无多食苦。其义相顺也。

《素问》又曰：心欲酸，食苦则皮槁而毛拔。谓火胜金也。火酸与《九卷》义错矣。

甘先走脾。《九卷》曰：甘入胃也，其气弱少，不能上于上焦，而与谷俱留于胃中。甘者，令人柔润也。

---

①终：原作“络”，形误，据《灵枢·五味》《太素·调食》《千金要方》卷二十六第一改。

②走：原作“出”，据医统本、《灵枢·五味》《太素·调食》改。

胃柔則緩緩則蟲動蟲動則令人心悶其氣通於皮故曰甘走皮矣皮者肉之盖皮雖屬肺與肉連體故甘潤肌肉并皮也

素問曰甘走肉肉病無多食甘其義順也

素問又曰多食甘則骨痛而髮落謂土勝水與九卷不錯矣

辛先走肺九卷又曰辛入胃也其氣走於上焦上焦者受諸氣而榮諸陽者也薑韭之氣熏至營衛營衛不時受之久留於心下故涸一作熅

胃柔则缓，缓则虫动，虫动则令人心闷。其气通于皮。故曰甘走皮矣。皮者，肉之余。盖皮虽属肺，与肉连体，故甘润肌肉并皮也。

《素问》曰：甘走肉，肉病无多食甘。其义顺也。

《素问》又曰：多食甘，则骨痛而发落。谓土胜水。与《九卷》不错矣。

辛先走肺。《九卷》又曰：辛入胃也，其气走于上焦。上焦者，受诸气而荣诸阳者也。姜韭之气，熏至营卫，营卫不时受之，久留于心下，故洞[①]一作煴

①洞：原作“涸”，形误，据医统本、《灵枢·五味》《太素·调食》改。

心，辛者与气俱行，故辛入胃，则与汗俱出矣。《千金方》云：辛入胃而走气，与气俱出，故气盛。

《素问》曰：辛走气，气病无多食辛。其义相顺也。

《素问》曰：肺欲苦，多食辛则筋急而甲枯，谓金胜木①。肺欲苦，与《九卷》义错矣。

咸先走肾。《九卷》又曰：咸入胃也，其气上走中焦，注于诸脉。脉者，血之②所走也。血与咸③相得则血涘④，血涘则胃中竭，竭则咽路焦，故舌干善渴⑤。血脉者，中焦之⑥道，故咸入而走血矣。

肾合三焦，血脉虽属肝心，而为中焦之道，故咸

---

①木：原作"本"，形误，据医统本改。

②之：原作"六"，形误，据医统本改。

③咸：原作"脏"，形误，据医统本、《灵枢·五味》改。

④涘：此下医统本有小字注文"一作凝，下同"五字。

⑤渴：原作"浊"，形误，据医统本、《灵枢·五味》《太素·调食》改。

⑥之：原作"六"，形误，据医统本改。下一个"中焦之道""之"字同。

入而走血矣

素問曰鹹走血血病無多食鹹於義相順也

素問曰多食鹹則脉涘泣而變色謂水勝火

雖俱言血脉其義不同

穀氣營衛俱行津液已行營衛大通乃糟粕音遒以

次傳下

黄帝問曰營衛俱行柰何

岐伯對曰穀始入於胃其精微者先出於胃之

雨焦以溉五臟別出兩焦行於營衛之道其

大氣之檔一作搏而不行者積於胷中名曰氣海

入而走血也。

《素问》曰：咸走血，血病无多食咸。于义相顺也[①]。

《素问》曰：多食咸，则脉涘泣而变色，谓水胜火。虽俱言血脉，其义不同[②]。

谷气营卫俱行，津液已行，营卫大通，乃糟粕音遒以次传下。

黄帝问曰：营卫俱行奈何？

岐伯对曰：谷始入于胃，其精微者，先出于胃之两[③]焦，以溉五脏，别出两焦，行于营卫之道。其大气之榣一作抟而不行者，积于胸中，名曰气海，

---

①于义相顺也：医统本作四字小字注文“其义相顺。”

②虽俱言血脉，其义不同：此九字医统本作小字注文排列。

③两：原作“雨”，形误，据医统本、《灵枢·五味》《太素·调食》改。

出于肺，循于喉咙，故呼则出，吸则入。天地之精气，其大数常出三而入一，故谷不入，半日则气衰，一日则气少矣。

黄帝问曰：谷之五味可得闻乎？

岐伯对曰：五谷：粳米，甘；麻《素问》作小豆，酸[1]；大豆，咸；小麦，苦；黄黍，辛。五果：枣，甘；李，酸；栗，咸；杏，苦；桃，辛。五畜：牛肉，甘；犬肉，酸；豕肉，咸；羊肉，苦；鸡肉，辛。五菜：葵，甘；韭，酸；藿，咸；薤，苦；葱，辛。五色[2]：黄色[3]宜甘，青色宜酸，黑色宜咸，赤色宜苦，白色宜辛。

脾病者，宜食粳米饭、牛肉、枣、葵。甘者，入脾用之。

---

①酸：原作“咸”，与大豆味重，据医统本、《灵枢·五味》《太素·调食》改。

②五色：此二字原脱，据医统本、《灵枢·五味》《太素·调食》补。

③色：医统本无此字。以下青、黑、赤、白同。

心病者，宜食羊肉[①]、麦、杏、薤。苦者，入心用之。

肾病者，宜食大豆、豕肉、栗、藿。咸者，入肾用之。

肺病者，宜食黍[②]、鸡肉、桃、葱。辛者，入肺用之。

肝病者，宜食麻、犬肉[③]、李、韭。酸者，入肝用之。

肝病者禁辛，心病者禁咸，脾病者禁酸，肺病者禁苦，肾病者禁甘。

肝，足厥阴、少阳主治。肝苦[④]急一作又下同，急食甘以缓[⑤]之。

心，手少阴、太阳主治。心苦缓，急食咸以收之。

---

①羊肉：原作“辛肉”，“辛”形误，据医统本、《灵枢·五味》《太素·调食》改。又，医统本、《灵枢》《太素》此二字置于下文“麦”之后，义长。

②黍：原置于下文“桃”之下，据《灵枢·五味》《太素·调食》《千金要方》卷二十六第一乙正。又，《灵枢》《太素》《千金要方》作“黄黍”二字。

③犬肉：原置于上文“麻”之上，据医统本、《灵枢·五味》《太素·调食》乙正。

④苦：原作“若”，形误，据医统本、《素问·脏气法时论》改。以下“脾苦湿”“肺苦气”“肾苦燥”之“苦”同。

⑤缓：原作“经”，形误，据医统本、汲古阁本、《素问·脏气法时论》改。

脾足太陰陽明主治脾苦濕急食苦以燥之

肺手太陰陽明主治肺苦氣上逆急食苦以泄之

腎足少陰太陽主治腎苦燥急食辛以潤之

開腠理致津液通氣也

毒藥攻邪五穀爲養五果爲助五畜爲益五菜爲充氣味合而服之以補精益氣此五味者各有所利辛散酸收甘緩苦堅鹹耎音芮又軟

肝病者兩骨下痛引少腹令人善怒虛則目䀮䀮無所見耳無所聞善恐如人將捕之氣逆

脾，足太阴、阳明主治。脾苦湿，急食苦以燥之。

肺，手太阴、阳明主治。肺苦气上逆，急食苦以泄之。

肾，足少阴、太阳主治。肾苦燥，急食辛以润之。

开腠理，致津液，通气也[1]。

毒药攻邪，五谷为养，五果为助，五畜为益，五菜为充。气味合而服之，以补精益气。此五味者，各有所利，辛散，酸收，甘缓，苦坚，咸耎音芮，又软。

肝病者，两胁[2]下痛引少腹，令人善怒。虚则目䀮䀮无所见，耳无所闻，善恐，如人将捕之。气逆

①也：此上医统本有“坚”字。

②胁：原作“骨”，据医统本、《素问·脏气法时论》改。

则头痛，耳聋不聪，善忘，龋音去，项痛颊肿，取其经厥阴与少阳、阳明血者。《素问》云：肝病者，两胁下痛引少腹，令人善怒。虚则目䀮无所见，耳无所闻，善恐，如人将捕之。取其经厥阴与少阳血者，气逆则头痛，耳聋不听，颊肿，取血者[①]。

又曰：徇音旬蒙招尤，目瞑音冥耳聋，下实上虚，过在足少阳、厥阴，甚则入肝。

心病者，胸中痛，胁支满，两胠[②]音祛下痛，膺背肩胛间痛，两臂内痛。虚则胸腹大，胁下与腰相引

① 《素问》云……颊肿，取血者：此段内容与上文重，恐系衍文。

②胠：《脉经》卷六第三、《千金要方》卷十三第一作"胁"，义近。

而痛。取其经少阴、太阳血者。《素问》云：舌下血者[①]。又云[②]：其变病[③]，刺郄中血者。又曰：胸中痛，支满，腰脊相引而痛，过在手少阴、太阳。

《素问》云：心烦头痛[④]，病在鬲中，过在手巨阳、少阴[⑤]。

脾病者，身重善饥[⑥]，肌肉痿，足不收，行善瘈音契疭[⑦]音从，脚下痛。虚则腹胀，肠鸣飧泄，食不化。取其经太阴、阳明、少阴血者。

又曰：腹满膜胀，支满胠音祛胁，下厥上冒，过在足太阴[⑧]、阳明。

---

①《素问》云舌下血者：此七字医统本作小字注文排列。

②又云：医统本无此二字。

③病：原作“痛”，据医统本、《素问·脏气法时论》改。

④痛：原脱，据医统本、《素问·五脏生成篇》补。

⑤《素问》云……过在手巨阳、少阴：此句作小字注文排列。

⑥饥：原作“肌”，据医统本、《脉经》卷六第五、《千金要方》卷十五第一改。

⑦疭：《素问·脏气法时论》《脉经》卷六第五、《千金要方》卷十五第一无。

⑧阴：原作“肠”，据医统本、《素问·五脏生成篇》《太素·色脉诊》改。

肺病者喘逆咳氣肩背痛汗出尻陰股膝攣髀
腨音喘胻足皆痛虛則少氣不能報息耳聾喉
嚨乾取其經手太陰足太陽外厥陰內少陰
血者
又曰欬嗽上氣病在胸中過在手陽明太陰
腎病者腹大脛腫痛欬喘身重寢汗出憎風虛
則胸中痛大腸小腸痛清厥意不樂取其經
少陰太陽血者
又曰頭巔疾下虛上實過在足少陰太陽甚則
入腎

肺病者，喘咳逆气[1]，肩背痛，汗出，尻阴股膝挛，髀腨音喘胻足皆痛。虚则少气不能报息，耳聋，喉咙干。取其经手太阴、足太阳、外厥阴、内少阴血者。

又曰：咳嗽上气，病[2]在胸中，过在手阳明、太阴。

肾病者，腹大胫肿痛，咳喘身重，寝汗出，憎风。虚则胸中痛，大腹小腹[3]痛，清厥，意不乐。取其经少阴、太阳血者。

又曰：头痛癫疾，下虚上实，过在足少阴、太阳，甚则入肾。

①喘咳逆气：原倒作“喘逆咳气”，据医统本、《素问·脏气法时论》乙正。

②病：此下医统本有小字注文“《素问》作厥”。

③大腹小腹：原作“大肠小肠”，据《素问·脏气法时论》《脉经》卷六第九、《千金要方》卷十九第一改。

五脏传病大论第十

病在肝[①]，愈于夏。夏不愈，甚于秋。秋不死，持于冬，起于春。

病在肝，愈于丙丁。丙丁不愈，加于庚辛。庚辛不加《素问》作不死，下同，持于壬癸，起于甲乙。禁当风。

病在肝，平旦慧，下晡音布甚，夜半静。

病在心，愈于长夏。长夏不愈，甚于冬。冬不死，持于春，起于夏。

病在心，愈于戊己。戊己不愈，加于壬癸。壬癸不加，持于甲乙，起于丙丁。禁衣温食热。《素问》云：温食热

①肝：原作“时”，形误，据医统本、《素问·脏气法时论》改。

衣。

病在心，日中慧，夜半甚，平旦静。

病在脾，愈于秋。秋不愈，甚于春。春不死，持于夏，起于长夏。

病在脾，愈于庚辛。庚辛不愈，加于甲乙。甲乙不加，持于丙丁，起于戊己。禁温衣湿地[①]《素问》云：禁温衣饱食湿地濡衣。

病在脾，日昳音铁慧，平旦[②]甚，下晡静。

病在肺，愈于[③]冬。冬不愈，甚于夏。夏不死，持于长夏，起于秋。

①禁温衣湿地：《诸病源候论》卷十五脾病候作“禁温衣饱食，湿地濡衣”。

②旦：此下医统本有小字注文“《素问》作日出”五字。

③于：原作“加”，据上下文例及医统本改。

病在肺愈於壬癸壬癸不愈加於丙丁丙丁不
加持於戊已起於庚辛禁寒衣冷飲食
病在肺下晡慧日中甚夜半静
病在腎愈於春春不愈甚於長夏長夏不死持
於秋起於冬
病在腎愈於甲乙甲乙不愈加於戊已戊已不
持於庚辛起於壬癸禁犯淬埃無食熱無温
衣素問作犯焠埃熱食温炙衣
病在腎夜半慧日乘四季甚下晡静
邪氣之客於身也以勝相加也至其所生而愈

病在肺，愈于壬癸。壬癸不愈，加于丙丁。丙丁不加，持于戊己，起于庚辛。禁寒衣、冷饮食。

病在肺，下晡慧，日中甚，夜半静。

病在肾，愈于春。春不愈，甚于长夏。长夏不死，持于秋，起于冬。

病在肾，愈于甲乙。甲乙不愈，加于戊己。戊己不加，持于庚辛，起于壬癸。禁犯焠埃，无食热，无温衣[1]。《素问》作犯焠埃、热食、温炙衣。

病在肾，夜半慧，日乘四季甚，下晡静。

邪气之客于身也，以胜相加也，至其所生而愈，

①禁犯焠埃，无食热，无温衣：《诸病源候论》卷十五肾病候作“无犯尘垢，无衣炙衣”。

至其所不勝而甚至其所生而持自得其位而起

腎移寒於脾癰腫少氣

脾移寒於肝癰腫筋攣

肝移寒於心狂鬲中

心移寒於肺爲肺消肺消者飲一溲二死不治

肺移寒於腎爲涌水涌水者按其腹不堅水氣客於大腸疾行腸鳴濯濯如囊衆漿治主肺者也素問作水之病也

脾移熱肝則爲驚衄音肭

至其所不胜而甚，至其所生而持，自得其位而起。

肾移寒于脾，痈肿少气。脾移寒于肝，痈肿筋挛。

肝移寒于心，狂鬲中。心移寒于肺，为肺消。肺消者饮一溲二，死不治。

肺移寒于肾，为涌水。涌水者，按其腹不坚，水气客于大肠，疾行肠鸣濯濯，如囊裹[1]浆，治主肺者也。《素问》作水之病也。

脾移热于肝，则为惊衄音肭。

①裹：原作“众”，形误，据医统本、《素问·气厥论》改。

肝移熱於心則死
心移熱於肺傳爲鬲消
肺移熱於腎傳爲柔痓
腎移熱於脾傳爲虛腸澼死不可治
胞移熱於膀胱則癃溺血
膀胱移熱於小腸鬲腸不便上爲口糜
小腸移熱於大腸爲虙伏音瘕爲沉
大腸移熱於胃善食而瘦名曰食亦
又胃移熱於膽亦名食亦
膽移熱於腦則辛頞鼻淵鼻淵者濁涕下不止

肝移热于心，则死。

心移热于肺，传为鬲消。

肺移热于肾，传为柔痓。

肾移热于脾，传为虚，肠澼，死不可治。

胞移热于膀胱，则癃，溺血。

膀胱移热于小肠，鬲肠不便，上为口糜。

小肠移热于大肠，为虙音伏瘕，为沉。

大肠移热于胃，善食而瘦，名曰食亦[①]。

又，胃移热于胆，亦名食亦。

胆移热于脑，则辛頞[②]鼻渊。鼻渊者，浊涕下不止

①亦：医统本、《素问·气厥论》作“㑊”，通。

②頞：原作“颇”，形误，据医统本、《素问·气厥论》改。

也傳爲衄衊瞑目故得之厥也
五臟受氣於其所生傳之於其所勝氣舍於其
所生死於其所不勝病之且死必先傳其所行
不勝乃死此言氣之逆行也故死
肝受氣於心傳之於脾氣舍於肺至腎而死
心受氣於脾傳之於肺氣舍於肝至腎而死
脾受氣於肺傳之於腎氣舍於心至肝而死
肺受氣於腎傳之於肝氣舍於脾至心而死
腎受氣於肝傳之於心氣舍於肺至脾而死
此皆逆死也一日一夜五分之地此所以占死

也，传为衄衊，瞑目，故得之厥也。

五脏受气于其所生，传之于其所胜，气舍于其所生，死于其所不胜。病之且死，必先传其所行至不胜[①]乃死。此言气之逆行也，故死。

肝受气于心，传之于脾，气舍于肾[②]，至肺而死。

心受气于脾，传之于肺，气舍于肝，至肾而死。

脾受气于肺，传之于肾，气舍于心，至肝而死。

肺受气于肾，传之于肝，气舍于脾，至心而死。

肾受气于肝，传之于心，气舍于肺，至脾而死。

此皆逆死也。一日一夜五分之[③]，此所以占死

①传其所行至不胜：《素问·玉机真脏论》作“传行至其所不胜”，义长。

②肾：原与下文“肺”字互倒，据医统本、《素问·玉机真脏论》乙正。

③之：此下原有“地”字，衍文，据医统本、《素问·玉机真脏论》删。

者之早暮。

黄帝问曰：余受九针于夫子，而知贤[1]《灵枢》作私览于诸方，或有导引行气，按摩灸熨[2]，刺爇饮药，一者可独守耶[3]，将尽行之乎？

岐伯对曰：诸方者，众人之方也，非一人之所尽行也。

黄帝问曰：此乃所谓守一勿失，万物毕者也。余已闻阴阳之要，虚实之理，倾移之过，可治之属。愿闻病之变化，淫传绝败而不可治者，可得闻乎？

①知贤：当是“私览”之形误，即底本原校所示。

②熨：原作“慰”，形误，据医统本、《灵枢·病传》改。

③耶：原作“邪”，据医统本、《灵枢·病传》改。

岐伯對曰要乎哉問道昭乎其如旦醒窅乎其如夜瞑能被而服之神與之俱成畢將服之神自得之生神之理可著竹帛不可傳之於子孫也

黄帝問曰何謂旦醒

岐伯對曰明於陰陽如惑之解如醉之醒曰何謂夜瞑曰瘖乎其無聲漠乎其無形令疑不盡當問耳

病先發於心心痛一日之肺而欬三日之肝肋支痛五日之脾閉塞不通身體重三日不已

岐伯对曰：要乎哉问。道，昭乎其如旦醒，窅乎其如夜瞑。能被而服之，神与之俱成。毕将服之，神自得之。生神之理，可著于竹帛，不可传之于子孙也。

黄帝问曰：何谓旦醒？

岐伯对曰：明于阴阳，如惑之解，如醉之醒。

曰：何谓夜瞑？

曰：喑乎其无声，漠乎其无形。令疑不尽，当问耳[①]。折毛发理，正气横倾。淫邪泮衍，血脉传留。大气入脏，腹痛下淫，可以致死，不可以致生[②]。

曰：大气入脏奈何[③]？

病先发于心，心痛。一日之肺，而咳；三日之肝，肋支满；五日之脾，闭塞不通，身体重。三日不已，

①令疑不尽，当问耳：医统本、《灵枢·病传》无此七字，疑是注文误作正文。

②折毛发理……不可以致生：此三十三字原脱，据医统本、《灵枢·病传》补。

③“曰：大气入脏奈何”：此七字原脱，据医统本、《灵枢·病传》补。

死冬夜半夏日中
病先發於肺喘咳三日之肝脇支滿一日之脾
而身體痛五日之胃而脹十日不已死冬日
入夏日出
病先發於肝頭痛目眩脇多滿一日之脾而身
體痛五日之胃而腹脹三日之腎腰脊少腹
痛胻痠三日不已死冬日中素問作日入夏早食
病先發於脾身痛體重一日之胃而脹二日之
腎少腹腰脊痛胻痠三日之膀胱背膂筋痛小
便閉十日不已死冬人定夏晏食痠音酸胻音行

死。冬夜半，夏日中。

病先发于肺，喘咳。三日之肝，胁支满；一日之脾，而身体痛；五日之胃，而胀。十日不已，死。冬日入，夏日出。

病先发于肝，头痛目眩，胁多满。一日之脾，而身体痛；五日之胃，而腹胀；三日之肾，腰脊少腹痛，胻酸，三日不已，死。冬日中《素问》作日入，夏早食。

病先发于脾，身痛体重，一日之胃，而胀；二日之肾，少腹腰脊痛，胻酸；三日之膀胱，背膂筋痛，小便闭。十日不已，死。冬人定，夏晏食。胻，音行。

病先發於胃脹滿五日之腎少腹腰脊痛䯒痠三日之膀胱背膂筋痛小便閉五日上之心身重六日不已死冬夜半夏日昳音跌

病先發於腎少腹腰脊痛䯒痠三日之膀胱背膂筋痛小便閉三日上之心必脹三日之小腸兩脇支痛三日不已死冬大晨晏晡痠音

按靈樞素問三日而上之小腸三日而上之心詳此傳病之文乃皇甫士安合靈樞素問二書爲此篇也

病先發於膀胱小便閉五日之腎少腹脹腰脊

病先发于胃，胀满。五日之肾，少腹腰脊痛，䯒酸；三日之膀胱，背膂筋痛，小便闭；五日上之心，身重。六日不已，死。冬夜半，夏日[①]昳音跌。

病先发于肾，少腹腰脊痛，䯒酸。三日之膀胱，背膂筋痛，小便闭；三日上之心，心胀[②]；三日之小肠，两胁支痛。三日不已，死。冬大晨，夏[③]晏晡。

按《灵枢》《素问》三日而上之小肠，此云[④]三日而上之心，详此传病之文，乃皇甫士安合《灵枢》《素问》二书为此篇也[⑤]。

病先发于膀胱，小便闭。五日之肾，少腹胀，腰脊

①日：原作“目”，据医统本、《灵枢·病传》《素问·标本病传论》改。

②心胀：原作“必胀”，心字形误，据医统本改。《脉经》卷六第九、《千金要方》卷十九第一作“心痛”，《素问·标本病传论》作“腹胀。”

③夏：原脱，据医统本补。

④此云：原脱，文义不通，据医统本补。

⑤按《灵枢》《素问》……二书为此篇也：本段文字医统本作小字注文排列。

痛胻痠一日之小腸而腸脹二日之脾而身體痛二日不已死冬鷄鳴夏下晡諸病以次相傳如是者皆有死期不可刺也

壽夭形診病候耐痛不耐痛大論第十一

靈樞二卷壽夭剛柔篇內一段

黄帝問曰形有緩急氣有盛衰骨有大小肉有堅脆皮有厚薄其以立壽夭柰何

伯高對曰形與氣相任則夭皮與肉相聚則壽不相褁則夭血氣經絡勝形則壽不勝形則夭

痛，胻酸；一日之小肠，而腹胀；二日之脾，而身体痛；二日不已，死。冬鸡鸣，夏下晡。诸病以次相传，如是者，皆有死期，不可刺也。

寿夭形诊病候耐痛不耐痛大论第十一

黄帝问曰：形有缓急，气有盛衰，骨有大小，肉有坚脆，皮有厚薄，其以立寿夭奈何？

伯高对曰：形与气相任则寿，不相任[1]则夭；皮与肉相聚[2]则寿，不相聚则夭；血气经络胜形则寿，不胜形则夭。

①则寿，不相任：此五字原脱，据医统本、《灵枢·寿夭刚柔》补。

②聚：医统本作“裹”，《灵枢·寿夭刚柔》作“果”，通“裹”。

黄帝問曰何謂形緩急

岐伯對曰形充而皮膚緩者則壽形充而脉皮膚急者則夭形充而脉堅大者順形充而脉小以弱者氣衰也衰則危矣形充而顴音權不起者骨小也小則夭矣形充而大肉䐃音窘又郡堅有分者肉堅堅則壽矣形充而大皮肉無分不堅者肉脆脆則夭矣此天之生命所以立形定氣而視壽夭者也必明於此以立形定氣而後可以臨病人決死生也

黄帝問曰形氣之相勝以立壽夭奈何

黄帝问曰：何谓形缓急？

岐伯对曰：形充而皮肤缓者则寿，形充而皮肤急者则夭；形充而脉坚大者顺，形充而脉小以弱者气衰也，衰则危矣。形充而颧音权不起者骨小也，小则夭矣。形充而大，肉䐃音窘，又郡坚而有分者肉坚，坚[①]则寿矣；形充而大，皮[②]肉无分[③]不坚者肉脆，脆则夭矣。此天之生命，所以立形定气而视寿夭者也。必明于此，以立形定气，而后可以临病人，决死生也。

黄帝问曰：形气之相胜，以立寿夭奈何？

---

①坚：此下《灵枢·寿夭刚柔》有"肉"字。

②皮：《灵枢·寿夭刚柔》无此字。

③分：此下医统本、《灵枢·寿夭刚柔》有"理"字。

岐伯对曰：平人而气胜形者寿；病[①]而形肉脱，气胜形者死；形胜气者，危也。

凡五脏者，中之府[②]，中盛脏满，气胜伤恐[③]者，声如从室中言，是中气之湿也。言而微，终日乃复言者，此夺气也。

衣被[④]不敛，言语善恶不避亲疏者，此神明之乱也。仓廪不藏者，是门户不要也。水泉不止者，是膀胱不藏也。得守者生，失守者死。

夫五脏者，身之强也。头者，精明之府，头倾[⑤]视深，神将夺矣。

---

①病：原作“平”，据医统本、《灵枢·寿夭刚柔》改。

②府：《素问·脉要精微论》作“守”。

③中盛脏满，气胜伤恐：《太素·杂诊》作“中盛满，气伤恐”。

④被：原作“破”，形误，据医统本、《素问·脉要精微论》改。

⑤倾：《太素·杂诊》作“惫”。

背者胷中之府背曲肩隨府將壞矣
腰者腎之府轉腰不能腎將憊矣
膝者筋之府也屈伸不能行則僂附筋將憊矣
髓者骨之府也不能久立行則掉慄骨將憊矣
得強則生失強則死 掉音寵 慄音栗
岐伯曰反四時者有餘爲精不足爲消應太過
不足爲精應不定有餘爲消陰陽不相應病
名曰關格
人之強骨筋勁肉緩皮膚厚者耐痛其於針石
之痛火爇亦然加以黑而善一作美骨者耐

背者，胸中之府，背曲肩随，府将坏矣。

腰者，肾之府，转腰[1]不能，肾将惫矣。

膝者，筋之府也，屈伸不能，行则偻附[2]，筋将惫矣。

骨者，髓之府[3]，不能久立，行则掉栗[4]，髓[5]将惫矣。得强则生，失强则死。掉，音窕；慄，音栗。

岐伯曰：反四时者，有余为精，不足为消。应太过，不足为精；应不足[6]，有余为消。阴阳不相应，病名曰关格。

人之强骨，筋劲，肉缓，皮肤厚者，耐痛。其于针石之痛，火爇亦然。加以黑色而善一作美骨者，耐

①腰：医统本、《素问·脉要精微论》《太素·杂诊》作“摇”。

②附：《太素·杂诊》作“跗”。

③骨者，髓之府：原作“髓者，骨之府”，据医统本、《素问·脉要精微论》《太素·杂诊》改。

④掉栗：原作“掉慄”，栗字形误，据医统本改。又，《素问·脉要精微论》作“振掉”。

⑤髓：原作“骨”，据医统本、《素问·脉要精微论》《太素·杂诊》改。

⑥足：原作“定”，形误，据医统本、《素问·脉要精微论》《太素·杂诊》改。

肥身乃肌肉方三字誤

火爇堅肉薄皮者不耐針石之痛於火爇亦
然同時而傷其身多熱者易已多寒者難已
胃厚色黑大骨肉肥者皆勝毒其瘦而薄者
皆不勝毒

形氣盛衰大論第十二

黃帝問曰氣之盛衰可得聞乎
岐伯對曰人年十六歲五藏始定血氣已通其
氣在下故好走
二十歲血氣始盛肥身長故好趨音趨
三十歲五藏大定肌肉堅固血脉盛滿故好步

火爇。坚肉薄皮者，不耐针石之痛，于火爇亦然。同时而伤其身，多热者易已，多寒者难已。胃厚色黑，大骨肉肥者，皆胜毒；其瘦而薄者，皆不胜毒。

形气盛衰大论第十二

黄帝问曰：气之盛衰，可得闻乎？

岐伯对曰：人年十六岁，五脏始定，血气已通，其气在下，故好走。

二十岁，血气始盛，肌肉方长[1]，故好趋音趋。

三十岁，五脏大定，肌肉坚固，血脉盛满，故好步。

①肌肉方长：原作“肥身长”，据医统本、《灵枢·天年》《太素·寿限》改。

四十歲五臟六腑十二經脉皆大盛已平定腠理始開榮華剥落鬢髮須白平盛不搖故好坐

五十歲肝氣始衰肝葉始薄膽汁始減目始不明

六十歲心氣始衰乃善憂悲血氣懈墮故好卧

七十歲脾氣虚皮膚始枯故四肢不舉

八十歲肺氣衰魂魄離散故言差悞

九十歲腎氣焦臟乃萎枯經脉空虚

百歲五臟皆[illegible]去形骸獨居而終盡矣

四十岁，五脏六腑，十二经脉，皆大盛已平定，腠理始开[1]，荣华剥[2]落，鬓发须[3]白，平盛不摇，故好坐。

五十岁，肝气始衰，肝叶始薄，胆汁始减，目始不明。

六十岁，心气始衰，乃善忧悲，血气懈堕，故好卧。

七十岁，脾气虚，皮肤始枯，故四肢不举[4]。

八十岁，肺气衰，魂魄离散，故言差误。

九十岁，肾气焦，脏乃萎枯，经脉空虚。

百岁，五脏皆虚，神气皆去，形骸独居而终尽矣。

---

①开：《灵枢·天年》《太素·寿限》作“疏”，义长。

②剥：《灵枢·天年》《太素·寿限》作“颓”。

③须：《灵枢·天年》作“斑”，《太素·寿限》作“颁”。

④故四肢不举：《灵枢·天年》《太素·寿限》无此五字。

女子七岁，肾气盛，更齿《素问》作齿更发长。二七，天水至《素问》作天癸至，任脉通，伏《素问》作太冲脉盛，月事以时下，故有子。三七，肾气平均，故真牙生而长极。四七，筋骨坚，发长极，身体盛壮。五七，阳明脉衰，面始焦，发始堕。六七，三阳脉①衰于上，面②皆焦，发始白。七七，任脉虚，伏冲③脉衰少，天水竭，地道不通，故形坏而无子耳。

丈④夫八岁，肾气实，发长而齿更。二八，肾气盛，天水至而精气溢泻，阴阳和，故能有子。三八，肾气

①脉：原作“朦”，形误，据《素问·上古天真论》《太素·寿限》改。

②面：原作“而”，形误，据《素问·上古天真论》《太素·寿限》改。

③伏冲：医统本作“太冲”，下有小字注文“一作伏冲”。

④丈：原作“又”，形误，据医统本、《素问·上古天真论》《太素·寿限》改。

平均，筋骨劲强，故真牙生而长极。四八，筋骨隆盛，肌肉满壮。五八，肾气衰，发堕[①]齿槁。六[②]八，阳气衰于上，面焦，鬓发颁白。七八，肝气衰，筋不能动，天水竭，精少，肾气衰，形体皆极。八八，则齿发去。肾者主水，受五脏六腑之精而藏之，故五脏盛乃能泻，今五脏皆衰，筋骨懈堕，天水尽矣。堕，音惰。故发鬓白，体[③]重，行步不正而无子耳。

黄帝三部针灸甲乙经卷之六

平均筋骨勁强故真牙生而長極四八筋骨隆盛肌肉滿壯五八腎氣衰髮隨齒槁大八陽氣衰於上面焦鬢髮頒白七八肝氣衰筋不能動天水竭精少腎氣衰形體皆極八八則齒髮去腎主水受五藏六府之精而藏之故五藏盛乃能瀉今五藏皆衰筋骨懈墮天水盡矣　墮音惰

故髮鬢白体重行步不正而無子耳

黄帝三部鍼灸甲乙經卷之六

①堕：原作“随”，形误，据医统本、《素问·上古天真论》《太素·寿限》改。

②六：原作“大”，形误，据医统本、《素问·上古天真论》《太素·寿限》改。

③体：《素问·上古天真论》《太素·寿限》作“身体”。

黄帝三部针灸甲乙经卷之七

晋　玄晏先生　皇甫谧　集

六经受病发伤寒热病第一上

黄帝问曰：夫热病者，皆伤寒之类也。或愈或死。其死，皆以六七日之间；其愈，皆以十日以上

①衰：原作“衷”，形误，据正文改。

②阴衰发热厥阳衰发寒厥：该目录原与上一条连为一行，但实为两条目录，现分列之。

者何也

岐伯對曰太陽者諸陽之屬也其脉連於風府故爲諸陽主氣人之傷於寒也則爲病熱熱雖甚不死其兩感於寒而病者必不免於死

傷寒一日太陽受之故頭痛項腰脊背强

二日傷明受之陽明主肉其脉侠鼻絡於目故身熱目疼而鼻乾不得卧

三日少陽受之少陽主骨素問於膽其脉循脇絡於耳故胷脇痛而耳聾三陽皆受病而未入於府者故可汗而已

者，何也?

岐伯对曰：太阳者，诸阳之属也。其脉连于风府，故为诸阳主气。人之伤于寒也，则为病热，热虽甚不死；其两感于寒而病者，必不免于死。

伤寒一日，太阳受之。故头痛，项、腰、脊背强。

二日，阳[①]明受之。阳明主肉，其脉侠鼻，络于目，故身热目疼，而鼻干不得卧。

三日，少阳受之。少阳主骨《素问》作胆[②]，其脉循胁，络于耳，故胸胁痛而耳聋。三阳皆受病，而未入于府者，故可汗而已。

---

①阳：原作“伤”，形误，据医统本、《素问·热论》《太素·热病决》改。

②《素问》作胆：原作“《素问》于胆”，为大字正文，据医统本改。

四日太陰受之太陰脉布胃中絡於嗌故腹滿
而嗌乾 嗌音益
五日少陰受之火陰脉貫腎絡脉繫舌本故口
口燥舌乾而渴
六日厥陰受之厥陰脉循陰髡而絡於肝故煩
滿而囊縮三陰三陽五藏六府皆受病榮衛
不行五藏不通則死矣其不兩感於寒者
七日太陽病衰頭痛少愈
八日陽明病衰身熱少愈
九日少陽病衰耳聾微聞

四日，太阴受之。太阴脉布胃中，络于嗌，故腹满而嗌干。嗌，音益。

五日，少阴受之。少[①]阴脉贯肾，络肺[②]，系舌本，故口燥舌干而渴。

六日，厥阴受之。厥阴脉循阴器而络于肝，故烦满而囊缩。三阴三阳、五脏六腑皆受病，荣卫不行，五脏不通，则死矣。

其不两感于寒者：

七日，太阳病衰，头痛少愈。

八日，阳明病衰，身热少愈。

九日，少阳病衰，耳聋微闻。

---

①少：原作“火”，形误，据医统本、《素问·热论》《太素·热病决》改。

②肺：原作“脉”，形误，据医统本、《素问·热论》《太素·热病决》改。

謂乃調字誤

灸乃矣字誤

十日太陰病衰腹減如故則思飲食
十一日少陰病衰渴止舌乾乃已而嚏
十二日厥陰病衰囊縱少腹微下大氣皆去其
病日已灸治之各通其藏脉病日衰已矣其
未滿三日者可汗而已其滿三日者可泄而
已
黄帝問曰熱病已愈時有所遺者何也
岐伯對曰諸遺者熱甚而强食故有所遺若此
者皆病已衰而熱有所藏因其穀氣相薄兩
熱相合故有所遺治者視其虚實謂其逆

十日，太阴病衰，腹减如故，则思饮食。

十一日，少阴病衰，渴止，舌干乃已而嚏[1]。

十二日，厥阴病衰，囊纵，少腹微下，大气皆去，其病日已矣[2]。治之各通其脏脉，病日衰已矣。其未满三日者，可汗而已；其满三日者，可泄而已。

黄帝问曰：热病已愈，时有所遗者，何也？

岐伯对曰：诸遗者，热甚而强食，故有所遗。若此者，皆病已衰而热有所藏，因其谷气相薄，两热相合，故有所遗。治遗者，视其虚实，谓其逆

①而嚏：医统本无此二字。《太素·热病决》作“而咳”。

②矣：原作“灸”，形误，据医统本、《素问·热论》《太素·热病决》改。

順可使立已病熱少愈食肉則復多食則遺此其禁也

黄帝問曰其兩感於寒者一日則太陽與少陰俱病則頭痛口乾煩滿

二日則陽明與太陰俱病則腹滿身熱不欲食譫語

三日則少陽與厥陰俱病則耳聾囊縮而厥水漿不入不知人者故六日而死矣

黄帝問曰五藏已傷六腑不通榮衛不行如是後三日乃死何也

顺，可使立已。病热少愈。食肉则复，多食则遗。此其禁也。

黄帝问曰：其两感于寒者，一日则太阳与少阴俱病，则头痛口干烦满。

二日则阳明与太阴俱病，则腹满身热，不欲食，谵语。

三日则少阳与厥阴俱病，则耳聋囊缩而厥，水浆不入，不知人者，故六日而死矣。

黄帝问曰：五脏已伤，六腑不通，荣卫不行，如是后三日乃死，何也？

岐伯對曰陽明者十二經脉之長其血氣盛故
不知人三日其氣乃盡故死
肝熱病者小便先黃腹痛多臥身熱爭則狂言
及驚胷中脇滿痛手足燥不得安臥庚辛甚
甲乙大汗氣逆則庚辛死刺足厥陰少陽其
逆則頭痛貟貟素問作員脉引痛衝頭痛也
心熱病者先不樂數日乃熱熱爭則心煩悶善
嘔頭痛面赤無汗壬癸甚丙丁大汗氣逆則
壬癸死刺手少陰太陽
脾熱病者先頭重頰痛煩心欲嘔身熱熱爭則

岐伯对曰：阳明者，十二经脉之长，其血气盛，故不知人，三日其气乃尽，故死。

肝热病者，小便先黄，腹痛多卧，身热。热争则狂言及惊，胸中[①]胁满痛，手足躁[②]，不得安卧。庚辛甚，甲乙大汗。气逆，则庚辛死。刺足[③]厥阴、少阳。其逆则头疼贡贡《素问》作员[④]，脉引冲[⑤]头痛也。

心热病者，先不乐，数日乃热，热争则心[⑥]烦闷善呕，头痛面赤，无汗。壬癸甚，丙丁大汗。气逆，则壬癸死。刺手少阴、太阳。

脾热病者，先头重颊痛，烦心[⑦]欲呕，身热。热争则

①中：此下医统本有"《素问》无胸中二字"七字小字注文。

②躁：原作"燥"形误，据医统本、《素问·刺热篇》《太素·五脏热病》改。

③足：此上《太素·五脏热病》有"手"字。

④《素问》作员：原为大字正文，因文义上下不属，据文义及医统本改为小字注文。

⑤冲：此上原有"痛"字，据医统本、《素问·刺热篇》《太素·五脏热病》删。

⑥心：此下医统本有小字注文"《素》又有卒心痛三字"八字。

⑦心：此下医统本有小字注文"《素》下有颜青二字"七字。

腰痛不可用俛仰腹滿泄兩頷一作頜又音撼痛甲
乙甚戊己大汗氣逆則甲乙死刺足太陰陽
明
肺熱病者先悽悽然厥起皮毛惡風寒舌上黃身
熱熱争則喘咳痛走胷膺背不得太息頭痛
不甚汗出而寒丙丁甚庚辛大汗氣逆則丙
丁死刺手太陰陽明出血如大豆立已
腎熱病者先腰痛胻痠苦渴數飲身熱熱争則
項痛而强胻寒且痠足下熱不欲言其逆則
項痛貟貟素問有語語二字然戊己甚壬癸

腰痛不可用俯仰，腹满泄，两颔一作额，又音撼痛。甲乙甚，戊己大汗。气逆，则甲乙死。刺足太阴、阳明。

肺热病者，先凄凄然厥，起皮毛，恶风寒，舌上黄，身热。热争则喘咳，痛走胸膺背，不得太息，头痛不甚[①]，汗出而寒。丙丁甚，庚辛大汗。气逆，则丙丁死。刺手太阴、阳明，出血如大豆，立已。

肾热病者，先腰痛胻酸，苦渴数饮，身热。热争则项痛而强，胻寒且酸，足下热，不欲言。其逆，则项痛贡贡[②]《素问》有语语[③]二字然。戊己甚，壬癸

①甚：此下医统本有小字注文“《素》作堪”。

②贡贡：医统本、《素问·刺热篇》《太素·五脏热病》作“员员澹澹”。

③语语：医统本作“澹澹”。

大汗。气逆，则戊己死。刺足少阴、太阳[①]。诸当汗者，至其所胜日汗甚。瘦，音酸；胻，音行。

肝热病者，左颊先赤。心热病者，颜颐[②]先赤。颐音怙，又音移

脾热病者，鼻先赤。肺热病者，右颊先赤。

肾热病者，颐先赤。病虽未发，见赤色者刺之，名曰治未病。热病从部[③]所起者，至期而已；其刺之反者，三周而已；重逆则死。

诸治热病，已饮之寒水，乃刺之，必寒衣之，居止寒居[④]，身寒而止。病甚者，为五十九刺。热病，先胸[⑤]胁痛满，手足躁，刺足少阳[⑥]，补足

①阳：原作“阴”，形误，据医统本、《素问·刺热篇》《太素·五脏热病》改。

②颐：医统本作“颔”，《素问·刺热篇》《太素·五脏热病》无此字。

③部：原作“郡”，形误，据医统本、《素问·刺热篇》《太素·五脏热病》改。

④居：医统本、《素问·刺热篇》作“处”。

⑤胸：原作“青”，据医统本、《素问·刺热篇》《太素·五脏热病》改。

⑥阳：原作“阴”，形误，据医统本、《素问·刺热篇》《太素·五脏热病》改。

太陰病甚者爲刺五十九刺
熱病先身重骨痛耳聾好瞑刺足少陰病甚者
刺五十九刺
熱病先眩冒而熱胷脇滿刺足少陰少陽太陽
之脉色榮顴骨熱病也榮本夭素問作未交下同
曰今且得汗大時而已與厥陰脉争見者死
其死不過三日 顴音權 眩音玄
熱病氣內連腎少陽之脉色榮頰筋熱病也榮
未夭曰今且得汗待時自已與手少陰脉争
見者死期死不過三日 頰音刼

太阴，病甚者为五十九刺。

热病，先身重骨痛，耳聋好瞑，刺足少阴，病甚者刺五十九刺。

热病，先眩冒而热，胸胁满，刺足少阴、少阳。太阳之脉，色荣颧，骨热病也，荣未[①]夭《素问》作未交，下同，曰今且得汗，待时自已[②]。与厥阴脉争见者，死，其死不过三日。颧，音权；眩，音玄。

热病，气内连肾；少阳之脉，色荣颊，筋热病也。荣未夭，曰今且得汗，待时自已。与手少阴脉争见者，死，其死不过三日。颊，音劫。

---

①未：原作“本”，形误，据下文例及医统本、《太素·五脏热病》改。

②待时自已：原作“大时而已”，据下文例及医统本、《素问·刺热篇》《太素·五脏热病》改。

他本權作椎下同

上汗乃暑字誤

其熱病氣穴三權下間主胷中熱四權下間主胃中熱五權下間主肝熱六權下間主脾熱七權可間主腎熱榮在骶音氐也項上三權骨陷者中也頰下逆顴爲大瘕下牙車爲腹滿顴後爲脇痛頰上者鬲上也

冬傷於寒春必温病夏傷於暑秋必病瘧

凡病傷寒而成温者先夏至日者爲病温後夏至日者爲暑病汗當與汗皆出勿止所謂玄府者汗空也

黄帝問曰刺節言徹衣者盡刺諸陽之奇輸未

其热病气穴，三椎[①]下间，主胸中热；四椎下间，主胃中热；五椎下间，主肝热；六椎下间，主脾热；七椎下[②]间；主肾热。荣在骶音氐也。项上三椎骨陷者中也。颊下逆颧为大瘕，下牙车为腹满，颧后为胁痛。颊上者，鬲上也。

冬伤于寒，春必温病。夏伤于暑，秋必病疟。

凡病伤寒而成温者，先夏至日者为病温，后夏至日者为病暑。暑[③]当与汗皆出，勿止。所谓玄府者，汗空[④]也。

黄帝问曰：《刺节》言彻衣者，尽刺诸阳之奇输，未

①椎：原作“权”，形误，据医统本、《素问·刺热篇》《太素·五脏热病》改。以下所有“椎”字同。

②下：原作“可”，据上下文例及医统本、《素问·刺热篇》《太素·五脏热病》改。

③暑：原作“汗”，据医统本、《素问·热论篇》改；《太素》作“病者”二字。

④空：医统本作“孔”，义同。

太盛乃有餘字誤　府乃痏字誤　晞乃陽字誤

有常處願卒聞之　輸音舒

岐伯對曰是陽氣太盛而陰氣不足陰氣不足則內熱陽氣有餘則外熱兩熱相薄熱於懷炭衣熱不可近身身熱不可以近席腠理閉塞而不汗舌焦唇槁臘按黃帝古針經席延實者養作槁腊上古老切下思亦切嗌乾欲飲取其天府大杼三府音悔又肓刺中膂以去其熱補手足太陰以去其汗熱去汗晞疾於徹衣　腊音昔　臘音仙蘇子切　嗌音益　槁善考

八十一難曰陽虛陰盛汗出而愈下之即死晞

有常处，愿卒闻之。输，音舒

岐伯对曰：是阳气太盛①而阴气不足，阴气不足则内热，阳气有余则外热，两热相薄，热于怀炭，衣热不可近身，身热不可近席，腠理闭塞而不汗，舌焦唇槁臘②按《黄帝古针经》席延赏者养作槁腊，上古老切，下思亦切③嗌干，欲饮，取其天府、大杼三痏④音悔，又肓，刺中膂，以去其热；补手足太阴，以去其汗。热去汗晞⑤，疾于彻衣。腊，音昔；臘，音仙，苏子切；嗌，音益；槁，音⑥考。

《八十一难》曰：阳虚阴盛，汗出而愈，下之即死；阳⑦

①太盛：医统本、《灵枢·刺节真邪》《太素·五节刺》作"有余"，义近。

②槁臘：医统本作"稿臘"《灵枢·刺节真邪》《太素·五节刺》作"槁腊"。《灵枢》《太素》为是。

③按《黄帝古针经》席延赏者养作槁腊上古老切下思亦切：本段文字大小字混乱，"按《黄帝古针经》席延"作小字注文，余皆作大字。据文字内容律为小字注文。"赏"，原作"实"，据宋代《针经音义》作者席延赏之名改。又，此段文字医统本作"《黄帝古针经》作槁腊"。

④痏：原作"府"，形误，据下文注音及医统本改。

⑤晞：《灵枢·刺节真邪》作"稀"，《太素·五节刺》作"希"，均通。

⑥音：原作"善"，形误，据文理改。

⑦阳：原作"晞"，形误，据医统本改。

他本如炭人作如炙如火者問
他本作陽氣獨治獨治者此似嚴
他本作如炙如火者

盛陰虛汗出而死下之而愈與經乖錯於義
反倒不可用也
黃帝問曰人有四肢熱逢風寒如炭人者何也
岐伯對曰是人陰氣虛陽氣盛四肢熱者陽也
兩陽相得而陰氣虛少少水不能滅盛火而
陽氣獨用者不能生長也獨盛而止耳故逢
風如火　者是人肉爍也
黃帝問曰人身非常溫也非常熱也而煩滿者
何也
岐伯對曰陰氣少陽氣勝故熱而煩滿

盛阴虚，汗出而死，下之即愈。与经乖错，于义反倒，不可用也。

黄帝问曰：人有四肢热，逢风寒如炙如火[1]者，何也?

岐伯对曰：是人阴气虚，阳气盛。四肢热者，阳也。两阳相得，而阴气虚少，少水不能灭盛火，而阳气独治。独治[2]者，不能生长也，独盛而止耳。故逢风如火者，是人当肉烁也。

黄帝问曰：人身非常温也，非常热也，而烦满者，何也?

岐伯对曰：阴气少，阳气胜，故热而烦满。

①如炙如火：原作“如炭人”，据医统本、《素问·逆调论》改。又，《太素·肉烁》作“如炙于火”。

②“独治。独治”：原作“独用”二字，据医统本、《素问·逆调论》《太素·肉烁》改。

黃帝問曰足太陰陽明爲表裏脾胃脉也生病異者何也

岐伯對曰陰陽異位更實更虛更逆更順或從内或從外所從不同故病異名陽者天氣也主外陰者地氣也主内陽道實陰道虛故犯賊風虛邪者陽受之則入府食飲不節起居不時者陰受之則入職入六腑則身熱不時眠上爲喘呼五臟者則䐜滿閉塞不爲飧泄久爲腸澼故喉主天氣咽主地氣故陽受風陰受湿氣故陰氣從足上行至頭而下行循

黄帝问曰：足太阴、阳明为表里，脾胃脉也。生病异者，何也？

岐伯对曰：阴阳异位，更实更虚，更逆更顺，或从内，或从外，所从不同，故病异名。阳者，天气也，主外；阴者，地气也，主内。阳道实，阴道虚。故犯贼风虚邪者，阳受之，则入腑；食饮不节，起居不时者，阴受之，则入脏[①]。入六腑则身热不时[②]眠，上为喘呼；入五脏[③]则䐜满闭塞，下[④]为飧泄，久为肠澼。故喉主天气，咽主地气，故阳受风气，阴受湿气。故阴气从足上行至头，而下行循

①脏：原作“职”，形误，据医统本、《素问·太阴阳明论》《太素·脏腑气液》改。

②时：医统本作“得”。

③入五脏：原作“五脏者”，与前“入六腑”不成对文，据医统本、《素问·太阴阳明论》《太素·脏腑气液》改。

④下：原作“不”，形误，据医统本、《素问·太阴阳明论》《太素·脏腑气液》改。

臂至指端陽氣從手上行至頭而下行至足
故曰陽病者上行極而下陰病者下行極而
上故傷於風者上先受之也傷於湿者下先
受之也　六經受病發傷寒熱病第一中
黄帝問曰病熱有所痛者何也
岐伯對曰病熱者陽脉也以三陽之動也人迎
一盛在少陽二盛在太陽三盛在陽明夫陽入
於陰故病在頭與腹乃䐜脹而頭痛也
黄帝問曰病身熱汗出而煩滿不解者何也
岐伯對曰汗出而身熱者風也汗出而煩滿不

臂至指端；阳气从手上行至头，而下行至足。故曰阳病者，上行极而下；阴病者，下行极而上。故伤于风者，上先受之也；伤于湿者，下先受之也。

六经受病发伤寒热病第一中

黄帝问曰：病热有所痛者，何也？

岐伯对曰：病热[①]者，阳脉也，以三阳之动[②]也。人迎一盛在少阳，二盛在太阳，三盛在阳明。夫阳入于阴，故病在头与腹，乃䐜胀而头痛也。

黄帝问曰：病身热汗出而烦满不解者，何也？

岐伯对曰：汗出而身热者，风也；汗出而烦满不

①病热：《太素·热病》作“热病”。
②动：医统本作“盛”。

解者厥也病名曰風厥太陽爲諸陽主氣素問作巨陽主氣故先受邪少陰其表裏也得熱則止從止從則厥治之表裏刺之飲之服湯

黄帝問曰温病汗出輙復熱而脉躁疾者不爲汗衰狂言不能食病名曰何　躁音造

岐伯對曰名曰陰陽交交者死人所以汗出者皆生於穀穀生於精今邪氣交争於骨肉而得汗者是邪退精勝精勝則當能食而不復熱後熱者邪氣也汗者精氣也今汗出而輙

解者，厥也，病名曰风厥。太阳为诸阳主气《素问》作巨阳主气，故先受邪。少阴，其[①]表里也，得热则上[②]从，上从则厥。治之表里刺之，饮之服[③]汤。

黄帝问曰：温病汗出，辄复热而脉躁疾者，不为汗衰，狂言不能食，病名曰何？躁，音造。

岐伯对曰：名曰阴阳交，交者死。

人所以汗出者，皆生于谷，谷生于精。今邪气交争于骨肉[④]而得汗者，是邪退精胜，精胜则当能食而不复热。后[⑤]热者，邪气也；汗者，精气也。今汗出而辄

①其：《素问·评热病论》《太素·热病说》作“与其为”。

②上：原作“止”，形误，据医统本、《素问·评热病论》《太素·热病说》改。下一个“上”字同。

③服：《太素·热病说》无此字。

④骨肉：此下《诸病源候论》卷十温病候、《外台秘要》卷四温病候有“之间”二字。

⑤后：医统本作“复”，《太素·热病说》无此字。

復熱者是邪勝也不能食者精無裨也熱而留者壽可立而傾也夫汗出而脈躁盛者死今脈不與汗相應此不勝其病其死明矣狂言者是失志失志者死此有三死不見一生雖愈必死

病風且寒且熱炅音取汗出一日數欠先刺諸分理絡脈汗出且寒且熱三日一刺百日而已

黄帝問曰何謂虚實

岐伯對曰邪氣盛則實精氣奪則虚重實者内

复热者，是邪胜也；不能食者，精无裨也；热而留者，寿可立而倾也[①]。夫汗出而脉躁盛者死，今脉不与汗相应，此不胜其病，其死明矣。狂言者，是失志，失志者死。此有三死，不见一生，虽愈必死。

病风且寒且热，炅音取汗出，一日数欠[②]，先刺诸分理络脉。汗出且寒且热，三日一刺，百日而已。

黄帝问曰：何谓虚实？

岐伯对曰：邪气盛则实，精气夺则虚。重实者，内[③]

---

①寿可立而倾也：《太素·热病说》作“其尽可立而伤也”。

②欠：《素问·评热病论》《太素·热病说》作“过”。

③内：《素问·通评虚实论》作“言”，如下文注。

素問作言太熱病氣熱脉滿是謂重實

黄帝問曰經絡俱實何如

岐對對曰經絡皆實是寸脉急而尺緩也皆當俱治故曰滑則順濇則逆夫虛實者皆從其物類治素問作始五臟骨肉滑利可以久長寒氣暴上脉滿實實而滑順則生實而逆則死其形盡滿者脉急大堅尺滿而不應也如是者順則生逆則死所謂順者手足温所謂逆者手足寒也

黄帝問曰何謂重虛

《素问》作言大热病，气热脉满，是谓重实。

黄帝问曰：经络俱实何如？

岐伯对曰：经络皆实，是寸脉急①而尺缓也，皆当俱治。故曰滑则顺，涩则逆。夫虚实者，皆从其物类治《素问》作始，故五脏骨肉滑利，可以久长。寒气暴上②，脉满而实，实而滑顺则生，实而逆则死。其形③尽满者，脉急大坚，尺满④而不应也。如是者，顺则生，逆则死。所谓顺者，手足温；所谓逆者，手足寒也。

黄帝问曰：何谓重虚？

①寸脉急：《太素·虚实脉诊》作"络急"。

②暴上：《脉经》卷四第七作"上攻"。

③其形：医统本无此二字，《太素·虚实脉诊》作"举形"。

④满：此下医统本有小字注文"一作涩"。

塞乃寒字誤

岐伯對曰脉虚氣虚尺虚是謂重虚也所謂氣虚者言無常也尺虚者行步恇音匡然也脉虚者不象陰也如此者滑則生濇則死氣虚者肺虚也氣逆者足寒也非其時則生當其時則死餘藏皆如此也脉實滿手足寒頭痛春秋則生冬夏則死脉浮而濇濇而身有熱者死絡氣不足經氣有餘者脉口熱而尺塞秋冬為逆春夏為順治主病者經虚絡滿者尺熱滿脉口寒濇春夏死秋冬生絡滿經虚灸陰刺陽經滿絡虚刺陰灸陽

岐伯对曰：脉虚，气虚，尺虚，是谓重虚也。所谓气虚者，言无常也；尺虚者，行步恇音匡然也；脉虚者，不象阴也。如此者，滑则生，涩则死。气虚者，肺虚也；气逆者，足寒也。非其时则生，当其时则死。余脏皆如此也。脉实满，手足寒，头痛[①]，春秋则生，冬夏则死。脉浮而涩，涩而身有热者死。络气不足，经气有余者，脉口热而尺寒[②]，秋冬为逆，春夏为顺，治主病者。经虚络满者，尺热满，脉口寒涩，春夏死，秋冬生。络满经虚，灸阴刺阳；经满络虚，刺阴灸阳。

①痛：医统本作“热”，下有小字注文“一作痛”。

②寒：原作“塞”，形误，据医统本、《素问·通评虚实论》《太素·经络虚实》改。

黃帝問曰秋冬無極陰春夏無極陽者何謂
也
岐伯對曰無極陽者春夏無數虛陽明陽明則
狂無極陰者秋冬無數虛太陰太陰虛則死
黃帝問曰春亟治經絡夏亟治經輸秋亟治六
府冬則閉塞者治用藥而少用鍼石所謂少
用鍼石者非癰疽之謂也
熱病始手臂者先取手陽明太陰而汗出始頭
首者先取項太陽而汗出病始足脛者先取
足陽明而汗出臂太陰靈樞作陽可出汗足

黄帝问曰：秋冬无极阴，春夏无极阳者，何谓也？

岐伯对曰：无极阳者，春夏无数虚阳明[①]，阳明虚[②]则狂；无极阴者，秋冬无数虚太阴[③]，太阴虚则死。

黄帝问曰：春亟治经络，夏亟治经输，秋亟治六腑，冬则闭塞者，治用药而少用针石。所谓少用针石者，非痈疽之谓也[④]。

热病始手臂[⑤]者，先取手阳明、太阴而汗出；始头首者，先取项太阳而汗出；始足胫者，先取足阳明而汗出。臂太阴《灵枢》作阳可出汗，足

①阳明：《太素·禁极虚》作“阳”，下一个“阳明”同。

②虚：原脱，据下文文例及医统本、《太素·禁极虚》补。

③太阴：《太素·禁极虚》作“阴”，下一个“太阴”同。

④也：此下《素问·通评虚实论》有“痈疽不得顷时回”七字，《太素·顺时》有“痈疽不得须时”六字。

⑤臂：此下《素问·刺热篇》有“痛”字。

微乃徵字誤

慎乃悽字誤

陽明可出汗取陰而汗出甚者止靈樞作上下同之陽也取陽而汗出甚者止之陰也振寒慎悽鼓頷不得汗出腹脹煩悶取手太陰

熱病三日氣口静人逆躁者取之諸陽五十九刺以寫其熱而出其汗實其陰以補其不足

身熱甚陰陽皆静者勿刺之其可刺者急取之不汗則泄所謂勿刺皆有死微

熱病七日八日脉口動喘而眩者急刺之汗且自出淺刺手大指間

熱病七日八日脉微小病者溲血口中乾一日

阳明可出汗。取阴而汗出甚者止《灵枢》作上，下同之阳也，取阳而汗出甚者止之阴也。振寒悽悽[①]，鼓颔不得汗出，腹胀烦闷，取手太阴。

热病三日，气口静，人迎[②]躁者，取之诸阳五十九刺，以泻其热，而出其汗，实其阴，以补其不足。

身热甚，阴阳皆静者，勿刺之。其可刺者，急取之，不汗则泄。所谓勿刺，皆有死征。

热病七日八日，脉口动，喘而眩者，急刺之，汗且自出，浅刺手大指间。

热病七日八日，脉微小，病者溲血，口中干，一日

①悽悽：原作“慎悽”，据医统本改。又，《灵枢·寒热并》《太素·寒热杂说》作“洒洒”，义通。

②迎：原作“逆”，形误，据医统本、《灵枢·热病》《太素·热病说》改。

半而死脉代者一日死
熱病已得汗而脉尚躁一作盛喘且復熱勿痛
一作膚刺喘盛者必死
熱病七日八日脉不躁不散數後三日中有汗
三日不汗四日死未曾汗勿痛一作膚刺
熱病先膚靈樞作膚痛窒音塞鼻充面取之皮
以第一針五十九刺苛靈樞作煩鼻乾索於
皮肺不得索之於火火者心也
熱病先身濇傍而熱靈樞作煩而熱煩悶唇嗌
乾之取皮第鍼五十九刺

半而死，脉代者一日死。

热病已得汗而脉尚躁一作盛，喘且复热，勿庸一作肤刺[①]，喘盛者必死。

热病七日八日，脉不躁，不散数，后三日中有汗。三日不汗，四日死。未曾汗[②]，勿庸一作肤刺。

热病先肤《灵枢》作肤[③]痛，窒音塞鼻充面，取之皮，以第一针，五十九刺。苛鼻干《灵枢》作烦鼻干，索于皮肺，不得索之于火。火者，心也。

热病先身涩，傍[④]而热《灵枢》作烦而热，烦闷唇嗌干[⑤]，取之皮，以第一针，五十九刺。

①庸刺：原作“痛刺”，形误，据医统本、《太素·热病说》改。下一个“庸刺”同。又《灵枢·热病》作“刺肤”。

②汗：《太素·热病说》作“刺”。

③《灵枢》作肤：此用同一字注音，底本误。

④傍：医统本作“烦”，《灵枢·热病》作“倚”。

⑤干：此下原衍“之”字，据医统本、《灵枢·热病》《太素·热病说》删。

熱病膚脹口乾寒汗出索脉于心不得索之於水水者腎也

熱病嗌乾多飲善驚臥不能安取之膚肉以第六鍼五十九刺目眥赤靈樞作青索肉於脾不得索之於本木肝也眥音除考韻音剌又音潰目際也

熱病而胷脇痛靈樞作面青腦痛手足躁取之筋間以第四鍼鍼於四逆筋躄音陛一作臂目浸索筋於肝不得索之於金金肺也

熱病數驚瘈音契瘲音從而狂取之脉以第四鍼急寫有餘者癲疾毛髮去索血於心不得

热病肤胀，口干，寒，汗出，索脉于心，不得索之于水。水者，肾也。

热病嗌干，多饮，善惊，卧不能安，取之肤肉，以第六针，五十九刺。目眦赤《灵枢》作青，索肉于脾，不得索之于木[①]，木者肝也。眦[②]，音除，考韵，音剂，又音溃。目际也。

热病而胸胁痛《灵枢》作面青脑痛，手足躁，取之筋间，以第四针，针于四逆。筋躄音陛、彼，一作臂目浸，索筋于肝，不得索之于金。金者，肺也。

热病数惊，瘈音契疭音从而狂，取之脉，以第四针，急泻有余者。癫疾，毛发去，索血于心，不得

①木：原作“本”，形误，据医统本、《灵枢·热病》《太素·热病说》改。

②眦：原作“眥”，形误，据注音内容改。

索之於水水者腎也
熱病身重骨痛耳聾好瞑取之骨以第四針五
十九靈樞作五十九刺骨病不食齧音葉齒
耳青骨於腎不得索之於土土脾也
熱病不知所痛耳聾不能自收口乾陽熱甚陰
頰有寒者熱在髓死不治也
熱病頭痛顳音熱顬音儒目脈緊一本作瘈善
衄厥熱病也取之以第三針視有餘不足寒
熱痔一作痛
熱病體重腸中熱取之第二針於其輸及下諸

索之于水。水者，肾者。

热病身重骨痛，耳聋好瞑，取之骨，以第四针，五十九《灵枢》作五十九刺。骨病不[①]食，啮音叶齿，耳青，索骨于肾，不得索之于土。土者，脾也。

热病不知所痛[②]，耳聋[③]，不能自收，口干，阳热甚，阴颇有寒者，热在髓，死不治也。

热病头痛颞音热颥音儒，目脉紧[④]一本作瘈，善衄，厥热病也。取之以第三针，视有余不足。寒热痔[⑤]一作痛。

热病体重，肠中热，取之以第四[⑥]针于其输及下诸

①不：《太素·热病说》《脉经》卷七第十三无此字。

②痛：医统本作“病”。

③耳聋：《太素·热病说》无此二字。

④目脉紧：《灵枢·热病》作“目瘈脉痛”。

⑤痔：《脉经》卷七第十三作“病”。

⑥四：原作“二”，据医统本、《灵枢·热病》《太素·热病说》改。

指間索氣於胃絡得氣也
熱病俠臍急痛胷脇滿取之湧泉與陰陵泉以
第四針針嗌裏
熱病而汗且出及脉順可汗者取魚際大淵大
都太白寫之則熱去補之則汗出汗出太甚
取踝音　上横脉以止之
熱病已得汗而脉尚躁盛者此陰脉之極也死
其得汗而脉静者生
熱病脉常躁盛而不得汗者此陰脉之極也死
脉躁盛得汗静者生

指间，索气于胃络得气也。

热病侠脐急痛，胸胁满，取之涌泉与阴陵泉，以第四针针嗌里。

热病而汗且出，及脉顺可汗者，取鱼际、太渊、大都、太白，泻之则热去，补之则汗出。汗出太甚，取内踝上横脉以止之。

热病已得汗，而脉尚躁盛者，此阴脉之极也，死；其得汗而脉静者，生。

热病脉常躁盛而不得汗者，此阳[1]脉之极也，死；脉躁盛，得汗，静[2]者，生。

①阳：原作“阴”，形误，据医统本、《灵枢·热病》《太素·热病说》改。

②静：此上医统本有“而脉”二字。

厥俠脊而痛主頭項几几目䀮音荒然腰脊強
取足太陽膕音鍼中血絡嗌乾口熱如膠取
足少陽
此一條出素問刺腰痛篇當在後刺腰痛篇
中
熱病死候有九一日汗不出大顴發赤者死
太素云汗不出大顴音權發赤者必不反而死
一日泄而腹滿甚者死
三日目不明熱不已者死
四日老人嬰兒熱而腹滿者死

厥，侠脊而痛，主头项几几[1]，目䀮䀮音荒然，腰脊强，取足太阳腘音鍼中血络。嗌干，口热如胶，取足少阳。

此一条出《素问·刺腰痛篇》，当[2]在后刺腰痛篇中。

热病死候[3]有九：

一曰[4]汗不出，大颧发赤者死。《太素》云：汗不出，大颧音权发赤者，必不反而死。

二[5]曰泄而腹满甚者死。三曰目不明，热不已者死。

四曰老人婴儿热而腹满者死。

①主头项几几：《灵枢·杂病》作"至顶，头沉沉然"。

②当：医统本作"宜"。又，此条医统本作小字注文排列。

③死候：《灵枢·热病》《灵枢·热病说》作"不可刺者"。

④曰：原作"日"，据医统本、《灵枢·热病》《灵枢·热病说》改。以下"曰"误作"日"者迳改，不另出注。

⑤二：原作"一"，形误，据医统本、《灵枢·热病》《灵枢·热病说》改。

五曰汗不出，呕《灵枢》有下字血者死。

六曰舌本烂，热不已者死。七曰咳音凯而衄，汗出，出不至足者死。

八曰髓热者死。九曰热而痓音翅者死。热而痓者，腰反折瘈音契瘲音从，齿噤龂[1]音银也。

凡此九者，不可刺也。

所谓五十九刺者，两手内外侧各三，凡[2]十二痏；五指间各一，凡八痏，足亦如是；头入发际一寸傍三分《灵枢经》无分字各三，凡六痏；更入发际三寸边五，凡十痏；耳前后、口下《灵枢》作巳下

①龂：原作“龈”，形误，据《灵枢·热病》《灵枢·热病说》改。

②凡：原作“几”，形误，据医统本、《灵枢·热病》《灵枢·热病说》改。

者各一，项中一，凡六痏；颠上一，囟会[①]一，发际一，廉泉一，风池二，天柱二《甲乙经》元缺此穴，《灵枢》经文有，今足补之。

《素问》曰：五十九者，头上五行行五[②]者，以越诸阳之热逆也。大杼、膺输、缺盆、背腧[③]，此八者，以泻胸中之热一作阳；气街、三里、巨虚上下廉，此八者，以[④]泻胃中之热；云门、髃骨、委中、髓空，此八者，以泻四肢之热；五脏输傍五，此十者，以泻五脏之热。凡此五十九者，皆热之左右也。二经虽不同，皆泻热之要穴也[⑤]。髃，音输，音隅，舒

头脑中寒，鼻鼽音求，目泣出《千金》作寒热头痛[⑥]，神庭主之。

---

①会：原无，据医统本、《灵枢·热病》补。

②五：原脱，据《素问·气穴论》《素问·水热穴论》《太素·气穴》补。

③背腧：原作"背权"，为"背椎"之形误，然人体无此穴位，据《素问·水热穴论》《太素·气穴》改。

④以：原作"一"，音误，据医统本、《素问·水热穴论》改。

⑤二经虽不同，皆泻热之要穴也：此句医统本作小字注文排列。

⑥《千金》作寒热头痛：此七字原错置于上文"皆泻热之要穴也"之下，据所注内容乙正。

生乃主字誤

頭痛身熱病一作鼻窒音翅喘息不利煩滿汗不出
曲差生之
頭痛目眩頸項強急胸脇相引不得傾側本神
主之
熱病千金有煩滿二字汗不出上星主之先譩譆
後取天牖風池
熱病汗不出而苦嘔煩心承光主之
頭項痛重暫起僵仆鼻窒音翅鼽音求血喘息不得
通通天主之
頭項惡風汗不出悽厥惡寒嘔吐目系急痛引

头痛身热，病一作鼻窒音翅，喘息不利，烦满，汗不出，曲差主[①]之。

头痛目眩，颈项强急，胸胁相引，不得倾侧，本神主之。

热病《千金》有烦满二字汗不出，上星主之，先取譩譆，后取天牖、风池。

热病汗不出而苦呕烦心，承光主之。

头项痛重，暂起僵仆，鼻窒音翅鼽音求衄，喘息不得通，通天主之。

头项恶风，汗不出，悽厥恶寒，呕吐，目系急，痛引

①主：原作“生”，形误，据文理及医统本改。

颏，头重项痛，玉枕主之。

颊清《千金》作妄啮颊[1]，不得视，口沫泣出，两目眉头痛，临泣主之。

脑风头痛，恶见风寒，鼽音求衄鼻窒，喘息不通，承灵主之。

头痛身热，引两颔急一作痛，脑空主之。

醉酒风热发，两角一作两目眩痛，不能饮食，烦满呕吐，率谷主之。《千金》此条在风门[2]。

项强，刺喑门。

热病汗不出，天柱及风池、商阳、关冲、掖门主之。

---

①颊：原作“视”，形误，据《千金要方》卷三十第一“喜啮颊”改。

②门：原作“第”，据医统本改。

颈痛项不得顾，目泣出，多眵音差，目汁也䁾音得，鼻鼽衄，目内眦音际赤痛，气厥，耳目不用[①]，咽喉偻引项筋挛不收，风池主之。

伤寒热盛，烦呕，大椎[②]主之。

头重，目瞑悽厥，寒热，汗不出，陶道主之。

身热头痛，进退往来，神道主之。

头痛如破，身热如火，汗不出，瘈疭《千金》作头痛，寒热，汗不出，恶寒，里急，腰腹相引痛，命门主之。

颈项痛不可以俯仰，头痛振寒，瘈疭，气实则胁满，侠脊有并气，热，汗不出，腰背痛，大杼主之。

---

①用：医统本、《外台秘要》卷三十九作“明”字。

②椎：原作“权”，形误，据医统本、《外台秘要》卷三十九改。

風眩頭痛鼻不利時嚏清涕自出風門主之
悽悽振寒數欠伸鬲輸主之
熱病汗不出上窌音撩及孔最主之
千金作臂厥熱病不汗出皆灸刺之此穴可以出汗
肩髆音㨛間急悽厥惡寒魄戶主之
項背痛引頸䰰戶主之
肩痛胷腹滿悽厥脊背急強神堂主之
喘逆鼽衄肩甲內廉痛不可晚仰䏔音停季脇引
少腹而痛脹譩語主之鼽音求衄音朒俛音奇免
背痛惡寒脊強俯仰難食不下嘔吐多涎千金

风眩头痛，鼻不利，时嚏，清涕自出，风门主之。

悽悽振寒，数欠伸，鬲输主之。

热病汗不出，上窌音撩及孔最主之。

《千金》作臂厥，热病不汗出，皆灸刺之，此穴可以出汗[①]。

肩髆[②]间急，凄厥恶寒，魄户主之。

项背痛引颈，魄户主之。

肩痛，胸腹满，悽厥，脊背急强，神堂主之。

喘逆鼽衄，肩胛内廉痛，不可俛[③]仰，䏔音停季胁引少腹而痛胀，噫嘻[④]主之。鼽，音求；衄，音朒；俛，音[⑤]免。

背痛恶寒，脊强俯仰难，食不下，呕吐多涎，鬲输《千金》

---

①《千金》作臂厥……此穴可以出汗：此句医统本作小字注文排列。

②髆：原作"髆"，字书无此字，据医统本、《外台秘要》卷三十九改，并删原注"音㨛"。

③俛：原作"晚"，形误，据医统本改。

④嘻：原作"语"，形误，据穴位名称及医统本改。

⑤音：原作"奇"，据文例改。

作陽關高輸主之
千金有熱病頭痛身懸顱主之
背脇脹滿背痛惡風寒飲食不下嘔吐不留住
鬼門主之
善嚏頭痛身熱頷厭主之頷音撼 嚏音替
熱病頭痛引目外眥而急煩滿汗不出引頷齒
面赤皮痛懸釐主之
熱病偏頭痛引目外眥音際懸音玄釐音狸主之
頭目瞳子痛不可以視俠頭強急不可以顧陽
白主之

作阳关主之。

热病[1]头痛身重，悬颅主之。

胸胁胀满，背痛恶风寒，饮食不下，呕吐不留住，魂门主之。

善嚏，头痛身热，颔厌主之。颔，音撼；嚏，音替。

热病头痛，引目外眦而急，烦满汗不出，引颔齿，面赤皮痛，悬厘主之。

热病偏头痛，引目外眦音际，悬音玄厘音狸主之。

头目瞳子痛，不可以视，侠项强急，不可以顾，阳白主之。

①热病：此上原有“千金有”三字，文义不属，体例相违，据医统本删。

頭風痛鼻鼽衄音朒 眉頭痛善嚏音帝又音替 目如欲脫汗出寒熱面赤頰中痛項椎不可左右顧目系急瘈音契瘲音從 攢竹主之

寒熱悽厥鼓頷承漿主之

身熱胸脇痛不可反側顱息主之

肩背痛寒熱瘰癧適頸有大器暴聾氣蒙瞀耳目不開頭頷痛淚出鼻衄不得息不知香臭風眩喉痺天牖主之

熱病胸中澹澹腹滿暴痛恍惚不知人手清少千金作心 腹滿瘈瘲心痛氣滿不得息巨闕

头风痛，鼻鼽衄音朒，眉头痛，善嚏音帝，又音替，目如欲脱，汗出寒热，面赤，颊中痛，项椎不可左右顾，目系急，瘈音契瘲音从，攒竹主之。

寒热悽厥，鼓颔，承浆主之。

身热，胸胁痛，不可反侧，颅息主之。

肩背痛，寒热，瘰疬适[1]颈，有大气[2]暴聋气蒙瞀，耳目不开[3]，头颔痛，泪出，鼻衄，不得息，不知香臭，风眩喉痹，天牖主之。

热病胸中澹澹，腹满暴痛，恍惚不知人，手清，少《千金》作心腹满，瘈瘲，心痛气满，不得息，巨阙

①适：医统本作“遶”。

②气：原作“器”，音误，据医统本、《外台秘要》卷三十九改。

③开：《灵枢·寒热病》《太素·寒热杂说》《医心方》卷二第一作“明”。

温乃濕字誤

主之

頭眩痛身熱汗不出按金金云煩滿汗不出上

管主之

身寒熱陰都主之

熱病象瘧振慄鼓頷腹脹脾睨音慄音頷音兒栗㖼

喉中鳴少商主之

寒厥及熱煩心少氣不足以息陰温癢腹痛不

可以食飲肘攣肢滿喉中焦乾渴魚際主之

熱病振慄鼓頷腹滿陰萎欬引尻音敲溺出虛也

鬲中虛食飲嘔身熱汗不出數唾血下

主之。

头眩痛，身热，汗不出按《千金[①]》云烦满汗不出，上管主之。

身寒热，阴都主之。

热病象疟，振栗[②]鼓颔，腹胀睥[③]睨，喉中鸣，少商主之。

寒厥及热烦心，少气不足以息，阴湿[④]痒，腹痛不可以食饮，肘挛肢满，喉中焦干渴，鱼际主之。

热病振栗鼓颔，腹满阴萎，咳引尻音敲溺出，虚也。鬲中虚，食饮呕，身热汗不出，数唾血下，

①千金：原作“金金”，据《千金要方》书名改。

②栗：原作“慄”，形误，据医统本、《外台秘要》卷三十九改，并删原注音“慄，音儿栗”。下一个“栗”字同。

③睥：原作“脾”，形误，据医统本改。

④湿：原作“温”，形误，据医统本、《外台秘要》卷三十九改。

肩背寒熱脫色目泣出皆虛也刺魚際補之
病溫身熱五日以上汗不出刺大淵留鍼一時
取之若未滿五日禁不可刺也
熱病先手臂身熱瘈瘲唇口聚鼻張目下汗出
如轉珠兩乳下二才堅脇滿悸列缺主之
六經受病發傷寒熱病第一下
振寒瘈瘲手不伸欬嗽唾濁氣鬲善嘔鼓頷不
得汗煩滿千金作心身痛困爲瘲衄尺澤主
之
左窒刺右右窒音塞刺左兩脇下痛嘔泄上下出

肩背寒热，脱色，目泣出，皆虚也。刺鱼际补之。

病温身热，五日以上汗不出，刺太渊。留针一时，取之。若未满五日，禁不可刺也。

热病先手臂身热瘈疭，唇口聚，鼻张，目下汗出如转珠，两乳下二寸[①]坚，胁满，悸，列缺主之。

六经受病发伤寒热病第一下

振寒瘈疭，手不伸，咳嗽唾浊，气鬲善呕，鼓颔，不得汗，烦满《千金》作心身痛，困为疭衄，尺泽主之。

左窒刺右，右窒音塞刺左。两胁下痛，呕泄，上下出，

①寸：原作“才”，形误，据医统本改。

胸满短气，不得汗，补手太阴以出之。

热病烦心，心闷而汗不出，掌中热，心痛，身热如火浸淫，烦满，舌本痛，中冲主之。《千金》作天[①]窌音人音撩了。

热病发热烦满而欲呕哕，三日以往不得汗[②]，怵惕，胸胁痛，不可反侧，咳音凯满，溺赤，大便《千金》作小便血，衄不止，呕吐血，气逆，噫不止，嗌中痛，食不下，善渴，舌中烂，掌中热，饮呕，劳宫主之。噫，音爱。

热病烦心而汗不止，肘挛[③]腋肿，善笑不休，心中

---

①天：原作“夫”，形误，据医统本、《外台秘要》卷三十九、《千金要方》卷三十第五改。

②汗：原作“忏”，形误，据医统本、《外台秘要》卷三十九、《千金要方》卷三十第五改。

③挛：原作“变”，形误，据医统本、《外台秘要》卷三十九、《千金要方》卷三十第五改。

痛目赤黄小便如血欲嘔胷中熱言不樂太息喉痺嗌乾喘逆身熱如火頭痛如破短氣胷痛太陵主之

熱病煩心善嘔胷中澹澹善動而熱間使主之

面赤皮熱熱病汗不出中風熱目赤黄肘攣掖腫實則心暴痛虛則煩心心惕惕不能動失智内關主之

心澹澹然善驚身熱煩心口乾手清逆氣嘔血千金作噪血時瘈音契又音孫善摇頭顔汗青出不過肩傷寒温病曲澤主之

痛，目赤黄，小便如血，欲呕，胸中热，言①不乐，太息，喉痹嗌干，喘逆，身热如火，头痛如破，短气胸痛，大陵主之。

热病烦心善呕，胸中澹澹，善动而热，间使主之。

面赤皮热，热病汗不出，中风热，目赤黄，肘挛掖肿，实则心暴痛，虚则烦心，心惕惕，不能动，失智，内关主之。

心澹澹然，善惊，身热，烦心，口干，手清，逆气，呕血《千金》作噪血，时瘈音契，又音孙，善摇头，颜青，汗②出不过肩③，伤寒温病，曲泽主之。

---

①言：医统本作“苦”，《外台秘要》卷三十九作“狂言”。

②汗：原与上“青”字互倒，据医统本、《外台秘要》卷三十九、《千金要方》卷三十第五乙正。

③肩：《千金要方》卷三十第五作“眉”，义长。

多臥善噎肩髃音隅痛寒鼻鼽赤多血浸淫起面身熱喉痺如哽目眥傷渴一作忽振寒肩疼二間主之

鼻鼽衄熱病汗不出䚡音目目痛瞑頭痛齲齒痛泣出厥逆頭痛胸滿不得息陽谿主之

熱病腸澼臑肘臂痛虛則氣鬲滿有不舉溫留主之

傷寒餘熱不盡曲池主之

頭痛振寒清冷淵主之

頭痛項背急消濼主之

多卧善唾，肩髃音隅痛寒，鼻鼽赤多血，浸淫起面，身热，喉痹如哽，目眦伤，渴一作忽振寒肩疼，二间主之。

鼻鼽衄，热病汗不出，䚡目，目痛瞑，头痛，龋齿痛，泣出，厥逆头痛，胸满不得息，阳溪主之。

热病肠澼，臑肘臂痛，虚则气鬲满，肩[1]不举，温留主之。

伤寒余热不尽，曲池主之。

头痛，振寒，清冷渊主之。

头痛，项背急，消泺主之。

---

①肩：原作“有”，形误，据《外台秘要》卷三十九、《千金要方》卷三十第五改。

振寒小指不用寒熱汗不出頭痛喉痺舌巻小指之間熱口中熱煩心心痛臂内廉脇痛聾欬音凱瘈音係瘲音從口乾頭痛不可顧少澤主之

振寒寒熱肩臑肘臂痛頭不可顧煩滿身熱惡寒目赤痛眥爛生瞖膜暴痛鼽衄發聾臂重痛肘攣痂疥胷中引臑泣出而驚頸項強身寒頭不可以顧後谿主之

熱病汗不出胷痛不得息頷腫寒熱耳鳴聾無所聞陽谷主之

泄風汗出要腰項急不可以左右顧及俛仰肩

振寒，小指不用，寒热汗不出，头痛，喉痹，舌卷，小指之间热，口中热，烦心，心痛，臂内廉及[①]胁痛，聋，咳音凯，瘈音系疭音从，口干，头痛不可顾，少泽主之。

振寒寒热，肩臑肘臂痛，头不可顾，烦满，身热恶寒，目赤痛眦[②]烂，生翳膜，暴痛，鼽衄，发聋，臂重痛，肘挛，痂疥，胸中引臑，泣出而惊，颈项强，身寒，头不可以顾，后溪主之。

热病汗不出，胸痛不得息，颔肿，寒热，耳鸣，聋无所闻，阳谷主之。

泄风，汗出，腰项急，不可以左右顾及俯仰，肩

①及：原无，文义不接，据医统本、《医心方》卷二第一补。

②眦：原作“眥”，形误，据医统本、《外台秘要》卷三十九改。

弛肘癈目痛痂疥生瘧瘈瘲頭眩目痛陽谷
主之弛音豕又音始
振寒熱頸項腫實則肘攣頭眩痛狂易虛則生
瘧小者痂疥支正主之
風眩頭痛少海主之
氣喘熱病衄不止煩心善悲腹脹逆息熱氣足
脛中寒不得臥氣滿胸中熱暴泄仰息足下
寒中悶嘔吐不欲食飲隱白主之
熱病汗不一作且千 出旦厥出厥手足清暴泄
心痛腹脹心尤痛甚此胃心痛也大都主之

弛肘废，目痛，痂疥，生疣[①]，瘈疭，头眩目痛，阳谷主之。弛，音豕，又音始。

振寒热，颈项肿，实则肘挛，头眩痛，狂易，虚则生疣，小者痂疥，支正主之。

风眩头痛，小[②]海主之。

气喘，热病衄不止，烦心善悲，腹胀，逆息，热气，足胫中寒，不得卧，气满胸中热，暴泄，仰息，足下寒，中闷，呕吐，不欲食饮，隐白主之。

热病汗不出一作且。《千金》作汗出且厥[③]，厥，手足清，暴泄，心痛腹胀，心尤痛甚，此胃心痛也，大都主之，

①疣：原作“瘧”，形误，据医统本、《医心方》卷二第一改。下一个“疣”字同。
②小：原作“少”，形误，据《外台秘要》卷三十九、《医心方》卷二第一改。
③《千金》作汗出且厥：原作“千□出旦厥”，据汲古阁本改。

并取隱白腹滿善嘔煩此皆主之
熱病先頭重顔痛煩悶心身熱熱争則腰痛不
可以俛仰胷滿兩頷痛甚善泄飢而不欲食
善噫熱中足清腹脹食不化善嘔泄有膿血
若嘔無所出先取三里後取太白章門主之
噫音愛 頷音撼
熱病滿悶不得臥千金云不得臥身重骨痛不相知
太白主之
熱中少氣厥陽寒灸之熱去千金作灸湧泉
煩心痛不嗜食欬而短氣善喘喉痺身熱脊

并取隐白。腹满，善呕，烦，此皆主之。

热病先头重颜①痛，烦闷，心身热，热争则腰痛不可以俯仰，胸满，两颔痛甚，善泄，饥而不欲食，善噫，热中，足清，腹胀，食不化，善呕，泄有脓血，若呕无所出，先取三里，后取太白、章门主之。噫，音爱；颔，音撼。

热病，满闷不得卧，《千金》云：不得卧，身重骨痛，不相知。太白主之。

热中，少气，厥，阳寒②，灸之热去《千金》作灸涌泉，烦，心痛不嗜食，咳而短气，善喘，喉痹，身热，脊

①颜：医统本作“额”，《外台秘要》卷三十九、《医心方》卷二第一作“颊”。

②阳寒：《外台秘要》卷三十九、《千金要方》卷三十五第五无“阳”字，寒字属上句读。

脇相引忽怎善忘涌泉主之
熱痛煩心足寒清多汗先取然谷後取大谿大
指間動脉皆先補之目痛引眥少腹偏痛背
一作脊嘔瘈瘲視昏嗜臥照海主之
寫左陰蹻取足左右少陰前先刺陰蹻後刺少
陰氣在横骨上
熱病汗不出默默嗜臥溺黄少腹熱嗌中痛腹
脹内腫㵪音下心痛如錐鍼刺太谿主之
錐音追
手足寒至節喘息者死

胁相引，忽忽[①]善忘，涌泉主之。

热病烦心，足寒清，多汗，先取然谷，后取太溪，大指间动脉，皆先补之。目痛引眦，少腹偏痛，背一作脊伛[②]，瘈疭，视昏，嗜卧，照海主之。

泻左阴跷，取足左右少阴腧[③]，先刺阴跷，后刺少阴，气在横骨上。

热病汗不出，默默嗜卧，溺黄，少腹热，嗌中痛，腹胀内肿，涎[④]音涎[⑤]下，心痛如锥针刺，太溪主之。锥，音追。

手足寒至节，喘息者死。

①忽：原作“怎”，形误，据医统本、《外台秘要》卷三十九改。

②伛：原作“呕”，与上文不相连属，据医统本、《千金要方》卷三十五第五改。

③腧：原作“前”，据本书卷十第二改。

④㵪：《外台秘要》卷三十九作“涎”，义同。

⑤涎：原无，脱文，据“㵪”之音补。

熱病刺然谷千金作陷谷足先寒寒上至膝乃出鍼

善齧音業頰齒脣

熱病汗不出口中熱痛衝陽主之

胃管痛時寒熱皆主之

熱病汗不出善噫腹脹滿胃熱譫語解谿主之

厥頭痛面浮腫煩心狂見鬼善笑不休發於外有所大喜喉痺不能言豐隆主之

陽厥悽悽而寒少腹堅頭痛脛股腹痛消中小便不利善嘔三里主之

热病刺然谷《千金》作陷谷，足先寒，寒上至膝乃出针。

善啮音业颊齿唇[1]

热病汗不出，口中热痛，冲阳主之。

胃脘痛，时寒热，皆主之。

热病汗不出，善噫，腹胀满，胃热谵语，解溪主之。

厥头痛，面浮肿，烦心，狂，见鬼，善笑不休，发于外有所大喜，喉痹不能言，丰隆主之。

阳厥，悽悽而寒，少腹坚，头痛，胫股腹痛，消中，小便不利，善呕，三里主之。

---

①善啮颊齿唇：此五字悬置，上下不属，似有脱文。考《外台秘要》卷三十九有“善啮齿，善噫，腹痛胀满，肠鸣，热病汗不出”，属陷谷穴主治。供参。

脇痛欬逆不得息竅陰主之
及爪甲與肉交者左取右右取左立已不已
復取
手足清煩一作脉熱汗不出手肢轉筋頭痛如錐
刺之循熱不可以動動以煩心喉痺舌卷乾
臂内廉不可及頭耳聾鳴竅陰皆主之
膝外廉熱痛病汗不出目外眥赤痛頭眩兩頷
痛逆寒泣出耳鳴聾多汗目癢胸中痛不可
反側痛無常處侠谿主之
厥四逆喘氣滿風身汗出而清髖音寬脾中痛不

胁痛咳逆，不得息，窍阴主之。及爪甲与肉交者，左取右，右取左，立已。不已复取。

手足清，烦一作脉热汗不出，手肢转筋，头痛如锥刺之，循循然[1]不可以动，动以[2]烦心，喉痹，舌卷干[3]，臂内廉痛[4]不可及，耳聋鸣，窍阴皆主之。

膝外廉痛，热病汗不出，目外眦赤痛，头眩，两颔痛，逆寒泣出，耳鸣聋，多汗，目痒，胸中痛，不可反侧，痛无常处，侠溪主之。

厥四逆，喘，气满，风，身汗出而清，髋音宽髀[5]中痛，不

①原作“循热”，据《外台秘要》卷三十九改。
②以：医统本作“益”，义长。
③干：此上《外台秘要》卷三十九、《医心方》卷二第一有“口”字，义长。
④痛：原脱，据《外台秘要》卷三十九补。
⑤髀：原作“脾”，形误，据医统本及《外台秘要》卷三十九改。

可得行足外皮痛臨泣主之
目視不明振寒目翳瞳子不見腰兩脇痛脚
痠轉筋丘墟主之
身懈寒少氣熱甚惡人心惕惕然取飛揚及絶
骨跗下臨泣立已淫濼脛痠熱病汗不出皆
主之
頭重鼻衄及瘈瘲汗不出煩心足下熱不欲近
衣項痛目翳鼻及小便皆不利至陰主之
身疼痛善驚互引鼻衄通谷主之
暴病頭痛身熱痛肌肉動耳聾惡風目眥爛赤

可得行，足外皮痛，临泣主之。

目视不明，振寒目翳，瞳子不见，腰两[1]胁痛，脚酸转筋，丘墟主之。

身懈，寒少气，热甚恶人，心惕惕然，取飞扬及绝骨、跗下[2]临泣，立已。淫泺胫酸，热病汗不出，皆主之。

头重，鼻衄及瘈疭，汗不出，烦心，足下热，不欲近衣，项痛，目翳，鼻及小便皆不利，至阴主之。

身疼痛，善惊，互引鼻衄，通谷主之。

暴病头痛，身热痛，肌肉动，耳聋，恶风，目眦烂赤，

①两：《外台秘要》卷三十九无此字，语顺。

②下：《外台秘要》卷三十九作“上”，因临泣在足跗之上，故义长可从。

项不可以顾，髀音算，彼枢痛，泄，肠澼，束骨主之。

　　𩩲，衄血不止，淫泺，头痛，目白翳，跟音根尻音敲瘈，头顶肿痛，泄注，上抢心，目赤眦烂无所见，痛从内《千金》云作翳从内眦始，腹满，颈项强，腰脊不可俯仰，眩，心痛肩背相引，如从后触[①]之状，身寒从胫起，京骨主之。

　　下部寒，热病汗不出，体重，逆气，头眩痛，飞[②]扬主之。

　　𩩲衄，腰脊脚腨音喘，又善酸重，战栗[③]，不能久立，腨如裂，脚跟急痛，足挛引少腹痛，喉咽痛，大便

①触：原作“觞”，形误，据医统本、《外台秘要》卷三十九改。

②飞：原作“气”，形误，据医统本、《外台秘要》卷三十九、《医心方》卷二第一改。

③栗：原作“慄”，形误，据医统本、《外台秘要》卷三十九、《医心方》卷二第一改。

難䐜脹承山主之
熱病俠脊痛委中主之
足陽明脉病發熱狂走第二
黄帝問曰足陽明之脉病悪人與火聞木音則惕然而驚欲獨閉户牖而起願聞其故
岐伯對曰陽明者胃脉也胃土也聞木音而驚者土悪木也陽明主肉其肌血氣盛邪客之則熱熱甚則悪火陽明厥則喘悶悶則悪人陰陽相薄陽盡陰盛故獨閉户牖而處
按陰陽相薄至此本素問脉解篇文士安移

难，䐜胀，承山主之。

热病侠脊痛，委中主之。

足阳明脉病发热狂走第二

黄帝问曰：足阳明之脉病，恶人与火，闻木音则惕然而惊，欲独闭户牖而处[①]，愿闻其故。

岐伯对曰：阳明者，胃脉也；胃，土也；闻木音而惊者，土恶木也。阳明主肌肉，其血气盛，邪客之则热，热甚则恶火。阳明厥，则喘闷，闷则恶人。阴阳相薄，阳尽阴盛，故独闭户牖而处。

按：阴阳相薄至此，本《素问·脉解篇》文，士安移

①处：原作“起”，形误，据医统本改。又，《素问·阳明脉解篇》《太素·阳明脉病》无此字，《素问》另有“钟鼓不为动，闻木音而惊，何也”，《太素·阳明脉病》同《素问》，惟“何也”作“者”。

續於此

黄帝問曰或喘而死者或喘而生者何也

岐伯對曰厥逆連藏則死連經則生

黄帝問曰病甚則弃衣而走登高而歌或至不食數日踰垣上屋非其素所能病反能者何也

岐伯對曰陰陽争而外并於陽

此八字亦素問脉解文

四支者諸陽之本也

邪盛則肢實實則能登高而歌

续于此[1]。

黄帝问曰：或喘而死者，或喘而生者，何也?

岐伯对曰：厥逆连脏则死，连经则生。

黄帝问曰：病甚则弃衣而走，登高而歌，或至不食数日，逾垣上屋，非其素所能，病反能者，何也?

岐伯对曰：阴阳争而外并于阳此八字亦《素问·脉解》文[2]。四支者，诸阳之本也。邪盛则四肢实，实则能登高而歌。

①“按：阴阳相薄……士安移续于此”：本段文字，医统本作小字注文排列。

②此八字亦《素问·脉解》文：此九字原作大字，因上下文无法连属，故据医统本改作小字注文。

他本忘作妄此似誤 關乃闕字誤

他本無九字 上作止

他本作久待之

熱盛於身故棄衣而欲走

陽盛故妄言罵詈不避親踈

大熱遍身故狂言而妄見妄聞視足陽明及大

絡取之虛者補之血如實者寫之因令偃卧

居其頭前兩以兩手四指按其頸動脈久按

之九卷而切推下至缺盆中復上如前熱去

而已此所謂推而散之者也

身熱狂走譫語見鬼瘈瘲身柱主之

狂忘言怒惡火善罵詈巨關主之

熱病汗不出鼽衄眩時仆而浮腫足脛寒不得

热盛于身，故弃衣而欲走。阳盛，故妄言骂詈，不避亲疏。大热遍身，故狂言而妄见妄闻。视足阳明及大络取之，虚者补之，血如实者泻之。因令偃卧，居其头前，以两手四指按其颈动脉，久按之，卷①而切推，下至缺盆中。复上如前，热去而已。此所谓推而散之者也。

身热狂走，谵语见鬼，瘈疭，身柱主之。

狂，妄言，怒恐②恶火，善骂詈，巨阙③主之。

热病汗不出，鼽衄，眩，时仆而浮肿，足胫寒，不得

①卷：此上原衍“九”字，因“卷”字而及《九卷》书名，据医统本、《灵枢·刺节真邪》《太素·五邪刺》删。

②恐：原无，据《外台秘要》卷三十九补。

③阙：原作“关”，形误，据医统本、《外台秘要》卷三十九改。

本乃木字误

卧振寒惡人與本音喉痺齲齒惡風鼻不利多善驚厲兌主之

四厥手足悶者使人久持之厥熱一作逆冷脛痛腹脹皮痛善伸數欠惡人與木音振寒嗌中引外痛熱病汗不出下齒痛惡寒目急喘滿寒慄齗音銀口噤僻不嗜食內庭主之

狂歌妄言怒惡人與火罵詈三里主之

陰衰發熱厥陽衰發寒厥第三

黃帝問曰厥之寒熱者何也

岐伯對曰陽氣衰於下則爲寒厥陰氣衰於下

卧，振寒，恶人与木[1]音，喉痹，龋齿，恶风，鼻不利，多善惊，厉兑主之。

四厥，手足闷者，使人久持之，厥热一作逆冷，胫痛，腹胀，皮痛，善伸数欠，恶人与木音，振寒，嗌中引外痛，热病汗不出，下齿痛，恶寒，目急，喘满寒栗[2]，龂音银口噤僻，不嗜食，内庭主之。

狂歌妄言，怒，恶人与火，骂詈，三里主之。

阴衰发热厥阳衰发寒厥第三

黄帝问曰：厥之寒热者，何也？

岐伯对曰：阳气衰于下，则为寒厥；阴气衰于下

①木：原作“本”，形误，据下“恶人与木音”文例、医统本、《外台秘要》卷三十九改。

②栗：原作“慓”，形误，据医统本、《外台秘要》卷三十九改。

則爲熱厥

黃帝問曰熱厥必起於足下者何也

岐伯對曰陽氣走於足五指之表陰脉者集於足下而聚於足心故陽勝則足下熱

黃帝問曰寒厥必起於五指而上於膝者何也

岐伯對曰陰氣起於五指之裏集於膝下而聚於膝上故陰氣盛則從五指至膝上寒其寒也不從外皆從內

黃帝問曰寒厥何失而然也

岐伯對曰厥陰者衆筋之所聚

则为热厥。

黄帝问曰：热厥必起于足下者，何也？

岐伯对曰：阳气起于足五指之表。阴脉者[①]，集于足下而聚于足心，故阳胜则足下热。

黄帝问曰：寒厥必起于五指而上于膝者，何也？

岐伯对曰：阴气起于五指之里，集于膝[②]下而聚于膝上，故阴气盛则从五指至膝上寒。其寒也，不从外，皆从内。

黄帝问曰：寒厥何失而然也？

岐伯对曰：厥阴者，众筋之所聚

①阴脉者：《太素·寒热厥》《诸病源候论》卷十二寒热厥候无此三字，当是。

②膝：原作“滕”，形误，据医统本、《素问·厥论篇》《太素·寒热厥》改。下同。

素問固作因　他本無固字

位乃作字誤

素問云前陰者宗筋之所聚也

太陰陽明之所合春夏則陽氣多而陰氣少

秋冬則陰氣盛而陽氣衰此人質壯以秋冬

奪於所用下氣上争不能復精氣溢下邪氣

固從而上之所中

素問云所中二字位氣因於中

陽氣衰不能滲營其經絡陽氣日損陰氣獨

在故手足爲之寒

黄帝問曰熱厥何如

岐伯對曰酒入於胃則絡脉滿而經脉虚脾主

《素问》云：前阴者，宗筋之所聚也[1]，太阴、阳明之所合。春夏则阳气多而阴气少，秋冬则阴气盛而阳气衰。此人质壮，以秋冬夺于所用，下气上争不能复，精气溢下，邪气因[2]从而上之。所中《素问》所中二字作[3]气因于中[4]阳气衰，不能渗营其经络，阳气日损，阴气独在，故手足为之寒。

黄帝问曰：热厥何如？

岐伯对曰：酒入于胃，则络脉满而经脉虚。脾主

①“《素问》云：前阴者，宗筋之所聚也”：此十二字原作大字，因上下文无法连属，故据医统本改作小字注文。

②因：原作“固”，形误，据《素问·厥论篇》《诸病源候论》卷十二寒热厥候改。

③作：原作“位”，形误，据医统本改。

④《素问》所中二字作气因于中：此十一字原作大字，因上下文无法连属，故据医统本改作小字注文。

为胃行其津液者也。阴气虚则阳气入，阳气入则胃不和，胃不和则精气竭，精气竭则不荣其四肢。此人必数醉若饱以入房，气聚于脾中不得散，酒气与谷气相薄，热[1]遍于身，内热而溺赤。夫酒气盛而慓悍，肾气日[2]衰，阳气独胜[3]，故手足为之热。

黄帝问曰：厥或令人腹满，或令人暴不知人，或至半日远至一日乃知人者，何也?

岐伯对曰：阴气盛于上则下虚，下虚则腹满[4]，腹满[5]则下气重上而邪气逆，逆则阳气乱，阳气

---

①热：此上《素问·厥论篇》有“热盛于中，故”五字，《太素·寒热厥》有“热于中，故”四字，均义长。

②日：《素问·厥论篇》《太素·寒热厥》《诸病源候论》卷十二寒热厥候作“有”。

③胜：原作“滕”，形误，据《素问·厥论篇》《太素·寒热厥》《诸病源候论》卷十二寒热厥候改。又，此字医统本作“盛”，亦通。

④满：《太素·寒热厥》作“胀满”。

⑤满：此下医统本有小字注文“《素问》腹满二字作阳气盛于上”。

亂則不知人

太陽之厥則腫首頭重足不能行發為眩仆音付

陽明之厥則癲疾欲走呼腹滿不得臥面赤而熱妄見而妄言

少陽之厥則暴聾頰腫而熱脇痛骱音行不可以運

太陰之厥則腹滿䐜脹後不利不欲食食則嘔不得臥矣

少陰之厥則舌乾溺赤腹滿心痛

厥陰之厥則少腹腫痛䐜脹涇溲不利好臥屈

乱则不知人。

太阳之厥，则肿[1]首，头重，足不能行，发为眩仆音付。

阳明之厥，则癫疾，欲走呼，腹满不得卧，面赤而热，妄见而妄言。

少阳之厥，则暴聋，颊肿而热，胁痛，骱音行不可以运。

太阴之厥，则腹满䐜胀，后不利，不欲食，食则呕，不得卧矣。

少阴之厥，则舌干溺赤，腹满心痛。

厥阴之厥，则少腹肿痛，䐜胀，泾溲不利，好卧，屈

①肿：《太素·寒热厥》作“踵”。

膝陰縮骱內熱盛則寫之虛則補之不咸不衰以經取之

請言解論與天地相應四時相副人參天地故可爲解下有漸洳上生苑葦此所以知氣形之多少也

陰陽者寒暑也熱則滋兩而在上根莖少汁人氣在外皮膚緩腠理開血氣盛汗大泄皮淖澤寒則地凍水冰人氣在中皮膚緻音致腠理閉汗不泄血氣強皮堅濇當是之時善行水者不能往冰善窮地者不能鑿凍

膝，阴缩[1]，骱内热。盛则泻之，虚则补之；不盛[2]不虚，以经取之。

请言解论，与天地相应，四时相副，人参天地，故可为解。下有渐洳，上生蒲[3]苇，此所以知气形[4]之多少也。

阴阳者，寒暑也，热则滋雨[5]而在上，根茎[6]少汁；人气在外，皮肤缓，腠理开，血气盛[7]，汗大泄，皮[8]淖泽。寒则地冻水冰；人气在中，皮肤致，腠理闭，汗不泄，血气强，皮坚涩。当是之时，善行水者，不能往冰；善穷[9]地者，不能凿冻。

---

①缩：此下《素问·厥论篇》《太素·寒热厥》《诸病源候论》卷十二寒热厥候有“肿”字。

②盛：原作“咸”，形误，据医统本、《素问·厥论篇》《太素·寒热厥》《诸病源候论》卷十二寒热厥候改。

③蒲：原作“苑”，据医统本、《灵枢·刺节真邪》《太素·五邪刺》改。

④气形：《灵枢·刺节真邪》《太素·五邪刺》倒作“形气”，义长。

⑤雨：原作“两”，形误，据医统本、《灵枢·刺节真邪》改。又，《太素·五邪刺》无此字。

⑥茎：此下医统本有小字注文“《灵枢》作荄”四字。

⑦盛：《灵枢·刺节真邪》《太素·五邪刺》作“减”，义长。

⑧皮：《太素·五邪刺》作“肉”。下文“皮坚涩”之“皮”同。

⑨穷：《灵枢·刺节真邪》《太素·五邪刺》作“穿”，义长。以下两个“穷”字同。

揣乃摶字訣

夫善用鍼者亦不能取四逆血脉凝結堅揣音摶不往来亦不可即柔行水者必故待天温氷釋窮地者必待凍解而地可窮人脉猶是治厥者必先熨火以調和其經掌於掖肘與脚音脚項與脊以調其氣大道以通血脉乃行後視其病脉淖澤者刺而平之堅緊者破而决之氣下乃止此所謂解結用鍼之類在於調氣氣積於胃以通榮衛各行其道宗氣留積在海其下者注於氣街上行者注於息道故厥在足宗氣不下脉中之血凝而留止弗之

夫善用针者，亦不能取四逆。血脉凝结，坚揣音抟不往来，亦不可即柔。故行水者，必待天温冰释；穷地者，必待冻解而后地可穷。人脉犹是，治厥者，必先熨火以调和其经，掌与掖，肘与脚，项与脊，以调其气。大道已通，血脉乃行，后视其病。脉淖泽者，刺而平之；坚紧者，破而决之，气下乃止。此所谓解结。

用针之类，在于调气。气积于胃，以通荣卫，各行其道。宗气留积在海，其下者注于气街，上行者注于息道。故厥在足，宗气不下；脉中之血，凝而留止，弗之火調鍼弗能取用鍼者先必察其經絡之虛實切而循之按而彈之視其應動者乃後取而下之云經調者謂之不病雖已病謂之自已一經上實下虛而不通者此必有横絡盛加於大經令人不通視而寫之通而決之是所謂解結者也上寒下熱先刺其項太陽久留之已刺則火熨項與肩胛音甲令熱下合一作冷乃止所謂推而上之者也上熱下寒視其虛脉而陷下於經絡者取之氣下而止所謂引而下之者也

火调，针弗能取。用针者，必先察其经络之虚实，切而循之，按而弹之，视其应动者，乃后取而下之。六[①]经调者，谓之不病；虽已[②]病，谓之自已。一经上实下虚而不通者，此必有横络盛加于大经，令之[③]不通。视而泻之，通而决之[④]，是所谓解结者也。上寒下热，先刺其项太阳，久留之；已刺，则火熨项与肩胛音甲，令热下合一作冷乃止，所谓推而上之者也。上热下寒，视其虚脉而陷下于经络者取之，气下而止，所谓引而下之者也。

①六：原作“云”，形误，据医统本、《灵枢·刺节真邪》《太素·五邪刺》改。

②已：医统本、《灵枢·刺节真邪》《太素·五邪刺》无此字。

③之：原作“人”，形误，据医统本、《灵枢·刺节真邪》《太素·五邪刺》改。

④通而决之：《灵枢·刺节真邪》《太素·五邪刺》无此四字。

刺熱厥者留鍼反爲熱刺熱厥者二陰一陽刺
寒厥者一陰二陽所謂二陰者二刺陰所謂
二陽者二刺陽
熱厥取太陰少陽
寒厥取陽明少陰於足留之
厥胷滿面腫者肩中熱暴言難甚則不能言取
足陽明
厥氣走喉而不言手足微滿清大便不利取足
少陰
厥而腹膨膨多寒氣腹中爨爨音最九墟作榮之便溲

刺热厥者，留针反为寒；刺寒厥者[①]，留针反为热；刺热厥者，二阴一阳；刺寒厥者，一阴二阳[②]。所谓二阴者，二刺阴；所谓二阳者，二刺阳。

热厥取太阴、少阳。

寒厥取阳明、少阴于足，留之。

厥，胸满面肿者，肩中热[③]，暴言难，甚则不能言，取足阳明。

厥，气走喉而不言，手足微满清，大便不利，取足少阴。

厥而腹膨膨，多寒气，腹中爨爨音最，《九墟》作荣[④]，便溲

①留针反为寒；刺寒厥者：此九字原无，文义不全，医理亦错，据《灵枢·刺节真邪》《太素·五邪刺》补。

②一阴二阳：《灵枢·刺节真邪》《太素·五邪刺》《千金要方》卷十四第五作“二阳一阴”。

③肩中热：《灵枢·杂病》作“唇漯漯然”，《太素·厥头痛》作“唇思思然”。《灵枢》义长。

④荣：此下原有“之”字，据医统本删。

他本作二肋間動字誤

皆乃背字誤

滕乃膝字誤

難取足太陰

厥逆爲病足暴情胷中若將裂胷中若將裂腹腸若似刀切之䐜而不食脉大皆濇取緩之少陰取足陽明清則補之温則寫之

厥逆腹滿脹腸鳴胷滿不得息取之下胷二肋間欬音凱而動應手者與皆輸以指按之立快

足厥喘逆足下清至膝湧泉主之

太陽中風感於寒濕發痓第四

熱病而痓音翅者腰反折瘈瘲齒噤齗音銀

張仲景曰太陽病其証備其身體強几几然脉

难，取足太阴。

厥逆为病，足暴清[①]，胸中若将裂，腹肠若似刀切之，䐜而不食，脉大小[②]皆涩，暖取[③]足少阴，清[④]取足阳明。清则补之，温则泻之。

厥逆，腹满胀，肠鸣，胸满不得息，取之下胸二肋间。咳音凯而动应手者，与背[⑤]输，以指按之立快。

足厥喘逆，足下清至膝，涌泉主之。

太阳中风感于寒湿发痓第四

热病而痓音翅者，腰反折，瘈疭，齿噤龂音银。

张仲景曰：太阳病，其证备，其身体强，几几然，脉

---

①清：原作“情”，形误，据医统本、《灵枢·病狂》改。又，《太素·厥逆》作“凊”，义同。

②小：原脱，据《灵枢·病狂》《太素·厥逆》补。

③暖取：原作“取缓之”，据《灵枢·病狂》改。

④清：《太素·厥逆》作“凊”，义同。

⑤背：原作“皆”，形误，据医统本、《灵枢·病狂》《太素·厥逆》改。

反沉遲此爲痓音翅

夫痓脉来按之築築而眩直上下行

剛痓爲病胷滿口噤卧不着席脚攣急其人必齘齒

又曰病發熱脉沉細爲痓

又曰痓家其脉伏堅直上下

又曰太陽病發熱無汗惡寒此爲剛痓

又曰太陽病發熱汗出不惡寒此爲柔痓

又曰太陽中湿病痓其脉沉與節卒

又曰太陽病無汗小便少氣上衝胷口噤不能語

反沉迟，此为痓音翅。

夫痓脉来，按之筑筑而眩，直上下行。

刚痓为病，胸满口噤，卧不着席，脚挛急，其人必齘齿。

又曰，病发热，脉沉细，为痓。又曰，痓家其脉伏坚，直上下。

又曰，太阳病，发热无汗恶寒，此为刚痓。

又曰，太阳病，发热汗出，不恶寒，此为柔痓。

又曰，太阳中湿，病痓，其脉沉，与筋平[1]。又曰，太阳痛，无汗，小便少，气上冲胸，口噤不能语，

---

①筋平：原作“节卒”，形误，据医统本、《金匮要略方论》第二改。

欲作剛痓然剛痓太陽中風感於寒湿者也其脉往來進退以沉遟細異於傷寒熱病其治不宜發汗鍼灸爲佳治之以藥者可服葛根湯

風痓身及折先取太陽及膕中及血絡出血

靈樞云連下文者爲一条無出血痓字

痓中有寒取三里

痓取之陰蹻及三毛上及血絡出血

痓取總會及百會天柱鬲輸上関光明主之

痓目不眴音眩刺腦户

欲作刚痓。然刚痓，太阳中风，感于寒湿者也。其脉往来进退，以沉迟细异于伤寒热病。其治不宜发汗，针灸为佳。治之以药者，可服葛根汤。

风痓身反[1]折，先取太阳及腘中及血络出血。《灵枢》云连下文者为一条，无出血痓字。

痓，中有寒，取三里。

痓，取之阴跷及三毛上及血络出血。

痓，取囟[2]会及百会、天柱、鬲输、上关、光明主之。

痓，目不眴音眩，刺脑户。

①反：原作“及”，形误，据医统本、《灵枢·热病》《太素·风痓》改。

②囟：原作“总”，形误，据医统本、《外台秘要》卷三十九改。

痓，脊强反折，瘈疭，癫疾，头重，五处主之。

痓，互引善惊，天冲主之。

痓，反折，心痛，形气短，尻音敲脽涩[①]，小便黄闭，长强主之。

痓，脊强互引，恶风时振栗[②]，喉痹，大气满，喘，胸中郁郁，身热，䀮䀮音荒，项强，寒热，僵仆，不能久立，烦满里急，身不安席，大椎主之。

痓，筋痛急互引《千金》作手字，肝输主之。

热痓，脾输音舒及肾输主之。

热痓，互引，汗不出，反折，尻臀[③]内痛，似痺[④]疟状，膀

①脽涩：涩，原作“墙”，形误，据医统本改。《医心方》卷二第一作“脽清”，与理颇合，义长可参。

②栗：原作“慄”，形误，据医统本改。

③臀：原作“臂”，形误，据《外台秘要》卷三十九改。

④痺：原作“痹”，形误，据《外台秘要》卷三十九改。

胱輸主之

痓反折互引腹脹掖攣背中怏怏引脇痛内引心中膂内肺輸主之

又刺陽明從項而數背椎俠脊膂而痛按之應手者刺之尺澤三痏音悔又有立已

痓互引身熱然谷譩譆主之

痓反目憎音風刺絲竹空主之

痓互引唇吻強兑端主之

痓煩滿齗音齦交主之

痓口噤互相引口乾小便赤黄或時不禁承漿

胱输主之。

痓，反折互引，腹胀，腋挛，背中怏怏，引胁痛，内引心，中膂内，肺输主之。

又刺阳明，从项而数背椎侠脊膂而痛，按之应手者，刺之尺泽三痏音悔，又有立已。

痓，互引身热，然谷、譩譆主之。

痓，反目憎[1]风，刺丝竹空主之。

痓，互引，唇吻强，兑端主之。

痓，烦满，龈音银交主之。

痓，口噤互相引，口干，小便赤黄，或时不禁，承浆

①憎：原作"憎"，形误，据医统本、《千金要方》卷三十第一、《医心方》卷二第一改。

主之
痓口噤大迎主之
痓不能言翳風主之
痓先取太谿後取太倉之原主之
痓脊强裏緊眼中拘痛水分主之
痓脊强口不開多唾大便難石關主之
痓脊强反折京門主之
痓腹大堅不得息期門主之
痓上氣魚際主之
痓互引腕骨主之

主之。

痓，口噤，大迎主之。

痓，不能言，翳风主之。

痓，先取太溪，后取太仓之原主之。

痓，脊强里紧，腹[1]中拘痛，水分主之。

痓，脊强，口不开，多唾，大便难，石关主之。

痓，脊强反折，京门主之。

痓，腹大坚，不得息，期门主之。

痓，上气，鱼际主之。

痓，互引，腕骨主之。

①腹：原作“服”，音形俱误，据医统本、《外台秘要》卷三十九、《千金要方》卷三十第二、《医心方》卷二第一改。

热病汗不出，善呕苦，痓，身反折，口噤，善鼓颔，腰痛不可以顾，顾而有似拔者，善悲，上下取之，出血，见血立已。

痓，身反折，口噤，喉痹不能言，三里主之。

痓，惊互引，脚如结，腨音喘，又音善如裂，束骨主之。

痓，目反白多，鼻不通利，涕黄，更衣[1]一作便去血，京骨主之。

痓，脊强，头眩痛[2]，脚如结，腨如裂，昆仑主之。

痓，互折，飞扬主之。

阴阳相移发三疟第五

---

①更衣：《外台秘要》卷三十九作“便血”，与原校同。

②头眩痛：原作“项眩通”，据《外台秘要》卷三十九改。

黄帝問曰夫瘧疾皆生於風以其日作以時發何也

岐伯對曰瘧之始發先起於毫毛欠伸乃作寒慄鼓頷腰脊俱痛寒去則内外俱熱頭痛如破渴欲飲水

黄帝問曰何氣使然

岐伯對曰陰陽上下文争虚實更作陰陽相移也陽并於陰則陰實而陽明虚陽明虚則慄鼓頷也太陽則腰背頭項通三陽俱虚則陰氣勝一作二陰陰氣勝則骨寒而痛寒生於内

黄帝问曰：夫疟疾皆生于风，其以日作，以时发，何也?

岐伯对曰：疟之始发，先起于毫毛，欠伸乃作，寒栗[①]鼓颔，腰脊俱痛，寒去则内外俱热，头痛如破，渴欲饮水。

黄帝问曰：何气使然?

岐伯对曰：阴阳上下交[②]争，虚实更作，阴阳相移也。阳并于阴，则阴实而阳明虚，阳明虚则寒栗鼓颔也；太阳虚则腰背头项痛[③]；三阳俱虚则阴气胜一作二阴，阴气胜则骨寒而痛，寒生于内，

①栗：原作"慄"，形误，据医统本、《素问·疟论篇》《太素·疟解》改。下同。

②交：原作"文"，形误，据医统本、《素问·疟论篇》《太素·疟解》改。

③痛：原作"通"，音误，据医统本、《素问·疟论篇》《太素·疟解》改。

故中外皆寒陽勝則外熱陰虛則內熱內外皆熱則喘濁故欲冷飲此皆得之夏傷於暑熱氣盛藏之於皮膚之內腸胃之外此營氣之所舍也令人汗出空疏腠理開因得秋氣汗出遇風得浴水氣舍於皮膚之內與衛氣居衛氣幷居衛氣者晝日行於陽使行於陰此氣得陽而外出得陰而內薄內外相薄是以日作

黃帝問曰其間日而作者何也

岐伯對曰其氣之舍深內薄於陰陽獨發陰邪

故中外皆寒。阳胜则外热，阴虚则内热，内外皆热，则喘渴[1]，故欲冷饮。此皆得之夏伤于暑，热气盛，藏之于皮肤之内，肠胃之外。此营气之所舍也。令人汗出空疏，腠理开，因得秋气，汗出遇风，得浴[2]，水气舍于皮肤之内，与卫气并居。卫气者，昼日行于阳，夜行于阴[3]，此气得阳而外出，得阴而内薄，内外相薄[4]，是以日作。

黄帝问曰：其间日而作者，何也？

岐伯对曰：其气之舍深，内薄于阴，阳气独发，阴邪

①渴：原作“浊”，形误，据医统本、《素问·疟论篇》《太素·疟解》改。

②得浴：《素问·疟论篇》作“及得之以浴”。

③夜行于阴：《太素·疟解》《诸病源候论》卷十一疟病候无此四字。

④内外相薄：《太素·疟解》《诸病源候论》卷十一疟病候无此四字。

內著陰與陽爭不得出是以間日而作
黄帝問曰其作日晏與其日早何氣使然
岐伯對曰邪氣客於風府循膂而下衛氣一日
一夜太會於風府其明日日下一節故其作
也晏此皆客於脊背每至於風府則腠理開
腠理開則邪氣入邪氣入則病作以此日作
稍益晏也其出於風府日下一節二十一日
下至骶骨二十二日入於脊内注於太衝之
脉
素問二十一作二十五二十二作二十六太

内着，阴与阳争不得出，是以间日而作。

黄帝问曰：其作日晏与其日早，何气使然？

岐伯对曰：邪气客于风府，循膂而下，卫气一日一夜，大[①]会于风府，其明日日下一节，故其作也晏。此皆[②]客于脊背，每至于风府，则腠理开，腠理开则邪气入，邪气入则病作，以此日作稍益晏也。其出于风府[③]，日下一节[④]，二十一日下至骶骨，二十二日入于脊内，注于太冲之脉，《素问》二十一作二十五，二十二作二十六，太

①大：原作“太”，形误，据医统本、《素问·疟论篇》《太素·疟解》改。

②皆：《素问·疟论篇》《太素·疟解》作“先”，义长。

③其出于风府：《诸病源候论》卷十一疟病候作“卫气行于风府”。

④节：《太素·疟解》作“椎”。

冲作伏膂[①]。其气上行[②]，九日出于缺盆之中，其气日高，故作日益早。其间日发者[③]，由邪气内薄于五脏，横连募原，其道远，其气深，其行迟，不能与卫气俱行，不能偕出[④]，故间日乃作。

黄帝问曰：卫气每至于风府，腠理乃发，发则邪入，入则病作。今卫气日下一节，其气之发，不当风府，其日作奈何？

岐伯对曰：《素问》于此下有八十八字，《甲乙经》无本，今不抄

---

①《素问》二十一……太冲作伏膂：此二十六字原为大字正文，因文义上下不属，据文义及医统本改为小字注文。

②其气上行：《诸病源候论》卷十一疟病候作“伏冲脉其行”。

③其间日发者：《太素·疟解》无此五字。

④不能偕出：《诸病源候论》卷十一疟病候作“不能日作”。

入
風無常府衛氣之所發必開其腠理邪氣之
所合則其病作 素問云則其府也
黄帝問曰風之與瘧相與同類而風獨常在瘧
得有時休者何也
岐伯對曰風氣常留其處故常在瘧氣隨經絡
次以内傳 素問云沉而内薄
故衛氣應乃作
黄帝問曰瘧先寒而後熱者何者也
岐伯對曰夏傷於大者 汗大出腠理開發因遇

入[①]。风无常府，卫气之所发，必开其腠理，邪气之所合，则其病作。《素问》云则其府也[②]。

黄帝问曰：风之与疟相与同类，而风独常在，疟得有时休者，何也？

岐伯对曰：风气常留其处，故常在，疟气随经络次以内传，《素问》云沉而内薄[③]。故卫气应乃作。

黄帝问曰：疟先寒而后热者，何也？

岐伯对曰：夏伤于大暑[④]，汗大出，腠理开发，因遇

①《素问》此下……今不抄入：此十九字原为大字正文，因文义上下不属，据文义及医统本改为小字注文。

②《素问》云则其府也：此七字原为大字正文，因文义上下不属，据文义及医统本改为小字注文。

③《素问》云沉而内薄：此七字原为大字正文，因文义上下不属，据文义及医统本改为小字注文。

④暑：原作“者”，形误，据医统本、《素问·疟论篇》《太素·三疟》改。

風夏氣悽滄之小寒迫之藏於腠理皮膚之中秋傷於風則病成矣夫寒者陰氣也風者陽氣也先傷於寒而後傷於風故先寒而後熱病以時作名曰寒瘧也

黃帝問曰先熱而後寒者何也

岐伯對曰此先傷於風後傷於寒故先熱而後寒亦以時作名曰溫瘧也

其但熱而不寒者陰氣先絕陽氣獨發則熱而少氣煩冤手足熱而欲嘔者名曰癉瘧

黃帝問曰夫經言有餘者寫之不足者補之今

风，夏气凄沧之小寒迫之，藏于腠理皮肤之中，秋伤于风，则病成矣[①]。夫寒者阴气也，风者阳气也，先伤于寒而后伤于风，故先寒而后热，病以时作，名曰寒疟也。

黄帝问曰：先热而后寒者，何也？

岐伯对曰：此先伤于风，后伤于寒，故先热而后寒，亦以时作，名曰温疟也。

其但热而不寒者，阴气先绝，阳气独发，则热而少气烦冤，手足热而欲呕者，名曰瘅疟。

黄帝问曰：夫经言有余者泻之，不足者补之。今

①则病成矣：《太素·三疟》作“病盛矣”三字。

②病以时作，名曰寒疟也：《太素·三疟》无此九字。

熱爲有餘寒不足夫瘧之寒湯火不能温及其熱氷水不寒此皆有餘不足之類當此之時良工不能止必須其自衰乃刺之何也

岐伯對曰經言無刺熇熇音斛之熱無刺渾渾音塊之脉無刺漉漉之汗爲其病逆未可知也

夫瘧之始發也氣陽并於陰當是之時陽虛陰盛而外無氣故先寒慄也陰氣逆極則復出之陽陽與陰并於外則陰虛而陽實故先熱而渴

夫瘧并於陽則陽勝并於陰則陰勝陰勝者則

热为有余，寒为不足。夫疟之寒，汤火不能温，及其热，冰水不能[1]寒，此皆有余不足之类，当此之时，良工不能止，必须[2]其自衰乃刺之，何也？

岐伯对曰：经言，无刺熇熇音斛之热，无刺浑浑音块之脉，无刺漉漉之汗，为其病逆，未可治[3]也。

夫疟之始发也，阳气[4]并于阴，当是之时，阳虚阴盛而外无气，故先寒栗[5]也。阴气逆极，则复出之阳，阳与阴并于外，则阴虚而阳实，故先热而渴。

夫疟并于阳则阳胜，并于阴则阴胜；阴胜者则

---

①能：原脱，文不成韵，义不达顺，据医统本、《素问·疟论篇》《太素·三疟》补。

②须：医统本作“待”，义通。

③治：原作“知”，音误，据医统本、《素问·疟论篇》《太素·三疟》改。

④阳气：原倒作“气阳”，据医统本、《素问·疟论篇》《太素·三疟》乙正。

⑤栗：原作“慄”，形误，据医统本、《素问·疟论篇》《太素·三疟》改。下同。

寒，阳胜者则热。疟[①]者，风寒气[②]不常也，病极则复至。病之发也，如火之热，如风雨不可当也。故经言曰：方其盛[③]必毁，因[④]其衰也，事必大昌。此之谓也。

夫疟之未发也，阴未并阳，阳未并阴，因而调之，真气乃[⑤]安，邪气乃亡。故工不能治已发，为其气逆也。

疟之且发也，阴阳之且移也，必从四末始。阳已伤，阴从之，故气未并[⑥]，先其时坚束其处，令邪

①疟：此上原有“热”字，承上衍，据医统本、《素问·疟论篇》《太素·三疟》删。

②气：《素问·疟论篇》新校正引本书作“暴气”。

③盛：此下《素问·疟论篇》《太素·三疟》有“时”字。

④因：原作“目”，形误，据医统本、《素问·疟论篇》《太素·三疟》改。

⑤乃：《素问·疟论篇》《太素·三疟》作“得”。

⑥气未并：《素问·疟论篇》《太素·三疟》无此三字。

類乃數字誤 成乃或字誤

氣不得入陰氣不得出審候見之在孫絡者盛堅而血者皆取取之此其往而未得拜者也

黃帝問曰瘧不發其應何也

岐伯對曰瘧者必更盛更虛隨氣之所在病在陽則熱而脉躁在陰則寒而脉靜極則陰陽俱衰衛氣相離故病得休衛氣集則復病

黃帝問曰時有間二日或至類日發成渴或不渴其故何也

岐伯對曰其間日邪氣與衛氣客於六府而相

气不得入，阴气不得出，审候见之。在孙络者盛坚而血者，皆取之，此其往而未得并者也。

黄帝问曰：疟不发其应何也？

岐伯对曰：疟者，必更盛更虚，随气之所在。病在阳则热而脉躁，在阴则寒而脉静，极则阴阳俱衰，卫气相离，故病得休；卫气集则复病。

黄帝问曰：时有间二日或至数[①]日发，或[②]渴或不渴，其故何也？

岐伯对曰：其间日，邪气与卫气客于六腑而相

①数：原作“类”，形误，据医统本、《素问·疟论篇》《太素·三疟》改。

②或：原作“成”，形误，据医统本、《素问·疟论篇》《太素·三疟》改。

其乃甚字誤

失時不相得故休數日乃發也陰陽更勝或
甚或不甚故或渇或不渇
黄帝問曰夏傷於暑秋必病瘧令不必應者何
也
岐伯對曰此應四時也其病異形者反四時其
以秋病者寒其以冬寒病者不甚以春病者
悪風以夏病者多汗
黄帝問曰夫温瘧與寒瘧者皆安舍其在何藏
岐伯對曰温瘧者得之於冬中於風寒寒氣藏
於骨髓之中至春則陽氣大發寒氣不能出

失，时不相得，故休数日乃发也。阴阳更胜，或甚或不甚，故或渴或不渴。

黄帝问曰：夏伤于暑，秋必病疟[①]，今不必应者，何也？

岐伯对曰：此应四时也。其病异形者，反四时。其以秋病者寒甚[②]，以冬病者寒[③]不甚，以春病者恶风，以夏病者多汗。

黄帝问曰：温疟与寒疟者，皆[④]安舍，其在何脏？

岐伯对曰：温疟者，得之于[⑤]冬中于风寒，寒气藏于骨髓之中，至春则阳气大发，寒气[⑥]不能出，

①病疟：《素问·疟论篇》《太素·三疟》作“痎疟”。

②甚：原作“其”，形误，据医统本、《素问·疟论篇》《太素·三疟》改。

③冬病者寒：原倒作“冬寒病者”，据医统本、《素问·疟论篇》《太素·三疟》乙正。

④皆：《太素·三疟》作“各”。

⑤于：《素问·疟论篇》《太素·三疟》《外台秘要》卷五引本书无此字，语顺。

⑥寒气：《素问·疟论篇》《太素·三疟》《外台秘要》卷五作“邪气”。

因遇大暑腦髓鑠肌肉消腠理發泄或有所
用力邪氣與汗皆出此病藏在腎其氣先從
内出之於外如是者陰虚而陽盛陽盛則熱
矣衰則氣反復入復入則陽虚陽虚則寒矣
故先熱而後寒名曰温瘧
黄帝問曰癉瘧何如
岐伯對曰肺素有熱氣盛於身厥氣逆上中氣
實而不外泄因有所用力腠理開風寒舍於
皮膚之内分肉之間而發發則陽氣盛陽氣盛
而不衰則病矣其氣不反之陰故但熱而不

因遇大暑，脑髓铄，肌肉消，腠理发泄，或有所用力，邪气与汗皆出，此病藏在肾。其气先从内出之于外。如是者，阴虚而阳盛，阳盛则热矣。衰则气反复[1]入，复入则阳虚，阳虚则寒矣。故先热而后寒，名曰温疟。

黄帝问曰：瘅疟何如？

岐伯对曰：肺素有热，气盛于身，厥气逆上，中气实而不外泄，因有所用力，腠理开，风寒舍于皮肤之内，分肉之间而发，发则阳气盛，阳气盛而不衰，则病矣。其气不反之阴，故但热而不

①反复：《素问·疟论篇》《太素·三疟》倒作“复反”。

寒氣内藏於心而外舍分肉之間令人消爍肉故名曰瘅音丹又音疸瘧

瘧脉滿大急刺背輸困中鍼傍五胠音祛腧各一遍肥瘦出其血

瘧脉小實急灸脛少陰刺指拜

瘧脉緩大虛便用藥不宜用鍼

凡治瘧先發如食頃乃可以治過之則失時

一 瘧不渴間日而作九卷曰取足陽明素問刺足太陽渴而間日而作九卷曰取手少陽

寒，气内藏于心，而外舍分肉之间，令人消铄[①]脱肉，故名曰瘅音丹，又音疸疟。

疟脉满大急，刺背输，用[②]中针，傍五胠音祛腧各一，适[③]肥瘦，出其血。

疟脉小实急，灸胫少阴，刺指井[④]。

疟脉缓大虚，便用药，不宜用针。

凡治疟，先发如食顷，乃可以治，过之则失时。

—[⑤] 疟不渴，间日而作，《九卷》曰：取足阳明。《素问》刺足太阳。渴而间日而作，《九卷》曰，取手少阳。

①铄：原作“砾”，形误，据医统本、《素问·疟论篇》《太素·三疟》改。

②用：原作“困”，形误，据医统本、《素问·刺疟篇》《太素·刺疟节度》改。

③适：原作“遍”，形误，据《素问·刺疟篇》《太素·刺疟节度》改。

④井：原作“拜”，形误，据医统本、《素问·刺疟篇》《太素·刺疟节度》改。

⑤—：此为古书分段符号——横杠，表示并列，非一二三四之表示序号的“一”字。下同。

寸乃十字誤

素問刺足少陽

一溫瘧汗不出為五寸九刺解在熱病部

一足太陽瘧令人腰痛頭重寒從背起先寒後熱渴渴止汗乃出難已間日作刺膕中出血素問先寒後熱熇熇音斛暍暍音合又音喝然

一足少陽瘧令人身體解㑊音亦寒不甚惡見人心惕惕音錫然熱多汗出甚刺足少陽

一足陽明瘧令人先寒洒淅音昔洒淅寒甚久乃熱熱去汗出喜見日月光火氣乃快然刺陽明跗上及調衝陽

《素问》：刺足少阳。

一　温疟，汗不出，为五十[①]九刺。解在热病部

一　足太阳疟，令人腰痛头重，寒从背起，先寒后热，渴，渴止汗乃出，难已，间日作，刺腘中出血。《素问》先寒后热，熇熇音斛、暍暍音合，又音喝然[②]。

一　足少阳疟，令人身体解㑊音亦，寒不甚，恶见人，心惕惕音锡然，热多汗出甚，刺足少阳。

一　足阳明疟，令人先寒，洒淅音昔洒淅，寒甚久乃热，热去汗出，喜见日月光火气，乃快然，刺阳明跗上，及调冲阳。

---

①十：原作“寸”，形误，据医统本、《素问·刺疟篇》《太素·十二疟》改。

②《素问》先寒后热，熇熇暍暍然：医统本作“《素问》先寒后热下，有熇熇暍暍然五字”，义长。

一足太瘧令人不樂好太息不嗜食多寒少陰熱汗出病至則善嘔嘔已乃衰即取之足太陰

一足少陰瘧令人嘔吐甚多寒少熱欲閉戶牖而處其病難已取太谿

一足厥陰瘧令人腰痛少腹滿小便不利如癃狀非癃也數更意恐懼一作數意恐懼氣不足腹中悒悒刺足厥陰

一肺瘧令人心寒甚熱熱間善驚如有所見者刺手太陰陽明

一　足太阴疟，令人不乐，好太息，不嗜食，多寒热[1]，汗出，病至则善呕，呕已乃衰，即取之足太阴。

一　足少阴疟，令人呕吐甚，多寒少热[2]，欲闭户牖而处，其病难已，取太溪[3]。

一　足厥阴疟，令人腰痛，少腹满，小便不利，如癃状，非癃也，数更，意恐惧[4]一作数意恐惧，气不足，腹[5]中悒悒，刺足厥阴。

一　肺疟，令人心寒，甚热[6]，热间善惊，如有所见者，刺手太阴、阳明。

①多寒热：原作“多寒少阴热”，医统本作“多寒少热”，据《素问·刺疟篇》《太素·十二疟》改。

②多寒少热：《素问·刺疟篇》《太素·十二疟》作“多寒热，热多寒少”。

③取太溪：《素问·刺疟篇》《太素·十二疟》《诸病源候论》卷十一疟病候无此三字。

④数更，意恐惧：医统本作“数便意恐惧”，下有小字注文“一作噫”。《太素·十二疟》《诸病源候论》卷十一疟病候作“数小便意恐惧”，《素问·刺疟篇》新校正引本书作“数噫”二字。

⑤腹：《太素·十二疟》《诸病源候论》卷十一疟病候作“肠”。

⑥甚热：《素问·刺疟篇》作“寒甚热”，《太素·十二疟》作“寒甚”，《外台秘要》卷五引《病源》作“寒甚发热”。《素问》义长。

一心瘧令人煩心心煩一作甚欲得見清水寒多

素問作反寒多太素作及寒多

不甚熱刺手少陰是謂神門

一肝瘧令人色蒼蒼然素問有太息

其狀若死者刺足厥陰見血

一脾瘧令人病寒腹中痛熱則腸中鳴鳴已汗

出刺足太陰

一腎瘧令人悽悽然素問作洒洒然

腰脊痛宛轉大便難目眴眴音炫然一作物手足

寒刺足太陽少陰

一　心疟，令人烦心一作心烦，甚欲得见清水，寒多《素问》作反寒多；《太素》作及寒多，不甚热，刺手少阴，是谓神门。

一　肝疟，令人色苍苍然《素问》有太息[①]，其状若死者，刺足厥阴见血。

一　脾疟，令人病寒，腹中痛，热则肠中鸣，鸣已汗出，刺足太阴。

一　肾疟，令人悽悽然《素问》作洒洒然，腰脊痛，宛转，大便难，目眴眴音炫然一作物，手足寒，刺足太阳、少阴。

①有太息：医统本作“下有太息二字”。

一胃瘧令人旦病寒善飢而不能食食而支滿腹太刺足陽明太陰橫脉出血

一瘧發已身熱刺跗上動脉開其空出血立寒

一瘧方欲寒刺手陽明太陰足陽明太陰

一諸瘧如脉不見者刺十指間見血血去必已先視身之赤如小豆者盡取之

一十二瘧者甚發各不同時察其病形以知其何脉之病先其發時如一食頃而刺之一刺則衰二刺則知三刺則已舌下兩脉出血不已刺郄中盛經出血又刺項已下俠脊者

一　胃疟，令人且[①]病寒，善饥而不能食，食而支满，腹大[②]，刺足阳明、太阴，横脉出血。

一　疟发已[③]，身热，刺跗上动脉，开其空，出血，立寒。

一　疟方欲寒，刺手阳明、太阴，足阳明、太阴。

一　诸疟如脉不见者，刺十指间见[④]血，血去必已。先视身之赤如小豆者，尽取之。

一　十二疟者，其[⑤]发各不同时，察其病形，以知其何脉之病，先其发时如一食顷而刺之，一刺则衰，二刺则知，三刺则已。不已，刺舌下两脉出血；不已，刺郄中盛经出血，又刺项已下侠脊者，

①且：原作“旦”，形误，据医统本、《素问·刺疟篇》改。又，《太素·十二疟》作“疸”。

②大：原作“太”，形误，据医统本、《素问·刺疟篇》《太素·十二疟》改。

③发已：医统本、《素问·刺疟篇》无此二字，《太素·十二疟》作“以发”。

④见：医统本、《素问·刺疟篇》作“出”。

⑤其：原作“甚”，形误，据医统本、《素问·刺疟篇》《太素·十二疟》改。

他本胻作杭

必已舌下兩脉者廉泉穴也

一刺瘧者必先問其病之所先發者先刺之先頭痛及重者先刺頭上及兩額兩肩間出血先項背痛者先刺之先腰脊痛者先刺郄中出血先手臂痛者先刺手少陰陽明十指間先足脛痠痛者先刺足陽明十指間出血

風瘧發則汗出惡風刺足三陽經背輸之血者胻音行又杭痠痛按之不可名曰肘髓病以鑱針針絶骨出其血立已身體小痛刺之諸陰之并無出血間日一刺 鑱音讒 輸音舒

必已。舌下两脉者，廉泉穴也。

一　刺疟者，必先问其病之所先发者，先刺之。先头痛及重者，先刺头上及两额、两肩①间出血；先项背痛者，先刺之；先腰脊痛者，先刺郄中出血；先手臂痛者，先刺手少阴、阳明、十指间；先足胫酸痛者，先刺足阳明、十指间出血。

风疟，发则汗出恶风，刺足三阳经背输之血者。胻音行，又杭酸痛，按之不可，名曰肘髓病。以鑱针针绝骨，出其血，立已。身体小痛，刺之诸阴之井②，无出血，间日一刺。鑱，音谗；输，音舒。

---

①肩：汲古阁本、《素问·刺疟篇》《太素·十二疟》作“眉”，义长可从。

②井：原作“并”，形误，据《素问·刺疟篇》《太素·十二疟》改。

瘖瘧神庭及百會主之
瘖瘧上星主之先取譩譆後取天牖風池大杼
瘖瘧完骨及風池大杼心輸上窌譩譆陰都太
淵三間合谷陽池少澤前谷後谿腕骨陽谷
俠谿至陰通谷京骨主之
瘧振寒熱盛狂言天樞主之
瘧盛熱列缺主之
瘧寒厥及熱厥煩心善噦心滿而汗出刺少商
出血立已
熱瘧口乾商陽之主

痃[1]疟，神庭及百会主之。

痃疟，上星主之，先取噫嘻，后取天牖、风池、大杼。

痃疟，取完骨及风池、大杼、心输、上窌、噫嘻、阴都、太渊、三间、合谷、阳池、少泽、前谷、后溪、腕骨、阳谷、侠溪、至阴、通谷、京骨，皆主之。

疟，振寒，热盛狂言，天枢主之。疟，盛热，列缺主之。

疟，寒厥及热厥，烦心善哕，心满而汗出，刺少商出血，立已。

热疟，口干，商阳主之。

①痃：底本“瘖”“痃”互用，今律齐为“痃”。

瘧寒甚《千金》云欲嘔沫，陽谿主之。

風瘧汗不出，偏歷主之。

瘧面赤腫，海留主之。

痎音皆瘧心下脹滿痛，上氣，灸手五里，左取右，右取左。

瘧項痛，因忽暴變，掖門主之。

瘧發有四時，面上赤，䀮䀮音荒無所見，中渚主之。

瘧食時發，心痛，悲傷不樂，天井主之。

風瘧，支正主之。

瘧背膂振寒，項痛引肘掖，腰痛引少腹中，四支

他本海作温

疟，寒甚《千金》云欲呕沫，阳溪主之。

风疟，汗不出，偏历主之。

疟，面赤肿，温[1]留主之。

痎疟，心下胀满痛，上气，灸手五里，左取右，右取左。

疟，项痛，因忽暴变[2]，掖门主之。

疟，发有四时，面上赤，䀮䀮音荒无所见，中渚主之。

疟，食时发，心痛，悲伤不乐，天井主之。

风疟，支正主之。

疟，背膂振寒，项痛引肘掖，腰痛引少腹，四支

①温：原作"海"，形误，据医统本、汲古阁本、《外台秘要》卷三十九、《千金要方》卷三十第五改。

②变：医统本作"逆"。

不举，少海主之。

疟，不知所苦，大[1]都主之。

疟，多寒少热，大钟主之。

疟，咳逆心闷，不得卧，呕甚，热多寒少，欲闭户牖而处，寒厥，足热，太溪主之。

疟，热少间，寒不能自温，腹胀，切痛引心，复[1]留主之。

疟，不嗜食，厉兑主之。

疟，瘈疭，惊，股《千金》作转膝重，胻转筋，头眩痛，解溪主之。

①大：原作“夫”，形误，据医统本、汲古阁本、正统本改。

②复：原作“腹”，形误，据医统本改。

瘧日西發臨泣主之

瘧振寒掖下腫丘墟主之

瘧從胻起東骨主之

瘧多汗腰痛不能俛仰目如脫項如授崑崙主之

瘧實腰背痛虛則鼽衄飛揚主之

瘧頭重寒皆起先寒後熱渴不止汗乃出委中主之

瘧不渴間日作崑崙主之

黃帝三部鍼灸甲乙經卷之七

疟，日西发，临泣主之。

疟，振寒，掖下肿，丘墟主之。

疟，从胻起，束骨主之。

疟，多汗，腰痛不能俯仰，目如脱，项如拔①，昆仑主之。

疟，实则腰背痛，虚则鼽衄，飞扬主之。

疟，头重，寒从背②起，先寒后热，渴不止，汗乃出，委中主之。

疟，不渴，间日作，昆仑主之。

黄帝三部针灸甲乙经卷之七

①拔：原作“授”，形误，据医统本、《外台秘要》卷三十九、《千金要方》卷三十第五改。

②从背：原作“皆”，乃“背”之形误，据《外台秘要》卷三十九改。

黃帝三部鍼灸甲乙經卷之八

晉　玄　晏　先　生　皇甫謐　集

五臟傳病發寒熱上下

經絡受病入於腸胃五臟積發伏梁息賁肥氣

痞氣賁豚

五臟六腑脹

皮膚脹鼓脹腸覃石瘕

腎風發風水面胕腫

五臟傳病發寒熱第一上

黃帝問曰五臟相通移皆有次五藏有病則各

黄帝三部针灸甲乙经卷之八

晋　玄晏先生　皇甫谧　集

五脏传病发寒热上下

经络受病入于肠胃五脏积发伏梁息贲肥气痞气贲犺[1]脉

五脏六腑胀

皮肤胀鼓胀肠覃石瘕

肾风发风水面胕肿

五脏传病发寒热第一上

黄帝问曰：五脏相通，移皆有次。五脏有病，则各

①犺：原脱，据正文补。又，本书“犺”“肫”互用，均为今之“豚”。因“肫”为讹字，故今本律齐为“犺”。

他本作若三月若六月若三日若六日

傳其所勝不治法六月若三月若六日若三日傳五藏而當死故曰別於陽者知病從来別於陰者知死生之期言至其所困而死者也是故風者百病之長也

今風寒客於人使人毫毛畢直皮膚閉而爲熱當是之時可汗而發或痺不仁腫痛當是之時可湯熨及一作足火灸刺而去弗治病入於舍肺名曰肺痺發欬上氣弗治肺即傳而行之肝病名曰肝痺一名厥脇痛出食當是之時可接一作按可刺弗治

传其所胜，不治，法六月，若三月，若六日，若三日[①]，传五脏而当死[②]。故曰：别于阳者，知病从来；别于阴者，知死生之期。言至其所困而死者也，是故风者，百病之长也。

今风寒客于人，使人毫毛毕直，皮肤闭而为热，当是之时，可汗而发；或痹不仁，肿痛，当是之时，可汤熨，及一作足火灸刺而去；弗治，病入于舍肺，名曰肺痹，发咳上气；弗治，肺即传而行之肝，病名曰肝痹，一名厥，胁痛，出食，当是之时，可接一作按，可刺；弗治，

①法六月，若三月，若六日，若三日：医统本、《素问·玉机真脏论》作“法三月，若六月，若三日，若六日”。

②死：此下医统本有小字注文“《素问》下有顺传所胜之次”。

肝傳之脾病名曰脾
風發癉腹中熱煩心汗出黃癉
素問無汗癉二字
當此之時可汗可藥可烙一作浴弗治脾傳之
腎病名曰疝瘕少腹寃熱而痛汗出素問作出
白一名曰蠱音古當此之時可按可藥弗治腎
傳之心病筋脈相引而急名曰瘛音係當此之
時可灸可藥弗治十日法當死腎傳之心心
即復反傳而之肺發寒熱發當三歲死此病
之次然其卒發者不必治其傳化有不以次

肝传之脾，病名曰脾风，发瘅，腹中热，烦心汗出，黄瘅《素问》无汗、瘅二字[①]，当此之时，可汗，可药，可烙一作浴；弗治，脾传之肾，病名曰疝瘕，少腹冤热[②]而痛，汗出《素问》作出白，一名曰蛊音古，当此之时，可按，可药；弗治，肾传之心，病筋脉相引而急，名曰瘈音系，当此之时，可灸，可药；弗治，十日法当死；肾传之心，心即复反传而之肺，发寒热，法[③]当三岁死。此病之次也。然其卒发者，不必治；其传化有不以次

①《素问》无汗、瘅二字：此七字原作大字，因上下文无法连属，故据医统本改作小字注文。

②冤热：医统本作“烦热”。

③法：原作“发”，音误，据文例及医统本、《素问·玉机真脏论》改。

[illegible]乃[illegible]字誤

樂乃乘字誤

脾乃肝字誤

者憂恐悲喜怒令不得以其次故令人大病矣

因而喜大虛則腎氣樂矣

怒則脾氣乘矣

悲則肺氣乘矣

恐則脾氣乘矣

憂則心氣乘矣此其道也

故病有五五五二十五變及其傳化傳乘之名也

大骨枯槀大肉陷下胷中氣滿喘息不便其氣

者，忧恐悲喜怒令不得以其次，故令人大病矣。

因而喜，大虚，则肾气乘①矣；

怒，则肝②气乘矣；

悲，则肺气乘矣；

恐，则脾气乘矣；

忧，则心气乘矣。

此其道也。

故病有五，五五二十五变及其传化。传，乘之名也。

大骨枯槁，大肉陷下，胸中气满，喘息不便，其气

①乘：原作“乐”，形误，据以下诸情志文例、医统本、《素问·玉机真脏论》改。

②肝：原作“脾”，与下文“恐”重，据医统本、《素问·玉机真脏论》改。

動形期六月死真藏脉見乃予之期日
大骨枯槀大肉陷下胷中氣滿喘息不便內痛
引肩項期一月死真藏見乃予之期日
大骨枯槀大肉陷下胷中氣滿喘息不便內痛
引肩項肩熱脫肉破䐃音窘又郡真藏脉見十月之
內死
大骨枯槀大肉陷下肩髓肉消動作益衰真藏
來一作未見期一歲死見其真藏乃予之期日
大骨枯槀大肉陷下胷中氣滿腹內痛心中不
便肩項身熱䐃破脫肉目眶音雁又音擴陷真藏

胜形，期六月死；真脏脉见，乃予之期日。

大骨枯槁，大肉陷下，胸中气满，喘息不便，内痛引肩项，期一月死；真脏脉见，乃予之期日。

大骨枯槁，大肉陷下，胸中气满，喘息不便，内痛引肩项，痛[1]热，脱肉破䐃音窘，又郡，真脏脉见，十月之内死。

大骨枯槁，大肉陷下，肩髓肉消，动作益衰，真脏来一作未见，期一岁死。见其真脏，乃予之期日[2]。

大骨枯槁，大肉陷下，胸中气满，腹内痛，心中不便，肩项身热，䐃破脱肉，目眶音雁，又音扩陷，真脏脉

①痛：原作“肩”，据医统本改。又，《素问·玉机真脏论》作“身”，义长。

②大骨枯槁……乃予之期日：此三十三字医统本无。

见，目不见人立死；其见人者，至其所不胜之时而死。急虚中至[1]，五脏绝闭，脉道不通[2]，气不往来，譬[3]之堕溺，不可为期。其脉绝不来，若一息五六至，其形肉不脱，真脏虽不见，犹死。

真肝脉至，中外急，如循刀刃责责然，如按琴瑟弦，色青白不泽，毛折乃死。

真心脉至，紧一作坚而搏，如循薏苡子累累然，色赤黑不泽，毛折乃死。薏，音意。

真肺脉至，大而虚，如以毛羽中人肤，色赤白不泽，毛折乃死。

---

①至：此上医统本有“身卒”二字。

②通：原作“道”，形误，据医统本、《素问·玉机真脏论》《太素·真脏脉形》改。

③譬：原作“臂”，形误，据医统本、《素问·玉机真脏论》改。

真脾脉至弱而乍踈數色青黄不澤毛折乃死
真腎脉至摶而絶如弹石辟辟然色黒黄不澤
毛折乃死
諸真臟脉見者皆死不治
黄帝問曰寒熱瘰癧在於脛腋者何氣所生
岐伯對曰此皆鼠瘻寒熱之毒氣稽於肺脉而不去者也靈樞曰稽作隄鼠瘻之本皆在於藏其末上出頸腋之間其浮於肺中而未著於肌肉而外爲膿血者易去也瘰音累癧音歴
黄帝問曰去之奈何

真脾脉至，弱而乍疏乍数，色青黄不泽，毛折乃死。

真肾脉至，搏而绝，如指弹石辟辟然，色黑黄不泽，毛折乃死。

诸真脏脉见者，皆死不治。

黄帝问曰：寒热，瘰疬在于颈[①]腋者，何气所生？

岐伯对曰：此皆鼠瘘，寒热之毒气稽于肺[②]脉而不去者也。《灵枢》曰稽作隄。鼠瘘之本，皆在于脏，其末上出颈腋之间，其浮于脉[③]中，而未着于肌肉而外为脓血者，易去也。瘰，音累；疬，音历。

黄帝问曰：去之奈何？

①颈：原作“胫”，形误，据医统本、《灵枢·寒热》《太素·寒热瘰疬》《外台秘要》卷二十三改。

②肺：医统本、《灵枢·寒热》《太素·寒热瘰疬》无此字，义长。

③脉：原作“肺”，形误，据《灵枢·寒热》《太素·寒热瘰疬》改。又，医统本作“胸”。

岐伯對曰請從其本引而末可使衰去而絶其寒熱審按其道以予之徐往徐來以去之小如麦者一刺和三刺已决其死生反其目視之其中有赤脉從上下貫瞳子見其一脉一歲死見其一脉半一歲死見二脉二歲死見二脉半二歲半死見三脉三歲死赤不下貫瞳子可知

黄帝問曰人有善病寒熱者何以候之少俞

岐伯對曰小骨弱肉者善病寒熱顴骨者骨之本也顴大則骨大顴小則骨小皮薄而肉弱

岐伯对曰：请从其本，引其[①]末，可使衰去而绝其寒热，审按其道以予之，徐往徐来以去之，其小如麦者，一刺知[②]，三刺已。决其死生，反其目视之：其中有赤脉从上下贯瞳子者，见其一脉一岁死，见一脉半一岁半死，见二脉二岁死，见二脉半二岁半死，见三脉三岁死。赤不下贯瞳子者可治[③]。

黄帝问曰：人有善病寒热者，何以候之？岐伯对曰：小骨弱肉者，善病寒热。颧骨者，骨之本也，颧大则骨大，颧小则骨小。皮薄而肉弱

①其：原作“而”，据医统本、《灵枢·寒热》《太素·寒热瘰疬》改。

②知：原作“和”，形误，据医统本、《灵枢·寒热》《太素·寒热瘰疬》改。

③治：原作“知”，形误，据医统本、《灵枢·寒热》《太素·寒热瘰疬》改。

無腘其臂需需然其地色炲音胎然不與天地同色污然獨異此其候也然後臂薄者其髓不滿故病善寒熱

風感則為寒熱

皮寒熱皮不可附席毛髮焦鼻槁腊不得汗取三陽之絡補手太陽肌寒熱病肌痛毛髮焦唇槁腊不得汗取三陽於下以去其血者補太陰以去其汗腊音昔

骨寒骨熱痛無所安汗注不休齒本槁痛取其少陰於陰股之絡齒色槁死不治骨厥亦然

无腘，其臂需需[①]然，其地色炲音胎然，不与天地[②]同色，污然独异，此其候也。然臂薄者，其髓不满，故病善寒热。

风感则为寒热。皮寒热，皮不可附席，毛发焦，鼻槁腊，不得汗，取三阳之络，补手太阳。肌寒热，病肌痛，毛发焦。唇槁腊，不得汗，取三阳于下以去其血者，补太阴以去其汗。腊，音昔。

骨寒骨热，痛无所安，汗注不休，齿本槁痛，取其少阴于阴股之络。齿色槁，死不治。骨厥亦然。

---

①需需：医统本、《灵枢·外揣》作“懦懦”。“需”通“懦”。

②地：《灵枢·外揣》无此字。本文之“天、地”，指天庭与地阁，故义长。

踈乃踝字誤

[illegible]本痛作動此似誤

男子如蠱女子如阻身體腰脊如解不欲食先

取湧泉見血視跗上盛者盡見血

灸寒熱之法先取項大權以年爲壯數次灸撅

骨以爲年爲壯數視背輸陷者灸之舉臂肩

上陷者灸之兩季脇之間灸之外踝音魯又音倮

上絶骨之端灸之足小指次指之間灸之腨

上陷脉灸之外踈之後灸之缺盆骨上切之

堅痛如筋者灸之膺中陷骨間灸之束骨下

灸之臍下關元三寸灸之毛際動脉灸之臍

下二寸分間灸之

男子如蛊，女子如阻，身体腰脊如解，不欲食，先取涌泉见血，视跗上盛者，尽见[①]血。

灸寒热之法：先取项大椎[②]，以年为壮数；次灸撅骨，以年为壮数。视背输陷者灸之，举臂肩上陷者灸之，两季胁之间灸之，外踝音鲁，又音倮上绝骨之端灸之，足小指、次指之间灸之，腨上陷脉灸之，外踝[③]之后灸之，缺盆骨上切之坚痛[④]如筋者灸之，膺中陷骨间灸之，束骨下[⑤]灸之，脐下关元三寸灸之，毛际动脉灸之，脐下二寸分间[⑥]灸之，

①见：医统本作“出”。

②椎：原作“权”，形误，据医统本改。

③踝：原作“踈”，形误，据医统本、《素问·骨空》《太素·灸寒热法》改。

④痛：医统本作“动”。

⑤束骨下：此上医统本、《素问·骨空》有“掌”字。又，《太素·灸寒热法》作“去骭骨下”。

⑥脐下二寸分间：《素问·骨空》《太素·灸寒热法》作“膝下三寸分间”。

足阳明跗上动脉灸之，巅上一[1]灸之，取犬所啮处灸三壮，即以犬伤痛法三炷灸之。跗，音夫；腨，音喘。

凡当灸二十九处。

寒热头痛，喘喝音褐，目不能视，神庭主之。

其目泣出，头不痛者，听会[2]主之。

寒热头痛如破，目痛如脱，喘逆烦满，呕吐，流汗难言，头维主之。

寒热，刺脑户。

五脏传病发寒热第一下

---

①巅上一：《太素·灸寒热法》作“巅上动脉”。

②听会：《医心方》卷二第一作“囟会”。

寒热，取五处及天柱、风池、腰输音舒、长强、大杼、中膂音旅、内输、上窌音獠、龈音银交、上关、关元、天牖、天容、合谷、阳溪、关冲，中渚、阳池、消泺、少泽、前谷、腕骨、阳谷、少海[1]、然谷、至阴、昆仑主之。

寒热骨痛，玉枕主之。

寒热懈爤一作烂，淫泺胫酸，四肢重痛，少气难言，至阳主之。

肺寒热，《千金》作魄户。呼吸不得卧，上气呕沫，喘，气相追逐，胸满胁膺急，息难，振栗，脉鼓，气鬲，胸中有热，支满，不嗜食，汗不出，腰脊痛，肺俞主之。

①少海：《外台秘要》卷三十九作“小海”，当是。

寒热心痛，循循然，与背[①]相引而痛，胸中悒悒不得息，咳唾血，多涎，烦中，善饐，食不下，咳逆，汗不出，如疟状，目䀮䀮，泪出悲伤，心输主之。

咳而呕，鬲寒，食不下，寒热，皮肉肤痛，少气不得卧，胸满支两胁，鬲上兢兢，胁痛腹䐜，胸管暴痛，上气，肩背寒痛，汗不出，喉痹，腹[②]中痛，积聚，默然嗜卧，怠惰不欲动，身常温湿一作愠，心痛无可摇者，脾输主之。

咳而胁满急，不得息，不得反侧，腋胁下与脐相引，筋急而痛，反折，目上视，眩，目中循循然，肩项

①背：原作“皆”，形误，据医统本、《外台秘要》卷三十九改。

②腹：原无，据医统本、《外台秘要》卷三十九补。

痛，惊狂，衄，少腹满，目𥈟𥈟，生白翳，咳引胸痛，筋寒热，呕[1]血短气，鼻酸，肝输主之。咳，音凯。

寒热食多，身羸瘦，两胁引痛，心下贲[2]痛，心如悬，下引脐，少腹急痛，热而急[3]一作黑，目𥈟𥈟，久喘咳，少气，溺浊赤，肾输主之。

骨寒热，溲难，肾输主之。

寒热头痛，水沟主之。

寒热颈瘰疬，大迎主之。

肩痛引项，寒热，缺盆主之。

身热汗不出，胸中热满，天窌主之。

---

①呕：医统本作“唾”。

②贲：原作“黄”，形误，据医统本改。又，《外台秘要》卷三十九作“焦痛”，《医心方》卷二第一作“膜痛”。

③热而急：医统本作“面急”，《外台秘要》卷三十九作“面黑”。《外台秘要》义长。

寒热肩肿，引胛中痛，肩臂酸，臑输主之。

寒热项疬疬[①]，适耳无闻，引缺盆肩中热痛，麻小不举[②]一云手臂不举，肩贞主之。

寒热厥，目不明，咳上气，唾血，肩中输主之。

寒热疬，适胸中满，大气[③]，缺盆中满，痛者死。外溃不死，肩引项不举，缺盆中痛，汗不出，喉痹，咳嗽血，缺盆主之。

咳，上气，喘，暴喑不能言，及舌下挟缝青脉，颈有大气，喉痹，咽中干，急不得息，喉中鸣，翕翕音吸寒热，项肿肩痛，胸满，腹皮热，衄，气短哽心，肤

①疬疬：医统本“疬”字不重。

②麻小不举：医统本作“麻痹不举”，《外台秘要》卷三十九作“手臂小不举”。

③大气：此上医统本有“有”字。

迎乃逆字誤

隱軫頭痛面皮赤熱身肉盡不仁天突主之
肺系急胷中痛惡寒胷滿悒悒然善嘔膽胷中
熱喘逆氣氣相追逐多濁唾不得息肩背風
汗出面腫鬲中食饐不下食喉痺肩息肺
脹皮膚骨痛寒熱煩滿中府主之
寒熱胷滿頭痛四肢不舉腋下腫上氣胷中有
聲喉中鳴天池主之
欬脇下積聚喘迎卧不安席時寒熱期門主之
寒熱腹脹䐜怏怏然不得息京門主之
寒濯濯舌煩手臂不仁唾沫唇乾引飲手腕攣

隐疹，头痛，面皮赤热，身肉尽不仁，天突主之。

肺系急，胸中痛，恶寒，胸满悒悒然，善呕胆，胸中热，喘，逆气，气相追逐，多浊唾，不得息，肩背风，汗出面，腹肿，鬲中食饐，不下食，喉痹，肩息肺胀，皮肤骨痛，寒热烦满，中府主之。

寒热，胸满，头痛，四肢不举，掖下肿，上气，胸中有声，喉中鸣，天池主之。

咳，胁下积聚，喘逆[1]，卧不安席，时寒热，期门主之。

寒热，腹胀䐜，怏怏然，不得息，京门主之。

寒濯濯，舌烦，手臂不仁，唾沫，唇干引饮，手腕挛，

①逆：原作“迎”，形误，据医统本、《外台秘要》卷三十九改。

指肢痛肺脹上氣耳中生風欬喘逆痺臂痛嘔吐飲食不下彭彭然少商主之

唾血時寒時熱寫魚際補尺澤臂厥肩膺胸滿痛目中白翳眼青轉筋掌中熱乍寒乍熱缺盆中相引痛數欬喘不得息臂内廉痛上鬲飲已煩滿大淵主之

寒熱胸背急喉痺欬上氣喘掌中熱數欠伸汗出善忘四逆厥善咲溺白列缺主之

胸中彭彭然甚則交兩手而瞀音務又茂暴痺喘逆刺經渠及天府此謂之大輸音舒

指肢痛，肺胀，上气，耳中生风，咳喘逆，痹，臂痛，呕吐，饮食不下，彭彭然，少商主之。

唾血，时寒时热，泻鱼际，补尺泽。臂厥，肩膺胸满痛，目中[①]白翳，眼青转筋，掌中热，乍寒乍热，缺盆中相引痛，数咳[②]，喘不得息，臂内廉痛，上鬲饮已[③]烦满，太渊主之。

寒热，胸背急，喉痹，咳上气，喘，掌中热，数欠伸，汗出，善忘，四肢[④]逆厥，善笑，溺白，列缺主之。

胸中彭彭然，甚则交两手而瞀音务，又茂，暴痹，喘逆，刺经渠及天府，此谓之大输音舒。

---

①中：《外台秘要》卷三十九作“生”。

②咳：《外台秘要》卷三十九作“欠”，义长。

③上鬲饮已：《外台秘要》卷三十九作“膈饮”。

④肢：原无，据《外台秘要》卷三十九、《千金要方》卷三十第三补。

寒熱欬嘔沫掌中熱虗則肩背寒慄少氣不足以息寒厥交兩手而瞀口沫出實則肩背熱痛汗出四肢暴腫身濕搖時寒熱飢則煩飽則善面色變一作癰口噤不開惡風泣出列缺主之

煩心欬寒熱善噦音勞宮主之

寒熱唇口乾身喘息目急痛善驚三間主之

胷中滿耳前痛齒痛日赤痛頸腫寒熱渴飲輙汗出不飲則皮乾熱曲池主之

寒熱頸瘰適欬呼吸灸五里左取右右取左

寒热，咳，呕沫，掌中热，虚则肩背[①]寒栗，少气不足以息，寒厥，交两手而瞀，口沫出，实则肩背热痛，汗出，四肢暴肿，身湿[②]摇，时寒热，饥则烦，饱则善，面色变一作痈，口噤不开，恶风泣出，列缺主之。

烦心，咳，寒热善哕，劳宫主之。

寒热，唇口干，身热[③]喘息，目急痛，善惊，三间主之。

胸中满，耳前痛，齿痛，目[④]赤痛，颈肿，寒热，渴饮辄汗出，不饮则皮干热，曲池主之。

寒热颈疬，适咳，呼吸难，灸五里，左取右，右取左。

①背：医统本作“臂”。

②湿：此下医统本有小字注文“一本作温”。

③热：原脱，据《外台秘要》卷三十九、《千金要方》卷三十第五引本书、《医心方》卷二第一补。

④目：原作“日”，形误，据医统本、《外台秘要》卷三十九改。

寒热颈疬[1]，适肩臂[2]不可举臂，臑输主之。

风寒热，掖门主之。

寒热颈颔肿，后溪主之。

寒热善呕，商丘主之。

呕厥寒，时有微热，胁下支满，喉痛，嗌干，膝外廉痛，淫泺胫酸，掖下肿，马刀瘘，肩[3]肿，吻伤痛，太冲主之。

心如悬《千金》作心痛，阴厥，脚腨音喘，又音善后廉[4]急，不可前却，血痈，肠澼，便脓血，足跗[5]上痛，舌卷不能言，善笑，足痿不收履，溺青赤白黄黑，青取

---

①疬：原作“疟”，形误，据医统本、《外台秘要》卷三十九、《医心方》卷二第一改。

②臂：《外台秘要》卷三十九、《医心方》卷二第一作“痛”，义长。

③肩：《外台秘要》卷三十九、《铜人腧穴针灸图经》卷五作“唇”，义长。

④廉：原作“广”，形误，据医统本、《千金要方》卷三十第二改。

⑤跗：原作“蹜”，据医统本、《外台秘要》卷三十九改。

井赤取榮黃取輸白取經黑取合血痔泄千金下有利字後重腹痛如瘙狀狂仆必有所扶持及大氣涎出鼻孔中痛腹中常鳴骨寒熱無所安汗出不休復留主之

男子如蠱女子如阻寒熱少腹偏腫陰谷主之

少腹痛泄出糜次指間熱若脉陷寒熱身痛脣乾不渴汗出毛髮焦脫肉少氣内有熱不欲動搖泄膿血腰引少腹痛暴驚狂言非常巨虛下廉主之

胷中滿掖下腫馬刀瘻善自齧音葉舌頰天牖中

井，赤取荣，黄取输，白取经，黑取合，血痔，泄《千金》下有利字后重，腹痛如瘙状，狂仆，必有所扶持，及大气，涎出，鼻孔中痛，腹中常鸣，骨寒热无所安，汗出不休，复留主之。

男子如蛊，女子如阻，寒热，少腹偏肿，阴谷主之。

少腹痛，泄出糜，次指间热，若脉陷寒热，身痛，唇干不渴，汗出，毛发焦，脱肉，少气，内有热，不欲动摇，泄脓血，腰引少腹痛，暴惊，狂言非常，巨虚下廉主之。

胸中满，掖下肿，马刀瘘，善自啮音叶舌颊，天牖中

腫淫濼脛痠音戰頭眩枕骨頷音撼腮腫目澁身痹洒淅音昔振寒季脇支滿寒熱脇腰腹膝外廉痛臨泣主之

寒熱頸腫丘墟主之

寒熱頸掖下腫申脉主之

寒熱酸痟四支不舉掖下腫馬刀瘻喉痹髓膝脛骨揺酸痹不仁陽輔主之

寒熱痹頸不收陽交主之

寒熱腰痛如折束骨主之

寒熱目䀮䀮善欬喘逆通谷主之

肿，淫泺胫酸音战，头眩，枕骨颔音撼腮肿，目涩身痹，洒淅音昔振寒，季胁支满，寒热，胁腰腹膝外廉痛，临泣主之。

寒热颈肿，丘墟主之。

寒热颈腋下肿，申脉主之。

寒热酸痟，四支不举，掖下肿，马刀瘘，喉痹，髓[1]膝胫骨摇，酸痹不仁，阳辅主之。

寒热痹胫[2]不收，阳交主之。

寒热腰痛如折，束骨主之。

寒热目䀮䀮，善咳喘逆，通谷主之。

①髓：《外台秘要》卷三十九、《千金要方》卷二十三第一作“髀”。

②胫：原作“颈”，音形均误，据《外台秘要》卷三十九、《医心方》卷二第一改。

寒熱善唏音喜頭重足寒不欲食脚攣京骨主之

寒熱篡音反出承山主之

寒熱篡後出瘈音契瘲音從脚腨音喘又音善酸重戰慄音栗不能久出脚腨急腫痛跗音夫筋足攣少腹引喉嗌音益大便難承筋主之

跟厥膝急腰脊痛引腹篡陰股熱陰暴痛寒熱膝痠重合陽主之

經絡受病入於腸胃五臟積發伏梁息賁肥氣痞氣奔肫第二

黄帝問曰百病始生三部之氣所傷各異願聞

寒热善唏音喜，头重足寒，不欲食，脚挛，京骨主之。

寒热篡反出，承山主之。

寒热篡后出，瘈音契疭音从，脚腨音喘，又音善酸重，战栗[①]不能久立[②]，脚急肿痛，跗音夫筋足挛，少腹引喉嗌音益，大便难，承筋主之。

跟厥膝急，腰脊痛引腹，篡阴股热，阴暴痛，寒热膝酸重，合阳主之。

经络受病入于肠胃五脏积发伏梁息贲肥气痞气奔豘第二

黄帝问曰：百病始生，三部之气，所伤各异，愿闻

①栗：原作“慓”，形误，据医统本、《外台秘要》卷三十九、《医心方》卷二第一改，并删去原注音“音栗”。

②立：原作“出”，形误，据医统本、《外台秘要》卷三十九、《医心方》卷二第一改。

其会。

岐伯对曰：喜怒不节则伤于脏，脏伤则病起于阴；清湿袭虚，则病起于下；风雨袭虚，则病起于上。是谓三部。至其淫泆，不可胜数。

风雨寒热，不得虚邪，不能独伤人。卒然逢疾风[①]暴雨而不病者，亦[②]无虚邪，不能独伤人[③]。此必因虚邪之风，与[④]其身形，两虚相得[⑤]，乃客其形；两实相逢，众人肉[⑥]间。其中于虚邪也，因其天时，与其躬身[⑦]，参以虚实，大病乃成。气有定舍，因处为名，上下内外，分为三真[⑧]。

是故虚邪之中人也，始于皮

---

①疾风：原作一个“瘓”字，据医统本、《灵枢·百病始生》《太素·邪传》改。

②亦：原作“赤”，形误，据《太素·邪传》改。又，医统本、《灵枢·百病始生》作“盖”字。

③人：原脱，据《灵枢·百病始生》《太素·邪传》补。

④与：原作“雨”，属上句，据医统本、《灵枢·百病始生》《太素·邪传》改。

⑤得：医统本作“搏”。

⑥肉：原作“内”，形误，据《灵枢·百病始生》《太素·邪传》改。

⑦躬身：《灵枢·百病始生》作“身形”。

⑧真：《灵枢·百病始生》作“员”，《太素·邪传》作“贞”。

肤。皮肤缓则腠理开，开则邪从毛发入，毛发入则稍深，稍深则毛发立，淅然，皮肤痛；留而不去，则传舍于络；在络之时，通于肌肉，其病时痛时息，大经乃代；留而不去，传舍于经，在经之时，洒淅喜惊，留而不去，传舍于输；在输之时，六经不通，四节即痛，腰脊乃强；留而不去，传[1]舍于伏冲之脉，在伏冲之脉时，身体重痛；留而不去，传舍于肠胃，在肠胃之时，贲响腹胀，多寒则肠鸣，飧泄不化；多热则溏出糜；留而不去，传舍于肠胃之外，募原之间，留着于脉，稽留

①传：原作“伏”，与上下文均作“传舍”不合，据《灵枢·百病始生》《太素·邪传》改。

而不去息而成積或著孫絡或著絡脉或著經脉或著輸脉或著於伏衝之脉或著於膂筋或著於腸胃之募原上連於緩筋氣淫泆不可勝論其著孫絡之脉而成積往來上下擘擘音拍破盡也手孫絡之居也浮而緩不能句一作拘積而止之故往來移行腸胃之外湊滲注灌濯濯有音有寒則脉膜滿當引故時切痛其著於陽明之經則俠劑而居飽而益大飢則益小其著於緩筋也似陽明之積飢而痛飽則安其著於腸胃之募原痛而外連於緩筋

而不去，息而成积，或著孙络，或著络脉，或著经脉，或著输脉，或著于伏冲之脉，或著于膂筋，或著于肠胃之募原，上连于缓筋，邪[①]气淫泆，不可胜论。

其著孙络之脉而成积，往来上下，擘音拍，破尽也乎[②]，孙络之居也。浮而缓，不能句一作拘积而止之，故往来移行肠胃之外，凑渗注灌，濯濯有音。有寒则脉膜满雷引[③]，故时切痛。其著于阳明之经，则侠脐[④]而居，饱而益大，饥则益小。其著于缓筋也，似阳明之积，饥而痛，饱则安[⑤]。其着于肠胃之募原，痛而外连于缓筋，

①邪：原脱，据医统本、《灵枢·百病始生》《太素·邪传》补。

②擘乎：《灵枢·百病始生》《太素·邪传》作“臂手”。

③脉膜满雷引：“脉”，医统本作“腹”，《灵枢·百病始生》作“膜”，与下一膜重。“雷”，原作“当”，形误，据医统本、《灵枢·百病始生》《太素·邪传》改。雷引，当是雷鸣。

④脐：原作“剂”，形误，据医统本、《灵枢·百病始生》《太素·邪传》改。

⑤饥而痛，饱则安：医统本作“饱则痛，饥则安”，《灵枢·百病始生》《太素·邪传》作“饱食则痛，饥则安”。

飽則安飢則痛其著於伏衝之脉者揣音摶又音飲上聲之有應手而動發手則熱氣不兩沃如陽沃之狀其著於膂筋在腸後者飢則積見飽之積不見按之弗得其著於輸脉者閉塞不通津液不下而空竅乾此邪氣之從入內從上下者也

黃帝問曰積之始也至其已成柰何

岐伯對曰積之始生乃生厥上一作止乃成積

黃帝問曰其成柰何

岐伯對曰厥氣生足溢生脛寒脛寒則脉血涘

饱则安，饥则痛。其著于伏冲之脉者，揣音抟，又音饮，上声之应手而动，发手则热气下[①]于两股[②]，如汤[③]沃之状。其著于膂筋在肠后者，饥则积见，饱之积不见，按之弗得。其著于输脉者，闭塞不通，津液不下，而空窍干。此邪气之从入内，从上下者也。

黄帝问曰：积之始也，至其已成奈何？

岐伯对曰：积之始生，得寒[④]乃生，厥上一作止乃成积。

黄帝问曰：其成奈何？

岐伯对曰：厥气生足溢，足溢生胫寒，胫寒则脉血涘

①下：原作“不”，形误，据医统本、《灵枢·百病始生》《太素·邪传》改。

②股：原作“沃”，因下句“汤沃”而误，据医统本、《灵枢·百病始生》《太素·邪传》改。

③汤：原作“阳”，形误，据据医统本、《灵枢·百病始生》《太素·邪传》改。

④得寒：原脱，据医统本、《灵枢·百病始生》《太素·邪传》补。

泣寒熱上下腸胃入於腸胃則䐜音嗔脹外之汁沫迫音伯聚不得散日以成積卒然盛食多飲則脉滿起居不用力過度則絡脉傷陽絡則血外溢溢則衄血陰絡則血內溢溢則便血腸外之絡傷則血溢於腸外有寒汁沫與血相搏則并合凝聚不得散而成積矣卒然中於寒若內傷於憂恐則氣上逆氣上逆則穴輸不通溫氣不行凝血緼一作搵果而不散津液凝著而不去而積皆成矣

黄帝問曰其生於陰者奈何

泣，寒热上下，入于肠胃，入于肠胃则䐜音嗔胀，外之汁沫迫音伯聚不得散，日以成积。卒然盛食多饮，则脉满；起居不节，用力过度，则络脉伤；阳络伤则血外溢，溢则衄血；阴络伤则血内溢，溢则便血；肠外[①]之络伤则血溢于肠外，有寒汁沫与血相抟，则并合凝聚，不得散而成积矣。卒然中于寒，若内伤于忧恐，则气上逆，气上逆则穴输[②]不通，温气[③]不行，凝血缊一作揾果[④]而不散，津液凝涩[⑤]，著而不去，而积皆成矣。

黄帝问曰：其生于阴者奈何？

①肠外：原作“旸外”，医统本作一“外”字，《灵枢·百病始生》作“肠胃”，《太素·邪传》作“肠外”，据《太素》改。

②穴输：《灵枢·百病始生》《太素·邪传》作“六输”。

③温气：医统本、《灵枢·百病始生》作“温气”，《太素·邪传》作“卫气”。

④缊果：《灵枢·百病始生》《太素·邪传》作“蕴裹”，字通义同。

⑤涩：原无，据医统本补。

岐伯對曰憂思傷心重寒傷肺忿怒傷肝醉飽入房汗出當風則傷脾用力過度入房汗出浴水則傷腎此内外三部之所生病也察其所痛以知其應有餘不足當補則補當瀉無逆天時是謂主治

黄帝問曰人之善病腸中積者何以候之少俞

岐伯對曰皮薄而不澤肉不堅而淖澤如此則腸胃惡惡則邪氣留止積聚乃作腸胃之積寒温不次邪氣乃積一作止其畜積止大聚乃起

岐伯对曰：忧思伤心，重寒伤肺，忿怒伤肝；醉饱入房，汗出当风则伤脾；用力过度，入房汗出浴水，则伤肾。此内外三部之所生病也。察其所痛，以知其应，有余不足，当补则补，当泻则泻，无逆天时，是谓至[1]治。

黄帝问曰：人之善病肠中积者，何以候之？

少俞[2]对曰：皮薄而不泽，肉不坚而淖泽；如此则肠胃恶，恶则邪气留止，积聚乃作。肠胃之积，寒温不次，邪气乃一作积[3]止，其蓄积止，大聚乃起。

①至：原作“主”，形误，据医统本、《灵枢·百病始生》《太素·邪传》改。

②少俞：此二字原置于上文黄帝问之末，此处另有“岐伯对曰”。《灵枢·五变》乃黄帝与少俞对话，故删去“岐伯”之名。

③积：医统本作“稍”。

黄帝問曰病有身體腰素問作髀股胻音行又骭背皆腫環臍而痛是謂何病

岐伯對曰名曰伏梁此風根也不可動動之為水溺澁之病病有少腹盛左右上下皆有根者名曰伏梁也裹大膿血居腸胃之外不可治之每切按之致死此下則因陰必下膿血上則迫胃脫生鬲依胃莞內癰此久病也難治居臍上為逆居臍下為順勿動亟奪其氣溢素問作泄於大腸而著於肓肓下在臍下故環臍而痛也

黄帝问曰：病有身体腰《素问》作髀股胻音行，又骭背[①]皆肿，环脐而痛，是谓何病？

岐伯对曰：名曰伏梁，此风根也，不可动，动之为水溺涩之病。病有少腹盛，左右上下皆有根者，名曰伏梁也。裹大脓血，居肠胃之外，不可治之，每切按之致死。此下则因阴，必下脓血，上则迫胃脘[②]，生[③]鬲，依[④]胃莞[⑤]内痈。此久病也，难治。居脐上为逆，居脐下为顺，勿动亟夺。其气溢《素问》作泄于大肠而著于肓，肓之原在脐下，故环脐而痛也。

---

①背：《素问·腹中论》《太素·伏梁病》无此字，疑衍。

②脘：原作“脱”，形误，据《素问·腹中论》《太素·伏梁病》改。

③生：《太素·伏梁病》作“出”。

④依：医统本、《素问·腹中论》作“挟”，医统本“挟”下有小字注文“一本作依”；《太素·伏梁病》作“使”，义长。

⑤莞：医统本作“管”，莞、管通“脘”。

左乃在字誤

八十一難曰心之積名曰伏梁起於臍上上至心下大如臂久久不愈病煩心心痛以秋庚辛日得之腎病傳心心當傳肺肺以秋王不受邪因留結為積

又曰肺之積名曰息賁左右脇下覆大如杯音盃久久不愈病洒洒惡寒氣逆喘欬音咳發肺癰以春甲乙日得之病傳肺肺當傳肝肝以春王不受邪因留結為積

黃帝問曰病脇下滿氣逆行三二歲不已是為何病

《八十一难》曰：心之积，名曰伏梁，起于脐上，上至心下[①]，大如臂，久久不愈，病烦心，心痛[②]，以秋庚辛日得之。肾病传心，心当传肺，肺以秋王不受邪，因[③]留结为积。

又曰：肺之积，名曰息贲，在[④]右胁下，覆大如杯音盃，久久不愈，病洒洒恶寒[⑤]，气逆喘咳，发肺痈，以春甲乙日得之。心病传肺，肺当传肝，肝以春王不受邪，因[⑥]留结为积。

黄帝问曰：病胁下满，气逆行，三二岁不已，是为何病？

①下：《脉经》卷六第三、《千金要方》卷十三第一无此字。

②心痛：《难经·五十六难》无此二字。

③因：此上《难经·五十六难》《脉经》卷六第三、《千金要方》卷十三第一有“心复欲还肾，肾不肯受”九字。

④在：原作“左”，形误，据《难经·五十六难》《脉经》卷六第七、《千金要方》卷十七第一改。

⑤洒洒恶寒：《难经·五十六难》作“洒淅寒热”，《脉经》卷六第七、《千金要方》卷十七第一作“洒洒寒热”。

⑥因：此上《难经·五十六难》《脉经》卷六第七、《千金要方》卷十七第一有“肺复欲还心，心不肯受”九字。

岐伯对曰：病名息贲[①]。此不妨于食，不可灸[②]刺，积为导引服药，药不能独治也。贲，音奔。

《八十一难》曰：肝之积，名曰肥气，在左[③]胁下，如覆杯，有头足，如龟鳖状，久久不愈，发咳逆，瘖音皆疟，连岁月不已，以季夏戊己日得之。肺病传肝，肝当传脾，脾以季夏王不受邪，因[④]留结为积。此与息贲略同。

又曰：脾之积，名曰痞气，在胃管，覆大如盘，久久不愈，病四肢不收，发黄疸，饮食不为肌肤，以冬壬癸日得之。肝病传脾，脾当传肾，肾以冬

---

①息贲：《素问·奇病论》《太素·息积病》作"息积"。

②灸：原作"久"，形误，据医统本、《素问·奇病论》《太素·西极冰》改。

③在左：原作"左右"，形误，据《难经·五十六难》《脉经》卷六第一、《千金要方》卷十一第一改。

④因：此上《难经·五十六难》《脉经》卷六第一、《千金要方》卷十一第一有"肝复欲还肺，肺不肯受"九字。

王不受邪，因[1]留结为积。

又曰：肾之积，名曰贲豘音豚，发于少[2]腹，上至心下若豚状[3]，或上或下，无时，久不已，令人喘逆，骨痿少气，以夏丙丁日得之。脾病传肾，肾当传心，心以夏旺不受邪，因[4]留结为积。

息贲时唾血，巨阙主之。腹中积上下行，悬枢主之。疝积胸中痛，不得穷屈，天容主之。

暴心腹痛，疝横发上冲心，云门主之。心下大坚，肓输《千金》作肓门、期门及[5]中管主之。

---

①因：此上《难经·五十六难》《脉经》卷六第五、《千金要方》卷十五第一有“脾复欲还肝，肝不肯受”九字。

②少：原脱，据《难经·五十六难》《脉经》卷六第九、《千金要方》卷十九第一补。

③豚状：原作“脉状”，形误，据医统本、《难经·五十六难》《脉经》卷六第九、《千金要方》卷十九第一改。又，“状”，《脉经》《千金要方》《诸病源候论》卷十九积聚候作“奔走之状”。

④因：此上《难经·五十六难》《脉经》卷六第九、《千金要方》卷十九第一有“肾复欲还肺，肺不肯受”九字。

⑤及：原作“反”，形误，据医统本、《外台秘要》卷三十九、《千金要方》卷三十第二、《医心方》卷二第一改。

他本作中極[illegible]
[illegible]二字[illegible]
[illegible]中極二字[illegible]
灸臍中三字
[illegible]上宜作[illegible]

他本砍作欲

臍下疝繞臍痛衝胷不得息灸臍中主之

賁肫上腹䐜堅痛引陰中不得小便兩丸騫陰交主之

臍下疝繞臍痛石門主之

奔肫氣上腹䐜痛強不能言莖腫先引腰後引小腹腰髖音復堅痛下引陰中不得小便兩丸騫石門主之

奔肫寒氣入小腹時欲嘔傷中溺血小便數背臍痛引陰腹中窘急砍凑後泄不止關元主之

脐下疝绕脐痛，冲胸不得息，中极主之。

贲豘上，腹䐜坚，痛引阴中，不得小便，两丸骞，阴交主之。

脐下疝，绕脐痛，石门主之。

奔豘气上，腹䐜痛，强不能言，茎肿，先引腰，后引小腹，腰髋音复坚痛，下引阴中，不得小便，两丸骞，石门主之。

奔豘寒气入小腹，时欲呕，伤中溺血，小便数，背脐痛引阴，腹中窘急欲[1]凑，后泄不止，关元主之。

①欲：原作“砍”，形误，据医统本、《外台秘要》卷三十九改。

衆乃聚字誤

至乃莖字誤

下乃中字誤

奔肫上搶心甚則不得息忽忽少氣尸厥心煩痛飢不能食善寒中腹脹引䐜而痛小腹與脊相控暴痛時窘音君之後中極主之

腹下積聚時切痛商一作宥曲主之

臍下積疝瘕胞中有血四滿主之疝音訕瘕音貫

臍繞疝臍而痛時上衝心天樞主之

氣疝噦嘔面腫奔肫天樞主之噦音目

奔肫卯上入痛引至歸来主之

奔肫上下期門主之

疝瘕髀中急痛循脇上下搶心腹痛積衆府舍

奔豘上抢心，甚则不得息，忽忽少气，尺厥，心烦痛，饥不能食，善寒中，腹胀引䐜[①]而痛，小腹与脊相控暴痛，时窘音君之后，中极主之。

腹下积聚，时切痛，商一作宥曲主之。

脐下积疝瘕，胞中有血，四满主之。疝，音讪；瘕，音贯。

脐疝绕脐而痛，时上冲心，天枢主之。

气疝哕呕，面肿奔豘，天枢主之。哕，音目。

奔豘，卵上入，痛引茎[②]，归来主之。

奔豘上下，期门主之。

疝瘕，髀中急痛，循胁，上下抢心，腹痛积聚，府舍

①䐜：《外台秘要》卷三十九作“胁”。

②茎：原作“至”，形误，据医统本、《外台秘要》卷三十九、《千金要方》卷三十第二、《医心方》卷二第一改。

主之

奔豘腹腫章門主之

少腹積聚勞營主之

環臍痛陰騫兩丸縮腹堅痛不得卧太衝主之

寒疝下至腹腠膝腰痛如清水大小一作腹諸疝

按之至膝上伏菟音兔主之

寒疝痛腹脹滿瘘厥少氣陰市主之

大疝腹堅丘墟主之

五臟六腑脹第三

黄帝問曰脉之應於寸口何如而脹

主之。

奔豚腹胀肿，章门主之。少腹积聚，劳宫主之。

环脐痛，阴骞，两丸缩腹，坚痛不得卧，太冲主之。

寒疝，下至腹腠膝腰，痛如清水，大一作小腹诸疝，按之至膝上，伏菟音兔主之。

寒疝痛，腹胀满，痿[1]厥少气，阴市主之。

大疝腹坚，丘墟主之。

五脏六腑胀第三

黄帝问曰：脉之应于寸口，何如而胀？

①痿：原作“瘘”，形误，据医统本、《外台秘要》卷三十九、《千金要方》卷三十第六、《医心方》卷二第一改。

岐伯對曰其至大堅直以濇者脹也
黄帝問曰何以知其腑臓之脹也
岐伯對曰陰為臓而陽為腑也
黄帝問曰夫氣之令人脹也在於血脹之中邪
腑臓之内乎
岐伯對曰二者皆在焉然非脹之舍也
黄帝問曰願聞脹舍
岐伯對曰夫脹者皆在於臓腑之外排臓腑而
廓胷脇脹皮膚故命曰脹
黄帝問曰藏府之内也若匣匱之藏禁器也各

岐伯对曰：其至大坚直以涩者，胀也。

黄帝问曰：何以知其腑脏之胀也？

岐伯对曰：阴为脏而阳为腑也。

黄帝问曰：夫气之令人胀也，在于血脉[1]之中邪，抑腑脏之内乎？

岐伯对曰：二者皆在焉，然非胀之舍也。

黄帝问曰：愿闻胀舍？

岐伯对曰：夫胀者，皆在于脏腑之外，排脏腑而廓胸胁，胀皮肤，故命曰胀。

黄帝问曰：脏腑之在内也，若匣匮之藏禁器也，各

①脉：原作"胀"，形误，据《灵枢·胀论》《太素·胀论》改。

有次舍異名有同處一域之中其氣名異願聞其故

岐伯對曰夫胷腹者臟腑之城廓音郭膻中者心主之中宮也胃者太倉也咽喉少腹者傳道也胃者五竅者閭里之門户也廉泉玉英者津液之道路也故五臟六腑各有畔界其病各有形藏營氣循脉衛氣逆為脉脹衛氣並血脉循肉分為膚脹

靈樞經曰營氣循脉為脉脹衛氣並脉循分肉為膚脹也

有次舍，异名而同处，一域之中，其气各异，愿闻其故。

岐伯对曰：夫胸腹者，脏腑之城廓音郭；膻中者，心主之中宫也；胃者，太仓也；咽喉、少腹[1]者，传道也；胃之[2]五窍者，闾里之门户也；廉泉、玉英[3]者，津液之道路也。故五脏六腑，各有畔界，其病各有形状[4]。营气循脉，卫气逆为脉胀，卫气并血脉，循分肉[5]，为肤胀。

《灵枢经》曰：营气循脉为脉胀，卫气并脉循分肉为肤胀[6]也。

①少腹：《灵枢·胀论》《太素·胀论》作“小肠”。

②之：原作“者”，据医统本、《灵枢·胀论》《太素·胀论》改。

③英：原作“英”，形误，据医统本、《灵枢·胀论》《太素·胀论》改。

④状：原作“藏”，据医统本、《灵枢·胀论》《太素·胀论》改。

⑤分肉：原倒作“肉分”，据医统本、《灵枢·胀论》《太素·胀论》乙正。

⑥《灵枢经》……为肤胀也：本段文字医统本作小字注文排列。

三里而寫之近者一下一作分下同遠者三下無
問虛實工在疾寫也
黃帝問曰額聞脹形
岐伯對曰心脹者煩心短氣卧不得安肺脹者虛
滿而喘欬肝脹者脇下滿而痛引少腹脾脹
者苦噦四肢悶體重不能衣腎脹者腹滿引
背央央然腰髓也胃脹者腹滿胃胱痛鼻聞
焦臭妨於食大便難大腸脹者腸鳴而痛躍
濯冬日重感於寒則泄食不化小腸脹者小
腹脹䐜引腰而痛膀胱脹者小腹滿而氣癃

取三里而泻之，近者一下一作分，下同，远者三下，无问虚实，工在疾泻也。

黄帝问曰：愿[①]闻胀形。

岐伯对曰：心胀者，烦心短气，卧不得安。肺胀者，虚满而喘咳。肝胀者，胁下满而痛引少腹。脾胀者，苦哕，四肢闷，体重不能衣。肾胀者，腹满引背央央然腰髀痛[②]。胃胀者，腹满胃脘[③]痛，鼻闻焦臭，妨于食，大便难。大肠胀者，肠鸣而痛濯濯[④]，冬日重感于寒则泄，食不化。小肠胀者，小腹胀䐜，引腰而痛。膀胱胀者，小腹满而气癃。

①愿：原作“額”，形误，据医统本、《灵枢·胀论》《太素·胀论》改。

②腰髀痛：原作“腰髓也”，据医统本、《灵枢·胀论》《太素·胀论》改。

③脘：原作“胱”，形误，据医统本、《灵枢·胀论》《太素·胀论》改。

④濯濯：原作“跃濯”，形误，据医统本、《灵枢·胀论》《太素·胀论》改。

服乃脹字誤

三焦脹者氣滿於皮膚中殼殼然而不堅胆脹者脇下痛服口苦好太息凡此諸脹其道在一明知逆順鍼數不失寫虛補實神去其室致邪失正真不可定粗工所敗謂之夭命補虛寫實神歸其室久塞其空謂之良工

黄帝問曰脹者焉生何因而有名

服乃脹字誤

岐伯對曰衛氣之在身也常並服循肉分行有逆順陰陽相隨乃得天和五臟皆治四時皆叙五穀乃化然而厥氣在下營衛留止寒氣逆上真邪相攻兩氣相薄乃舍為脹

三焦胀者，气满于皮肤中，殼殼然而不坚。胆胀者，胁下痛胀[①]，口苦，好太息。凡此诸胀，其道在一，明知逆顺，针数不失。泻虚补实，神去其室，致邪失正，真不可定，粗工所败，谓之夭命。补虚泻实，神归其室，久塞其空，谓之良工。

黄帝问曰：胀者焉生，何因而有名？

岐伯对曰：卫气之在身也，常并脉循分肉[②]，行有逆顺，阴阳相随，乃得天和，五脏皆治，四时皆叙[③]，五谷乃化。然而厥气在下，营卫留止，寒气逆上，真邪相攻，两气相薄，乃舍为胀。

①胀：原作“服”，形误，据医统本、《灵枢·胀论》《太素·胀论》改。

②并脉循分肉：原作“并服循肉分”，据医统本、《灵枢·胀论》改。又，《太素·胀论》无“肉”字。

③皆叙：《灵枢·胀论》作“循序”，《太素·胀论》作“有序”。

黄帝問曰何以解惑
岐伯對曰合之於真三合而得
黄帝問曰虚實工在疾寫近者一下遠者三下
今有三而不下其過焉在
岐伯對曰此言陷於肓而中氣穴者也不中氣
穴則氣内閉藏不陷肓則氣不行上越不中
肉則衛氣相亂陰陽相逆其於脹也當寫而
不寫故氣不下必更其道氣下乃止不下復
起可以萬全惡有殆者乎其於脹也必審其
診當寫則寫當補則補如鼓之應桴音夫惡有

黄帝问曰：何以解惑？

岐伯对曰：合之于真，三合而得。

黄帝问曰：无问虚实，工在疾泻，近者一下，远者三下。今有三而不下，其过焉在？

岐伯对曰：此言陷于肉[①]肓而中气穴者也。不中气穴则气内闭藏，不陷肓则气不行，上越中肉[②]，则卫气相乱，阴阳相逆。其于胀也，当泻而不泻，故气不下，必[③]更其道，气下乃止，不下复起，可以万全，恶有殆者乎。其于胀也，必审其诊，当泻则泻，当补则补，如鼓之应桴音夫，恶有

①肉：原脱，据医统本、《灵枢·胀论》《太素·胀论》补。

②上越中肉：原作“上越不中内”，据医统本、《灵枢·胀论》改。又，《太素·胀论》作“不越中肉”，义长。

③必：此上《灵枢·胀论》《太素·胀论》有“三而不下”四字。

不下者乎
心脹者心輸主之亦取列缺
肺脹者肺輸主之亦取太淵
肝脹者肝輸主之亦取太衝
脾脹者脾輸主之亦取太白
腎脹者腎輸主之亦取太谿
胃脹者中管主之亦取章門
大腸脹者天樞主之
小腸脹者中窌音獠又音了主之
膀胱脹者曲骨主之

不下者乎。

心胀者，心输主之，亦取列缺。

肺胀者，肺输主之，亦取太渊。

肝胀者，肝输主之，亦取太冲。

脾胀者，脾输主之，亦取太白。

肾胀者，肾输主之，亦取太溪。

胃胀者，中管主之，亦取章门。

大肠胀者，天枢主之。小肠胀者，中窌音獠，又音了主之。

膀胱胀者，曲骨主之。

癰乃腫字誤

三焦脹者石門主之

膽脹者陽陵泉主之

此五藏六府之脹皆取三里三里者脹之要穴也

水膚脹鼓脹腸覃石瘕第四

黄帝問曰水與膚脹鼓脹腸覃石瘕何以别之

岐伯對曰水之始起也目窠上微癰如新卧起之状頸脉動時欬陰股間寒足脛腫腹乃大其水已成也以手按其腹隨手而起如裹水之状此其候也

膚脹者寒氣客於皮膚之間殻殻然不堅腹大

三焦胀者，石门主之。

胆胀者，阳陵泉主之。

此五脏六腑之胀，皆取三里。三里者，胀之要穴也。

水肤胀鼓胀肠覃石瘕第四

黄帝问曰：水与肤胀、鼓胀、肠覃、石瘕，何以别之？

岐伯对曰：水之始起也，目窠上微痈[①]，如新卧起之状，颈脉动，时咳，阴股间寒，足胫肿，腹乃大，其水已成也，以手按其腹，随手而起，如裹水之状，此其候也。

肤胀者，寒气客于皮肤之间，殻殻然不坚，腹大，

①痈：医统本、《灵枢·水胀》作“肿”。痈，通“壅”。

身盡腫皮膚厚按其腹腹䐂而不起腹色不變此其候也

鼓脹者腹身皆腫大如膚脹等也其色蒼黃腹脉起此其候也

腸覃者寒氣客一作窨於腸外與衛氣相薄正氣不得營因有所繫瘕而內着惡氣乃起息肉乃生其始也大如鷄卵稍以益大至其成也如懷子状久者離歲月按之則堅推之則移月事時下此其候也

石瘕者生於脆中寒氣客於子門子門閉塞氣

身尽肿，皮肤厚，按其腹，腹[①]陷而不起，腹色不变，此其候也。

鼓胀者，腹身皆肿大，如肤胀等也，其色苍黄，腹脉[②]起，此其候也。

肠覃者，寒气客一作窨于肠外，与卫气相抟[③]，正[④]气不得营，因有所系，瘕而内着，恶气乃起，息肉乃生。其始[⑤]也，大如鸡卵，稍以益大；至其成也，如怀子状。久者离岁月[⑥]，按之则坚，推之则移，月事时下，此其候也。

石瘕者，生于胞[⑦]中，寒气客于子门，子门闭塞，气

①腹：《灵枢·水胀》《太素·胀论》作"窅"，义长可从。

②脉：医统本、《灵枢·水胀》作"筋"，医统本下有小字注文"一本作脉"。

③抟：《太素·胀论》《外台秘要》卷二十作"薄"。

④正：《灵枢·水胀》《太素·胀论》无此字，义长。

⑤始：此下医统本、《灵枢·水胀》有"生"字。

⑥月：《灵枢·水胀》《太素·胀论》无此字。

⑦胞：原作"脆"，形误，据医统本、《灵枢·水胀》《太素·胀论》改。

不通[1]，恶血当泻不泻，血[2]衃音怪，又音普乃留止，日以益大，状如怀子，月事不以时下，皆音际生于女[3]子，可导而下之。

黄帝问曰：肤胀、鼓胀可刺耶？

岐伯对曰：先刺其腹之血络，后调其经，亦刺去其血脉。

黄帝问曰：有病心腹满，旦食则不能暮食，此为何病？

岐伯对曰：名为鼓《太素》作谷胀，治之以鸡矢醴，一剂知，二剂已。

---

①通：此上《灵枢·水胀》《千金要方》卷二十一第四、《外台秘要》卷二十有“得”字，义长。

②血：《灵枢·水胀》《太素·胀论》《外台秘要》卷二十、《千金要方》卷二十一第四无此字，义长。

③女：原作“安”，形误，据医统本、《灵枢·水胀》《太素·胀论》改。

黄帝問曰其時有復發者何也

岐伯對曰此食飲不節故時有病也雖然其病且已因當風氣聚於腹也

風水膚脹為五十九刺靈樞云作五十七刺痛取腹之血者盡取之徒水先取懷靈樞作環字谷不三寸以排針以刺之而藏之引而內之入而腹出以盡其水必堅束束復則煩悶束急則安靜間日一刺之水盡乃止飲則閉藥方刺之時徒飲之方飲食無他食百三十五日

黄帝问曰：其时有复发者，何也？

岐伯对曰：此食饮不节。故时有病也。虽然其病且已，因当风[①]，气聚于腹也。

风水肤胀，为五十九刺《灵枢》云作五十七刺，痛取腹[②]之血者，尽取之。徒水，先取怀《灵枢》作环字谷下[③]三寸，以绯针刺之而藏之，引而内之[④]，入而复[⑤]出，以尽其水，必坚束之[⑥]，束缓[⑦]则烦闷，束急则安静。间日一刺之，水尽乃止。饮则闭药，方刺之时徒饮之，方饮食，无他食[⑧]，百三十五日。

---

①因当风：《素问·腹中论》作"时故当病"，《太素·胀论》作"时当痛"。

②痛取腹：医统本、《灵枢·四时气》作"取皮肤"，《太素·杂刺》作"腹皮"。

③下：原作"不"，形误，据医统本、《灵枢·四时气》改。

④以绯针刺之而藏之，引而内之："绯"，医统本作"排"。又，此句《灵枢·四时气》作"以铍针针之，已刺而筩之而内之"，《太素·杂刺》作"以绯针之，已刺而针之，筒而内之"。

⑤复：原作"腹"，形误，据医统本、《灵枢·四时气》《太素·杂刺》改。

⑥之：原脱，据医统本、《太素·杂刺》补。

⑦缓：原作"复"，形误，据《灵枢·四时气》《太素·杂刺》改。

⑧方饮食，无他食：医统本、《灵枢·四时气》《太素·杂刺》作"方饮无食，方食无饮，无食他食"。

水腫人中盡滿唇反者死水溝主之
水腫大臍平灸臍中無理不治
水腫水氣行皮中陰交主之
水腫腹大水脹水氣行皮中石門主之
石水痛引脇下脹頭眩痛身盡熱關元主之
振寒大腹石水四滿主之
石水刺氣街石水章門及然谷主之
石水天泉主之
腹中氣盛腹脹逆千金作水脹逆不得卧陰陵泉主之
水中留飲胷脇支滿刺陷谷出血立已

水肿，人中尽满，唇反者，死，水沟主之。水肿大，脐平，灸脐中，无理不治。

水肿，水气行皮中，阴交主之。水肿腹大，水胀，水气行皮中，石门主之。

石水，痛引胁下，胀，头眩痛，身尽热，关元主之。

振寒，大腹石水，四满主之。石水，刺气街，石水，章门及然谷主之。

石水，天泉主之。腹中气盛，腹胀逆《千金》作水胀逆，不得卧，阴陵泉主之。

水中留饮，胸胁支满，刺陷谷，出血立已。

一素問八卷水熱穴論

水腫脹皮腫三里主之
胞中有大疝瘕積聚與陰相引如痛苦涌泄上
下出補尺澤太谿手陽明寸口皆補之
腎風發風水面胕腫第五
黄帝問曰少陰何以主腎腎何以主水
岐伯對曰腎者至陰也至陰者盛水也肺者太
陰也少陰者冬脈也其本在腎其末在肺皆
積水也
黄帝問曰腎何以聚水而生病
岐伯對曰腎者胃之關也關門不利故聚水而

水肿胀，皮肿，三里主之。

胞中有大疝瘕积聚，与阴相引如痛，苦涌泄，上下出，补尺泽、太溪，手阳明、寸口皆补之。

肾风发风水面胕肿第五

黄帝问曰：少阴何以主肾，肾何以主水？

岐伯对曰：肾者，至阴也；至阴者，盛水也；肺者，太阴也；少阴者，冬脉也；其本在肾，其末在肺，皆积水也。

黄帝问曰：肾何以[1]聚水而生病？

岐伯对曰：肾者，胃之关也。关门不利，故聚水而

①以：此下《素问·水热穴论》《太素·气穴》有"能"字。

從其類上下溢於皮膚故為胕腫胕腫者聚水而生病

黄帝問曰諸水皆主於腎乎

岐伯對曰腎者牝藏也地氣上者屬於腎而生水液故曰至陰勇而勞甚則汗出腎汗出逢於風內不得入於府藏而外不越於皮膚客於玄府行於皮裏傳為胕腫本之於腎名曰風水

黄帝問曰有病腎風者面胕痝音忙然腫

素問無腫字

从其类。上下溢于皮肤，故为胕肿。胕肿者，聚水而生病。

黄帝问曰：诸水皆主[1]于肾乎？

岐伯对曰：肾者，牝藏也，地气上者，属于肾而生水液，故曰至阴。勇而劳甚则肾汗出，肾汗出逢于风，内不得入于腑脏，而外不得越于皮肤，客于玄府，行于皮里，传为胕肿。本之于肾，名曰风水。

黄帝问曰：有病肾风者，面胕痝音忙然肿，《素问》无肿字[2]

①主：《素问·水热穴论》《太素·气穴》作“生”。

②《素问》无肿字：此五字原作大字正文，因上下文无法连属，故据医统本改作小字注文。

壅害於言可刺不
岐伯對曰虚不當刺不當刺而刺後五日其氣
必至
黄帝問曰其至何如
岐伯對曰至必少熱口乾苦渴小便黄目下腫
腹中鳴身重難行月事不来煩而不能食食
不能正偃正偃則欬甚病名曰風水
黄帝問曰願聞其説
岐伯對曰邪之所湊其氣必虚陰虚者陽必湊
之故少氣時熱而汗出小便黄小便黄者小腹

壅害于言，可刺不?

岐伯对曰：虚不当刺，不当刺而刺，后五日，其气必至。

黄帝问曰：其至何如?

岐伯对曰：至必少气时[1]热，从胸背上至头，汗出，手热[2]，口干苦渴，小便黄，目下肿，腹中鸣，身重难行，月事不来，烦而不能食，食不能正偃，正偃则咳甚，病名曰风水。

黄帝问曰：愿闻其说。

岐伯对曰：邪之所凑，其气必虚。阴虚者，阳必凑之，故少气时热而汗出，小便黄；小便黄者，小腹

①气时：原无，据《素问·评热病篇》《太素·风水论》补。

②从胸背上至头……手热：此十字原脱，据医统本、《素问·评热病篇》《太素·风水论》补，惟《太素》少“出”字。

气热也；不能正偃者，胃中不和也；正偃则咳甚，上[①]迫肺也。诸有[②]水气者，微肿见于目下。

黄帝问曰：何以言之？

岐伯对曰：水者阴也，目下亦[③]阴也；腹者至阴之所居。故水在腹者，必使目下肿也。真气上逆，故曰口苦[④]舌干，卧不得正偃，则咳出清水也。诸[⑤]水病者，皆不得卧，卧则惊，惊则咳甚也。腹中鸣者，病本于胃也，传脾则烦不能食。食不下者，胃管鬲也。身重难以行者，胃脉[⑥]在足也。月事不来者，胞脉闭也。胞脉者，属心而络于胞中，

①上：原作"止"，形误，据医统本、《素问·评热病篇》《太素·风水论》改。

②诸有：原作"首"，据医统本、《素问·评热病篇》改。

③亦：原作"赤"，形误，据医统本、《素问·评热病篇》《太素·风水论》改。

④口苦：原脱，据上文例及医统本、《素问·评热病篇》《太素·风水论》补。

⑤诸：原作"谓"，形误，据医统本、《素问·评热病篇》《太素·风水论》改。

⑥脉：原作"脾"，形误，据医统本、《素问·评热病篇》《太素·风水论》改。

令[①]气上迫肺，心气不得下通，故月事不来也。

黄帝问曰：有病瘥然如水气状，切其脉大紧，身无痛者形不瘦，不能食，食少，名为何？瘥，音忙。

岐伯对曰：病主《素问》作生在肾，名曰肾风。肾风而不能食，善惊不《素问》无不字已，心气痿者死。

风水膝肿，巨虚上廉主之。

面胕肿，上星主之，先取譩譆，后取天牖、风池主之。

风[②]水，面胕肿一作浮，冲阳主之。

风水，面胕肿，颜黑，解溪主之。

①令：医统本、《素问·评热病论》作"今"。

②风：原无，据医统本、《外台秘要》卷三十九、《医心方》卷二第一补。

黄帝三部针灸甲乙经卷之八

黃帝三部鍼灸甲乙經卷之八

黄帝三部针灸甲乙经卷之九

晋　玄晏先生　皇甫谧　集

大寒内薄骨髓[①]阳逆发头痛颔项痛附

寒气客于五脏六腑发卒心痛胸痹心疝三虫

邪在肺五脏六腑受病发咳逆上气

肝气[②]受病及卫气留积发胁满痛

邪在心胆及诸脏腑发悲恐太息口苦不乐及惊

脾受病发四肢不用

脾胃大肠受病发腹胀满肠中鸣短气

---

①髓：原脱，据正文补。

②气：正文标题无此字。

肾小肠受病发腹胀腰痛引背少腹控睾

三焦膀胱受病发少腹肿不得小便

三焦约[1]内闭发不得大小便

足厥阴脉动喜怒不时发癞疝遗溺癃

足太阳脉动发下部痔脱肛

大寒内薄骨髓阳逆发头痛第一 颔项痛附

黄帝问曰：病头痛，数岁不已，此何病也？

岐伯对曰：当有所犯大寒，内至骨髓。髓者，以脑为主，脑逆，故令头痛，齿亦痛。

①约：原作"膀"，据正文标题改。

陽逆頭痛胷滿不得息取人迎
厥頭痛面若腫起而煩心取足陽明太陽一作陰
厥頭痛脉痛心悲喜泣視動脉吸盛者及刺之
盡去血後調足陰厥
厥頭痛噫九墟作意善忘按之不得取頭面左
右動脉後取足太陽一作陰
厥頭痛員員而痛靈樞作貞貞頭重寫頭上五行
五行先取手少陰後取足少陰
頭痛項先痛腰脊爲應先取天柱後取足太陽
厥頭痛痛甚耳前後脉骨熱寫其血後取足太

阳逆头痛，胸满不得息，取人迎。

厥头痛，面若肿，起而烦心，取足阳明、太阳一作阴。

厥头痛，头[①]脉痛，心悲喜泣，视头动脉反[②]盛者，乃[③]刺之，尽去血，后调足厥阴。

厥头痛，噫《九墟》作意，善忘，按之不得，取头面左右动脉，后取足太阳一作阴。

厥头痛，员员而痛《灵枢》作贞贞头重，泻头上五行行五，先取手少阴，后取足少阴。

头痛项先痛，腰脊为应，先取天柱，后取足太阳。

厥头痛，痛甚耳前后脉骨[④]热，先泻其血，后取足太

①头：原脱，据《灵枢·厥病》《太素·厥头痛》补。

②反：原作“吸”，据《灵枢·厥病》《太素·厥头痛》改。

③乃：原作“及”，据医统本改。

④骨：此下医统本有小字注文“一本作涌”。

陽少陰

厥頭痛痛甚脉涌有血寫其血後取足少陽

真頭痛痛甚腦盡痛手足寒至節死不治

頭痛不可取於輸有所繫墜惡血在於内若内傷痛痛未已可即刺之不可遠取

頭痛不可刺者大痺為惡風日作者可令少愈不可矣

頭寒痛先取手少陽陽明取足少陽陽明

頷痛刺手陽明與頷之盛脉出血

頭項不可俛仰刺足太陽不可領刺手太陽

阳少阴①。

厥头痛，痛甚，耳前后②脉涌有血，泻其血，后取足少阳。

真头痛，痛甚，脑尽痛，手足寒至节，死不治。

头痛不可取于输，有所击坠，恶血在内，若内伤痛，痛未已，可即刺之，不可远取。

头痛不可刺者，大痹为恶，风日作者，可令少愈，不可已③。

头寒④痛，先取手少阳、阳明，后取足少阳、阳明。

颔痛，刺手阳明与颔之盛脉出血。

头项不可俯仰，刺足太阳；不可顾⑤，刺手太阳

①阴：此下医统本有小字注文“一本亦作阳”。

②耳前后：原无，据医统本、《灵枢·厥病》《太素·厥头痛》补。

③已：原作“矣”，形误，据医统本、《灵枢·厥病》改。《太素·厥头痛》作“除”，意更明晰。

④寒：此上《灵枢·厥病》《太素·厥头痛》有“半”字。

⑤顾：原作“领”，形误，据医统本、《灵枢·杂病》《太素·项痛》改。

一云手阳明。

颔痛，刺足阳明曲周，动脉见血，立已；不已，按经于人迎[1]，立已。

头痛，目窗及天冲、风池主之。

厥头痛，孔最主之。

厥头痛，面肿起，商丘主之。

寒气客于五脏六腑发卒心痛胸痹心疝三虫第二

厥心痛，与背相引，善瘈音契，如从后触其心，身伛偻者，肾心痛也。先取京骨、昆仑，发针立已。不

①按经于人迎：医统本作“按经刺人迎”，《灵枢·杂病》《太素·颔痛》作“按人迎于经”。

他本以鍼作錐 另解字誤

已取然谷

厥心痛暴泄腹脹滿心痛尤甚者胃心痛也取

太都太白

厥心痛如以鍼刺其心心痛甚者婢心痛也取

後谷太谿

厥心痛蒼蒼如死狀終日不得太息者肝心痛

也取行間太衝

厥心痛卧若徒居心痛乃間動行痛益甚色不

變者肺心痛也取魚際太淵

真心痛手足青至節心痛甚旦發夕死夕發旦死

已，取然谷。

厥心痛，暴泄[①]，腹胀满，心痛尤甚者，胃心痛也，取大都、太白。

厥心痛，如以针[②]刺其心，心痛甚者，脾[③]心痛也，取然[④]谷、太溪。

厥心痛，色[⑤]苍苍如死状，终日不得太息者，肝心痛也，取行间、太冲。

厥心痛，卧若徒居，心痛乃间，动行痛益甚，色不变者，肺心痛也，取鱼际、太渊。

真心痛，手足青至节，心痛甚，旦发夕死，夕发旦死。

①暴泄：《灵枢·厥病》《太素·厥心痛》《外台秘要》卷三十九《千金要方》卷十三第六无此二字。

②以针：《灵枢·厥病》《太素·厥心痛》作“锥针”。

③脾：原作“婢”，形误，据医统本、《灵枢·厥病》《太素·厥心痛》改。

④然：原作“后”，形误，据医统本、《灵枢·厥病》《太素·厥心痛》改。

⑤色：原无，据医统本、《灵枢·厥病》《太素·厥心痛》补。

心下一作痛不可刺者，中有盛聚，不可取于输，肠中有虫瘕，有蛸蛟[1]，不取以小针。

心腹痛，发作肿聚，往来上下行，痛有休止，腹中热渴，漾出者，是蛸蛟音咬也。以手聚按而坚持之，无令得移，以大针刺之，久持之，虫不动，乃出针。

心痛引腰脊，欲呕，刺足少阴。

心痛腹胀，涩涩然，大便不利，取足太阴。

心痛引背，不得息，刺足少阴；不已，取手少阴。

心痛引少腹满，上下无常处，溲便难，刺足厥

①蛸蛟：原作一个“痏”字，下有小字注文“音咬”，据医统本、《灵枢·厥病》改。

阴。

心痛，但短气，不足以息，刺手太阴。

心腹中卒痛而汗出，石门主之。

心痛不可按，烦心，巨阙[①]主之[②]。

心痛有三虫，多羡，不得反侧，上管主之。

心痛有寒，难以俯仰，心疝冲胃[③]，死不知人，中管主之。

心痛上抢心，不欲食，支痛引[④]鬲，建里主之。

胸胁背相引痛，心下溷溷，呕吐多虫[⑤]，饮食不下，幽门主之。溷，音混。

①巨阙：原作“臣缺”，臣为“巨”形误，缺通“阙”，据《外台秘要》卷三十九、《千金要方》卷十三第六改。

②心痛不可按，烦心，巨阙主之：此条医统本无。

③胃：《外台秘要》卷三十九、《千金要方》卷十三第六作“胃”，义长。

④引：原作“斤”，似草写致误，据医统本、《千金要方》卷十三第六改。汲古阁本、《外台秘要》卷三十九、《医心方》卷二第一作“斥”。

⑤虫：医统本、《外台秘要》卷三十九、《千金要方》卷十三第六作“唾”，义长。

脾逆氣寒厥急煩心善唾噦噫胷滿激呼胃氣
上逆心痛太淵主之千金作肺脹胃逆
心膨膨痛
千金云煩悶亂少氣不足以息尺澤主之
心痛俠白主之
卒心中痛瘈瘲互相引肘內廉痛心敫敫然間
使主之
心痛衄噦嘔血驚恐畏人神氣不足郄門主之
心痛卒欬逆尺澤主之出血則已
卒心痛汗出大敦主之出血立已

脾[1]逆气，寒厥，急烦心，善唾唠噫，胸满激呼，胃气上逆，心痛，太渊主之。《千金》作肺胀胃逆。

心膨膨痛《千金》云烦闷乱，少气不足以息，尺泽主之。

心痛，侠白主之。

卒心中痛，瘈疭互相引，肘内廉痛，心敫敫然，间使主之。

心痛，衄唠呕血，惊恐畏人，神气不足，郄门主之。

心痛，卒咳逆，尺泽主之，出血则已。

卒心痛，汗出，大敦主之，出血立已。

①脾：《外台秘要》卷三十九作“胸痹”，据下文叙症及本节标题，“胸痹”当是。

胸痹引背，时寒，间使主之。

胸痹心痛，肩肉麻木，天井主之。

胸痹心痛，不得息，痛无常处，临泣主之。《千金》云不得反侧。

心疝暴痛，取足太阴、厥阴，尽刺之血络。

喉痹舌卷，口干烦心，心痛，臂表痛《灵枢》及《太素》作臂内廉痛，不可及头[1]，取关冲，在[2]手小指次指爪甲去端如韭叶。一云左取右，右取左。

邪在肺五脏六腑受病发咳逆上气

①头：此上原衍“痛”字，据医统本、《灵枢·热病》《太素·喉痹嗌干》删。

②关冲，在：《灵枢·热病》《太素·喉痹嗌干》无此三字。

第三

邪在肺，则病皮肤痛，发寒热，上[①]气喘，汗出，咳动肩背。取之膺中外输[②]，背三椎之傍，以手疾按之，快然乃刺之。取缺盆中以越之。

黄帝问曰：肺之令人咳，何也？

岐伯对曰：五脏六腑皆令人咳，非独肺也。皮毛[③]者，肺之合也。皮毛先受邪气，邪气以从其合。其寒饮食入胃，顺肺[④]一作脉脉上至于肺气，则肺寒；肺寒则内外合邪，因而客之，则为肺咳。

五脏各以其时受病，非其时，各传以与之。人与天

---

①上：原作“土”，形误，据医统本、《灵枢·五邪》《太素·五脏刺》改。

②输：原作“辄”，形误，据医统本、《灵枢·五邪》《太素·五脏刺》改。

③毛：原作“肤”，据医统本、《素问·咳论》《太素·咳论》改。

④顺肺：顺，医统本、《素问·咳论》作“从”，义同。肺，原作“脉”，据医统本、《素问·咳论》《太素·咳论》改。

地相参，故五脏各以治时感于寒，则受病也。微则为咳，甚则为泄，为痛。乘秋则肺先受邪，乘春则肝先受之，乘夏则心先受之，乘至阴则脾先受之，乘冬则肾先受之。

肺[①]咳之状，咳而喘息有音，甚则唾血。

心咳之状，咳则心痛，喉中喝喝音褐。《素问》作吩吩如梗状，甚则咽肿喉痹。

肝咳之状，咳则胠《素问》作胁下痛，甚则不可以转[②]，转作两胁《素问》作胠下满。胠，音祛。

脾咳之状，咳则右胠《素问》作胁下痛，阴阴引肩背，

---

①肺：原作"胲"，据医统本、《素问·咳论》《太素·咳论》改。

②转：原作"传"，据医统本、《素问·咳论》《太素·咳论》改。下一个"转"字同。

延乃涎字誤下有不可以動動則欬劇腎欬之狀欬則腰背相引而痛甚則欬涎此脫二十四字

腸乃膓字誤大腸欬狀此脫二字失乃矢字誤

甚則欬延五臟之久欬乃移於六府脾欬不已則胃受之

胃欬之狀欬而嘔嘔甚則長虫出肝欬不已則膽受之膽欬之狀欬嘔膽汁肺欬不已則大腸受之

大腸欬而遺失心欬不已則小腸受之小腸欬之狀欬而失氣氣與欬俱失

腎欬不已則膽膀胱受之

膀胱欬之狀欬而遺尿素問作溺久欬不已則三焦受之

甚则不可以动，动则咳剧。

肾咳之状，咳则腰背相引而痛①，甚则咳涎。

五脏之久咳，乃移于六腑。脾咳不已，则胃受之。胃咳之状，咳而呕，呕甚则长虫出。肝咳不已，则胆受之。胆咳之状，咳呕胆汁。肺咳不已，则大肠受之。大肠咳之状②，咳而遗失③。心咳不已，则小肠受之。小肠咳之状，咳而失气，气与咳俱失④。肾咳不已，则膀胱受之。膀胱咳之状，咳而遗尿《素问》作溺。久咳不已，则三焦受之。

---

①“甚则不可以动，动则咳剧。肾咳之状，咳则腰背相引而痛”：此二十二字原脱，据医统本、《素问·咳论》，参《太素·咳论》补录。

②咳之状：原无，据上下文体例及医统本、《素问·咳论》，参《太素·咳论》补。

③失：医统本、《素问·咳论》作“矢”，失，通“矢”。

④失：《太素·咳论》作“出”。

三焦咳之状，咳而腹满，不欲饮食。此皆聚于胃，关于肺，使人多涕唾而面浮肿气逆。

治脏者治其输音舒，治腑者治其合，浮肿者治其经。秋伤于湿，冬生咳音凯嗽。

黄帝问曰：《九卷》言振埃，刺外经而去阳病，愿卒闻之。

岐伯对曰：阳气大逆，上满于胸中，愤䐜肩息，大气逆上，喘喝坐伏，病[1]咽噎不得息，取之天容。其咳上气穷诎音屈，胸[2]痛者，取之廉[4]泉。取之天容者，深无一里里字疑误。取廉泉者，血变而止。

---

①病：此下《灵枢·刺节真邪》《太素·五节刺》有“恶埃烟”，义长。

②胸：原作“胃”，据医统本、《灵枢·刺节真邪》《太素·五节刺》改。

④廉：原作“麻”，形误，据医统本、《灵枢·刺节真邪》《太素·五节刺》改。

憒音 䐜音嗔

欬逆上氣魄戶及氣舍主之

欬逆上氣譩音衣譆音僖主之

欬逆上氣咽喉鳴喝音褐喘息扶窓主之

欬逆上氣唾沫天容及行間主之

欬逆上氣咽喉癰腫呼吸短氣喘息不通水窓主之一作天突

欬逆上氣喘不能言華蓋主之

欬逆上氣唾喘短氣不得息口不得言膻中主之

愦，音□；膹，音嗔。

咳逆上气，魄户及气舍主之。

咳逆上气，譩音衣譆音僖主之。

咳逆上气，咽喉鸣喝音褐喘息，扶突[①]主之。

咳逆上气，唾沫，天容及行间主之。

咳逆上气，咽喉痈肿，呼吸短气，喘息不通，水突[②]主之一作天突。

咳逆上气，喘不能言，华盖主之。

咳逆上气，唾，喘，短气不得息，口不得言，膻中主之。

①突：原作"窗"，据医统本、汲古阁本、《外台秘要》卷三十九、《医心方》卷二第一改。

②突：原作"窗"，据医统本、汲古阁本、《外台秘要》卷三十九、《医心方》卷二第一改。

咳逆上气，喘不得息，呕吐，胸满不得[1]饮食，输府主之。

咳逆上气，漾音延出多唾，呼吸哮[2]，坐卧不安，彧中主之。

胸满咳逆，喘不得息[3]，呕吐烦满，不得饮食，神藏主之。

胸胁榰[4]满，咳逆上气，呼吸多唾，浊沫脓血，库房主之。

咳喘不得，坐不得卧，呼吸气索[5]，咽不得，胸中热，云门主之。

①得：医统本作“能”。

②哮：医统本、《外台秘要》卷三十九、《千金要方》卷三十第二、《医心方》卷二第一作“喘悸”，义长。

③息：原无，据医统本、《外台秘要》卷三十九改。

④榰：《外台秘要》卷三十九、《医心方》卷二第一作“支”，义通。

⑤索：原作“素”，形误，据《外台秘要》卷三十九改。

胸胁榰满，不得俛仰，饮食不下，咳唾沫脓，周荣主之[①]。

胸中满痛，乳肿[②]溃痈，咳逆上气，咽喉喝音褐有声，天[③]溪主之。榰，音注

咳逆不止，三焦有水气，不能食，维[④]道主之。

咳逆烦闷，不得卧，胸中满，喘不得息，背痛，太渊主之。

咳逆上气，舌下胁痛，心烦肩寒，少气不足以息，腹胀，喘，尺泽主之。

咳，干呕，满，侠白主之。

咳上气，喘不得息，暴痹[⑤]内逆，肝肺相薄，鼻口出血，身胀，逆息不得卧，天府主之。

①饮食不下，咳唾沫脓，周荣主之：此十二字原脱，据《外台秘要》卷三十九补。

②胸中满痛，乳肿：此六字原脱，据《外台秘要》卷三十九补。

③天：原作“太”，据《外台秘要》卷三十九、《医心方》卷二第一改。

④维：原作“继”，据《外台秘要》卷三十九、《医心方》卷二第一改。

⑤痹：《灵枢·寒热病》《太素·寒热杂说》作“痺”。

凄凄寒咳，吐血，逆气，惊，心痛，手阴郄主之。

咳而胸满，前谷主之。咳，面赤热，支沟主之。咳，喉中鸣，咳唾血，大钟主之。

肝受病及卫气留积发胸胁满痛第四

邪在肝，则两胁中痛，寒中，恶血在内，胻音行，又骱节时肿，善瘈。取行间以引胁下，补三里以温胃中，取血脉以散恶血，取耳间青脉以去其瘈。

黄帝问曰：卫气留于脉《太素》作腹中，畜积不行，菀蕴不得常所，楕胁中满，喘呼逆息者，何

他本作上下皆满下之與季脇之下

以去之

伯高對曰其氣積於胷中者上取之積於腹中者下取之上下皆滿者傍取之積於上者瀉人迎天突喉中積於下者瀉三里與氣街上下皆滿者上下取之與脇之下深一寸重者鷄足取之

診視其脉大而強急及絕不至者腹皮絞甚者不可刺之

氣送上刺膺中陷者與脇下動脉

胷滿嘔無所出口苦舌乾飲食不下膽輸主之

以去之？

伯高对曰：其气积于胸中者，上取之；积于腹中者，下取之；上下皆满者，傍取之。积于上者，泻人迎、天突、喉中；积于下者，泻三里与气街；上下皆满者，上下取之。与胁之下深[①]一寸，重者鸡足取之。

诊视其脉大而强[②]急，及绝不至者，腹皮绞甚者，不可刺之。

气逆[③]上，刺膺中陷者与胁下[④]动脉。

胸满，呕无所出，口苦舌干，饮食不下，胆输主之。

①深：《灵枢·卫气失常》无此字。

②强：《灵枢·卫气失常》作“弦”。

③逆：原作“送”，形误，据医统本、《灵枢·杂病》《太素·气逆满》改。

④胁下：《灵枢·杂病》《太素·气逆满》作“下胸”。

胷滿呼吸喝窮屋宮不得息刺入人迎入四分
不幸殺人
胷滿痛璇璣主之
胷脇榰滿痛引胷中華盖主之
胷脇榰滿痺痛骨疼飲食不下嘔千金作欬逆
氣上煩心紫宫主之
胷中滿不得息脇痛骨疼喘逆上氣嘔吐煩心
玉堂主之
胷脇榰滿鬲塞飲食不下嘔吐食復還出中庭
主之

胸满，呼吸喘[1]喝，穷诎[2]，窘不得息，刺入[3]人迎，入四分，不幸杀人。

胸满痛，璇玑主之。

胸胁榰满，痛引胸中，华盖主之。

胸胁榰满，痹痛骨疼，饮食不下，呕《千金》作咳逆，气上烦心，紫宫主之。

胸中满，不得息，胁痛骨疼，喘逆上气，呕吐烦心，玉堂主之。

胸胁榰满，鬲塞，饮食不下，呕吐食复还出，中庭主之。

①喘：原无，文不成句，据《外台秘要》卷三十九补。

②诎：原作“屋”，义诎，据医统本、《外台秘要》卷三十九改。

③入：《外台秘要》卷三十九无此字。

胸中㮀滿痛引膺不得息悶乱煩滿不得飲食

靈墟一作主之

胸脇㮀潴滿不得息欬逆乳癰洒淅惡寒神封

主之

胸脇㮀滿高逆不通呼吸少氣喘息不得舉臂

步即主之

胸脇㮀滿喘滿上氣呼吸肩息不知食味氣户

主之

喉痺胸中暴氣先取衝脈後取三里雲門皆瀉

之

高乃鬲字误

他本氣作逆

胸中㮀满，痛引膺，不得息，闷乱烦满，不得饮食，灵墟主之。

胸胁㮀音注满，不得息，咳逆，乳痈，洒淅恶寒，神封主之。

胸胁㮀满，鬲[①]逆不通，呼吸少气，喘息不得举臂，步郎[②]主之。

胸胁㮀满，喘满[③]上气，呼吸肩息，不知食味，气户主之。

喉痹，胸中暴逆[④]，先取冲脉，后取三里、云门，皆泻之。

---

①鬲：原作“高”，形误，据医统本、《外台秘要》卷三十九改。

②郎：原作“即”，形误，据医统本、《外台秘要》卷三十九改。

③满：《外台秘要》卷三十九、《医心方》卷二第一作“逆”。

④逆：原作“气”，据医统本、《外台秘要》卷三十九改。

胸胁楮满，却引背痛，卧不得转侧，胸乡主之。

伤忧悁渊[1]思，气积，中管主之。

胸满马刀，臂不得举，渊腋主之。

大气不得息，息即胸胁中痛，实则其身尽寒，虚则百[1]节尽纵，大包主之。

胸中暴满，不能眠一云不得喘息，辄筋主之。

胸胁楮满，瘈疭引脐腹痛，短气烦满，巨阙主之。

腹中积气，结痛，梁门主之。

伤食，胁下满，不能转展反侧，目青而呕，期门主之。

胸胁楮满，劳宫主之。

①渊：汲古阁本作小字，当是为“悁”字注音。

②百：原作“不”，据医统本、《外台秘要》卷三十九改。

腸乃脇字誤下同

腸乃脇字誤

多卧善唾脳满腸鳴三間主之
胷满不息頭頷腫陽谷千金作谿主之
胷脇脹腸鳴切痛一云胷脇支满腹中切痛太
白主之
暴脹胷腸榰满足寒大便難面唇白時嘔血太
衝主之
胷腸榰满悪聞人木音巨虚上廉主之
胷腸榰满寒如風吹状侠谿主之
胷满善太息胷中彭彭然千金云胷脊急丘墟
主之

多卧善唾，胸[1]满肠鸣，三间主之。

胸满[2]不息，头[3]颔肿，阳谷主《千金》作阳溪主之。

胸胁胀，肠鸣切痛一云胸胁支满，腹中切痛，太白主之。

暴胀，胸胁[4]榰满，足寒，大便难，面唇白，时呕血，太冲主之。

胸胁榰满，恶闻人声与木音，巨虚上廉主之。

胸胁榰满，寒如风吹状，侠溪主之。

胸满善太息，胸中膨膨然《千金》云胸脊急，丘墟主之。

---

①胸：原作“脑”，形误，据医统本、《外台秘要》卷三十九改。

②胸满：《外台秘要》卷三十九作“胁满”。

③头：《外台秘要》卷三十九作“颈”，义长。

④胁：原作“肠”，形误，据医统本、《外台秘要》卷三十九改。

胷脇滿頭痛項內寒外丘主之
脇下楮滿嘔吐逆陽陵泉主之
邪在心膽及諸藏府發悲恐太息口苦不樂及驚
第五
黃帝問曰有病口苦取陽陵泉太素有此穴字
口苦者病名為何何以得之
岐伯對曰病名曰膽癉夫膽者中精之府五藏
素問無此八字但云肝者中之將也。
取決於膽咽為之使此人者數謀慮不決膽
氣上溢素問有虛字而口為之苦治之以膽

胸胁满[①]，头痛，项内寒[②]，外丘主之。

胁下楮满，呕，吐逆，阳陵泉主之。

邪在心胆及诸脏腑发悲恐太息口苦不乐及惊第五

黄帝问曰：有病口苦取阳陵泉《太素》有此穴字，口苦者，病名为何？何以得之？

岐伯对曰：病名曰胆瘅。夫胆者，中精之腑《素问》无此八字，但云肝者中之将也，五脏取决于胆，咽为之使。此人者，数谋虑不决，胆《素问》有虚字气上溢，而口为之苦。治之以胆

①满：此上医统本有“楮”字，与体例合，底本疑脱。

②寒：此下《外台秘要》卷三十九有“热”字，义长。

募输，在《阴阳十二官相使》中。

善怒而欲食，言益少，刺足太阴。

怒而多言，刺足少阴《太素》作阳。

短气心痹，悲怒逆气，怒，狂易，鱼际主之。

心痛善悲，厥逆，悬心如饥之状，心憺憺而惊，大陵及间使主之。悬，音玄；憺，音淡。

心澹澹而善惊恐，心悲，内关《千金》作曲泽主之。

善惊，悲不乐，厥，胫足下热，面尽热，渴[1]，行间主之。

脾虚，令人病寒，不乐，好太息，商丘主之。

色苍苍然，太息，如将死状，振寒溲白，便难，中封

①渴：此上《外台秘要》卷三十九有“嗌干”二字。

主之。

心如悬，哀而乱，善怒，嗌内肿，心惕惕恐，如人将捕之，多漾出，喘，少气，吸吸不足以息，然谷主之。惕，音踢。

惊，善悲不乐，如堕坠，汗不出，面尘黑，病饮[①]不欲食，照海主之。堕，音惰。

胆眩寒厥，手臂痛，善惊忘[②]言，面赤泣出，液门主之。

大惊，乳痛，梁丘主之。

邪在心，则病心痛，善[③]悲，时眩仆，视有余不足而

①饮：《外台秘要》卷三十九作"饥"，义长。

②忘：《外台秘要》卷三十九作"妄"，义长。

③善：原作"若"，据医统本改。又，《灵枢·五邪》《太素·五节刺》作"喜"，义同"善"。

調其輸

膽病者善太息口苦嘔宿水心下澹澹善恐如人將捕之嗌中介介然數欬唾候在足少陽之本末亦視其脉之陷下者灸之其寒熱取陽陵泉

邪在膽逆在胃膽液泄則口苦胃氣逆則嘔苦汁故曰嘔膽取三里以下胃逆則刺足少陽血絡以閉膽逆調其虛實以去其邪

脾受病發四支不用第六

黄帝問曰脾病而四支不用何也

调其输。

胆病者，善太息，口苦，呕宿水，心下澹澹，善恐，如人将捕之，嗌中介介然，数咳唾，候在足少阳之本末，亦视其脉之陷下者灸之。其寒热，取阳陵泉。

邪在胆，逆在胃，胆液泄则口苦，胃气逆则呕苦汁，故曰呕胆，取三里以下。胃逆，则刺足少阳血络，以闭胆逆；调其虚实，以去其邪。

脾受病发四支不用第六

黄帝问曰：脾病而四支不用，何也？

岐伯對曰四肢者皆稟氣於胃而不得經至太素同必因脾乃得稟今脾病不能為胃行其津液四支不得稟水穀氣氣日以衰脉道不通素問云作利筋骨肌肉皆無氣以生故不用焉

黃帝問曰脾之不主時何也

岐伯對曰脾者土也土者中央常以四時長四藏各十八日寄治不得獨主時脾者土藏常著胃土之精也土者生萬物而法天地故上下至頭足不得主時

岐伯对曰：四肢者，皆禀气于胃，而不得至经[①]《太素》同，必因脾乃得禀。今脾病，不能为胃行其津液，四支不得禀水谷气，气日以衰，脉道不通《素问》云作利，筋骨肌肉皆无气以生，故不用焉。

黄帝问曰：脾之不主时何也?

岐伯对曰：脾者土也，土者[②]中央，常以四时长四脏，各十八日寄治，不得独主时。脾者土脏，常著胃土之精也。土者生万物而法天地，故上下至头足不得主时。

①至经：《太素·脏腑气液》作“径至”。

②土者：《素问·太阴阳明论》《太素·脏腑气液》作“治”。

黄帝問曰脾與胃以募相連耳而能為之行津液何也

岐伯對曰足太陰者三陰也其脉貫胃屬脾給嗌故太陰為之行氣於三陰陽明者表也五藏六腑之海也亦為之行氣於三陽藏府各因其經而受氣於陽故明為行津液四支不得稟水穀氣日以衰陰道不利筋骨肌肉皆無氣以生故不用焉也

身重骨痠不相知太白主之

脾胃大腸受病發腹脹滿腸中鳴短氣第七

黄帝问曰：脾与胃以募相连[①]耳，而能为之行津液，何也？

岐伯对曰：足太阴者，三阴也，其脉贯胃属脾络[②]嗌，故太阴为之行气于三阴。阳明者，表也，五脏六腑之海也，亦为之行气于三阳。脏腑各因其经而受气于阳明，故为胃行津液。四肢不得禀水谷，气日以衰，阴道不利，筋骨肌[③]肉皆无气以生，故不用焉也。

身重骨酸[④]不相知，太白主之。

脾胃大肠受病发腹胀满肠中鸣短气第七

①相连：《太素·脏腑气液》作“相逆”。

②络：原作“给”，形误，据医统本、《素问·太阴阳明论》《太素·脏腑气液》改。

③肌：《太素·脏腑气液》作“筋”。

④瘦：本书卷十第四作“痠”，义长。

邪在脾胃肌肉痛陽氣有餘陰氣不足則熱中
善肌陽氣不足陰氣有餘則寒中腸鳴腹痛
陰陰陽俱有餘若俱不足則有寒有熱皆調
其三里
飲食不下鬲塞不通邪在胃管在上管則抑而
下之若下管則散而去之
胃病者腹䐜脹胃管當心而痛上榰兩脇鬲咽
不通飲食不下取三里 䐜音嗔 榰音
腹中雷鳴氣常衝胷喘不能久立邪在大腸也
刺肓之原巨虛上廉三里

邪在脾胃，则病肌肉痛。阳气有余，阴气不足，则热中善饥[①]；阳气不足，阴气有余，则寒中，肠鸣腹痛；阴阳俱有余，若俱不足，则有寒有热，皆调其三里。

饮食不下，鬲塞不通，邪在胃管。在上管则抑而下之，若下管则散而去之。

胃病者，腹䐜胀，胃管当心而痛，上榰两胁，鬲咽不通，食饮不下，取三里。䐜，音嗔；榰，音注[②]

腹中雷[③]鸣，气常冲胸，喘不能久立，邪在大肠也。刺肓之原，巨虚、上廉、三里。

①饥：原作“肌”，形误，据医统本、《灵枢·五邪》《太素·五脏刺》改。

②注：原无，据前文注音补。

③雷：此下医统本有小字注文“一本作常”。

腹中不便，取三[①]里，盛泻之，虚补之。

大肠病者，肠中切痛而鸣濯濯，冬日重感于寒，当脐而痛，不能久立，与胃同候，取巨虚上廉。

腹满，大便不利，腹大，上走胸嗌[②]音益，喝喝音褐然，取足少阳。腹满，食不化，响响然，不得大便，取足太阳。

腹痛，刺脐左右动脉也。已刺，按之立已。不已，刺气街，已刺[③]，按之立已。

腹暴痛满，按之不下，取太阳经络血者则已。又刺少阴一作少阳输去脊椎三寸傍五，用员利

---

①三：原作“王”，形误，据医统本、《灵枢·四时气》《太素·杂刺》改。

②嗌：此下医统本有小字注文“《灵枢》下有喘息二字”。

③已刺：医统本无此二字。

極乃杯字誤　嗜乃嗜字誤　楮乃榰字誤

鍼刺已如食頃久立已必視其經之過於陽者數刺之

腹滿不能食刺脊中

腹中氣脹引脊痛飲食而身羸瘦名曰食㑊一作悔先取脾輸後取季脇羸音雷輸音舒

大腸轉氣按之如覆極踖熱引胃痛脾氣寒四肢不嗜食脾輸主之

胃中寒脹食多身體羸瘦腹中滿而鳴腹䐜風厥胸脇榰滿嘔吐脊急痛筋攣食不下胃輸主之

针，刺已如食顷久立已。必视其经之过于阳者，数刺之。

腹满不能食，刺脊中。

腹中气胀引脊痛，饮食而身羸瘦，名曰食㑊一作悔。先取脾输，后取季胁。羸，音雷；输，音舒。

大肠转气，按之如覆杯[①]音盃，热引胃痛，脾气寒，四肢急，烦[②]不嗜食，脾输主之。

胃中寒胀，食多，身体羸瘦，腹中满而鸣，腹䐜，风厥，胸胁榰满，呕吐，脊急痛，筋挛，食不下，胃输主之。

①杯：原作“极”，形误，据注音及医统本、《外台秘要》卷三十九、《医心方》卷二第一改。

②急，烦：原脱，文义全无，据《外台秘要》卷三十九、《医心方》卷二第一补。

头痛食不下，肠鸣胪音卢胀，欲呕时泄，三焦输主之。

腹满胪胀，大便泄，意舍主之。

胪胀水肿，食饮不下，多寒《千金》作恶寒，胃仓主之。

寒中，伤饱，食饮不化，五脏膜[①]满胀，心腹胸胁榰满，脉虚[②]，则生百病，上管主之。

腹胀不通，寒中伤饱，食饮不化，中管主之。

食饮不化，入腹还出，下管主之。

肠中常鸣，时上冲心，灸脐中。心满气逆，阴都主之。

①膜：原作“腹”，形误，据医统本改。

②虚：原无，文义断，据《外台秘要》卷三十九补。

大肠寒中《千金》作疝，大便干，腹中切痛，肓输主之。

腹中尽痛，外陵主之。

肠鸣相逐，不可倾倒[①]，承满主之。

腹胀善满，积气，关门主之。

食饮不下，腹中雷鸣，大肠不节，小便赤黄，阳绖[②]主之。

腹胀肠鸣，气上冲胸，不能久立，腹中痛濯濯，冬日重感于寒则泄，当脐而痛，肠胃间游气切痛，食不化，不嗜食，身肿一作重，侠脐急，天枢[③]主之。

大腸寒中千金作疝大便乾腹中切痛肓輸主之

腹中盡痛外陵主之

腸鳴相逐不可傾倒承滿主之

腹脹善滿積氣關門主之

飲食不下腹中雷鳴大腸不節小便赤黄陽絰主之

腹脹腸鳴氣上衝胸不能久立腹中痛濯濯冬日重感於寒則泄當臍而痛腸胃間遊氣切痛食不化不嗜食身腫一作重侠臍急天樞主之

①倒：《外台秘要》卷三十九、《医心方》卷二第一作“侧”，义长。

②阳绖：通作“阳纲”。

③枢：原作“樞”，形误，据医统本、《外台秘要》卷三十九、《医心方》卷二第一改。

腹中有大熱不安腹有大氣相如俠暴腹脹滿癃淫濼氣衝主之

腹滿痛不得息正卧屈一膝伸一股並氣衝鍼上入三寸氣至寫之

寒氣腹滿癃淫濼身熱腹中積聚疼痛衝門主之

腹中腸鳴盈盈然食不化脇痛不得卧煩熱中不嗜食胷脇榰滿喘息而衝鬲嘔心痛及傷飽身黃疾骨瘦羸章門主之

腸鳴而痛溫留主之

腹中有大热不安，腹有大气相如侠，暴腹胀满癃，淫泺，气冲主之。

腹满，痛不得息，正卧屈一膝，伸一股，并气冲，针上入三寸，气至泻之。

寒气腹满，癃，淫泺，身热，腹中积聚疼痛，冲门主之。

腹中肠鸣，盈盈然，食不化，胁痛不得卧，烦，热中[1]，不嗜食，胸胁榰满，喘息而冲鬲，呕，心痛，及伤饱，身黄，疾骨[2]瘦羸，章门主之。

肠鸣而痛，温留主之。

①热中：《外台秘要》卷三十九作“热，口干燥”，《医心方》卷二第一作“口干”。

②疾骨：《外台秘要》卷三十九、《铜人腧穴针灸图经》卷四无此二字。

肠腹时寒[①]，腰痛不得卧，手三里主之。

腹中有寒气，隐白主之。

腹满，响响然，不便，心下有寒痛，商丘主之。响，音向。

腹中热若寒，腹[②]善鸣，强欠，时内痛，心[③]悲气逆，腹满，漏谷主之；已刺[④]外踝，上气不止，腹胀而气快然引肘胁下，皆主之。踝，音鲁，又音课。

腹中气胀嗑嗑，不嗜食，胁下满，阴陵泉主之。

喘，少气不足以息，腹满，大便难，时上走，胸中鸣，胀满，口舌中吸吸，善惊，咽中痛，不可内食，善怒，恐不乐，大钟主之。

---

①肠腹时寒：《外台秘要》卷三十九作“腹䐜时寒”，《医心方》卷二第一作“腹膗肘寒”。

②腹：《外台秘要》卷三十九、《千金要方》卷三十第二、《医心方》卷二第一作“肠”。

③心：原作“必”，形误，据医统本、《外台秘要》卷三十九、《千金要方》卷三十第二、《医心方》卷二第一改。

④刺：原作“剩”，形误，据医统本、《外台秘要》卷三十九、《千金要方》卷三十第二、《医心方》卷二第一改。

嗌干，腹瘈[①]痛，坐卧[②]目䀮䀮音荒，善怒多言，复留主之。

寒，腹[③]胀满，厉兑主之。

腹大不嗜食，冲阳主之。

厥气上楮音注，太溪[④]主之。

大肠有热，肠鸣腹满，侠脐痛，食不化，喘不能久立，巨虚上廉主之。

肠中寒，胀满善噫，闻食臭，胃气不足，肠鸣腹痛，泄，食不化，心下胀，三里主之。

腹满，胃中有热，不嗜食，悬钟主之。

①瘈：《千金要方》卷三十第二、《医心方》卷二第一作“厥”。

②卧：《外台秘要》卷三十九作“起”。

③寒，腹：《外台秘要》卷三十九作“腹寒”。

④太溪：《外台秘要》卷三十九、《医心方》卷二第一作“解溪”。

大肠实，则腰背痛，痹寒[1]转筋，头眩痛，虚则鼻衄癫疾，腰痛，濈濈然汗出，令人欲食而走，承筋主之，取脚下三所横，视盛者出血。

肾小肠受病发腹胀腰痛引背少腹控睾第八

邪在肾，则骨痛阴痹。阴痹者，按之而不得，腹胀腰痛，大便难，肩背颈项强痛，时眩，取之涌泉、昆仑，视有血者尽取之。

少腹控睾音皋，引腰脊，上冲心肺，邪在小肠也。小肠者，连睾系，属于脊，贯肝肺，络心系，气盛则

①痹寒：《外台秘要》卷三十九、《医心方》卷二第一倒作“寒痹”，义长。

厥逆，上冲肠胃，熏[①]肝肺，散于胸，结于脐。故取肓原以散之，刺太阴以与之[②]，取厥阴以下之，取巨虚下廉以去之，按其所过之经以调之。

小肠病者，少腹痛，腰脊控睾音皋而痛，时窘之后一作复，耳前热，若寒甚，若独肩[③]上热甚，及手小指次指[④]间热，若脉陷者，此其候也。窘，音君。

黄帝问曰：有病厥者，诊右脉沉坚，左手浮迟，不知病生安在？

岐伯对曰：冬诊之右脉固[⑤]当沉坚，此应四时。左

---

①熏：原作"勛"，据医统本、《灵枢·四时气》改。

②之：此下原衍"脉"字，据医统本、《灵枢·四时气》《脉经》卷六第四、《千金要方》卷十四第一删。

③肩：《太素·腑病合输》作"眉"。

④手小指次指：指，原作"脂"；次指，原脱，据医统本、《灵枢·邪气脏腑病形》《太素·腑病合输》改、补。

⑤固：原作"因"，形误，据《素问·病能论》《太素·杂诊》改。

脉浮遲此逆四時左當主病診右在腎頰在
肺當腰痛
黄帝問曰何以言之
岐伯對曰少陰脉貫腎上胃絡肺今得肺脉腎
爲之病故腎爲腰痛
足太陽脉令人腰痛引項脊尻音皷背如腫狀刺
其郄音希中太陽正經去血春無見血
少陽令人腰痛如以鍼刺其皮中循循然不可
俛音免仰不可以左右顧刺少陽盛骨之端出
血盛骨在膝外廉之骨獨起者夏無見血

脉浮迟，此逆四时。左当主病，诊左[1]在肾，颇在肺，当腰痛。

黄帝问曰：何以言之？

岐伯对曰：少阴脉肾贯上胃[2]络肺，今得肺脉，肾为之病，故肾为腰痛。

足太阳脉，令人腰痛，引项脊尻音鼓，背如肿状。刺其郄音希中太阳正经去血。春无见血。

少阳令人腰痛，如以针刺其皮中，循循然不可俯音免仰，不可以左右顾[3]。刺少阳盛骨之端，出血。盛骨，在膝外廉之骨独起者。夏无见血。

①左：原作“右”，形误，据医统本、汲古阁本、《素问·病能论》《太素·杂诊》改。

②上胃：医统本、《灵枢·病能论》无此二字。

③顾：原作“顾”，形误，据医统本、汲古阁本、《素问·刺腰痛篇》《太素·腰痛》改。

《素问》盛作成。

阳明令人腰痛，不可以顾，顾如有见者，善悲。刺阳明于骭音干前三痏音海，又有，上下和之出血。秋无见血。

足少阴令人腰痛，痛引脊内廉。刺足少阴于内踝上二痏。春无见血。若出血太多[①]，虚不可复。

厥阴之脉令人腰痛，腰中如张弓弩弦。刺厥阴之脉，在腨踵鱼腹之外[②]，循循累累然乃刺之。其病令人善言，默默然不慧，刺之三[③]痏音有，又音悔。

解脉令人腰痛，痛引肩，目䀮䀮音荒然，时遗溲。刺

①太多：原无，据医统本、《素问·刺腰痛篇》补。又，《太素·腰痛》作“大虚”。

②外：原作“卯”，形误，据医统本、《素问·刺腰痛篇》《太素·腰痛》改。

③三：原作“不”，据医统本、《素问·刺腰痛篇》《太素·腰痛》改。

解脉在膝筋分肉间，在郄外廉之横脉出血，血变而止。

同阴之脉令人腰痛，腰如小锤居其中，怫然肿。刺同阴之脉，在外踝上绝骨之端，为三[①]痏。

解脉令人腰痛如裂《素问》作引带，常如折[②]腰之状，善怒。刺解脉，在郄中结络如黍米，刺之血射以黑，见赤血而已。

全元起云：有两解脉，病源各异，恐误未详也。

阳维之脉令人腰痛，痛上怫然肿。刺阳维之脉，脉与太阳合腨音喘，又善下间，去地一尺所。

①三：原作“王”，形误，据医统本、《素问·刺腰痛篇》《太素·腰痛》改。

②折：原作“拆”，形误，握医统本、《素问·刺腰痛篇》《太素·腰痛》改。

衡絡之脉令人腰痛得俛不得仰仰則恐仆得之舉重傷腰衡絡絶傷惡血歸之刺之在郄陽之筋間上郄數寸衡居為二痏出血

會陰之脉令人腰痛痛上濈然汗出汗乾令人欲飲飲已欲走刺真陽之脉上三痏在橋上郄下三所横居視其盛者出血

素問濈然作漯漯然三所作五寸

飛陽之脉令人腰痛痛上怫然甚則悲以恐刺飛陽之脉在内踝上二寸少陰之前與陰維會

衡络之脉令人腰痛，得俯不得仰，仰则恐仆，得之举重伤腰，衡络绝伤，恶血归之。刺之在郄阳之筋间，上郄数寸衡居，为二痏出血。

会阴之脉令人腰痛，痛上濈然汗出，汗干令人欲饮，饮已欲走。刺直[1]阳之脉上三痏，在跷[2]上郄下三所横居，视其盛者出血。

《素问》濈然作漯漯然；三所作五寸[3]。

飞扬之脉令人腰痛，痛上怫然，甚则悲以恐。刺飞扬之脉，在内踝上二寸[4]，少阴之前，与阴维会。

①直：原作“真”，形误，据医统本、《素问·刺腰痛论》《太素·腰痛》改。

②跷：原作“桥”，形误，据医统本、《素问·刺腰痛论》《太素·腰痛》改。

③《素问》濈然作漯漯然；三所作五寸：此十三字医统本作小字注文。

④寸：此下医统本有小字注文“《素问》作五寸”。

昌阳之脉令人腰痛，痛引膺，目䀮䀮然，甚则反折[①]，舌卷不能言。刺内筋为二痏，在内踝上大筋后，上踝一寸所[②]。

散脉令人腰痛而热，热甚而烦，腰下如有横木居其中，甚则遗溲。刺散脉，在膝前骨肉分间，络外廉束脉，为三痏音悔，又洧。

肉里之脉令人腰痛，不可以咳，咳则筋挛。刺肉里之脉为二痏，在太阳之外，少阳绝骨之端。

腰痛侠脊而痛至头，几几然，目䀮䀮，欲僵仆，刺足太阳郄中出血，腰痛引少腹控䏚，不可以仰[③]，刺腰尻交者，两踝胂音申上，以月死生为痏数，发

①折：原作“拆”，形误，据医统本、《素问·刺腰痛篇》《太素·腰痛》改。

②所：此下医统本有小字注文“《素问》大筋作太阴”。

③刺足太阳郄中……不可以仰：此十九字原脱，据医统本、《素问·刺腰痛篇》补。

鍼立已　素問云左取右右取左

腰痛痛上寒取足太陽陽明痛上熱取足厥陰不可以俛仰取足少陽中熱而喘取足少陰郄中血絡腰痛上寒實則脊急強長強主之

小腹痛控睾音皋引腰脊疝痛上衝心腰脊強溺黃赤口乾小腸輸主之

腰脊痛引背少腹俛仰難不得仰息痠重尻不舉溺赤腰以下至足清不仁不可以坐起膀胱輸主之

针立已。《素问》云左取右，右取左[①]。

腰痛，痛上寒，取足太阳、阳明；痛上热，取足厥阴；不可以俯仰，取足少阳；中热而喘，取足少阴郄中血络。腰痛上寒，实则脊急强，长强主之。

小腹痛控睾音皋引腰脊，疝痛上冲心，腰脊强，溺黄赤，口干，小肠输主之。

腰脊痛引背、少腹，俯仰难，不得仰息，脚酸重，尻不举，溺赤，腰以下至足清不仁，不可以坐起，膀胱输主之。

---

①《素问》云左取右，右取左：此九字医统本作小字注文。

腰痛不可以俯仰，中膂内输[①]主之。

腰足痛而清，善偃[②]，睾音皋跳拳[③]，上窌主之。

腰痛怏怏，不可以俯仰，腰以下至足不仁，入脊，腰背寒，次窌主之。先取缺盆，后取尾骶音氐与八窌音撩，又音了。

腰痛，大便难，飧泄，腰尻中寒，中窌主之。尻，音敲；窌，音撩。

腰痛脊急，胁中满，小腹坚急，志室[④]主之。

腰脊痛，恶风，少腹满坚，癃闭下重，不得小便，胞肓主之。

腰痛骶寒，俯仰急难，阴痛下重，不得小便，秩

---

①中膂内输：本书卷三第八作“中膂输”。

②偃：《外台秘要》卷三十九、《医心方》卷二第一作“伛”，义长。

③睾跳拳：《外台秘要》卷三十九作“睾跳骞”，《医心方》卷二第一作“阴睾跳蹇”。

④志室：原作“至室”，形误，据医统本、《外台秘要》卷三十九、《医心方》卷二第一改。

音娙边主之。

腰痛控睾、小腹及股，卒俯不得仰，刺气街。

腰痛不得转侧，章门主之。

腰痛不可以久[①]立俯仰，京门及行间主之。

腰痛少腹痛，下窌[②]主之。

肾腰[③]痛不可俯仰，阴陵泉主之。

腰痛少腹满，小便不利如癃状，羸瘦，意恐惧，气不足，腹中怏怏一作悒悒[④]，太冲主之。

腰痛少腹痛，阴包主之。腰痛大便难，涌泉主之。

---

①久：原作“父”，形误，据医统本、《外台秘要》卷三十九改。

②下窌：《外台秘要》卷三十九、《医心方》卷二第一作“巨窌”。

③腰：原作“背”，据医统本、《外台秘要》卷三十九改。

④一作悒悒：原作大字，据文义改。

他本無千金云三字

千金云腰脊相引如解

實則閉癃淒淒腰脊痛宛轉目循循嗜卧口中熱虛則腰痛寒厥煩心悶大鍾主之

腰痛引脊内廉伏畱主之春無見血太多一作虛不可復也是前足少陰痛也

腰痛不能舉足少坐若下車蹪音智地胫中矯矯然申脉主之

腰痛如小鎚居其中怫然腫而腰痛不可以欬欬則筋縮急諸節上下無常寒熱陽輔主之

腰痛不可舉足跟中踝後痛脚痿僕參主之

《千金》云腰脊相引如解[①]。

实则闭癃，凄凄腰脊痛宛转，目循循嗜卧，口中热，虚则腰痛，寒厥，烦，心闷，大钟主之。

腰痛引脊内廉，复[②]留主之，春无见血，太多一作虚，不可复也，是前足少阴痛也。

腰痛不能举足，少坐，若下车踬音智地，胫中矫矫[③]然，申脉主之。

腰痛如小锤居其中，怫然肿，而腰痛不可以咳，咳则筋缩急，诸节痛，上下无常，寒热，阳辅主之。

腰痛不可以举，足跟中踝后痛，脚痿，仆参主之。

---

①《千金》云腰脊相引如解：据体例当作小字注文。

②复：原作“伏”，据医统本改。

③矫矫：《外台秘要》卷三十九作“蹻蹻”。

腰痛俠脊至頭几几然目𥇍𥇍委中主之
是前刺足太陽郄中出血者
腰痛得俛不得仰仰則恐仆得之舉重惡血歸
之殷門主之
是前衡絡之脉腰痛者
腰痛尻脊股臀音屯陰寒大痛虛則血動實則并
熱痛痔痛尻脽中腫大便直出扶承主之
三焦膀胱受病發少腹腫不得小便第九
少腹腫痛不得小便邪任三焦約取之足太陽
大絡視其結絡脉與厥陰小結絡而血者腫

腰痛侠脊至头，几几然，目𥇍𥇍，委中主之。是前刺足太阳郄中出血者[①]。

腰痛得俯不得仰，仰则恐仆，得之举重，恶血归之，殷门主之。是前衡络之脉腰痛者[②]。

腰痛，尻脊股臀音屯阴寒大痛，虚则血动，实则并热痛，痔痛，尻脽中肿，大便直出，扶承主之。

三焦膀胱受病发少腹肿不得小便第九

少腹肿痛，不得小便，邪在三焦约，取之足太阳大络，视其结络脉与厥阴小结络而血者，肿

①是前刺足太阳郄中出血者：此句医统本作小字注文排列。

②是前衡络之脉腰痛者：此句医统本作小字注文排列。

上及胃管，取三里。

三焦病者，腹胀气满，少腹尤甚坚，不得小便，窘急，溢则为水，留则为胀，候在足太阳之外大络，络在太阳、少阳之间，亦见于脉，取委阳。

膀胱病者，少腹偏肿而痛，以手按之，则欲小便而不得，肩一作眉上热，若脉陷及足小指外侧及胫踝后皆热者，取委中。

病在少腹痛，不得大小便，名曰疝。得寒则少腹胀，两股间冷，刺腰髁间，刺而多之，尽炅[①]病已。

少腹满大，上走胃[②]至心，索索[③]身时寒热，小便不

①炅：原作"灵"，形误，据医统本、《素问·长刺节论》《太素·杂刺》改。

②胃：医统本作"胸"。

③索索：《灵枢·杂病》作"渐渐"，《太素·刺腹满数》作"泝泝"。又，此下医统本有"然"字。

利，取足厥阴。

胞转不得溺，少腹满，关元主之。

小便难，水胀满，出少，胞转不得溺，曲骨主之。

少腹胀急，小便不利，厥气上头巅，漏[1]谷主之。

溺难，痛，白浊，卒疝，少腹肿，咳逆呕吐，卒阴跳，腰痛不可以俯仰，面黑，热，腹中䐜音嗔满，身热，厥痛，行间主之。

少腹中满，热闭不得溺，足五里主之。

少腹中满一作痛，小便不利，涌泉主之。

筋急身热，少腹坚肿，少腹时满，小便难，尻股寒，

---

①漏：原作“潟”，形误，据医统本、《外台秘要》卷三十九、《医心方》卷二第一改。

髀枢痛引季胁，内控八窌，委中主之。

阴胞有寒，小便不利，扶承主之。

三焦约内闭发不得大小便第十

内闭不得溲，刺足少阴，太阳与骶音氐上以长针。气逆，取其太阴、阳明。

厥甚，取太阴、阳明动者之经。

三焦约，大小便不通，水道主之[1]。

大便难，中渚及太白主之。大便难，大钟主之。

足厥阴脉动喜怒不时发癞疝遗溺癃第

①主之：原脱，据体例补。

止乃上字誤

他本併作翔

拾壹

黃帝問曰刺節言去衣者刺關節之支給者願卒聞之

岐伯對曰腰脊者身之關節股胻音行者人之趨徉莖睾音臯者中身之機陰精之候津液之道路也故飲食不節喜怒不時津液內流而下溢於睾水道不通炅音耿不休息俛仰不便趨徉不能熒然有水不止不下鉳石所取形不可匿裳不可蔽名去衣

黃帝問曰有癃者一日數十溲此不足也身熱

十一

黄帝问曰：《刺节》言去衣[①]者，刺关节之支络[②]者，愿卒闻之。

岐伯对曰：腰脊者，身之关节[③]；股胻音行者，人之趋徉[④]；茎睾音皋者，身中之机，阴精之候，津液之道路也。故饮食不节，喜怒不时，津液内流而下溢于睾，水道不通，炅音耿不休息[⑤]，俛仰不便，趋翔不能，荥然有水，不上[⑥]不下，鉳[⑦]石所取，形不可匿，裳不可蔽，名去衣。

黄帝问曰：有癃者，一日数十溲，此不足也。身热

①去衣：《灵枢刺节真邪》《太素五节刺》作“去爪”，杨上善注谓“爪”为“水”之误。据下文内容多与水液有关，故其注可参。

②络：原作“给”，形误，据医统本、《灵枢·刺节真邪》《太素·五节刺》改。

③关节：此上《灵枢刺节真邪》《太素五节刺》有“大”字。

④徉：医统本、《灵枢刺节真邪》《太素五节刺》作“翔”，徉，通“翔”，下一个“徉”字同。

⑤炅不休息：《灵枢刺节真邪》《太素五节刺》做“日大不休”。

⑥上：原作“止”，形误，据医统本、《灵枢刺节真邪》《太素五节刺》改。

⑦鉳：《灵枢刺节真邪》作“铍”，义同。

如炭頸膺如格人迎躁盛喘息氣逆此有餘
也
素問曰是陽氣大盛於外陰氣不足則太陰
脉細如髮者此不足者也
其病安在
岐伯對曰病在太陰其盛在胃頗在肺病名曰
厥死不治此得五有餘二不足
黄帝問曰何謂五有餘二不足
岐伯對曰所謂五有餘者五病之氣有餘也二
不足者亦病氣之不足也今外得五有餘内

如炭，颈膺如格，人迎躁盛，喘息气逆，此有余也；《素问》曰：是阳气大盛于外[①]。阴气不足，则太阴脉细如发者，此不足者也。其病安在？

岐伯对曰：病在太阴，其盛在胃，颇在肺，病名曰厥，死不治。此得[②]五有余，二不足。

黄帝问曰：何谓五有余，二不足？

岐伯对曰：所谓五有余者，五病之气有余也；二不足者，亦病气之不足也。今外得五有余，内

① “《素问》曰：是阳气大盛于外”：此十字原作大字正文，因上下文无法连属，故据医统本改作小字注文。

②得：《素问·奇病论》作“所谓”。

得二不足，此其不表不里，亦正死明矣[1]。

狐疝，惊悸少气，巨阙[1]主之。

阴疝，引睾音皋，阴交主之。

少腹痛，溺难，阴下纵，横骨主之。

少腹疝，卧善惊，气海主之。

暴疝，少腹大热，关元主之。

阴疝，气疝，天枢主之。

癞疝，大巨及地机、中郄主之。

阴疝，痿，茎中痛，两丸骞，卧不可仰卧，刺气街主之。

---

①正死明矣：医统本、《太素·厥死》作"死证明矣"。

②阙：原作"缺"，通"阙"，据本书卷三第十九律齐作"阙"。

陰疝衡一作衝門主之

男子陰疝兩丸上下小腹痛五樞主之

陰股內痛氣癃狐疝走上下引少腹痛不可俛仰上下商丘主之

狐疝太衝主之

陰跳遺溺小便難而痛陰上下入腹中寒疝陰挺音艇出偏大腫腹臍痛腹中悒悒不樂大敦主之

腹痛上搶心心下滿癃音隆莖中痛怒瞋音真不欲視泣出長太息行間主之

阴疝，衡一作冲门主之。

男子阴疝，两丸上下，小腹痛，五枢主之。

阴股内痛，气痛，狐疝走上下，引少腹痛，不可俯仰上下，商丘主之。

狐疝，太冲主之。

阴跳，遗溺，小便难而痛，阴上下入腹中，寒疝阴挺音艇出，偏大肿，腹脐痛，腹中悒悒不乐，大敦主之。

腹痛上抢心，心下满癃音隆，茎中痛，怒瞋音真不欲视，泣出，长太息，行间主之。

癩疝陰暴痛中封主之
千金云癩疝陰暴痛痿厥身體不仁
疝癃臍少腹引痛腰中痛中封主之
氣痛癃小便黄氣滿寒虚則遺溺身時寒熱吐
逆溺難腹滿石門主之
氣癃癩疝陰急股樞腨内廉痛交僧主之
陰蹻腰痛實則挻音艇長寒熱攣陰暴痛遺溺偏
大虚則暴痒氣逆腫睾卒疝小便不利如癃
状數噫恐怪氣不足腹中悒悒音快少腹痛嗌
中有熱如有瘜肉状如著欲出背攣不可俛

癞疝，阴暴痛，中封主之。

《千金》云：癞疝，阴暴痛，痿厥，身体不仁①。

疝，癃，脐少腹引痛，腰中痛，中封主之。

气痛，癃，小便黄，气满寒②，虚则遗溺，身时寒热，吐逆，溺难，腹满，石门主之。

气癃癞疝，阴急，股枢腨内廉痛，交信③主之。

阴跳腰痛，实则挺音艇长，寒热，挛，阴暴痛，遗溺，偏大；虚则暴痒气逆，肿睾卒疝，小便不利如癃状，数噫，恐悸④，气不足，腹中悒悒音快，少腹痛，嗌中有热，如有息肉状，如著欲出，背挛不可俯

①《千金》云……身体不仁：此行文字医统本作小字注文排列，可从。

②寒：医统本作“塞”，《外台秘要》卷三十九、《医心方》卷二第一无此字。

③信：原作“僧”，形误，据医统本、《外台秘要》卷三十九、《医心方》卷二第一改。

④悸：原作“怪”，形误，据医统本、《外台秘要》卷三十九改。

仰，蠡沟主之。

丈夫㿗疝，阴跳痛引篡中，不得溺，腹中支①胁下榰满，闭癃，阴痿，后时泄，四肢不疼②，实则身疼痛，汗不出，目䀮䀮音荒然无所见，怒欲杀人，暴痛引髌音牝下节，时有热气，筋挛膝痛，不可屈伸，狂如新发，衄音肭，不食，喘呼，少腹痛引噫，足厥痛，涌泉主之。癃，音隆。

癃疝，然谷主之。

卒疝，少腹痛，照海主之，病在左取右，右取左，立已。

①支：原作“史”，形误，据医统本改。

②疼：医统本作“收”，《外台秘要》卷三十九作“举”。“收”字义长。

阴暴起，疝，照海主之。

《千金》云：四肢淫泺，身闷[①]。

疝，至阴主之。遗溺，关门及神门、委中主之。《千金》云中府。

胸满膨膨然，实则闭癃，掖下肿；虚则遗溺，脚急，兢兢然，筋急痛，不得大小便，腰痛引腹，不得俯仰，委阳主之。

癃，中窌主之。气癃，溺黄，关元及阴陵泉主之。

《千金》云寒热不节，肾[②]病不可以俯仰[③]。

① "《千金》云：四肢淫泺，身闷"：医统本无"《千金》云"三字，余作小字注文排列。

②肾：原作"贤"，形误，据本书卷九第八、卷十一第五、医统本改。

③ "《千金》云寒热不节，肾病不可以俯仰"：此十四字医统本作小字注文排列。

氣癃小便黄氣滿虚則遺溺石門主之

癃遺溺鼠鼷音奚痛小便難而白期門主之

小便難竅中熱實則腹皮痛虚則痒瘙音搔會陰主之

小腸有熱溺赤黄中管主之

溺黄下廉主之

小便黄赤完骨主之

小便黄腸鳴相追逐上廉主之

劳痺小便赤難前谷主之

足太陽脉動發下部痔脱肛第十二

气癃，小便黄，气满，虚则遗溺，石门主之[①]。

癃，遗溺，鼠鼷音奚痛，小便难而白，期门[②]主之。

小便难，窍中热，实则腹皮痛，虚则痒瘙音搔，会阴主之。

小肠有热，溺赤黄，中管主之。溺黄，下廉主之。

小便黄赤，完骨主之。小便黄，肠鸣相追逐，上廉主之。

劳痹[③]，小便赤难，前谷主之。

足太阳脉动发下部痔脱肛第十二

①气癃，小便黄，气满，虚则遗溺，石门主之：该条文字已见于前文，重文。

②期门：本条主治诸症，《医心方》卷二第一、《铜人腧穴针灸图经》卷五均在“箕门”治下，疑为“箕门”之讹。

③痹：原作“痺”，形误，据医统本改。

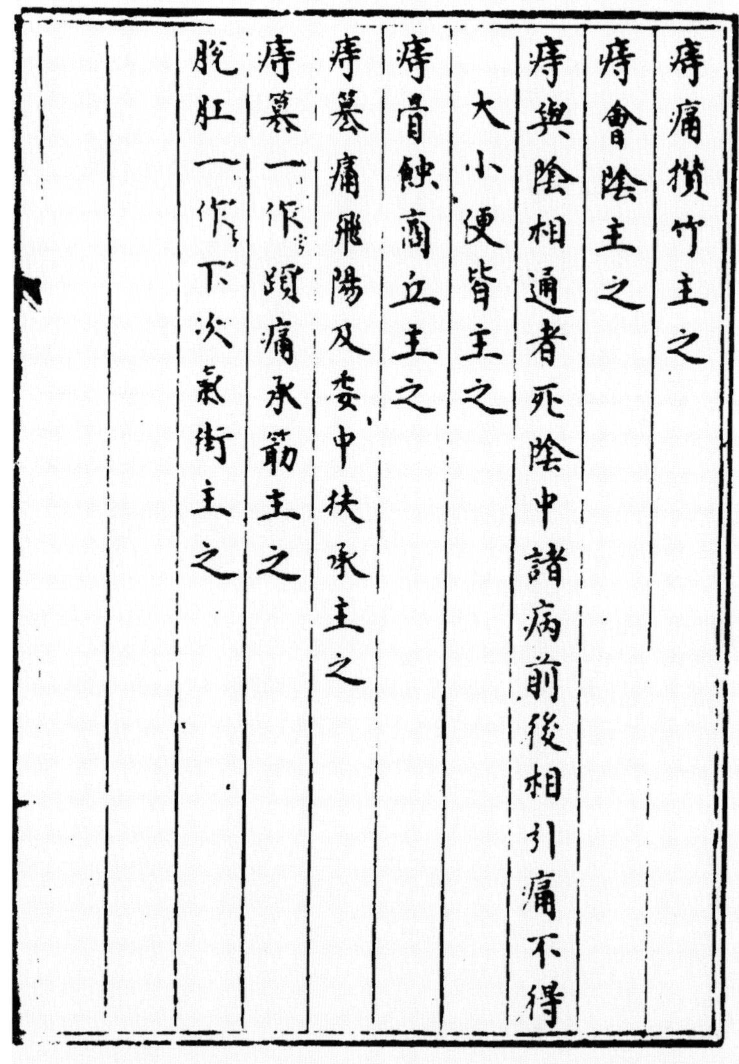
痔痛攢竹主之
痔會陰主之
痔與陰相通者死陰中諸病前後相引痛不得
大小便皆主之
痔骨蝕商丘主之
痔篡痛飛陽及委中扶承主之
痔篡一作顕痛承筋主之
脫肛一作下次氣街主之

痔痛，攒竹主之。

痔，会阴主之。

痔与阴相通者，死；阴中诸病，前后相引痛，不得大小便，皆主之。

痔，骨蚀，商丘主之。

痔，篡痛，飞扬及委中、扶承主之。

痔，篡一作颞痛，承筋主之。

脱肛一作下，刺[①]气街[②]主之。

---

①刺：原作“次”，音误，据医统本及前后文例改。

②气街：本书卷三第二十一作“气冲”。

黄帝三部针灸甲乙经卷之九

黃帝三部鍼灸甲乙經卷之九

黃帝三部鍼灸甲乙經卷之十

晉　玄晏先生　皇甫謐　集

陰陽受病發痺上下

陽受病發風上下

八虛受病發拘攣

熱在五藏發痿

手太陰陽明太陽少陽脉動發肩背痛肩前臑皆似拔

水漿不消發飲

陰受病發痺第一上

黄帝三部针灸甲乙经卷之十

晋　玄晏先生　皇甫谧　集

阴阳受病发痹上下

阳受病发风上下

八虚受病发拘挛

热在五脏发痿

手太阴阳明太阳少阳脉动发肩背痛肩前臑皆似拔

水浆不消发饮

阴受病发痹第一上

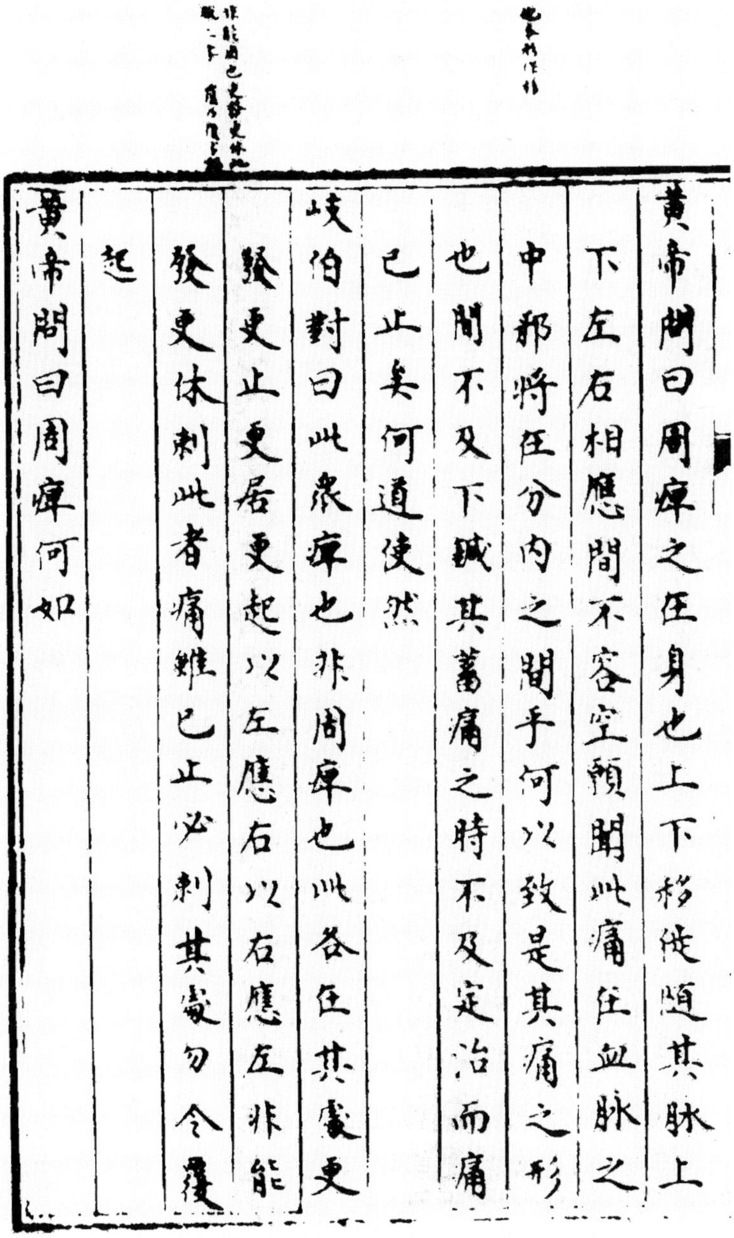

黄帝問曰周痺之在身也上下移徙隨其脈上下左右相應間不容空願聞此痛在血脈之中邪將在分內之間乎何以致是其痛之形也間不及下鍼其蓄痛之時不及定治而痛已止矣何道使然

岐伯對曰此衆痺也非周痺也此各在其處更發更止更居更起以左應右以右應左非能發更休刺此者痛雖已止必刺其處勿令覆起

黄帝問曰周痺何如

黄帝问曰：周痹之在身也，上下移徙，随其脉上下，左右相应，间不容空，愿闻此痛在血脉之中邪，将在分肉[1]之间乎，何以致是？其痛之形也，间不及下针，其蓄痛之时，不及定治而痛已止矣，何道使然？

岐伯对曰：此众痹也，非周痹也。此各在其处，更发更止，更居更起，以左应右，以右应左，非能周也，更[2]发更休。刺此者，痛虽已止，必刺其处，勿令复[3]起。

黄帝问曰：周痹何如？

---

①肉：原作“内”，形误，据医统本、《灵枢·周痹》《太素·痹论》改。

②周也，更：原无，文义不全，据医统本、《灵枢·周痹》《太素·痹论》补。

③复：原作“覆”，音误，据医统本、《灵枢·周痹》《太素·痹论》改。

岐伯對曰周痺在於血脉之中隨脉以上循脉以下不能左右各當其所其痛從上下者先刺其下以通一作過之從則其上以脫之其痛從下上者先刺其上以通之後刺其下之脫之

黃帝問曰此病安生何因有名

岐伯對曰風寒濕氣客於分肉之間迫切而為沫寒為聚聚則排分肉肉裂則痛痛神歸之則熱熱則痛解痛解見厥厥則他痺發發則如是此內不在藏而外未發於皮獨居分肉

岐伯对曰：周痹在于血脉之中，随脉以上，循脉以下，不能左右，各当其所。其痛从上下者，先刺其下以通一作过[①]之，后刺[②]其上以脱之；其痛从下上者，先刺其上以通之，后刺其下以[③]脱之。

黄帝问曰：此病安生，因何有名？

岐伯对曰：风寒湿气客于分肉之间，迫切而为沫，沫得寒则为聚，聚则排分肉而分裂，分裂则痛，痛则神归之，神归之则热，热则痛解，痛解则厥，厥则他痹发，发则如是。此内不在脏，而外未发于皮，独居分肉

①一作过：医统本作“一作過”。又，此三字原作大字正文，因上下文无法连属，故据医统本改作小字注文。

②后刺：原作“从则”，形误，据医统本、《灵枢·周痹》《太素·痹论》改。

③以：原作“之”，据医统本、《灵枢·周痹》《太素·痹论》改。

之間真氣不能周故各曰周痹故刺痹者必
先切循其上下之大經視其虛實及大絡之
血結而不通者及虛而脈之陷空者而調之
熨通之其瘈緊者轉引而行之
黃帝問曰何以候人之善病痹者少愈
岐伯對曰粗理而肉不堅者善病痹欲知其高
下各視其部
黃帝問曰刺有三變何謂也
伯高對曰有刺榮者有刺衛者有刺寒痹之經
者刺榮者出血刺衛者出氣刺寒痹者內熱

之间，真气不能周，故名[①]曰周痹。故刺痹者，必先循切其上下之大经，视其虚实，及大络之血结而不通者，及虚而脉之陷空者而调之，熨而通之，其瘈紧者，转引而行之。

黄帝问曰：何以候人之善病痹者？

岐伯[②]对曰：粗理而肉不坚者，善病痹。欲知其高下，各视其部。

黄帝问曰：刺有三变，何谓也？

伯高对曰：有刺荣者，有刺卫者，有刺寒痹之留[③]经者。刺荣者出血，刺卫者出气，刺寒痹者内热

①名：原作“各”，形误，据医统本、《太素·痹论》改。《灵枢·周痹》作“命”，义同。

②岐伯：此上原有“少愈”二字，此节内容见于《灵枢·五变》，该篇为黄帝与少俞对话，故应为“少俞”之讹，医统本即作“少俞”。此处“岐伯”乃承顺前文之误。

③留：原脱，据医统本、《灵枢·寿夭刚柔》《太素·三变刺》补。

一作熨①。

黄帝问曰：营卫寒痹之为病奈何？

岐伯对曰：营之生病也，寒热少气，血上下行。卫之生病也，气痛时来去，怫忾贲响，风寒客于肠胃之中。寒痹之为病也，留而不去，时痛而皮不仁。

黄帝问曰：刺寒痹内热一作熨奈何？

岐伯对曰：刺布衣者一作必，用火淬之一作唏；刺大人者，药②熨之。方用醇酒二十升，蜀椒一升，干姜一升，桂③一升，凡四物，各细㕮咀，著清酒中。绵絮④一斤，细白布四丈二尺，皆并内酒中。

①一作熨：此三字原作大字，与上文文义不属，据文义改。下两处“一作熨”同。

②药：此上《灵枢·寿夭刚柔》《太素·三变刺》有“以”字，

③桂：《灵枢·寿夭刚柔》作“桂心”。

④絮：原作“系”，形误，据医统本、《灵枢·寿夭刚柔》《太素·三变刺》改。

置酒马矢煴中，善封涂，勿使气泄。五日五夜，出布絮，曝干，复渍之，以尽其汁。每渍必晬其日，乃出布绵絮干之，并用滓与绵絮，布复布[①]，长六七尺，为六巾，即用之生桑炭炙巾，以熨寒痹所乘[②]之处，令热入至于病所，寒复炙巾以熨之，三十遍而止；即汗出，炙巾以拭身，亦三十遍而止。起步内中，无见风。每刺必熨，如此病已矣，此所谓内热一作熨。

黄帝问曰：痹[③]将安生？

岐伯对曰：风寒湿三气合至，杂而为痹。其风气

①布复布：《灵枢·寿夭刚柔》《太素·三变刺》作"复布为复巾"。

②乘：《灵枢·寿夭刚柔》《太素·三变刺》作"刺"。

③痹：原作"痒"，形误，据医统本、汲古阁本、《素问·痹论篇》《太素·痹论》改。

勝者為行痺寒氣勝者為痛痺濕氣勝者為
著痺
黄帝問曰其有五者何也
岐伯對曰以冬遇此者為骨痺以春遇此者為
筋痺以夏遇此者為脉痺以至陰遇此者為
肌痺以秋遇此者為皮痺
黄帝問曰内舍五藏六府何氣使然
岐伯對曰五藏皆有合病久而不去者内舍於
合故骨痺不已復感於邪内舍於腎筋痺不
已復感於邪内舍於肝脉痺不已復感於邪

胜者为行痹，寒气胜者为痛痹，湿气胜者为着痹。

黄帝问曰：其有五者何也？

岐伯对曰：以冬遇此者为骨痹，以春遇此者为筋痹，以夏遇此者为脉痹，以至阴遇此者为肌痹，以秋遇此者为皮痹。

黄帝问曰：内舍五脏六腑，何气使然？

岐伯对曰：五脏皆有合，病久而不去者，内舍于合[①]。故骨痹不已，复感于邪，内舍于肾；筋痹不已，复感于邪，内舍于肝；脉痹不已，复感于邪，

①合：此上《素问·痹论篇》《太素·痹论》有“其”字。

脉字肌字误

内舍於心脉痺不已復感於邪内舍於脾皮
痺不已復感於邪内舍於肺所謂痺者各以
其時感於風寒温之氣也
諸痺不已亦益内也其風氣勝者其人易已
黄帝問曰其時有死者或疼久者或易已者何
也
岐伯對曰其入藏者死其畱連筋骨間者疼久
其畱連皮膚間者易已
黄帝問曰其客六府者何如
岐伯對曰此亦其飲食居處為其病本也六腑

内舍于心；肌[1]痹不已，复感于邪，内舍于脾；皮痹不已，复感于邪，内舍于肺。所谓痹者，各以其时，感[2]于风寒湿[3]之气也。

诸痹不已，亦益内也。其风气胜者，其人易已。

黄帝问曰：其时有死者，或疼久者，或易已者，何也？

岐伯对曰：其入脏者死，其留连筋骨间者疼久，其留[4]连皮肤间者易已。

黄帝问曰：其客六腑者何如？

岐伯对曰：此亦其饮食居处为其病本也。六腑

①肌：原作"脉"，形误，据医统本、《素问·痹论篇》《太素·痹论》改。

②感：此上《素问·痹论篇》《太素·痹论》有"重"字。

③湿：原作"温"，形误，据医统本、《素问·痹论篇》《太素·痹论》改。

④留：《太素·痹论》作"流"，义近。

各有輸風寒濕氣中其輸而食飲應之循輸而入各舍其府也

黄帝問曰以鍼治之柰何

岐伯對曰五藏有輸六府有合循脉之分各有所發各治其過則病瘳矣

黄帝問曰榮衛之氣亦令人痹乎

岐伯對曰營者水穀之精氣也和調五藏灑陳六府乃能入於脉故循脉而上下貫五藏絡六府衛者水穀之悍氣也其氣慓疾滑利不能入於脉也故循皮膚之中分肉之間熏於

各有输，风寒湿气中其输，而食饮应之，循输而入，各舍其腑也。

黄帝问曰：以针治之奈何？

岐伯对曰：五脏有输，六腑有合，循脉之分，各有所发，各治其过[1]，则病瘳矣。

黄帝问曰：荣卫之气，亦令人痹乎？

岐伯对曰：营者，水谷之精气也，和调五脏，洒陈六腑，乃能入于脉。故循脉而上下，贯五脏，络六腑。卫者，水谷之悍气也，其气慓疾滑利，不能入于脉也。故循皮肤之中，分肉之间，熏于

①各治其过：《素问·痹论篇》作“各随其过”，《太素·痹论》作“各治其遇”。

肓膜，聚《素问》作散[1]于胸腹，逆其气则病，顺其气则愈，不与风寒湿气合，故不为痹也。

阴受病发痹第一下

黄帝问曰：痹或痛，或不痛，或不仁，或寒，或热，或燥，或湿者，其故何也？

岐仁对曰：痛者，其寒气多，有寒，故痛。其不痛不仁者，病久入深，营卫之行涩，经络时疏，故不痛；皮肤不营，故不仁。其寒者，阳气少，阴气多，与病相益，故为寒。其热者，阳气多而阴气少，病气胜，阳乘阴[2]，故为热[3]。其[4]多寒汗出而濡者，此其逢

①《素问》作散：此四字原作大字，因上下文无法连属，故据医统本改作小字注文。

②阳乘阴：《素问·痹论篇》《太素·痹论》作“阳遭阴”。

③热：此上《素问·痹论篇》《太素·痹论》有“痹”字。

④其：原作“甚”，形误，据医统本、《素问·痹论篇》《太素·痹论》改。

湿胜也。其阳气少，阴气盛，两气相感，故寒，汗出而濡也。夫痹在骨则重，在脉则血凝而不流，在筋则屈不伸，在肉则不仁，在皮则寒，故具此五者则不痛。凡痹之类，逢寒则急《素问》作虫[①]，逢热则纵。

黄帝问曰：或有一脉生数十病，或痛或痈，或热或痒，或痹或不仁，变化无有穷时，其故何也？

岐伯对曰：此皆邪气之所生也。

黄帝问曰：人有真气、正气，有邪气，何谓也？

岐伯对曰：真气者，所受于天，与水谷气并而充

① 《素问》作虫：此四字原作大字，因上下文无法连属，故据文义改作小字注文。

身者也。正气者，正风，从一方来，非虚风也。《太素》云非灾风也，非虚风也①。邪气者，虚风也。虚风之贼伤人者也，其中人也深，不得自出。正风之中人也浅，合而自去②，其气柔弱，不能伤真气，故自去。虚邪之中人也，悽索③动形，起毫毛而发腠理，其入深，内薄于骨，则为骨痹；薄④于筋，则为筋挛；薄于脉中⑤，则为血⑥闭而不通，则为痈；薄于肉中，与卫气相搏，阳胜则为热，阴胜则为寒，寒则真气去，去则虚，虚则寒；薄于皮肤，其气外发，腠理开，毫毛淫

①《太素》云非灾风也，非虚风也：此十一字原作大字，因上下文无法连属，故据医统本改作小字注文。

②合而自去："合"字原无，"自"原作"身"，据《灵枢·刺节真邪》《太素·气论》补、改。

③悽索：《灵枢·刺节真邪》作"洒淅"，义同。

④薄：原脱，据医统本、《灵枢·刺节真邪》《太素·气论》补，惟《灵枢》《太素》作"搏"，同"薄"。

⑤薄于脉中：原作"薄拾筋中"，据《灵枢·刺节真邪》《太素·气论》改。

⑥为血：原作一个"与"字，据医统本、《灵枢·刺节真邪》《太素·气论》改。

他本善作盡

偏乃傷字誤

氣往來微行則爲痒一作蛘氣畱而不去故爲痺衛氣不行則爲不仁病在骨骨重不可舉骨髓酸痛寒氣至名曰骨痺深者刺無傷脉肉爲故其道大小分骨熱病已止

病在筋筋攣節痛不可以行名曰筋痺刺筋上爲故刺分肉間不可中骨病起筋熱病已止

病在肌膚肌膚善痛名曰肌痺傷於寒濕刺大分小分多發鍼而深之以爲熱故無偏筋骨筋骨傷癰發若變諸分盡熱病已止

黄帝問曰人身非衣寒也中非有寒氣也寒從

气往来微行，则为痒一作蛘；气留而不去，故为痹；卫气不行，则为不仁；病在骨，骨重不可举，骨髓酸痛，寒气至，名曰骨痹。深者，刺无伤脉肉为故，其道大小分[①]，骨热病已止。

病在筋，筋挛节痛，不可以行，名曰筋痹。刺筋上为故，刺分肉[②]间，不可中骨，病起筋热，病已止。病在肌肤，肌肤善[③]痛，名曰肌痹，伤于寒湿。刺大分、小分，多发针而深之，以为热故[④]，无伤[⑤]筋骨，筋骨伤，痈发若变。诸分尽热，病已止。

黄帝问曰：人身非衣寒也，中非有寒气也，寒从

①其道大小分：《素问·长刺节论》作“其道大分小分”，《太素·杂刺》作“至其大分小分”。

②肉：《太素·杂刺》无此字。

③善：医统本、《素问·长刺节论》《太素·杂刺》作“尽”，义长。

④以为热故：医统本、《素问·长刺节论》作“以热为故”，《太素·杂刺》作“热以为故”。

⑤伤：原作“偏”，形误，据医统本、《素问·长刺节论》《太素·杂刺》改。

中主者也何

岐伯對曰是人多痺氣陽氣少而陰氣多故身寒如從水中出

黄帝問曰人有身寒湯火不能熱也厚衣不能温也然不為凍慄音栗是為何病

岐伯對曰是人者素腎氣勝以水為事太陽氣衰腎脂枯不長一水不能勝兩火腎者水也而主骨腎不生則髓不能滿故寒甚至骨所以不能凍慄者肝一陽也心二陽也腎孤藏也一水不勝上二火故不能凍慄病名曰骨

中生[1]者何?

岐伯对曰：是人多痹气，阳气少而阴气多，故身寒如从水中出。

黄帝问曰：人有身寒，汤火不能热也，厚衣不能温也，然不为冻栗[2]，是为何病?

岐伯对曰：是人者，素肾气胜，以水为事，太阳气衰，肾脂枯不长。一水不能胜两火。肾者水也，而主[3]骨，肾不生则髓不能满，故寒甚至骨。所以不能冻栗者，肝一阳也，心二阳也，肾孤脏也，一水不[4]胜上二火，故不能冻栗，病名曰骨

①生：原作“主”，形误，据医统本、《素问·逆调论》改。又，《太素·身寒》作“出”，义与“生”近。

②栗：此下原有“音栗”二字注音，是底本以简体“栗”注繁体“慄”，故删。

③主：《素问·逆调论》作“生于”二字。

④不：此下医统本、《素问·逆调论》《太素·痹论》有“能”字。

痹，是人当挛节。着痹不去，久寒不已，为骭音旱。一作肝①痹。骨痹举节不用而痛，汗注烦心，取三阴之经补之。

厥痹者，厥气上及腹，取阴阳之络，视主病者，泻阳补阴经也。

风痹注病《灵枢》作淫泺②不可已者，足如履冰，时如③入汤中，肢胫④淫泺，烦心头痛，时呕时闷，眩以汗出，久则目眩，悲以喜怒，短气不乐，不出三年死。

足髀音革，又彼不可举，侧而取之，在枢合⑤中，以员利针，

①一作肝：原作大字正文，据文义改作小字注文。

②《灵枢》作淫泺：此五字原作大字，上下文无法连属，据医统本改作小字注文。

③如：原无，义不通，据医统本、《灵枢·厥论》《太素·痹论》补。

④胫：原作“膣”，形误，据医统本、《灵枢·厥论》《太素·痹论》改。

⑤合：医统本作“阖”，义同。

大针不可。膝中痛，取犊音独鼻，以员利针，针发而间之，针大如毫[1]，刺[2]膝无疑。

足不仁，刺风府。

腰以下至足清不仁，不可以坐起，尻不举，腰输主之。

痹，会阴及太渊、消泺、照海主之。

嗜卧，身体不能动摇，大温一作湿，三阳络主之。

骨痹烦满，商丘主之。

足下热痛，不能久坐，湿痹，亦不能行，三阴交主之。

膝内廉痛，引髌音牝，不可屈伸，连腹，引咽喉痛，膝

①毫：医统本作"氂"。

②刺：原作"利"，形误，据医统本、《灵枢·杂病》《太素·膝痛》改。

关主之。

足大指搏[①]伤，下车挃地，通背指端伤，为筋痹，解溪主之[②]。

痹，胫重，足跗不收，跟痛，巨虚下廉主之。

胫痛，足缓失履，湿痹，足下热，不能久立，条口主之。

胫苕苕一作苦痹，膝不能屈伸，不可以行，梁丘主之。

膝寒，痹不仁，不可屈伸，髀关主之。

肤痛，痿痹，外丘主之。

①搏：原作“传”，形误，据医统本、《外台秘要》卷三十九改。

②足大指……解溪主之：本条医统本置于本节之末。

膝外廉痛，不可屈伸，胫痹不仁，阳关主之。

髀痹，引膝股外廉痛，不仁，筋急，阳陵泉主之。

寒气在分肉间，痛上下，痹不仁，中渎主之。

髀枢中痛不可举，以[1]毫针寒留之，以月生死为痏音蔼。一作息数，立已，长针亦可。

腰胁相引痛急，髀筋瘈，胫痛不可屈伸，痹不仁，环跳主之。

风寒从足小指起，脉痹上下带[2]，胸胁痛无常处，至阴主之。

阳受病发风第二上

①以：原作"一"，据医统本、《外台秘要》卷三十九改。

②带：《千金要方》卷三十第二无此字。

黄帝问曰：风之伤人，或为寒热，或为热中，或为寒中，或为厉风，或为偏枯。其为风也，其病各异，其名不同，或内至五脏六腑，不知其解，愿闻其说[1]。

岐伯对曰：风气藏于皮肤之间，内不得通，外不得泄；风气者，善行而数变，腠理开则悽《素问》作洒[2]然寒，闭则热而闷。其寒也，则衰食饮；其热也[3]，则消肌肉，使人解㑊《素问》作快[4]栗[5]，闷[6]而不能食，名曰寒热。

风气与阳明入胃，循脉而上至目[7]内眦，其人肥，则风气不得外泄，则为热中而目黄；人瘦，则

---

①说：原作“设”，形误，据医统本、《素问·风论》《太素·诸风数类》改。

②《素问》作洒：此四字原作大字正文，据文义及医统本改作小字注文。

③则衰食饮；其热也：此七字原脱，据医统本、《素问·风论》《太素·诸风数类》补。

④快：原作“快”，形误，据医统本、《素问·风论》改。

⑤《素问》作快栗：此五字原作大字正文，据文义及医统本改作小字注文。

⑥闷：《素问·风论》《太素·诸风数类》无此字。

⑦目：原作“月”，形误，据医统本、《素问·风论》《太素·诸风数类》改。

外泄而寒則為寒中而泣出

風氣與太陽俱入行諸脉輸散分肉間衛氣悍音旱邪時與衛氣相干 輸音舒

素問無衛氣悍邪時五字

其道不利故使肌肉膹音奔䐜而有瘍音羊衛氣凝而有所不行故其肉有不仁厲者有榮氣熱浮素問作胕氣不清故使鼻柱壞而色敗皮膚瘍以潰 音 風寒客於脉而不去名曰厲風或曰寒熱 䐜音嗔

以春甲乙傷於風者為肝風

外泄而寒，则为寒中而泣出。

风气与太阳俱入，行诸脉输音舒，散分肉间。卫气悍音旱，邪时[1]与卫气相干，《素问》无卫气悍邪时五字。其道不利，故使肌肉膹音奔䐜而有疡音羊；卫气凝而有所不行，故其肉有不仁。厉者，有荣气热浮《素问》作胕，气不清，故使鼻柱坏而色败，皮肤疡以溃。风寒客于脉而不去，名曰厉风，或曰寒热。䐜，音嗔

以春甲乙伤于风者，为肝风。

①卫气悍，邪时：《素问·风论》无此五字，《太素·诸风数类》作"冲气淫邪"四字。

以夏丙丁傷於風者為心風
以季夏戊己傷於風者為脾風
以秋庚辛傷於風者為肺風
以冬壬癸傷於風者為腎風
風氣中五藏六府之輸以為藏府之風各入其
門戶風之所中則為偏風風氣循風府而上
則為腦風風入系頭則為目風眼寒飲酒中
風則為腦風入房汗出中風則為內風新沐
中風則為首風久風入中則為腸風飧泄而
外在腠理則為泄風故風者百病之長也至

以夏丙丁伤于风者，为心风。

以季夏戊己伤于风[1]者，为脾风。

以秋庚辛伤于风者，为肺风。

以冬壬癸伤于风者，为肾风。

风气中五脏六腑之输，亦[2]为脏腑之风，各入其门户。风之所中，则为偏风。风气循风府而上，则为脑风。风入系头，则为目风。眼寒，饮酒中风，则为漏[3]风。入房汗出中风，则为内风。新沐中风，则为首风。久风入中，则为肠风飧泄；而[4]外在腠理，则为泄风。故风者，百病之长也，至

①伤于风：《素问·风论》《太素·诸风数类》作“伤于邪”，以下秋、冬之“伤于风”同。

②亦：原作“以”，据医统本、《素问·风论》《太素·诸风数类》改。

③漏：原作“脑”，与前“脑风”重，据医统本、《素问·风论》《太素·诸风数类》改。

④而：《素问·风论》《太素·诸风数类》无此字。

其變化乃為他病也無常方然故有風氣也

肺風之狀多汗惡風色皏音平去声平然白時欬短氣晝日則差暮則甚診在眉上其色白

心風之狀多汗惡風焦絕善怒色赤病甚則言不快診在口其色赤

肝風之狀多汗惡風善悲色微蒼嗌乾善怒時憎女子診在目下其色青

脾風之狀多汗惡風身體怠墮四肢不欲動色薄微黄不嗜食診在鼻上其色黄墮音惰

腎風之狀多汗惡風面瘫然浮腫腰脊痛不能

其变化，乃为他病也。无常方，然故有风气也。

肺风之状，多汗恶风，色皏音平去声然白，时咳短气，昼日则差，暮则甚，诊在眉上，其色白。

心风之状，多汗恶风，焦绝善怒，色赤，病甚则言不快，诊在口，其色赤。

肝风之状，多汗恶风，善悲，色微苍，嗌干善怒，时憎女子，诊在目下，其色青。

脾风之状，多汗恶风，身体怠堕，四肢不欲动，色薄微黄，不嗜食，诊在鼻上，其色黄。堕，音惰。

肾风之状，多汗恶风，面痝然浮肿，腰脊痛，不能正立，色炲音胎，隐曲不利，诊在肌上，其色黑。痝，音忙。

胃风之状，颈多汗恶风，食饮[①]不下，鬲塞不通，腹善满，失衣则䐜胀，食寒则泄，诊形瘦而腹大。

首风之状，头痛，面多汗，恶风，先当风一日，则病甚，头痛不可以出内，至其风日，则病少愈。

漏风之状，或多汗，常不可单衣，食则汗出，甚则身汗，喘息恶风，衣常濡，口干善渴，不能劳事。

泄风之状，多汗，汗出泄衣上，咽《素问》作口中[②]干，上渍[③]，其风不能劳事，身体尽痛则寒。

①饮：原作“欲”，形误，据医统本、《素问·风论》《太素·诸风状论》改。

②《素问》作口中：此五字原作大字正文，据文义及医统本改作小字注文。

③渍：原作“潰”，形误，据医统本、《素问·风论》改。

黃帝問曰邪之在經也其病人何如取之柰何
岐伯對曰天有宿度地有經水人有經脉天地
溫和則經水安靜天寒地凍則經水凝泣天
暑地熱則經水沸溢卒風暴起則經水波舉
素問作湧而隴起夫邪之入於脉也寒則血
凝泣暑則氣淖澤虛邪因而入客也亦如經
水之得風也經之動脉其至也亦時隴起於
脉中循循然其至寸口中手也時大時小大
則邪至小則平其行無常延在陰與陽不可
為度循而察之三部九候卒然逢之早遏音曷

黄帝问曰：邪之在经也，其病人何如，取之奈何？

岐伯对曰：天有宿度，地有经水，人有经脉。天地温和则经水安静，天寒地冻则经水凝泣；天暑地热则经水沸溢，卒风暴起则经水波举《素问》作涌而陇起[①]。夫邪之入于脉也，寒则血凝泣，暑则气淖泽，虚邪因而入客也。亦如经水之得风也，经之动脉，其至也亦时陇起，于脉中循循然，其至寸口，中手也，时大时小，大则邪至，小则平。其行无常处[②]，在阴与阳，不可为度。循而察之，三部九候。卒然逢之，早遏音曷

①《素问》作涌而陇起：此七字原作大字正文，据文义及医统本改作小字注文。

②处：原作"延"，形误，据医统本、《素问·离合真邪论》《太素·真邪补泻》改。

其路吸則內鍼無令氣忤靜以久畱無令邪
布吸則轉鍼以得氣為故候呼引鍼呼盡乃
去大氣皆出故名曰寫
黄帝問曰不足者補之柰何
岐伯對曰必先捫而循之切而散之推而按之
彈而怒之抓音爪而下之通而取之外引其門
以閉其神呼盡內鍼靜以久畱以氣至為故
如待所貴不知日暮其氣已志適以自護候
吸引鍼氣不得出各在其處推闔其門令真
素問作神氣存大氣畱止故名曰補

其路。吸则内针，无令气忤。静以久留，无令邪布。吸则转针，以得气为故。候呼引针，呼尽乃去。大气皆出，故名曰泻。

黄帝问曰：不足者，补之奈何？

岐伯对曰：必先扪而循之，切而散之，推而按之，弹而怒之，抓[①]音爪而下之，通而取之，外引其门，以闭其神。呼尽内针，静以久留，以气至为故。如待所贵，不知日暮。其气已至[②]，适以自护。候吸引针，气不得出，各在其处，推阖其门，令真气《素问》作神气[③]存。大气留止[④]，故名曰补。

①抓：《太素·真邪补泻》作"搔"。义近。

②至：原作"志"，音误，据医统本、《素问·离合真邪论》《太素·真邪补泻》改。

③《素问》作神气：此五字原作大字正文，据文义及医统本改作小字注文。

④大气留止：《太素·真邪补泻》无此四字。

黄帝问曰：候气奈何？

岐伯对曰：夫邪去络，入于经，舍一作合于血脉之中，其寒温未相得，如涌波之起，时来时去，故不常在。故曰：方其来也，必按而止之，止而取之，无迎《素问》作逢[1]其冲而泻之。真气者，经气也，经气大虚，故曰其气《素问》作来[2]不可逢，此之谓也。故曰候邪不审，大气已过，泻之则真气脱，脱则不复，邪气复[3]至而病益畜。故曰其往不可追也，此之谓也，不可挂以发者，待邪之至时而发针泻焉。若先若后者，血气已

①《素问》作逢：此四字原作大字正文，据文义及医统本改作小字注文。

②《素问》作来：此四字原作大字正文，据文义及医统本改作小字注文。

③复：医统本作"益"。

盡其病不下故曰知其可取如發鍼一作機
不知其取如扣椎故曰知機道者不可挂以
發其不知機者扣之不發此之謂也
黄帝問曰真邪以合波隴不起候之柰何
岐伯對曰審捫循三部九候之盛虛而調之不
知三部者陰陽不別天地不分地以候地天
以候天人以候人調之中府以定三部故曰
刺不知三部九候病脉之處雖有太過且至
工不得素問作能禁也誅罰無過命曰大惑
反亂大經真不可復用實為虛邪之為正素

尽，其病不下。故曰知其可取如发针一作机[①]，不知其取如扣椎。故曰知机道者不可挂以发，不知机者扣之不发。此之谓也，

黄帝问曰：真邪以合，波陇不起，候之奈何？

岐伯对曰：审扪循三部九候之盛虚而调之。不知三部者，阴阳不别，天地不分。地以候地，天以候天，人以候人，调之中府，以定三部。故曰刺不知三部九候，病脉之处，虽有大过，且至工不得《素问》作能[②]禁也。诛罚无过，命曰大惑。反乱大经，真不可复。用实为虚，以邪为正《素

①一作机：此三字原作大字正文，据文义改作小字注文。

②《素问》作能：此四字原作大字正文，据文义及医统本改作小字注文。

问》作真[①]。用针无义，反为气贼，夺人正气，以顺为逆，营卫散乱，真气以失，邪独内着，绝人长命，予人夭殃。不知三部九候，故不能久长。固不知《素问》有知字，固作因合之四时五行，固如[②]相胜，释邪攻正，绝人长命。邪之新客来也，未有定处，推之则前，引之则止，逢而泻之，其病立已。

黄帝问曰：人之善病风，洒洒汗出者，何以候之[③]？

岐伯对曰：肉不坚、腠理疏者，善病风。

黄帝问曰：何以候肉之不坚也[④]？

岐伯对曰：䐃音窘，又郡肉不坚，而分无理者，肉不坚，肤粗而皮不致

①《素问》作真：此四字原作大字正文，据文义及医统本改作小字注文。

②固如：医统本、《素问·离合真邪论》《太素·真邪补泻》作“因加”。

③之：此下原有“少愈”二字。此下文字见于《灵枢·五变》，该篇皆为黄帝与少俞问对。故“少愈”实为“少俞”形讹。此下诸“岐伯”皆为承前之误。

④“黄帝问曰：何以候肉之不坚也”：此十二字原脱，据医统本、《灵枢·五变》补。

者，腠理开也。

阳受病发风第二下

黄帝问曰：《刺节》言解惑者，尽知调诸阴阳，补泻有余不足，相倾移也，何以解之？

岐伯对曰：大风在身，血脉偏虚，虚者不足，实者有余，轻重不得，倾侧宛状，不知东西南北，乍上乍下，反复颠倒无常，甚于迷惑。补其不足，泻其有余，阴阳平复。用针如此，疾于解惑。

淫邪偏客于半身，其入深，内居荣卫，荣卫稍衰，则真气去，邪气独留，发为偏枯；其邪气浅者，脉偏虚。

风逆，暴四肢肿，身湿湿[①]，唏[②]然时寒，饥则烦，饱则善变，取手太阴表里，足少阴、阳明之经。唏，音希。

肉反清，取荥；骨清，取井、经也。

偏枯，身偏不用而痛，言不变，知[③]不乱，病在分凑之间，巨针[④]取之。益其不足，损其有余，乃可复也。

痱音肥之为病也，身无痛者，四支不收，知乱不甚，其言微知，可治；甚则不能言，不可治也。

痛先起于阳，后入于阴，先取其阳，后取其阴，必审其气之浮沉而取之。

---

①湿湿：医统本、《太素·风逆》作“漯漯”，义通。

②唏：原作“晞”，形误，据医统本、《太素·风逆》改。

③知：医统本作“智”，《灵枢·热病》作“志”。下一个“知”字同。

④巨针：原作一个“臣”字，据医统本、《灵枢·热病》《太素·热病说》改。

病大风，骨节重，须眉坠，名曰大风。刺肌肉为故。汗出百日，刺骨髓，汗出百日，凡二百日，须眉生而止针也。

黄帝问曰：有病身热[①]，懈堕，汗出如浴，恶风少气，此为何病？

岐伯对曰：名酒风。治[②]之以泽泻、术各十分，麋衔五分，合以三指撮为后饭。

身有所伤，出血多，及中风寒，若有所坠堕，四支解㑊不收，名曰体解。取其少腹脐下三结交。三结交者，阳明、太阴一作阳、脐下三寸，关元也。

①有病身热：《太素·酒风》作“病者身体”。

②治：原作“活”，形误，据医统本、《素问·病能论》改。

風眩善嘔煩滿神庭主之
如顏清一作青者上星主之
取上星者先取譩譆後取天牖風池
如頭痛顏青者顖會主之
風眩引頷音撼痛上星主之
先取譩譆後取天牖風池
風眩千金云偏頭痛目瞑惡風寒風面赤腫前
頂主之
頂上痛風頭重目如脫不可左右顧百會主之
風眩目眩顱上痛後頂主之

风眩善呕，烦满，神庭主之；

如颜清一作青者，上星主之。

取上星者[1]，先取噫嘻，后取天牖、风池。

如头痛颜青者，囟会主之。

风眩，引颔音撼痛，上星主之。先取噫嘻，后取天牖、风池[2]。

风眩《千金》云偏头痛，目瞑，恶风寒，风面赤肿，前顶主之。

顶上痛，风头重，目如脱，不可左右顾，百会主之。

风眩，目眩，颅上痛，后顶主之。

---

①取上星者：《外台秘要》卷三十九作“凡云取上星主之者，皆”。

②先取噫嘻，后取天牖、风池：医统本作“取上星，亦如上法”。

頭重項痛目不明風則腦中寒重衣不熱汗出頭中惡風刺腦户主之

頭痛項急不得傾倒目眩鼻不得喘息舌急難言刺風府主之

頭眩目痛頭半寒千金下有痛字玉枕主之

腦風目瞑頭痛風眩目痛腦空主之

頸頷楮音沐滿引牙齒口噤不開急痛不能言曲鬢主之

頭痛引頸竅陰主之

風頭耳後痛煩心及足不收失履口喎僻頭項

头重顶痛，目不明，风则脑中寒，重衣不热，汗出，头中恶风，刺脑户主之。

头痛项急，不得倾倒[1]，目眩，鼻[2]不得喘息，舌急难言，刺风府主之。

头眩目痛，头半寒《千金》下有痛字，玉枕主之。

脑风目瞑，头痛，风眩目痛，脑空主之。

颈颔楮音沐满，痛引牙齿，口噤不开，急痛不能言，曲鬓主之。

头痛引颈，窍阴主之。

风头，耳后痛，烦心，及足不收失履，口㖞僻，头项

①倾倒：《外台秘要》卷三十九作“顾侧”。

②鼻：《外台秘要》卷三十九作“晕”，连上句读。

摇瘈，牙车急，完骨主之。

眩，头痛重，目[①]如脱，项似拔，狂，见鬼，目上反，项直不可以顾，暴挛，足不任身，痛欲折，天柱主之。

腰脊强，不得俯仰，刺脊中；大风汗出，膈俞主之。

风[②]，噫音衣嘻音僖主之。

《素问·骨空》注云：大风汗出，灸噫嘻。

眩，头痛，刺丝竹空主之。

口僻，颧音权窌音撩，又音了及龈音银交、下关主之。

面目恶风寒，颇肿痈痛，招摇视瞻，瘈疭，口僻，巨窌主之。

①目：原作"月"，形误，据医统本、《外台秘要》卷三十九改。

②风：医统本作"又"，义承上文。

口不能水浆，㖞僻，水沟主之。

口僻[①]噤，外关主之。

瘈疭，口沫出，上关主之。

偏枯，四支不用，善惊，大巨主之。

大风逆气，多寒善悲，大横主之。

手臂不得上头，尺泽主之。

风，汗出，身肿，喘喝，多睡，恍惚善忘，嗜卧不觉，天府主之，在腋下三寸，臂内动脉之中。喝，音褐

风热善怒，中心喜悲，思暮嘘音虚唏音希，善笑不休，劳宫主之。

①僻：原作“澼”，形误，据医统本改。

两手挛不收伸，及掖偏枯不仁，手瘈偏，小筋急，大陵主之。

头身风[1]，善呕怵[2]音屈，又音出，寒中少气，掌中热，胕急掖肿，间使主之。

足不收，痛不可以行，天泉主之。

足下缓，失履，冲阳主之。

手及臂挛，神门主之。

痱音肥，痿，臂腕不用，唇吻不收，合谷主之。

肘痛不能自带衣，起头眩，颔痛，面黑，风肩头痛不可顾，关冲主之。

①风：此下《外台秘要》卷三十九、《千金要方》卷三十第四有"热"字，义长。

②怵：此下《外台秘要》卷三十九有"惕"字，义长。

嗌外肿，肘臂痛，身[1]上类类也，五指瘈，不可屈伸，头眩，颔额颅痛，中渚主之。

马刀肿瘘[2]，目痛，肩不举，心痛榰音汪满，逆气，汗出，口噤不可开，支沟主之。

大风，默默不知所痛，嗜卧善惊，瘈疭，天井主之。《千金》云：悲伤不乐。

偏枯，臂腕发[3]痛，肘屈不得伸手[4]。又，风头痛，泣[5]出，肩臂颈痛，项急，烦满，惊，五指掣不可屈伸，战怵，腕骨主之。掣，音彻。

风眩，惊，手腕痛，泄风，汗出至腰，阳谷主之。

---

①身：《外台秘要》卷三十九作“手”。

②瘘：原作“痿”，形误，据医统本改。

③发：《外台秘要》卷三十九无此字。

④手：《外台秘要》卷三十九、《医心方》卷二第一无此字，义长。

⑤泣：原作“注”，形误，据《外台秘要》卷三十九改。又，医统本作“涕”。

《千金》云手腕痛作手卷。

风逆，暴四肢肿，湿则唏音喜然寒，饥则烦心，饱则眩，大都主之。

风入腹中，侠脐急，胸痛，胁榰音注满，衄不止，五指端尽痛，足不践[①]地，涌泉主之。

偏枯不能行，大风，默默不知所痛，视如见星，溺黄，小腹热，咽干，照海主之。

泻左[②]阴跷、右少阴腧。先刺阴跷，后刺少阴，在横骨中[③]。风逆四肢肿，复留主之。

风从头至足，面目赤，口痛啮舌，解溪主之。

---

①践：原作“浅”，形误，据医统本、《外台秘要》卷三十九改。

②左：原作“在”，形误，据《外台秘要》卷三十九改。

③泻左阴跷……在横骨中：《外台秘要》卷三十九无此二十字。

大风，目外眦音际痛，身热痱，缺盆中痛，临泣主之。

善自啮音叶颊，偏枯，腰髀枢痛，善摇头，京骨主之。

大风，头多汗，腰尻腹痛，腨跟肿，上齿痛，脊背尻重不欲起，闻食臭，恶闻[①]人音，泄风从头至足，昆仑主之。

痿厥风，头重，頞痛，枢股腨音喘，又善外廉骨痛，瘛疭，痹不仁，振寒，时有热，四支不举，跗音夫阳主之。

腰痛，颈项痛，历节，汗出而步失[②]履，寒，复不仁，腨中痛，飞[③]扬主之。

八虚受病发拘挛第三

①闻：原作“风”，据医统本、《外台秘要》卷三十九改。

②失：原脱，据《外台秘要》卷三十九补。

③飞：原作“非”，音误，据医统本、汲古阁本改。

黄帝問曰人有八虚各以何候
岐伯對曰肺心有邪其氣留於兩肢肝有邪其
氣留於兩肘脾有邪其氣留於兩髀腎有邪
其氣留於兩膕音腻凡此八虚者此機關之真
氣之所過血絡之所由是八邪氣悪血因而
得留留則傷筋骨機関不得屈伸故拘攣
暴拘攣癇眩足不任身取天柱主之
掖拘攣暴脉急引脇而痛内引心肺譩譆主之
從項至脊自已下至十二椎應手刺之立已
轉筋者立而取之可令遂已痿厥者張而引之

黄帝问曰：人有八虚，各以何候？

岐伯对曰：肺心有邪，其气留于两肘①；肝有邪，其气留于两腋②；脾有邪，其气留于两髀；肾有邪，其气留于两腘音腻。凡此八虚者，此机关之室，真气之所过，血络之所由，是八邪气，恶血因而得留，留则伤筋骨，机关不得屈伸，故拘挛。

暴拘挛，痫眩，足不任身，取天柱主之。

掖拘挛，暴脉急，引胁而痛，内引心肺，噫嘻主之。

从项至脊，自脊已下至十二椎，应手刺之，立已。

转筋者，立而取之，可令遂已；痿厥者，张而引之，

①肘：原作“肢”，形误，医统本作“腋”，据《灵枢·邪客》《太素·刺法》改。

②腋：原作“肘”，据《灵枢·邪客》《太素·刺法》改。

可令立快矣。

热在五脏发痿第四

黄帝问曰：五脏使人痿，何也？

岐伯对曰：肺主身之皮毛，心主身之血脉，肝主身之筋膜，脾主身之肌肉，肾主身之骨髓。故肺气热则叶焦，焦则皮毛虚弱急薄着，着则生痿躄音革，又彼；心气热则下脉厥而上，上则下脉虚，虚则生脉痿，枢折瘈，胫肿而不任地《素问》云瘈作挈，肿作疭[1]；肝气热则胆热泄，口苦筋膜干，筋膜干则筋

① 《素问》云瘈作挈，肿作疭：此九字原作大字，因上下文无法连属，故据医统本改作小字注文。

急而挛，发为筋[1]痿；脾气热则胃干而渴，肌肉不仁，发为肉痿；肾气热则腰脊不举，骨枯而髓减，发为骨痿。

黄帝问曰：何以得之？

岐伯对曰：肺者脏之长也，为心之盖，有所失亡，所求不得，则发为肺鸣，鸣则肺热叶焦，发为痿躄音革，又彼；悲哀太甚，则胞络绝，胞络绝[2]则阳气内动，发则心下崩，数溲血。故《本病》曰：大经空虚，发为肌痹，传为脉痿。思想无穷，所愿不得者[3]，意淫于外，入房太甚，宗筋弛纵，发为筋痿，及为白淫。故《下经》曰：筋痿生于肝[4]，使内也。有渐

①而挛，发为筋：此五字原脱，据医统本、《素问·痿论篇》《太素·五脏痿》补。

②绝：原作“动”，据医统本、《素问·痿论篇》《太素·五脏痿》改。

③者：医统本、《素问·痿论篇》无此字。

④肝：《太素·五脏痿》无此字，连下读，义长。

于湿，以水为事，若有所流，居处伤《素问》作相[1]湿，肌肉濡渍音瘠，又音癞[2]，痹而不仁，发为肉痿。故《下经》曰：肉痿者，得之湿地，有所远行劳倦，逢大热而渴，渴则阳[3]气内伐，内伐则热合《素问》作舍[4]于肾，肾者水脏，今水不胜火[5]，则骨枯而髓空，故足不任身，热[6]发为骨痿音逶。故《下经》曰：骨痿生于大热。

黄帝问曰：何以别之？

岐伯对曰：肺热者，色白而毛败；心热者，色赤而络脉溢；肝热者，色苍而爪枯；脾热者，色黄而

①《素问》作相：此四字原作大字，因上下文无法连属，故据文义改作小字注文。

②音瘠，又音癞：此为注音，但非为“渍”之注音，疑误。

③阳：原作“伤”，形误，据医统本、《素问·痿论篇》《太素·五脏痿》改。

④《素问》作舍：舍，原作“合”，据医统本改。此四字原作大字，因上下文无法连属，据文义及医统本改作小字注文。

⑤火：原作“失”，形误，据医统本、《素问·痿论篇》《太素·五脏痿》改。

⑥热：医统本、《素问·痿论篇》《太素·五脏痿》无此字，义长。

賢乃腎字誤

浩乃治字誤

總乃縱字誤

肉蠕音軟動賢熱者色黑而齒槁音考

黄帝問曰浩痿者獨取陽明何謂也

岐伯對曰陽明者五藏六腑之海主潤宗筋宗筋主束骨而利機關衝脉者經脉之海主滲灌谿谷與陽明合於宗筋陰陽揔宗筋之會會於氣衝而陽明為之長皆屬於帶脉而絡於督脉故陽明虛則宗筋總帶脉不引故足痿不用治之各補其榮而通其俞調其虛實和其逆順則筋脉骨肉各以其時受月則病已矣

肉蠕音软动；肾[1]热者，色黑而齿槁音考。

黄帝问曰：治[2]痿者独取阳明。何谓也?

岐伯对曰：阳明者，五脏六腑之海，主润宗筋。宗筋主束骨而利机关。冲脉者，经脉之海，主渗灌溪谷，与阳明合于宗筋。阴阳揔宗筋之会，会于气冲，而阳明为之长，皆属于带脉，而络于督脉。故阳明虚则宗筋纵[3]，带脉不引，故足痿不用。治之各补其荥而通其俞，调其虚实，和其逆顺，则筋脉骨肉，各以其时受月，则病已矣。

---

①肾：原作“贤”，形误，据医统本、汲古阁本、《素问·痿论篇》《太素·五脏痿》改。

②治：原作“浩”，形误，据医统本、汲古阁本、《素问·痿论篇》《太素·五脏痿》改。

③纵：原作“总”，音误，据医统本、《素问·痿论篇》《太素·五脏痿》改。

痿厥为四末束闷，乃疾解之，日二。不仁者，十日而知；无休，病已止。

足缓不收，痿不能行，不能言语，手足痿音透躄音革不能行，地仓主之。

痿不相知一云身重骨痿不相知[1]，太白主之。

痿厥，身体不仁，手足偏小，先取京骨，后取中封、绝骨，皆[2]泻之。

痿厥，寒，足腕不收，躄音卑，坐不能起，髀音算，又音披枢脚痛，丘墟主之。

虚则痿躄，坐不能起，实则厥，胫[3]热时[4]痛，身体不

①一云身重骨痿不相知："不"字脱，据医统本补。此句原作大字，因上下文无法连属，故据文义及医统本改作小字注文。

②皆：原作"背"，形误，据医统本改。又《外台秘要》卷三十九无此字。

③胫：原作"腔"，形误，据医统本、《外台秘要》卷三十九、《千金要方》卷三十第三、《医心方》卷二第一改。

④时：《外台秘要》卷三十九、《千金要方》卷三十第三、《医心方》卷二第一作"膝"。

滑乃骨字誤

仁手足偏小善嚙音葉頰光明主之

手太陰陽明太陽少陽脉動發肩背肩前

臑皆痛肩似拔第五

肩痛不可舉天容及秉風主之

肩背髀痛臂不舉寒熱悽索肩井主之

肩腫不得顧氣舍主之

肩背髀不舉血瘀肩中不能動搖巨滑主之

肩中熱指臂痛肩髃主之

肩重不舉臂痛肩窌主之

肩重肘臂痛不可舉天宗主之

仁，手足偏小，善啮音叶颊，光明主之。

手太阴阳明太阳少阳脉动发肩背肩前臑皆痛肩似拔第五

肩痛不可举，天容及秉风主之。

肩背髀痛，臂不举，寒热悽索，肩井主之。

肩肿不得顾。气舍主之。

肩背髀不举，血瘀肩中，不能动摇，巨骨[1]主之。

肩中热，指臂痛，肩髃主之。

肩重不举，臂痛，肩窌主之。肩重，肘臂痛，不可举，天宗主之。

①骨：原作“滑”，形误，据医统本、《外台秘要》卷三十九、《千金要方》卷三十第三、《医心方》卷二第一改。

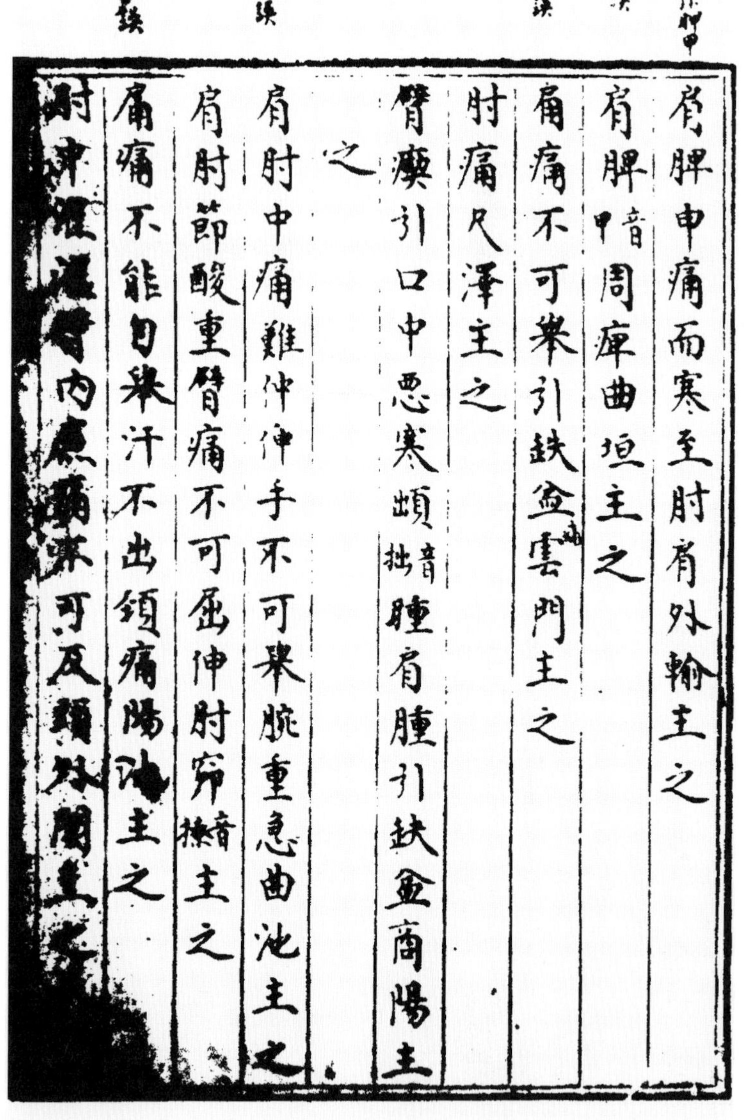
肩胛中[1]痛而寒至肘，肩外输主之。

肩胛[2]音甲周痹，曲垣主之。

肩痛不可举，引缺盆痛，云门主之。

肘痛，尺泽主之。

臂瘈引口中，恶寒顗音拙肿，肩肿引缺盆，商阳主之。

肩肘中痛，难屈[3]伸，手不可举重，腕[4]急，曲池主之。

肩肘节酸重，臂痛，不可屈伸，肘窌音撩主之。

肩痛不能自举，汗不出，颈痛，阳池主之。

肘中濯濯，臂内廉痛，不可及头，外关主之。

①胛中：原作“脾申”，形误，据《外台秘要》卷三十九、《医心方》卷二第一改。
②胛：原作“脾”，据下文注音及医统本改。下文前谷所主之“肩胛小指痛”同。
③屈：原作“仲”，据医统本、《外台秘要》卷三十九、《千金要方》卷三十第三、《医心方》卷二第一改。
④重，腕：原倒作“腕，重”，据《外台秘要》卷三十九、《千金要方》卷三十第三、《医心方》卷二第一乙正。

肘痛引肩，不可屈伸，振寒热，颈项肩背痛，臂痿痹不仁，天井主之。《千金》云肩内麻木。

肩不可举，不能带衣，清冷渊主之。

肘臂腕中痛，颈肿不可以顾，头项急痛，眩，淫泺，肩胛音甲小指痛，前谷主之。

肩痛不可自带衣，臂腕外侧痛不举，阳谷主之。

臂不可举，头项痛，咽肿不可咽，前谷主之。

肩痛欲折，臑如拔，手不能自上下，养老主之。

肩背头痛，时眩，涌泉主之。

水浆不消发饮第六

溢饮，胁下坚痛，中脘主之。

腰清脊强，四支懈堕，善怒，咳，少气，郁然不得息，厥逆，肩不可举，马刀瘘，身瞤音淳，又音闷，章门主之。

溢饮，水道不通，溺黄，小腹痛，里急，肿，洞泄，体痛一云髀痛引骨，京门主之。

饮，渴，身伏多唾，隐白主之。

腠理气，臑会主之。

黄帝三部针灸甲乙经卷之十

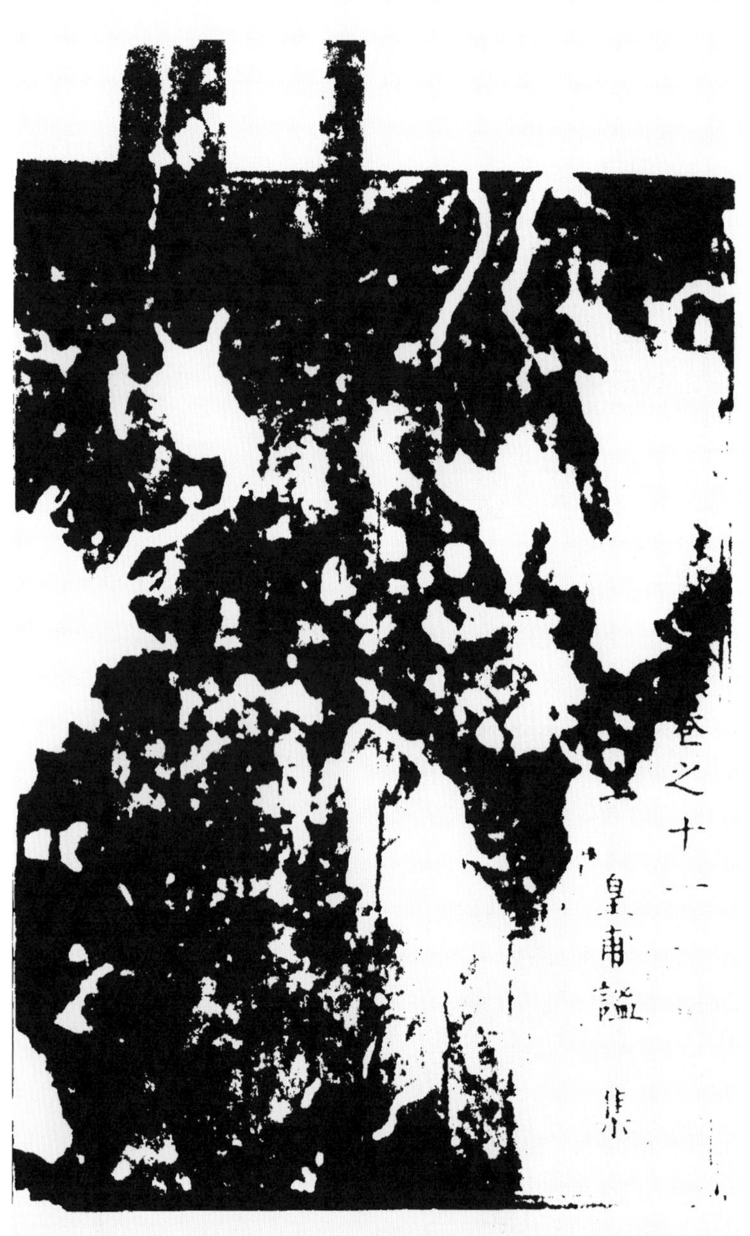

卷之十一

皇甫謐　集

黄帝三部针灸甲乙经卷之十一

晋　玄晏先生　皇甫谧　集

胸中寒发脉代

阳厥大惊发狂痫

阳脉下坠阴脉上争发尸厥

气乱于肠胃发霍乱吐下

足太阴厥脉病发溏泄下痢

五气溢发消渴黄瘅

动作失度内外伤发崩中瘀血呕血唾血

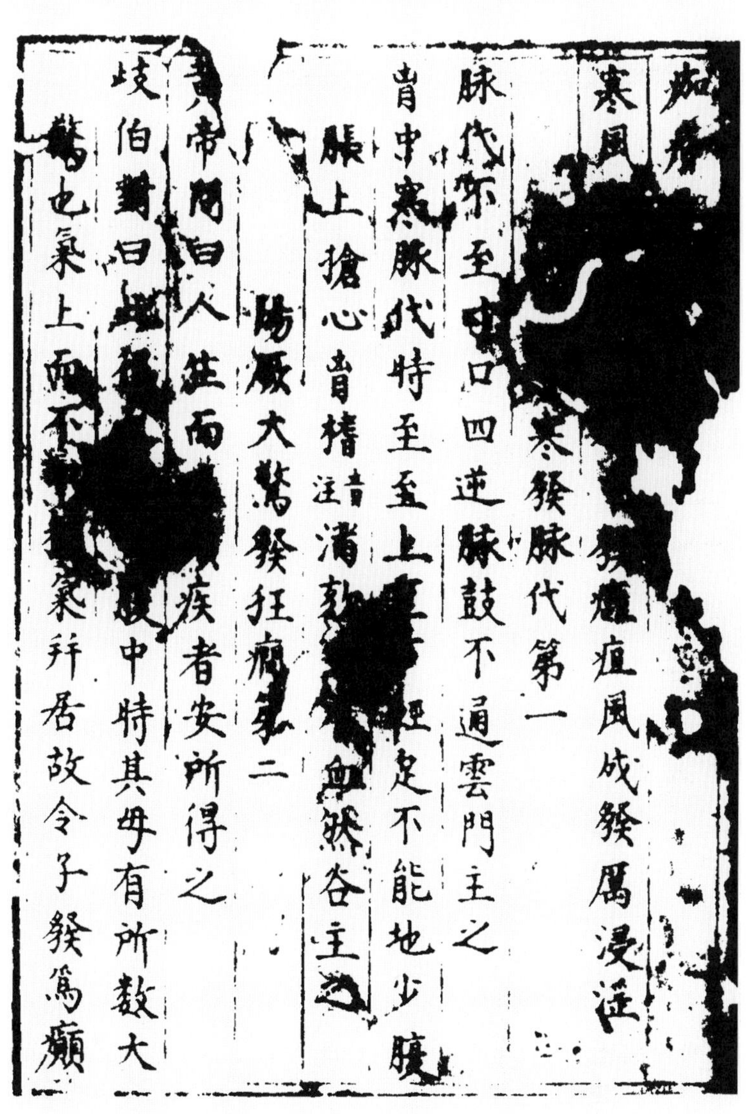
痴[illegible]發癰疽風成發厲浸淫
寒風[illegible]
[illegible]寒發脉代第一
脉代不至寸口四逆脉鼓不通雲門主之
胸中寒脉代特至上[illegible]足不能地少腹
脹上搶心胸𦙶音注滿欬[illegible]血然谷主之
陽厥大驚發狂癎第二
黃帝問曰人[illegible]疾者安所得之
岐伯對曰此[illegible]腹中特其母有所數大
驚也氣上而不[illegible]氣并居故令子發為癲

邪气聚于下脘发内痈

寒气客于经络之中发痈疽风成发厉浸淫上下

胸中寒发脉代第一

脉代不至寸口，四逆，脉鼓不通，云门主之。胸中寒，脉代时不[1]至，上重下轻，足不能安[2]地，少腹胀，上抢心，胸𦙶音注满，咳唾有血，然谷主之。

阳厥大惊发狂痫第二

黄帝问曰：人生而病癫疾者，安所得之？

岐伯对曰：此得之在母腹中时，其母有所数大惊也，气上而不下，精气并居，故令子发为癫

①不：原脱，据《外台秘要》卷三十九、《千金要方》卷三十第二补。

②安：原脱，据《外台秘要》卷三十九、《千金要方》卷三十第二补。

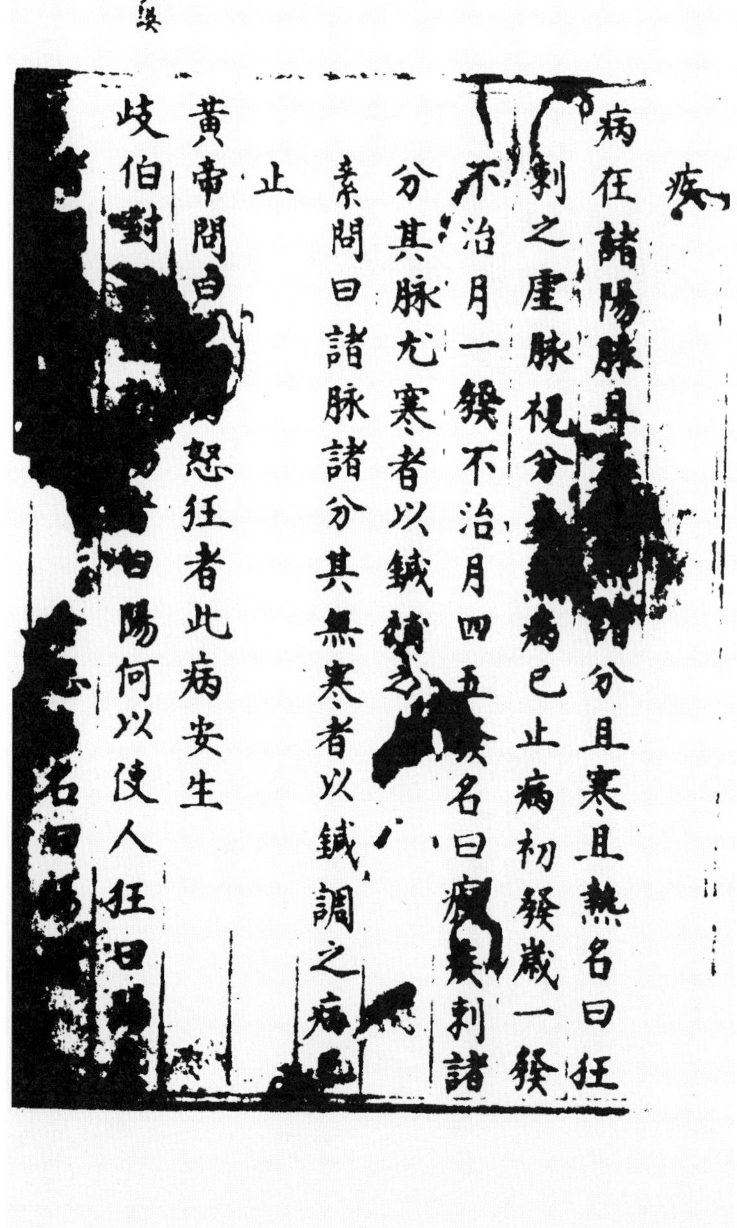
疾
病在諸陽脉且[illegible]分且寒且熱名曰狂
刺之虛脉視分[illegible]病已止病初發歲一發
不治月一發不治月四五[illegible]名曰[illegible]刺諸
分其脉尤寒者以鍼補之
素問曰諸脉諸分其無寒者以鍼調之病已
止
黃帝問曰[illegible]怒狂者此病安生
岐伯對[illegible]陽何以使人狂曰[illegible]

疾。

病在诸阳脉，且寒且热，诸分且寒且热，名曰狂。刺之虚脉，视分尽热，病已止。病初发，岁一发，不治，月一发；不治，月四五发，名曰癫疾。刺诸分，其脉尤寒者，以针补之。

《素问》曰：诸脉诸分，其无寒者，以针调之，病已止[1]。

黄帝问曰：有病狂怒者，此病安生？

岐伯对曰：生于阳也。

曰：阳何以使人狂？

曰：阳气者因暴折而难决，故善怒，病名曰阳厥。

①《素问》曰……病已止：此十八字医统本作小字注文排列。

黃帝問曰

岐伯對曰陽明者常動太陽少陽不動不動而動大疾此其候也治之柰何曰衰素問曰奪其食即已夫食入於陰氣長於陽故奪其食即已使人服以生鐵落爲後飯夫生鐵落者下氣候也素問作疾

癲疾脉搏大滑久自已脉小堅急死不治一本脉沉沉小急實死不治小牢急急又云可治

癲疾脉虛可治實則死厥成爲癲疾貫疽

黄帝问曰：何以知之？

岐伯对曰：阳明者常动，太阳、少阳不动，不动而动大疾，此其候也。

黄帝问曰[①]：治之奈何？

岐伯对[②]曰：衰《素问》曰夺其食即已。夫食入于阴，气长于阳，故夺其食即已。使人服以生铁落为后饭。夫生铁落者，下气候也《素问》作疾。

癫疾，脉搏大滑，久自已；脉小坚急，死不治。一本脉沉沉小急实，死不治；小牢急，又云可治。

癫疾，脉虚可治，实则死。厥成为癫疾。贯疽

①黄帝问曰：原无，据体例补。

②岐伯对：原无，据体例补。

素問通平虛實論作黃疽
暴病厥癲疾狂久逆之所生也五臟不平六腑
閉塞之所生也
癲疾始生先不樂頭重痛直視舉目赤甚作極
已而煩心候之於顏取手太陽太陰血變而
止
癲疾而引口喘悸
九墟作啼呼太素作啼呼喘悸者候之手陽
明太陽左強者攻其右一作左右強者攻其
作右血變而止

《素问·通评虚实论》作黄疸[①]，暴病厥，癫疾狂，久逆之所生也。五脏不平，六腑闭塞之所生也。

癫疾始生，先不乐，头重痛，直[②]视，举目赤，甚[③]作极已而烦心，候之于颜，取手太阳、太阴[④]，血变而止。

癫疾始作[⑤]，而引口啼呼[⑥]喘悸《九墟》作啼呼，《太素》作啼呼喘悸者，候之以手阳明、太阳，左强者攻其右一作左，右强者攻其左一作右，血变而止。

---

①《素问·通评虚实论》作黄疸：“评”原作“平”，“疸”原作“疽”，据《素问·通评虚实论》改。

②直视：《灵枢·病狂》《太素·癫疾》无“直”字，“视”与下连读。

③甚：《太素·癫疾》《千金要方》卷十四第五作“其”，义长。

④太阴：此上《灵枢·病狂》《太素·癫疾》《千金要方》卷十四第五有“阳明”二字，可参。

⑤始作：原无，据医统本、《灵枢·病狂》《太素·癫疾》补。

⑥啼呼：原无，据医统本、《灵枢·病狂》《太素·癫疾》补。

治癲疾者常與之居察其所當取之處病至視之有過者即寫之置其血於瓠壺之中至其發時血獨動矣不動灸窮骨三十壯窮骨者尾骶音氐也

骨癲疾者頷齒諸腧分肉皆滿而骨居強直汗出煩悶嘔多涎末氣下泄不治

脉癲疾者暴仆四支之脉皆脹而從滿脉盡刺之出血不滿俠項灸太陽又灸太脉於腰相去三寸諸分肉本輸嘔多涎沫氣下泄不治

筋癲疾者身卷攣急脉大刺項大經即大杼嘔

治癫疾者，常与之居，察其所当取之处，病至视之，有过者即泻之。置其血于瓠壶之中，至其发时，血独动矣；不动，灸穷骨三十壮。穷骨者，尾骶音氐也。

骨癫疾者，颔齿诸腧分肉皆满，而骨倨强直，汗出烦闷，呕多涎沫[①]，气下泄，不治。

脉癫疾者，暴仆，四支之脉皆胀而从[②]，满脉，尽刺之出血；不满，侠项灸太阳，又灸带[③]脉于腰相去三寸诸分肉本输。呕多涎沫，气下泄，不治。

筋癫疾者，身卷挛急，脉大，刺项大经即[④]大杼，呕

①沫：原作“末”，缺笔讹，据医统本、《灵枢·病狂》《太素·癫疾》改。

②从：医统本、《灵枢·病狂》《太素·癫疾》作“纵”，义通。

③带：原作“太”，音误，据医统本、《灵枢·病狂》《太素·癫疾》改。

④即：医统本、《灵枢·病狂》《太素·癫疾》作“之”。

多涎沫氣下泄不治
狂之始生先自悲也善忘善怒善恐者得之憂
肌治之取手太陰陽明血變而止及取足太
陰陽明
狂始發少卧不飢自高賢也自辦智也善罵詈
日夜不休治之取手陽明太陽舌下少陰視
足之盛者皆取之不盛者釋之
狂善驚善笑好歌樂妄行不休者得之不恐治
之取手陽明太陽太陰
狂目妄見耳妄聞善呼者少氣之所生也治之

多涎沫，气下泄，不治。

狂之始生，先自悲也，善忘善怒善恐者，得之忧饥①。治之先取手太阴、阳明，血变而止，及取足太阴、阳明。

狂始发，少卧不饥，自高贤②也，自辨智也，自尊贵也③。善骂詈，日夜不休。治之取手阳明、太阳、太阴④、舌下少阴，视足之盛者皆取之，不盛者释之。

狂，善惊，善笑，好歌乐，妄行不休者，得之大⑤恐。治之取手阳明、太阳、太阴。

狂，目妄见，耳妄闻，善呼者，少气之所生也，治之

①饥：原作“肌”，形误，据医统本、《灵枢·病狂》《太素·惊狂》改。

②贤：原作“肾”，形误，据医统本、《灵枢·病狂》《太素·惊狂》改。

③自尊贵也：此四字原脱，据医统本、《灵枢·病狂》《太素·惊狂》补。

④太阴：原脱，据医统本、《灵枢·病狂》《太素·惊狂》补。

⑤大：原作“不”，形误，据医统本、《灵枢·病狂》《太素·惊狂》改。

取手太阳、太阴、阳明、足太阳及头两颔。

狂，多食，善见鬼神，善笑而不发于外者，得之有所大喜。治之取足太阴、阳明、太阳，后取手太阴、阳明、太阳。

狂而新发，未应如此者，先取曲泉左右动脉及盛者见血，有顷已；不已，以法取之，灸骶骨二十壮。骶音氐骨者，尾屈也。

癫疾呕沫，神庭及兑端、承浆主之。

其不呕沫，本神及百会、后顶、玉枕、天冲、大杼、曲骨、尺泽、阳溪、外丘、当上脘傍五分，通谷、金门、

疾乃瘈字誤

承筋合陽主之委中下二寸合陽
癲疾上星主之先取譩譆後取天牖風池
癲疾嘔沫暫起僵仆惡見風寒面赤腫顖會主
之
癲疾狂走瘈瘲搖頭口喎戾頸強強間主之
癲疾瘈瘲狂走頸項痛後頂主之後項後一寸
五分
癲疾骨痠眩狂疾瘲口千金作喉噤羊鳴刺腦
戶狂易多言不休及狂走欲自殺目及妄見
刺風府

承筋、合阳主之。委中下二寸为合阳。

癫疾，上星主之，先取噫嘻，后取天牖、风池。

癫疾，呕沫，暂起僵仆，恶见风寒，面赤肿，囟会主之。

癫疾，狂走，瘈疭，摇头，口㖞戾[①]，颈强，强间主之。

癫疾，瘈疭狂走，颈项痛，后顶主之。后顶，顶后一寸五分。

癫疾，骨酸，眩，狂，瘈[②]疭，口《千金》作喉噤羊鸣，刺脑户。狂易多言不休，及狂走，欲自杀，目反妄见，刺风府。

---

①戾：《医心方》卷二第一作“泪出”。

②瘈：原作“疾”，形误，据医统本、《外台秘要》卷三十九改。

癫疾，僵音殭仆音朴，目妄见，恍惚不乐，狂走瘛疭，络却[①]主之。

癫疾，大瘦，脑空主之。

癫疾，僵仆，狂虚[②]，完骨及风池主之。

癫疾互引，天柱主之。

癫疾，怒欲杀人，身柱主之。《千金》云：瘈音契疭，身热狂走，谵语见鬼。

狂走，癫疾，脊急强，目转上插，筋腧主之。

癫疾发如狂走者，面皮厚敦敦，不治。虚则头重洞泄，淋癃，大小便难，腰尻重，难起居，长强主

①却：原作"欲"，形误，据医统本改。

②狂虚：医统本作"狂疟"，《外台秘要》卷三十九作"痎疟狂易"。

之
癎疾憎風時振寒不得言得寒益甚身熱狂走
欲自殺目反妄見瘈瘲泣出死不知人肺腧
主之
癲疾膈腧及肝腧主之
癲疾五引反折戴眼及眩狂走不得卧心中煩
攢竹主之
癲疾狂煩滿刺絲竹空主之
癲疾五引水溝及齗音銀交主之
癲疾狂瘈瘲眩仆癎疾瘖不能言羊鳴沫出聽

之。

癫[1]疾，憎风，时振寒，不得言，得寒益甚，身热狂走，欲自杀，目反妄见，瘈疭，泣出，死不知人，肺腧主之。

癫疾[2]，膈腧及肝腧主之。

癫疾互[3]引，反折戴眼及眩，狂走，不得卧，心中烦，攒竹主之[4]。

癫疾，狂，烦满，刺丝竹空主之。

癫疾互引，水沟及龂音银交主之。

癫疾，狂，瘈疭眩仆，痫疾，喑不能言，羊鸣沫出，听

①癫：原作“痫”，上下文均论癫疾，痫疾于此不类，据医统本改。

②癫疾：《外台秘要》卷三十九作“癫狂”。

③互：原作“五”，俗写致讹，据医统本改。以下“互引”同。

④癫疾互引……攒竹主之：医统本无此条内容。

宮主之
癲疾五引口喎喘悸者大迎主之
及陽明太陰候手足變血而止
狂癲疾吐舌太一及滑肉門主之
太息善悲少腹有熱欲走日月主之
狂易魚際及合谷腕骨支正少海崑崙主之
狂言太淵主之
心懸音玄如飢之狀善悲而驚狂面赤目黃間使
主之
狂言笑見鬼取之陽谿及手足陽明太陰

宫主之。

癫疾互引[①]，口㖞喘悸者，大迎主之。及取阳明、太阴，候手足变血而止。

狂癫疾，吐舌，太乙及滑肉门主之。

太息善悲，少腹有热，欲走，日月主之。

狂易，鱼际及合谷、腕骨、支正、少海、昆仑主之。

狂言，太渊主之。

心悬音玄如饥状，善悲而惊狂，面赤目黄，间使主之。

狂言笑，见鬼[②]，取之阳溪及手足阳明、太阴。

---

①互引：《外台秘要》卷三十九无此二字。

②狂言笑，见鬼：《外台秘要》卷三十九作“癫疾呕沫，善笑见鬼”。

癲疾多言耳鳴口僻頰腫實則聾齲音巨喉痺不能言齒痛鼻鼽音求衄虛則痺膈俞偏歷主之

癲疾咶音國舌鼓頷音撼狂言見鬼温畱主之腕後五寸

目不明腕急身熱驚狂躄音卑痿痺瘈瘲曲池主之

癲疾吐舌曲池主之

狂疾掖門主之又俠谿丘墟光明主之

狂五引頭痛耳鳴目痺中渚主之

熱病汗不出五引頸嗌音益外腫肩臂痠重脇腋

癫疾，多言，耳鸣，口僻颊肿，实则聋龋音巨，喉痹不能言，齿痛，鼻鼽音求衄，虚则痹，膈俞、偏历主之。

癫疾，吐[1]音国舌鼓颔音撼，狂言见鬼，温留主之。在腕后五寸。

目不明，腕急，身热惊狂，躄音卑痿痹，瘈疭，曲池主之。

癫疾，吐舌，曲池主之。

狂疾，掖门主之，又侠溪、丘墟、光明主之。

狂，互引，头痛耳鸣目痹，中渚主之。

热病汗不出，互引，颈嗌音益外肿，肩臂酸重，胁腋

①吐：原作“咶”，国之俗写，为吐之形误，据医统本、《外台秘要》卷三十九改。

急痛痛不舉痂疥項不可顧支溝主之
癲疾吐血沫出羊鳴戾頸天井主之
在肘後熱病汗不出狂五引癲疾前谷主之
狂五引癲疾數發後谿主之
狂癲疾陽谷及築賓通谷主之
凡好太息不嗜食多寒熱汗出病至則善嘔嘔
已乃衰即取公孫及井腧實則腸中切痛厥
頭面腫起煩心狂多飲霍則鼓獨腹中氣大
滯熱痛不嗜卧霍亂公孫主之
癲疾狂多食善笑不發於外煩心渴商丘主之

急痛，痛不举，痂疥，项不可顾，支沟主之。

癫疾，吐血沫出，羊鸣，戾颈，天井主之。在肘后。

热病汗不出，狂，互引，癫疾，前谷主之。

狂，互引，癫疾数发，后溪主之。

狂，癫疾，阳谷及筑宾、通谷主之。

凡好太息，不嗜食，多寒热，汗出，病至则善呕，呕已乃衰，即取公孙及井腧；实则肠中切痛，厥，头面肿起，烦心，狂，多饮。霍则鼓，独腹中气大滞，热痛，不嗜卧，霍乱，公孙主之。

癫疾，狂，多食，善笑，不发于外，烦心，渴，商丘主之。

他本疾作狂

癲疾短氣嘔血胸背行間主之

痿厥癲疾洞泄然谷主之

狂仆音付溫畱主之

狂癲陰谷主之

癲疾發寒熱欠煩滿悲泣出解谿主之

狂妄走善欠巨虛上廉主之

狂易見鬼與火解谿主之

癲疾五引僵仆申脈主之

先取陰蹻音喬後取京骨頭上五行

目反上視若赤痛從內眥始復下半寸各三痏

癫疾，短气呕血，胸背痛，行间主之。

痿厥癫疾，洞泄，然谷主之。

狂仆音付，温留主之。

狂癫，阴谷主之。

癫疾，发寒热，欠，烦满，悲泣出，解溪主之。

狂，妄走，善欠，巨虚上廉主之。

狂易，见鬼与火，解溪主之。

癫疾，互引，僵仆，申脉主之。先取阴跷音乔，后取京骨，头上五行。

目反上视，若赤痛，从内眦始，复下半寸，各三痏，

左取右右取左
寒厥癲疾噤吟瘈瘲驚狂陽交主之
癲疾狂妄行振寒京骨主之
身痛狂善行癲疾束骨主之補諸陽
癲疾僵仆轉筋僕參主之
癲疾目䀮䀮音荒鼽音求衄音朒崑崙主之
狂癲疾體痛飛揚主之
癲疾反折委中主之
陽脉下墜陰脉上爭發尸厥第三
厥死不知人脉動如故隱白及大敦主之

左取右，右取左。

寒厥癫疾，噤，吟，瘈疭，惊狂，阳交主之。

癫疾，狂，妄行，振寒，京骨主之。

身痛，狂，善行，癫疾，束骨主之，补诸阳。

癫疾，僵仆，转筋，仆参主之。

癫疾，目䀮䀮音荒，鼽音求衄音朒，昆仑主之。

癫狂疾，体痛，飞扬主之。

癫疾反折，委中主之。

阳脉下坠阴脉上争发尸厥第三

尸厥，死不知人，脉动如故，隐白及大敦主之。

恍惚尸厥，头痛，中极及仆参主之。

尸厥暴死，金门主之。

气乱于肠[①]胃发霍乱吐下第四

霍乱，刺[②]俞傍五、足阳明及上傍三。呕吐烦满，魄户主之。

阳逆霍乱，刺人迎，刺入四分，不幸杀人。一作肠逆。

霍乱，泄出不自知，先取太溪，后取太仓之原。

霍乱，巨阙、关冲、支沟、公孙、解溪主之。《千[③]金》又有阴陵泉。

霍乱泄注，期门主之。

---

①肠：原作“腹”，形误，据本卷目录改。

②刺：原作“侧”，形误，据医统本、《素问·通评虚实论》《太素·刺霍乱数》改。

③千：原作“子”，形误，据医统本改。

厥逆霍乱，府舍主之。

胃逆霍乱，鱼际主之。霍乱逆气，鱼际主之及太白[①]主之。

霍乱遗矢气，三里主之。暴霍乱[②]，仆参主之。

霍乱转筋，金门、仆参、承山、承筋主之。

霍乱胫[③]痹不仁，承筋主之。《千金》云：主痠疯脚酸。

转筋于阳理其阳，转筋于阴理其阴，皆本之。

足太阴厥脉病发溏泄下痢第五

①太白：原倒作“白太”，据医统本、汲古阁本乙正。

②霍乱：原倒作“乱霍”，据医统本乙正。

③胫：原作“胜”，形误，据医统本、汲古阁本改。

春傷於風夏生飧泄

腸僻久風為飧泄

飧音孫泄音洩又薛而脉小手足寒者難已

飧泄而脉大手足皆温者易已

黄帝問曰腸澼音僻便血何如

岐伯對曰身熱則死寒則生

黄帝問曰腸澼下白沫何如

岐伯對曰脉沉則生浮則死

黄帝問曰腸澼下濃血何如

岐伯對曰懸絕則死滑大則生

春伤于风，夏生飧泄。

肠澼，久风为飧泄。

飧音孙泄音洩，又薛而脉小，手足寒者，难已。飧泄而脉大，手足皆温者，易已。

黄帝问曰：肠澼音僻便血何如？

岐伯对曰：身热则死，寒则生。

黄帝问曰：肠澼下白沫何如？

岐伯对曰：脉沉则生，浮则死。

黄帝问曰：肠澼下脓[1]血何如？

岐伯对曰：悬绝则死，滑大则生。

①脓：原作“浓”，形误，据医统本、《素问·通评虚实论》《太素·虚实脉诊》改。

黃帝問曰：腸澼之屬，身不熱素問作身熱，脉不懸絕何如？岐伯對曰：脉滑大皆生，懸濇皆死，以藏期之。

飱泄，補三陰交，上補陰陵泉，皆久留之，熱行乃止。

病注下血，取曲泉、五里。腸中有寒熱，泄注，腸澼便血，會陽主之。

腸鳴，澼音僻泄，下窌主之。

腸澼泄音洩，切痛，四滿主之。

便濃血，寒中，食不化，腹中痛，腹哀主之。

黄帝问曰：肠澼之属，身不热《素问》作身热，脉不悬绝何如？

岐伯对曰：脉滑大皆生，悬涩皆死，以脏期之。

飧泄，补三阴交，上补阴陵泉[1]，皆久留之，热行乃止。

病注下血，取曲泉、五里。肠中有寒热，泄注，肠澼便血，会阳主之。

肠鸣，澼音僻泄，下窌主之。

肠澼泄音泄，切痛，四满主之。

便脓[2]血，寒中，食不化，腹中痛，腹哀主之。

①补三阴交，上补阴陵泉：《灵枢·四时气》作“补三阴之上，补阴陵泉”，《太素·杂刺》作“补三阴之上，补阴之陵泉”。

②脓：原作“浓”，形误，据医统本、《外台秘要》卷三十九改。

绕脐痛抢心，膝寒注利，腹结主之。

溏瘕音贾，腹中痛，脏痹，地机主之。

飧泄，太冲主之。

溏不化食，寒热不节，阴陵泉主之。

肠澼，中郄主之。

飧泄，大肠痛，巨虚上廉主之。

五气溢发消渴黄瘅第六

黄帝问曰：人之善病消瘅者，何以候之[①]？

岐伯对曰：五脏皆柔弱者[②]，善病消瘅。夫柔弱者必刚强，刚强多怒，柔者易伤也。此人薄皮肤而目[③]

---

①之：此下原有“少愈”二字且有删除符号。以下内容见于《灵枢·五变》，该篇为黄帝与少俞对话，故应为“少俞”之讹，下文“岐伯”乃承顺前文之误。

②者：原作“之”，据医统本、《灵枢·五变》改。

③目：原作“日”，据医统本、《灵枢·五变》改。

坚固以深者，长衡直扬[1]，其心刚，刚则多怒，怒则气上逆，胸中蓄积，血气逆流《太素》作留积，腹皮充胀《太素》作宽皮充肌，血脉不行，转而为热，热则消肌，故为消瘅。此言其暴刚而肌肉[2]弱者也。

面色微黄，齿垢黄，爪甲上黄，黄瘅也。安卧小便黄赤，脉小而涩者，不嗜食。

黄帝问曰：有疾口甘者，病名曰何，何以得之？岐伯对曰：此五气之溢也，名曰脾瘅。夫五味入口，藏于胃，脾为之行其精气，津液在脾，故令

①扬：原作“阳”，据医统本、《灵枢·五变》改。

②肌肉：原作“及皮”，据医统本、《灵枢·五变》改。

人口甘此肥美之所發也此人必數食美而
多食甘肥肥令人內熱甘令人中滿故其氣
上溢轉爲消癉素問作渴治之以蘭以除陳氣
凡治消癉治偏枯厥氣逆滿肥貴人則膏粱之
病也鬲塞閉絕上下不通暴憂之病也消癉
脉實大病久可治脉懸絕小堅病久不可治
者也
黃帝問曰熱中消中不可服膏粱芳草后藥石
藥發疽素問作癲芳草發狂夫熱中消中者
皆富貴也今禁膏粱是不合其心禁芳草石

人口甘，此肥美之所发也。此人必数食美而多食甘肥，肥令人内热，甘令人中满，故其气上溢，转为消瘅《素问》作渴。治之以兰，以除陈气。

凡治消瘅，治[1]偏枯、厥气逆满，肥贵人则膏粱之病也；鬲塞闭绝，上下不通，暴忧之病也。消瘅脉实大，病久可治；脉悬绝[1]小坚，病久不可治者也。

黄帝问曰：热中、消中，不可服膏粱芳草石[1]药，石药发疽《素问》作癫，芳草发狂。夫热中、消中者，皆富贵人也。今禁膏粱，是不合其心；禁芳草石

①治：《素问·通评虚实论》《太素·病解》无此字。

②绝：《素问·通评虚实论》《太素·虚实脉诊》无此字。

③石：原作“后”，形误，据医统本、《素问·腹中论》改。

藥是病不愈願聞其說
岐伯對曰夫芳草之氣美石藥之氣悍音旱二者
其氣急疾堅勁故非緩心和人不可以服此
二者夫熱氣慓音票悍音旱藥氣亦然二者相遇
恐內傷脾脾者土也而惡木服此藥也至甲
乙日當更愈甚素問作當更論癉成為消中
黃癉刺脊中　千金云腹滿不能食
黃癉善欠脇下滿欲吐脾腧主之
千金云身重不作動
消渴身熱面千金云作目赤黃意舍主之

药，是病不愈，愿闻其说。

岐伯对曰：夫芳草之气美，石药之气悍音旱，二者其气急疾坚劲，故非缓心和人，不可以服此二者。夫热气慓音票悍音旱，药气亦然，二者相遇，恐内伤脾。脾者，土也，而恶木，服此药也[①]，至甲乙日当更[②]愈甚《素问》作当更论。

瘅成为消中。

黄瘅，刺脊中。《千金》云腹满不欲食。

黄瘅善欠，胁下满欲吐，脾腧主之。

《千金》云：身重不作动。

消渴身热，面《千金》云作目赤黄，意舍主之。

---

①也：《素问·腹中论》作“者”，义长。
②更：医统本、《素问·腹中论》无此字。

消渴嗜饮，承浆主之。

黄瘅目黄，劳宫主之。

嗜卧，四支不欲动摇，身体黄，灸手五里，左取右，右取左。

消渴，腕骨主之。

黄瘅，热中善渴，太冲主之。

身黄，时有微热，不嗜食，膝内[1]内踝音鲁，又音课前痛，少气，身体重，中封主之。

消瘅音丹，又音疸，善喘[2]，气走[3]喉咽而不能言，手足清一作青，溺黄，大便难，嗌音益中肿痛，唾血，口中

①内：此下《千金要方》卷三十第五有“廉”字，义长。

②喘：《千金要方》卷三十第五引本书作“噫”，义长。

③走：原作“是”，形误，据《外台秘要》卷三十九、《千金要方》卷三十第五引本书改。

热，唾如胶，太溪主之。

消渴，黄瘅，足一寒一热，舌纵，烦满，然谷主之。

阴气不足，热中，消谷善饥，腹热，身烦狂言，三里主之。

动作失度内外伤发崩中瘀血呕血唾血第七

黄帝问曰：人年半百而动作皆衰者，人将失之耶？

岐伯对曰：今时之人[1]，以酒为浆，以妄为常，醉以入房，以欲竭其精，以耗散其真，不知持满，不时御神，务

[1] 今时之人：此四字原脱，据医统本、《素问·上古天真论》补。

他本前作則

快其心逆於生樂起居無節故半百而衰夫
聖人之教也形勞而不倦神氣從以順色欲
不能勞其目淫邪不能惑其心愚智賢不肖
不懼於物故合於道數年度百歲而動作不
衰者以其德全不危故也久視傷血久卧傷
氣久坐傷肉久立傷骨久行傷筋
黄帝問曰有病胷脇榰音注滿妨於食食至前先
腥臊臭出清涕先唾血四支清目眩時時前
後血何以得之
岐伯對曰病名曰血枯此得之年少時有所大

快其心，逆于生乐，起居无节，故半百而衰。夫圣人[1]之教也，形劳而不倦，神气从以顺，色欲不能劳其目，淫邪不能惑其心，愚智贤不肖，不惧于物，故合于道数[2]，年度百岁而动作不衰者，以其德全不危故也。

久视伤血，久卧伤气，久坐伤肉，久立伤骨，久行伤筋。

黄帝问曰：有病胸胁榰音注满，妨于食，食[3]至则[4]先闻腥臊臭，出清涕，先唾血，四支清，目眩，时时前后血，何以得之？

岐伯对曰：病名曰血枯，此得之年少时，有所大

---

①圣人：此上《素问·上古天真论》有“上古”二字。

②数：《素问·上古天真论》无此字。

③食：《素问·腹中论》《太素·血枯》《千金要方》卷十二第六作“病”，义长。

④则：原作“前”，据医统本、《素问·腹中论》《太素·血枯》改。

奪血若醉以入房中氣竭肝傷故使月事衰
少不來也治之以烏賊魚骨藘茹二物并合
丸以雀卵大如小豆大以五丸為後飯以鮑
魚汁以飲利腸中及傷肝也
黃帝問曰勞風病爲何如
歧伯對曰勞風法在肺下其爲病也使人強上
而瞑視唾出若涕惡風而振寒此為勞風之
病也
黃帝問曰治之柰何
歧伯對曰以救俛仰太陽引精者三日中者五

夺血，若醉以入房，中气竭，肝伤，故使月事衰少不来也。治之以乌贼鱼骨、藘二物，并合丸以雀卵，大如小豆[①]，以五丸为后饭，饮[②]以鲍鱼汁，以饮利肠中，及伤肝也。

黄帝问曰：劳风为病何如？

岐伯对曰：劳风，法在肺下。其为病也，使人强上而瞑视，唾出若涕，恶风而振寒，此为劳风之病也。

黄帝问曰：治之奈何？

岐伯对曰：以救俯仰，太阳引精者三日，中年[③]者五

①豆：此下原衍“大”字，据医统本、《素问·腹中论》《太素·血枯》删。

②饮：原无，据医统本、《素问·腹中论》补。

③年：原脱，据医统本、《素问·评热病论》《太素·热病说》补。

日不精者七日

素問云中年者五日千金云候之三日及五

日者不精明者是其証也

欬音凱出青黄涕其状如濃大如彈丸從口中若

鼻空出不出則傷肺肺傷則死

少氣身深王作温也言吸吸也骨痠音酸體重懈不

能動補少陰

短氣息短不屬動作氣補少陰去血絡索

男子陰端寒上衝心中佷佷音會陰主之

男子脊急目赤支溝主之

日，不精者七日。《素问》云中年者五日。《千金》云候之三日及五日者不精明者是其证也[1]。

咳音凯出青黄涕，其状如脓[2]，大如弹丸，从口中若鼻空出；不出则伤肺，肺伤则死。

少气，身漯漯[3]也，言吸吸也，骨痠音酸体重，懈惰不能动，补少阴[4]。

短气，息短不属，动作气索[5]，补足少阴，去血络。

男子阴端寒，上冲心中佷佷[6]，会阴主之。

男子脊急，目赤，支沟主之。

---

①“《素问》云中年者五日。《千金》云候之三日及五日者不精明者是其证也”：医统本无“《素问》云中年者五日”八字。本段文字原作大字，据文义及医统本改为小字注文。

②脓：原作“浓”，音义均通，据医统本律齐为“脓”。下同，不另出注。

③漯漯：原作一个“深”字，下有小字注文“王作温”，“深”为形误，注文义不详，疑有误。据医统本、《灵枢·病狂》《太素·少气》改、删。

④少阴：此上医统本、《灵枢·病狂》有“足”字。

⑤索：原增补于行末，据底本所标增补符号乙正。

⑥佷：此下原有表示注音的“音”字，但缺注音之字，故删。

脊内廉[①]痛，溺难，阴痿不用，少腹急，引阴及脚内廉[②]，阴谷主之。

善厌梦者，商丘主之。丈夫失精，中极主之。

男子精溢，阴上缩音蹜，大赫主之。

男子精不足，太冲主之。崩中，腹上下痛，中郄主之。

胸中瘀血，胸胁榰音注满，鬲痛不能久立，膝痿寒，三里主之。

心下有鬲，呕血，上管主之。

①廉：原作“厉”，据医统本、《外台秘要》卷三十九、《千金要方》卷三十第六改。

②廉：此下《外台秘要》卷三十九、《千金要方》卷三十第六有“痛”字。

嘔血有息脇下痛口乾心痛與背相引不可欬
欬則腎痛不容主之
唾血振寒嗌乾太淵主之
欬血大陵及郄音希門主之
內傷不足三陽絡主之
嘔血上氣神門主之
內傷唾血不足外無膏澤刺第五會
千金云凡唾血瀉魚際補尺澤
邪氣聚於下管發內癰第八
黃帝問曰氣為上鬲上鬲者食入而還出余已

呕血有息，胁下痛，口干，心痛与背相引，不可咳，咳则肾痛，不容主之。

唾血，振寒嗌干，太渊主之。咳血，大陵及郄音希门主之。

内伤不足，三阳络主之。呕血上气，神门主之。

内伤唾血不足，外无膏泽，刺第[1]五会。

《千金》云：凡唾血，泻鱼际，补尺泽。

邪气聚于下管发内痈第八

黄帝问曰：气为上鬲。上鬲者，食入而还出，余已

①第：《外台秘要》卷三十九、《千金要方》卷十二第六作“地”，义长可参。

知之矣虫為下鬲下鬲者食晬醉音時吸出未得其意願卒聞之

岐伯對曰喜怒不適食飲不節寒温不時則寒汗畱於腸中則虫寒虫寒則積聚守於下管守下管則下管充郭衛氣不營邪氣居之人食則虫上食上食則下管虗則邪氣勝勝則積聚以畱畱則癰成癰成則下管約其癰在管内者則沉而痛深其癰在管外者則癰外而痛浮癰上皮熱按其癰視氣所行先浅刺其傍稍内益深還而刺之無過三行察其浮

知之矣。虫为下鬲，下鬲者，食晬音醉时乃[①]出，未得其意，愿卒闻之。

岐伯对曰：喜怒不适，食饮不节，寒温不时，则寒汁[②]留于肠中，则[③]虫寒，虫寒则积聚，守于下管，守下管则下管[④]充郭，卫气不营，邪气居之。人食则虫上食，虫上食则下管虚。下管虚[⑤]则邪气胜，胜则积聚以留，留则痈成，痈成则下管约。其痈在管内者，则沉而痛深；其痈在管外者，则痈外而痛浮，痈上皮热。按其痈，视气所行，先浅刺其傍，稍内益深，还而刺之，无过三行，察其浮

①乃：原作“吸”，形误，据医统本、《灵枢·上膈》《太素·虫痈》改。

②汁：原作“汗”，形误，据医统本、《灵枢·上膈》《太素·虫痈》改。

③则：此上医统本有“留”字。“留”，《灵枢·上膈》《太素·虫痈》作“流”。

④下管：医统本、《灵枢·上膈》作“肠胃”。

⑤下管虚：此三字原无，义气不顺，据医统本、《灵枢·上膈》补。

沉，以为浅深。已刺必熨[①]，令热入中，日使热内，邪气益衰，大痈乃溃音颓，又音瘖，互以参禁[②]，以除其内，恬澹音淡无为，乃能行气，后服酸苦，化谷乃下鬲矣《灵枢》云上鬲[③]。

黄帝问曰：有病胃脘痈者，诊当何如？

岐伯对曰：诊此者，当候胃脉，其脉当沉涩《素问》作细，沉涩[④]者气逆，气逆者则人迎甚盛，甚盛则热。人迎者，胃脉也，逆而盛则热聚于胃口[⑤]而不行，故胃脘为痈。

①熨：原作"慰"，形误，据医统本、《灵枢·上膈》《太素·虫痈》改。

②互以参禁："互"原作"豆"，形误，据医统本改。此四字《灵枢·上膈》作"伍以参禁"，《太素·虫痈》作"以参伍禁"。

③《灵枢》云上鬲：此五字原作大字，据文理改为小字注文。

④沉涩：此二字原脱，据医统本、《素问·病能论篇》补。

⑤胃口：此上原衍"气"字，据《素问·病能论篇》《太素·人迎脉口诊》删。

肝滿腎滿肺滿皆實則為瘇肺癰喘而兩脛滿肝癰
兩脇素問作胠下滿卧則驚不得小便腎
癰胠音祛素問作脚下至少腹滿脛有大小
脾脛素問作胻跛易偏枯

痂疥上第九

黄帝問曰腸胃受穀上焦出氣以温分肉而養
骨節通腠理中焦出氣如霧上注谿谷而滲
孫脉津液和調變化赤而為血血和則孫脉
先滿乃注於經絡脉絡脉皆盈乃注於經脉

肝满肾满肺满皆实，则为瘇。肺痈喘而两胠[①]满；肝痈两胁《素问》作胠下满，卧则惊，不得小便；肾痈胠音祛。《素问》作脚下至少腹满，胫有大小，髀[②]胫《素问》作胻跛，易偏枯。

寒气客于经络之中发痈疽风成发厉浸淫第九上[③]

黄帝问曰：肠胃受谷，上焦出气，以温分肉，而养骨节，通腠理。中焦出气如雾，上注溪谷而渗孙脉，津液和调，变化赤而为血，血和则孙络先满，乃注于络脉，络脉皆盈[④]，乃注于经脉。

①胠：原作“胫”，与肺痈病症不符，据《素问·大奇论》改。又，《太素·五脏脉诊》作“胁”，义同“胠”。

②髀：原作“脾”，形误，据医统本、《素问·大奇论》《太素·五脏脉诊》改。

③寒气客于经络之中发痈疽风成发厉浸淫第九上：原作“痂疥上第九”，据本卷目录改。

④络脉，络脉皆盈：原作“经络脉络，脉皆盈”，据医统本改。

阴阳以张，因息而行，行有经纪，周有道理，与天合同[①]，不得休止。切而调之，从虚去实，泻则不足，疾则气减，留则先后；从实去虚，补则有余，血气已调，神气乃持。余已知血气之至一作平与不至，未知痈疽之所从生，成败之时，死生之期，或有远近，何以度[②]之？

岐伯对曰：经脉流行不止，与天同度，与地合纪，故天宿失度，日月薄蚀音食，地经失纪，水道流溢，草蓂不成，五谷不殖，经纪不通，民不往来，巷聚邑居，别离异处。血气犹然，请言其故。

①合同：《太素·痈疽》作“协议”。

②度：原作“变”，形误，据医统本、《灵枢·痈疽》《太素·痈疽》改。

寒邪客經絡之中則血泣血泣則不通不通則衛氣歸之[illegible]十六字

數乃則字誤

客乃寒字誤

夫血脉榮衛周流不休上應天宿下應經數寒邪客於經絡之中則血泣血泣則不通不通則衛氣歸之不得復反故癰腫也寒氣化為熱熱勝則肉腐肉腐則為膿音濃膿不寫則筋爛筋爛則骨傷骨傷則髓消不當骨空不得泄瀉則筋骨枯空枯空則筋骨肌肉不相親經絡敗漏熏於五臟傷敗死矣

客氣於經絡之中發癰疽風成發厲浸淫一作浸潭第十

黃帝問曰病之生時有喜怒不側飲食不節陰

夫血脉营卫，周流不休，上应天宿，下应经数。寒邪客于经络之中，则血泣，血泣则不通，不通则卫气归之，不得复反，故痈肿也。寒气化为热，热胜则肉腐，肉腐则为脓音浓，脓不泻则筋烂，筋烂则骨伤，骨伤则髓消，不当骨空，不得泄泻，则筋骨枯空，枯空则筋骨肌肉不相亲，经络败漏，熏于五脏，伤败死矣[1]。

寒气客于经络之中发痈疽风成发厉浸淫第九下[2]

黄帝问曰：病之生时，有喜怒不测[3]，饮食不节，阴

①伤败死矣：医统本作“脏伤则死矣”，《灵枢·痈疽》《太素·痈疽》《千金翼方》卷二十三第一、《医心方》卷十五第一、《刘涓子鬼遗方》卷四作“脏伤故死矣”。

②寒气客于经络之中发痈疽风成发厉浸淫第九下：“寒”原作“客”，据本卷目录改；“浸淫”下原有“一作浸潭”四字注文，不知所云，故删；“第九下”原作“第十”，承上节标题及本卷目录改。

③测：原作“侧”，形误，据医统本、《灵枢·玉版》《太素·痈疽逆顺刺》改。

氣不足陽氣有餘營氣不行乃發為癰疽陰陽氣不通而熱相薄乃化為膿小鍼能取之乎

岐伯對曰夫致使身被癰疽之疾膿血之聚者不亦離道遠乎癰疽之生膿血之成也積聚之所生故聖人自治於未有形也過者遭其已成也

黃帝問曰其已有形膿已成為之奈何

岐伯對曰膿已成十死一生

黃帝問曰其已成有膿血可以小鍼治乎

气不足，阳气有余，营气不行，乃发为痈疽。阴阳气不通，而热相薄，乃化为脓，小针能取之乎？

岐伯对曰：夫致使身被痈疽之疾，脓血之聚者，不亦离道远乎。痈疽之生，脓血之成也①，积聚②之所生。故圣人自治于未有形也，愚③者遭其已成也。

黄帝问曰：其已有形，脓已成，为之奈何？

岐伯对曰：脓已成，十死一生。

黄帝问曰：其已成有脓血，可以小针治乎？

①也：此下《灵枢·玉版》《太素·痈疽逆顺刺》有“不从天下，不从地出”八字。

②聚：《灵枢·玉版》《太素·痈疽逆顺刺》作“微”，义长。

③愚：原作“过”，形误，据医统本、《灵枢·玉版》《太素·痈疽逆顺刺》改。

岐伯对曰：以小治小者其功小；以大治大者[①]其功大；以小治大者多害大，故其已成脓者，其惟砭音边石铍锋音峰之所取也。

黄帝问曰：多害者，其不可全乎？

岐伯对曰：在逆顺焉耳。

黄帝问曰：愿闻逆顺。

岐伯对曰：已为伤者，其白睛青黑，眼小，是一逆也；内药而呕，是二逆也；伤[②]痛渴甚，是三逆也；肩项中不便，是四逆也；音嘶色脱，是五逆也。除此五者为顺矣。

---

①“其功小；以大治大者”：此八字原无，据医统本、《灵枢·玉版》《太素·痈疽逆顺刺》补。

②伤：医统本、《灵枢·玉版》《太素·痈疽逆顺刺》作“腹”。

邪之入于身也深，其寒与热相薄，久留而内着，寒胜[①]其热，则骨疼肉[②]枯；热胜其寒，则烂肉腐肌为脓，内伤骨为骨蚀音食。

有所疾前一作煎，筋屈不得伸，气居其间而不反，发为筋留一作瘤也。

有所结，气归之，卫气留之，不得复反，津液久留，合[③]而为肠疽《太素》无疽字留[④]，久者数岁乃成。以手按之柔。

有所结，气归之，津液留之，邪气中之，凝结日以易甚，连以聚居为昔瘤，以手按之坚[⑤]。

有所结，气深中骨，气因于骨，骨与气并息，日以益大，则为骨疽音沮。

---

①寒胜：原脱，据《灵枢·刺节真邪》《太素·气论》补。下句“热胜”同。

②肉：原作“内”，形误，据医统本《灵枢·刺节真邪》《太素·气论》改。

③合：原作“冷”，形误，据医统本《灵枢·刺节真邪》《太素·气论》改。

④留：此上《太素》无“疽”字，《灵枢·刺节真邪》作“溜”，留，通“溜”。

⑤有所结……为昔瘤，以手按之坚：此三十二字原作后补小字置于行间，据医统本、《灵枢·刺节真邪》律为正文。

有所结，气中于肉，宗气归之，邪留而不去，有热则化为脓，无热则为肉疽。凡此数气者，其发无常处，而有常名。

黄帝问曰：病痈肿，颈痛胸满腹胀，此为何病？

岐伯对曰：名曰厥逆，灸之则喑，石之则狂，须其气并，乃可治。

黄帝问曰：阳气重上一作止，有余于上，灸之，阳气入阴，入则喑；石之，阳气虚，虚则狂；须其气并而治[①]之使愈。

黄帝问曰：病颈痈者，或石治之，或以针灸治之，

①治：原作“活”，形误，据医统本、《素问·病能论篇》改。

而皆已其治一作真何在

岐伯對曰此同名而異等者也夫癰一作椎氣之息者宜以鍼開除去之夫氣盛血聚者宜石而瀉之此所謂同病異治者也

黄帝問曰諸癰腫筋攣骨痛此皆安生

岐伯對曰此皆寒氣之腫也八風之變也

黄帝問曰治之奈何

岐伯對曰此四時之病也以其勝治其腧音庶

暴癰筋濡素問作耎隨分而痛魄汗不盡胞其素問作氣不足治其在經腧掖癰大熱素問

而皆已，其治一作真何在？

岐伯对曰：此同名而异等者也。夫痈一作椎气之息者，宜以针开除去之；夫气盛血聚者，宜石而泻之。此所谓同病异治者也。

黄帝问曰：诸痈肿，筋挛骨痛，此皆安生？

岐伯对曰：此皆寒气之肿也，八风之变也。

黄帝问曰：治之奈何？

岐伯对曰：此四时之病也，以其胜治其腧[1]音庶。

暴痈筋濡《素问》作软，随分而痛，魄汗不尽，胞其《素问》作气不足，治其在经腧。掖痈大热《素问》

①治其腧：《素问·病能论篇》作“治之愈也”。

大作面，刺足少阳五，刺而热不止，刺手心主三，刺手太阴经络者，大骨之会各三。掖，音亦。

痈疽不得顷回[1]。痈不知所，按之不应手，乍来乍已，刺手太阴傍三[2]，与缨音婴脉各二。

治痈肿者，刺痈上，视痈大小深浅刺之。刺大者多而深之，必端内针为故止也。

《素问》云：刺大者多血，小者深之，必端内针为故止。

项肿不可俯仰，颊肿[3]引耳，完骨主之。

咽肿难言，天柱主之。

①顷回：《素问·病能论篇》作“顷时回”，《太素·顺时》作“须时因”。

②三：此下《素问·病能论篇》有“痏”字。

③肿：原作“中”，据医统本改。

颉音拙[1]肿唇痈，颧窌音撩主之。颊肿痛，天窗主之。

头项痈肿不能言，天容主之。身肿，关门主之。

胸下满痛，膺肿，乳根主之。

马刀肿瘘[2]音逶，渊掖音亦、章门、支沟主之。

面肿目痈[3]，刺陷谷出血立已。

犊鼻肿，可刺其上，坚勿攻，攻之者死。

痈疽，窍阴主之。

厉风者，索刺其肿上。已刺，以吮其处，按出其恶

①音拙：原无“拙”字，据本书本卷第五注音补。

②瘘：医统本作“瘘”。

③痈：此下《外台秘要》卷三十九、《千金要方》卷三十第二有“肿”字。

血，肿尽乃止，常食方食，无食他食。

脉风成为厉。管疽发厉，窍阴主之。

头大浸淫一作潭，间使[①]主之。管疽，商丘主之。

瘃音逐，又斲痒，欲呕，大陵主之。痂疥，阳溪主之。

黄帝问曰：愿尽闻痈疽之形与忌日名？

岐伯对曰：痈发于嗌中，名曰猛疽。不急治，化为脓，脓不泻，塞咽，半日死；其化为脓者，脓泻已，则合[②]豕膏，无食[③]三日已。

①使：原作“便”，形误，据医统本改。

②合：原脱，据医统本、《灵枢·痈疽》《太素·痈疽》《刘涓子鬼遗方》卷四补。

③无食：医统本作“冷食”，《太素·痈疽》《刘涓子鬼遗方》卷四作“无冷食”。

发于颈者，名曰夭疽。其状大而赤黑，不急治，则热气下入渊掖，前伤任脉，内熏肝肺，熏[①]则十余日死。

阳气大发，消脑溜项，名曰脑烁。其色不乐，脑项痛，如[②]刺以针，烦心者，死不治。

发于肩及臑，名曰疵疽。其状赤黑，急治之。此令人汗出至足，不[③]害五脏，痈发四五日，逆焫音爇之。

发于掖下，赤坚者，名曰米疽。治之以砭石，欲细而长，疏启之[④]，涂以豕膏，六日已，勿畏[⑤]之。其痈坚而不溃音颓者，为[⑥]马刀挟瘿音婴，以急治

①熏：原作"重"，形误，据医统本、《灵枢·痈疽》《太素·痈疽》改。

②如：原无，据医统本、《灵枢·痈疽》《太素·痈疽》补。

③不：原作"下"，形误，据医统本、《灵枢·痈疽》《太素·痈疽》改。

④疏启之：医统本作"疏砭之"，《太素·痈疽》《医心方》卷十五第一作"数砭之"。

⑤畏：医统本、《灵枢·痈疽》作"裹"，《刘涓子鬼遗方》卷四、《千金翼方》卷二十三第二、《外台秘要》卷二十四作"裹"。"裹"字义长。

⑥为：原作"而"，据医统本、《灵枢·痈疽》《太素·痈疽》改。

之

發於胷名曰井疽其狀如大豆三四日起不早治下入腹入腹不治七日死

發於膺名曰甘疽色青其狀如穀實瓜蔞常苦寒熱急治之去其寒熱不急治十歲死死後出膿

癰發於脇名曰敗疵此言女子之病也灸之其狀大癰膿其中乃有生肉大如赤小豆治之陵音連翹草根及赤有松子根各一升以水一斗六升煑之令竭得三升即強飲厚衣坐於釜

之。

发于胸，名曰井疽。其状如大豆，三四日起，不早治，下入腹，入腹不治，七日死。

发于膺，名曰甘疽。色青，其状如榖实瓜蒌，常苦寒热。急治之，去其寒热；不急治。十岁死，死后出脓。

痈发于胁，名曰败疵。此言女子之病也。灸之。其状大痈脓，其中乃有生肉大如赤小豆，治之薐音连翘草根及赤松子根[1]各一升，以水一斗六升，煮之令竭，得三升，即强饮，厚衣坐于釜

①及赤松子根："松"上原有"有"字，据医统本删。此五字《灵枢·痈疽》《太素·痈疽》《刘涓子鬼遗方》卷四、《外台秘要》卷二十四、《医心方》卷十五第一均无。

上令汗至足已

發於股脛一作胻名曰股脛疽其狀不甚變色癰膿內薄於骨急治之不急治四十日死

發於尻名曰銳疽其狀赤堅大急治之不治三十日死矣

發於股陰名曰赤施音不治六十日死在兩股之內不治十日死

發於膝名曰疵音疽其狀大癰色不變寒熱而堅勿石石之者即死須其色異柔乃石之者生

諸癰之發於節而相應者不可治

上，令汗至足，已。

发于股胫[1]一作胻，名曰股胫疽。其状不甚变色，痈脓内薄于骨，急治之[2]，不急治，四十日死。

发于尻，名曰锐疽。其状赤坚大，急治之，不治，三十日死矣。

发于股阴，名曰赤施。不治，六十日[3]死；在两股之内，不治，十日死。

发于膝，名曰疕疽[4]，其状大痈，色不变，寒热而坚者，勿石，石之者即死。须其色异，柔，乃石之者，生。

诸痈之发于节而相应者，不可治。

---

①股胫：《刘涓子鬼遗方》卷四作“股阳明”，《诸病源候论》卷三十二疽候作“股阳”。

②急治之：《灵枢·痈疽》《太素·痈疽》无此三字。

③六十日：《太素·痈疽》《刘涓子鬼遗方》卷四、《诸病源候论》卷三十二疽候、《医心方》卷十五第一作“六日”。

④疕疽：医统本、《太素·痈疽》作“疵疽”，《灵枢·痈疽》作“疵痈”。

發於陽者百日死矣
發於陰者三(一作四)十日死
發於脛名曰兎齧(音葉)其狀如赤豆至骨急治之
不急治殺人
發於内踝(音胯又魯)名曰走緩其狀癰色不變數石
其腧而止其寒熱不死
發於足上下名曰四淫其狀大癰不急治之百
日死
發於足傍名曰厲癰其狀不大初從小指發急
治去之其狀黑者不可消輒益不治百日死

发于阳者，百日死矣；发于阴者，三一作四十日死。

发于胫，名曰兔啮音叶，其状如赤豆，至骨[①]，急治之，不急治，杀人。

发于内[②]踝音胯，又鲁，名曰走缓。其状痈色不变，数石其腧而止其寒热，不死。

发于足上下，名曰四淫。其状大痈，不急治之，百日死。

发于足傍，名曰厉痈。其状不大，初从小指发，急治去之。其状黑者，不可消，辄益不治，百日死。

①如赤豆，至骨：《灵枢·痈疽》《太素·痈疽》作“赤至骨”。

②内：《太素·痈疽》《刘涓子鬼遗方》卷四、《千金翼方》卷二十三第二、《诸病源候论》卷三十二疽候、《外台秘要》卷二十四均无此字。

發於足指名曰脫疽其狀赤黑者死不治不赤黑者不死不衰急斬去之不去則死

黃帝問曰何為癰音癰

岐伯對曰營氣積留於經脉之中則血泣而不行不行則衛氣歸之歸而不通擁遏而不得行故曰熱大熱不止熱勝則肉腐肉腐則為膿然不能陷肌膚於骨髓骨髓不為焦枯五臟不為傷名曰癰

黃帝問曰何謂疽

岐伯對曰熱氣純盛下陷肌膚筋髓骨肉內連

发于足指，名曰脱疽。其状赤黑者，死不治；不赤黑者不死。治之[①]不衰，急斩去之，不去则死。

黄帝问曰：何为痈音雍？

岐伯对曰：营气积留于经络之中，则血泣而不行，不行则卫气归之，归而不通，壅遏而不得行，故曰热。大热不止，热胜则肉腐，肉腐则为脓。然不能陷肌肤于骨髓，骨髓不为焦枯，五脏不为伤，故名曰痈。

黄帝问曰：何谓疽？

岐伯对曰：热气纯盛，下陷肌肤筋髓骨肉，内连

①治之：此二字原无，据医统本、《太素·痈疽》补。

五脏，血气竭绝，当其痈下筋骨良肉皆无余，故名曰疽。疽者，其上及夭瘀以坚状，如牛领之皮。痈者，其皮上薄以泽。此其候也。

黄帝问曰：有疽死者奈何？

岐伯对曰：身五部，伏兔一，腨《灵枢》作腓[①]二，背三，五脏之输音舒四，项五。此五部有疽死也。

黄帝问曰：身形应九宫[②]奈何？

岐伯对曰：请言身形之应九野也。左足[③]应立春，其日戊寅、己丑；左胸应春分，其日乙卯；左手应立夏，其日戊辰、己巳；膺喉、头首应夏至，其日

---

①腓：原作“解”，据医统本、《灵枢·痈疽》《太素·痈疽》改。

②宫：医统本、《灵枢·九针》作“野”，义同。下文“岐伯对曰”即作“九野”

③足：原作“手”，与九宫之位不合，且与下文“左手”重，据《灵枢·九针》《千金翼方》卷二十三第二改。

丙午；右手应立秋，其日戊申、己未；右胸膺[1]应秋分，其日辛酉；右足应立冬，其日戊戌、己亥；腰尻下窍应冬至，其日壬子；六腑及鬲下五脏应中州，其日大禁太乙所在之日，及诸戊己也。

凡候此九者，善候八正所在之所，主左右上下身体有痈肿者，欲治之，无以其所直之日溃音颓[2]治之，是谓天忌日也。

五子夜半　五丑鸡鸣

五寅平旦　五卯日出

①膺：医统本、《灵枢·九针》无此字，义长。

②颓：此字底本漫漶难辨，此据前文注音。

五辰食時　五巳隅中

五午日中　五未日昳

五申晡時　五酉日入

五戌黄昏　五亥人定

以上此時得疾者皆不起

黄帝三部鍼灸甲乙經卷之十一

五辰食时　五巳隅中

五午日中　五未日昳

五申晡时　五酉日入

五戌黄昏　五亥人定

以上此时得疾者，皆不起。

黄帝三部针灸甲乙经卷之十一

黄帝三部针灸甲乙经卷之十二

晋　玄晏先生　皇甫谧　集

欠呿唏振寒噫嚏䶲音朵，又音躲泣出太息羡下耳鸣啮舌善忘善饥

寒气客于厌发喑不能言

目不得眠不得视及多卧不安不得偃卧肉苛诸息有音及喘

足太阳阳明手少阳脉动发目病[①]

手太阳少阳脉动发耳病

手足阳明脉动发口齿病

血溢发衄音朒

①病：原作“痛”，形误，据正文标题改。

靈樞五癃口問篇

手足陽明少陽脉動發喉痺咽痛
氣有所結發瘿音嬰瘤音留
婦人雜病　　小兒雜病
欠呿唏振寒噫嚏䚡泣出太息羨下耳
鳴嚙舌善忘善飢第一
黄帝問曰人之欠者向氣使然
岐伯對曰衛氣晝行於陽夜行於陰陰主夜夜
主卧陽主上陰主下故陰氣積於下陽氣未
盡陽引而上陰引而下陰陽相引故數欠陽
氣盡陰氣盛則目瞑音冥陰氣盡陽氣盛則寤

手足阳明少阳脉动发喉痹咽痛

气有所结发瘿音婴瘤音留

妇人杂病

小儿杂病

欠呿唏振寒噫嚏䚡泣出太息羡下耳鸣啮舌善忘善饥第一

黄帝问曰：人之欠者，何气使然?

岐伯对曰：卫气昼行于阳，夜行于阴；阴主夜，夜主卧；阳主上，阴主下。故阴气积于下，阳气未尽，阳引而上，阴引而下，阴阳相引，故数欠。阳气尽，阴气盛，则目瞑音冥；阴气尽，阳气盛，则寤

也腎主欠故寫足少陰補足太陽

黃帝問曰人之噦音者何

岐伯對曰穀入胃胃氣上注於肺今有故寒於氣新穀氣俱還入於胃新故相亂真邪相攻相逆復出於胃故為噦肺主噦故補手太陰寫足太陰亦可以草刺其鼻嚏音替又音帝而已無息而疾引之立已火驚之亦可已

黃帝問曰人之唏音喜者何

岐伯對曰此陰氣盛而陽氣虛陰氣疾而陽氣徐陰氣盛而陽氣絕故為唏者陰盛陽絕故

下於字與字誤

他本火作大

也。肾主欠，故泻足少阴，补足太阳。

黄帝问曰：人之哕者何[1]？

岐伯对曰：谷入胃，胃气上注于肺。今有故寒气，与[2]新谷气俱还入于胃，新故相乱，真邪相攻相逆，复出于胃，故为哕。肺主哕，故补手太阴，泻足太阴。亦可以草刺其鼻，嚏音替，又音帝而已。无息而疾[3]，引之立已。大[4]惊之，亦可已。

黄帝问曰：人之唏音喜者何？

岐伯对曰：此阴气盛而阳气虚，阴气疾而阳气徐，阴气盛而阳气绝，故为唏者。阴盛阳绝，故

①何：《灵枢·口问》《太素·十二邪》作“何气使然”。

②与：原作“于”，音误，据医统本、《灵枢·口问》《太素·十二邪》改。

③疾：此下《灵枢·杂病》《太素·疗哕》有“迎”字，义长。

④大：原作“火”，形误，据医统本、《灵枢·杂病》《太素·疗哕》改。

補足太陽寫足少陰
黃帝問曰人之振寒者何
岐伯對曰寒氣客於皮膚陰氣盛陽氣虛故為
振寒慄補諸陽
黃帝問曰人之噫音愛者何
岐伯對曰寒氣客於胃厥逆從下上散復出于胃
故為噫補足太陰陽明一曰補眉本
黃帝問曰人之嚔音替者何
岐伯對曰陽氣和利滿于心出于鼻故為嚔補
足太陽榮眉本一曰眉上

补足太阳，泻足少阴。

黄帝问曰：人之振寒者何？

岐伯对曰：寒气客于皮肤，阴气盛阳气虚，故为振寒寒栗[1]，补诸阳。

黄帝问曰：人之噫音爱者何？

岐伯对曰：寒气客于胃，厥逆从下上散，复出于胃，故为噫。补足太阴、阳明一曰补眉本。

黄帝问曰：人之嚏音替者何？

岐伯对曰：阳气和利，满于心，出于鼻，故为嚏。补足太阳，荥眉本一曰眉上。

①栗：原作“慄”，形误，据医统本、《灵枢·口问》《太素·十二邪》改。

竹乃行字誤

閒乃門字誤

黃帝問曰人之嚲音躱又音朶者何

岐伯對曰胃不實則諸脉虛諸脉虛則筋脉懈惰筋脉懈惰則竹陰用力氣不能復故為嚲因其所在補分肉間

黃帝問曰人之哀而泣涕出者何

岐伯對曰心者五臟六腑之主也目者宗脉之所聚也上液之道也口鼻者氣之閒户也故悲哀愁憂則心動心動則五臟六腑皆摇摇則宗脉感宗脉感則液道開液道開故泣涕出焉液者所以灌精濡空竅者也故上液之道

黄帝问曰：人之亸音躲，又音朵者何？

岐伯对曰：胃不实则诸脉虚，诸脉虚则筋脉懈惰，筋脉懈惰，则行①阴用力，气不能复，故为亸。因其所在②，补分肉间。

黄帝问曰：人之哀而泣涕出者何？

岐伯对曰：心者，五脏六腑之主也；目者，宗脉之所聚也，上液之道也；口鼻者，气之门③户也。故悲哀愁忧则心动，心动则五脏六腑皆摇，摇则宗脉感④，宗脉感则液道开，液道开故涕泣出焉。液者，所以灌精濡空窍者也，故上液之道

①行：原作“竹”，形误，据医统本、《灵枢·口问》《太素·十二邪》改。

②因其所在：《太素·十二邪》无此四字。

③门：原作“间”，形误，据医统本、《灵枢·口问》《太素·十二邪》改。

④感：《太素·口问》作“盛”。

他本作補天柱俠頸俠頸者頭中分也凡似脫誤

開則泣泣不止則液竭則精不灌精不灌則目無所見矣故命曰奪精天柱頸俠項者頭中分也

黄帝問曰哭泣而淚不出者若出而少涕不知水所從生涕所從出也

岐伯對曰夫心者五臟之專精也目者其竅華色其榮是以人有德則氣和於目有忘憂知於色是以悲哀則泣下泣下水所由生也衆精者積水也素問作水宗積水者至陰也至陰者腎之精也宗精之水所以不出者是精持

开则泣，泣不止则液竭，液竭则精不灌，精不灌则目无所见矣，故命曰夺精。天柱颈①俠顶者头中分也②。

黄帝问曰：哭泣③而泪不出者，若出而少涕，不知水所从生，涕所从出也。

岐伯对曰：夫心者，五脏之专精也；目者，其窍，华色其荣④。是以人有德，则气和于目，有忘，忧知于色，是以悲哀则泣下，泣下，水所由生也。众精者，积水也；《素问》作水宗。积水者，至阴也；至阴者，肾之精也。宗精之水所以不出者，是精持

①天柱颈：医统本、《灵枢·口问》作“补天柱经，侠颈”，《太素·十二邪》作“补天柱经，侠项”。《太素》义长。

②侠顶者头中分也：《灵枢·口问》《太素·十二邪》无此七字。

③哭泣：此上医统本有“有”字。

④华色其荣：《素问·解精微论》《太素·水论》作“华色者其荣也”。

之也輔之裏之故水不行也夫氣之傳水之精為志火之精為神水火相感神志俱悲是以目之水生也故彦言曰心悲名曰志悲志與心精共湊於目也是以俱悲則神氣傳於心精上下傳於志而志獨悲故泣出也泣涕者腦也腦者陽也素問陰也髓者骨之充也故腦滲為涕志者骨之主也是以水流涕從之者其類也夫涕之與泣者譬如人之兄弟急則俱死生則俱生太素云作出則俱亡

之也，辅之裹[①]之，故水不行也。夫气之传也[②]，水之精为志，火之精为神，水火相感，神志俱悲[③]，是以目之水生也。故彦[④]言曰：心悲又名曰志悲。志与心精共凑于目也。是以俱悲则神气传于心精，上不[⑤]传于志而志独悲，故泣出也。泣涕者，脑也；脑者，阳也《素问》阴也；髓者；骨之充也；故脑渗为涕。志者，骨之主也，是以水流涕从之者，其类也。夫涕之与泣者，譬如人之兄弟，急则俱死，生则俱生《太素》云作出则俱亡，

①裹：原作"里"，形误，据医统本、《素问·解精微论》《太素·水论》改。

②气之传也：《素问·解精微论》《太素·水论》无此四字。

③水火相感，神志俱悲：《太素·水论》无此八字。

④彦：医统本、《素问·解精微论》作"谚"，义通。

⑤不：原作"下"，形误，据《素问·解精微论》《太素·水论》改。

其志以早[1]悲，是以涕泣俱出而相从者，所属之类也。

黄帝问曰：人哭泣而泪不出者，若出而少，涕不从之，何也？

岐伯对曰：夫泣不出者，哭不悲也；不泣者，神不慈也；神不慈[2]则志不悲，阴阳相持，泣安能独来。夫志悲者惋，惋音玩则冲阴，冲阴则志去目，志去则神不守精，精神去目，涕泣出也。

夫经言乎，厥则目光无所见。

自涕之与泣[3]者以下至目光无所见原[4]本漏，此今

①早：《太素·水论》作“摇”。
②慈：原作“悲”，据上文文例、医统本、《素问·解精微论》《太素·水论》改。
③泣：原作“注”，形误，据医统本改。
④无所见原：原作“无见无”，据医统本改。

以《素问》《灵枢》又补之。

夫人厥则阳气并于上，阴气并于下，阳并于上，则火独光也；阴并于下，则足寒，足寒则胀。夫一水不能胜五火①，故目盲《素问》作目眦②盲。

是以气③冲风，泣下而不止，夫风之中目也。阳气内守于精，是火④气燔目，故见风则泣下也。有以比之，夫《素问》下有火⑤字疾风生，乃能雨，《太素》云：天之疾风乃能雨，而无生字。此之类也。《九卷》言其形，《素问》言其情，所相发明也⑥。

①五火：《太素·水论》作“二火”。

②眦：原作“皆”，形误，据《素问·解精微论》改。

③气：《素问·解精微论》无此字。

④火：原作“以”，据医统本、《素问·解精微论》改。

⑤火：原作“夫”，形误，据《素问·解精微论》改。此“火”字乃对“夫”之校正。

⑥《九卷》言……所相发明也：本段注文及上“《素问》作《太素》云”等小字，原均作大字，因上下文不相衔接，故改为小字。

黄帝問曰人之太息者何
岐伯對曰憂思則心系急心系急則氣道約約
則不利故太息以伸出之補午少陰心主足
少陽留之
大之漾音涎下者何曰飲食皆入於胃胃中有熱
熱則虫動虫動則胃緩胃緩則廉泉開故漾
下補足少陰
人之耳中鳴者何曰耳者宗脈之所聚也故胃
中空空則宗脈虚虚則下溜脉有所竭者故
耳鳴補客主人手大指甲上與肉交者

黄帝问曰：人之太息者何？

岐伯对曰：忧思则心系急，心系急则气道约，约则不利，故太息以伸出之。补手[①]少阴、心主、足少阳留之。

人[②]之漾[③]音涎下者何？曰：饮食皆入于胃，胃中有热，热则虫动，虫动则胃缓，胃缓则廉泉开，故漾下。补足少阴。

人之耳中鸣者何？曰：耳者，宗脉之所聚也。故胃中空，空则宗脉虚，虚则下溜。脉有所竭者，故耳鸣。补客主人，手大指甲上与肉交者。

①手：原作“午”，形误，据医统本、《灵枢·口问》《太素·十二邪》改。

②人：原作“大”，据医统本、《灵枢·口问》《太素·十二邪》改。

③漾：《灵枢·口问》《太素·十二邪》均作“涎”，义同。

人之自啮舌者何？曰：此厥逆走上，脉气皆[①]至也。少阴气至则[②]啮舌，少阳气至则啮音叶颊，阳明气至则啮唇矣。视主病者，则补之。

人之善忘者何？曰：上气不足，下气有余，肠胃实而心肺虚。虚则荣卫留于下，久不以时上，故善忘也。

曰：人之善饥不嗜食者何也？曰：精气并于脾则热留于胃，胃热则消谷，消谷故善饥，胃气逆上故胃管塞，胃管塞故不嗜食。善忘及善饥，先视[③]其腑脏，诛其小过，后调其气，盛则泻之，虚

①皆：《灵枢·口问》《太素·十二邪》作"辈"。

②则：原作"有"，据《灵枢·口问》《太素·十二邪》改。

③视：原作"时"，音误，据医统本、《灵枢·大惑论》改。

则补之。

凡此十四邪者，皆奇邪走空窍者也。邪之所在，皆为不足。故上气不足，脑为之不满，耳为之善鸣，头为之倾[①]，目为之瞑；中气不足，溲便为之变，肠为之善鸣，补之足外踝音课，又音鲁下留之；下[②]气不足，则乃[③]为痿厥心闷。急刺足大指上二寸留之，一曰补足外踝下留之。

寒气客于厌发喑不能言第二

黄帝问曰：人之卒然忧恚而言无音者，何气不行？

①倾：《灵枢·口问》作“苦倾”。

②下：原作“不”，形误，据医统本、《灵枢·口问》《太素·十二邪》改。下一个“下”字同。

③乃：原作“及”，形误，据医统本、《灵枢·口问》改。

少师问曰：咽喉者，水谷之道路[①]也；喉咙者，气之所以上下者也；会厌者，音声之户也；唇口者，音声之扇也；舌者，音声之机也；悬痈垂者，音[②]声之关也；颃音杭颡音桑者，分气之所泄也；横骨者，神气之所使，主发舌者也。故人之鼻洞涕出不收者，颃颡不闭，分气失也。其厌小[③]而薄，则发气疾，其开阖音盍利，其出气易，其厌大而厚，则开阖[④]难，其气出迟，故重言也。所谓吃者，其言逆，故重之。卒然无音者，寒气客于厌，则厌不能发，发不能下至其[⑤]机扇，机扇开阖不利，故无音。足少阴之脉上系于舌本，

①路：原作“踣”，形误，据医统本、《灵枢·忧恚无言》改。

②音：原作“舌”，据医统本、《灵枢·忧恚无言》改。

③小：原作“少”，形误，据《灵枢·忧恚无言》改。

④利，其出气易，其厌大而厚，则开阖：此十三字原脱，据医统本、《灵枢·忧恚无言》补。

⑤至其：原作“重茾”，据医统本改。

络于横骨，终于会厌，两泻血脉，浊气乃辟。会厌之脉，上络于任脉，复取之天突，其厌乃发。悬，音玄；恚，音惠；痈，音雍。

暴喑音阴气硬[①]，刺扶突与舌本出血[②]。喑不能言，刺脑户。

暴喑不能言，喉嗌痛，刺风府。嗌，音益。

舌缓，喑不能言，刺喑门。喉痛，喑一作饭不能言，天突[③]主之。

暴喑气硬[④]，喉痹咽痛[⑤]，不得息，食饮不下，天鼎主之。

---

①硬：《太素·寒热杂说》作"鞕"，《外台秘要》卷三十九作"哽"，均义长。

②与舌本出血：此上原有"音"字，似为前字注音但无注音之字，故删；"与"，原作"典"，形误，"血"，原作"言"，据医统本、《灵枢·寒热病》改。

③天突：《外台秘要》卷三十九、《医心方》卷二第一作"天窗"。

④硬：《外台秘要》卷三十九、《医心方》卷二第一作"哽"，义长可从。

⑤痛：《外台秘要》卷三十九、《医心方》卷二第一作"肿"。

合乃令字誤

食飲善嘔不能言通谷主之

瘖不能言期門主之

暴瘖不能言支溝主之

瘖不能言合谷及湧泉陽交主之

目不得眠不得視及多卧卧不安不得偃卧肉苛諸息有音及喘第三

黄帝問曰夫邪氣之客於人也或合人目不得眠者何也

伯高對曰五穀入於胃也其糟粕津液宗氣分為三隧故宗氣積於胃中出於喉嚨以貫心

食饮善呕，不能言，通谷主之。

喑不能言，期门主之。

暴喑不能言，支沟主之。

喑不能言，合谷及涌泉、阳交主之。

目不得眠不得视及多卧卧不安不得偃卧肉苛诸息有音及喘第三

黄帝问曰：夫邪气之客于人也，或令[1]人目不得眠者，何也？

伯高对曰：五谷入于胃也，其糟粕、津液、宗气分为三隧，故宗气积于胸中，出于喉咙，以贯心

[1] 令：原作“合”，形误，据医统本、《灵枢·邪客》《太素·营卫气行》改。

肺而行呼吸焉營氣者泌音秘其津液注之於脉化而爲血以榮四末内注五藏云府以應刻數焉衛氣者出其悍音旱氣之慓音驃疾而先行於四末分肉皮膚之間而不休息也晝行於陽夜行於陰其入於陰也常從足少陰之分間行於五藏六府今邪氣客於五藏六府則衛氣獨營其外行於陽不得入於陰行於陽則陽氣盛陽氣盛則陽蹻音喬滿不入於陰陰氣虚故目不得眠治之補其不足寫其有餘調其虚實以通其道而去其邪飲以半夏湯

肺[1]而行呼吸焉；营气者，泌音秘其津液，注之于脉，化而为血，以荣四末，内注五脏六[2]腑，以应刻数焉；卫气者，出其悍音旱气之慓音票疾，而先行于四末分肉皮肤之间，而不休息[3]也。昼行于阳，夜行于阴，其入于阴也，常从足少阴之分间，行于五脏六腑。今邪气客于五脏六腑，则卫气独营[4]其外，行于阳，不得入于阴。行于阳则阳气盛，阳气盛则阳跷音乔满[5]；不入于阴，阴气虚，故目不得眠。治之，补其不足，泻其有余，调其虚实，以通其道而去其邪，饮以半夏汤

①心肺：《灵枢·邪客》作“心脉”，义长。

②六：原作“云”，形误，据医统本、《灵枢·邪客》《太素·营卫气行》改。

③息：《灵枢·邪客》《诸病源候论》卷三虚劳不得眠候作“者”，义长。

④营：《灵枢·邪客》《太素·营卫气行》作“卫”。

⑤满：《灵枢·邪客》作“陷”。

一剂，阴阳以通，其卧立至。此所以决渎壅塞，经络大通，阴阳得和者也。其汤方以流水千里[1]以外者八升，扬之万[2]遍，取其清五升煮之，炊音吹以苇薪，大[3]沸煮秫米一升，治半夏五合，徐炊令竭为一升半，去其柤音粗，饮汁一小杯，日三，稍益，以知为度。故其病新发者，覆杯则卧，汗出则已矣，久者三饮而已。粕，音迫；隧，音遂。

黄帝问曰：目闭不得视者何也？

岐伯对曰：卫气行于阴，不得入[4]于阳，行于阴则阴气盛，阴气盛则阴跷满；不得入于阳，则阳

①里：原作“望”，据医统本、《灵枢·邪客》《太素·营卫气行》改。

②万：原作“药”，据医统本、《灵枢·邪客》《太素·营卫气行》改。

③大：医统本、《灵枢·邪客》“火”，归上句读。

④入：《灵枢·大惑论》《太素·七邪》作“行”。

气虚，故目闭焉。《九卷》行作留，入作行。

黄帝问曰：人之多卧者何也？

岐伯对曰：此人肠胃大而皮肤涩《九卷》作湿，下同，涩则分肉不解焉。肠胃大，则胃气[①]行留久；皮[②]肤涩，分肉不解，则行迟。夫卫气者，昼常行于阳，夜常行于阴，故阳气尽则卧，阴气尽则寤。故肠胃大，卫气行留久，皮肤涩分肉[③]不解，则行迟[④]，留于阴也久，其气不精一作清则欲惛《灵枢》云作瞑，故多卧矣。其肠胃小，皮肤滑以缓，分肉解利，卫气之留于阳也久，故少卧焉矣。

---

①胃气：《灵枢·大惑论》《太素·七邪》作"卫气"，义长。

②皮：此上原衍"则"字，据医统本、《灵枢·大惑论》《太素·七邪》删。

③肉：原作"内"，形误，据医统本、《灵枢·大惑论》《太素·七邪》改。

④故肠胃大，卫气行留久，皮肤涩分肉不解，则行迟：此十九字已见于上文，为重出之衍文。

黄帝問曰其非常經也卒然多卧者何也

岐伯對曰邪氣留於上焦上焦閉而不通已食若飲陽靈樞云作湯衛氣反留於陰而不行故卒然多卧

黄帝問曰治此諸邪柰何

岐伯對曰先視其腑臓誅其小過後調其氣盛者寫之虚者補之必先明知其形氣之苦樂定乃取之

黄帝問曰人有卧而有所不安者何也

岐伯對曰臓有所傷及情有所倚則卧不安

黄帝问曰：其非常经也，卒然多卧者，何也？

岐伯对曰：邪气留于上焦，上焦闭而不通，已食若饮阳[①]《灵枢》云作汤，卫气久[②]留于阴而不行，故卒然多卧。

黄帝问曰：治此诸邪奈何？

岐伯对曰：先视[③]其腑脏，诛其小过，后调其气，盛者泻之，虚者补之，必先明知其形气之苦乐，定乃取之。

黄帝问曰：人有卧而有所不安者，何也？

岐伯对曰：脏有所伤，及情有所倚，则卧不安。

---

①阳：应为"汤"之形误，如下校文。

②久：原作"反"，形误，据医统本、《灵枢·大惑论》《太素·七邪》改。

③视：《灵枢·大惑论》《太素·七邪》无此字。

素問作及精有所寄之則安
太素云作精有所倚則不安
故人不能懸其病
黄帝問曰人之不得偃卧者何也
岐伯對曰肺者臟之盖也肺氣盛則脉大脉大
則不得偃卧
黄帝問曰人之有肉苛者何也是爲何病
岐伯對曰營氣虚衛氣實也營氣虚不仁衛氣
虚則不用營衛俱虚則不仁且不用肉如苛
素問作故也人身與志不相有也三十日死

《素问》作及精有所寄之则安；《太素》云作精有所倚则不安[①]。故人不能悬其病。

黄帝问曰：人之不得偃卧者何也？

岐伯对曰：肺者脏之盖也。肺气盛则脉大，脉大则不得偃卧。

黄帝问曰：人之有肉苛者，何也[②]，是为何病？

岐伯对曰：营气虚卫气实也。营气虚则不仁，卫气虚则不用，营卫俱虚，则不仁且不用，肉如[③]苛《素问》作故也，人身与志不相有也，三十日死。

---

①《素问》作及精……有所倚则不安：此两句校文原作大字，据文义及医统本改作小字注文。

②何也：《素问·逆调论》《太素·痹论》作"虽近衣絮，犹尚苛也"。

③如：医统本作"加"。

黄帝问曰：人有逆气不得卧而息有音者，有不得卧[①]而息无音者，有起居如故而息有音者，有得卧行而喘者，有不得卧行而喘者[②]，有不得卧不能行而喘者，有不得卧[③]，卧而喘者，此何脏使然？

岐伯对曰：不得卧而息有音声者，是阳明之逆也。足三阳者下[④]行，今[⑤]逆而上行，故息有音也。阳明者，胃脉也；胃者，六腑之海也，其气亦下行。阳明逆，不得从其道，故不得卧。《下经》曰：胃不和则卧不安。此之谓也。夫起居如故而息有音者，此肺之络脉逆，不得随经上下[⑥]，故

---

①而息有音者，有不得卧：此九字原脱，据《素问·逆调论》《太素·卧息喘逆》补。

②有不得卧行而喘者：此句与下文同义，《素问·逆调论》《太素·卧息喘逆》亦无，似是衍文。

③卧：原作“行”，据医统本、《素问·逆调论》《太素·卧息喘逆》改。

④下：原作“不”，形误，据医统本、《素问·逆调论》《太素·卧息喘逆》改。下一个“下”字同。

⑤今：原作“令”，形误，据医统本、《素问·逆调论》《太素·卧息喘逆》改。

⑥下：此上原有“行”字，据《素问·逆调论》《太素·卧息喘逆》删。

留经而不行。络脉之病人也微，故起居如故而息有音也。夫不得卧，卧则喘者，水气客也。夫水者①，循津液而留《素问》作流者也；肾者，水脏，主津液，主卧与喘也。

惊不得眠，善龂，水气上下，五脏游气也，阴交②主之矣。

不得卧，浮郄音希主之。

身肿，皮肤不可近衣，淫泺苛获，久则不仁，屏翳③主之

足太阳阳明手少阳脉动发目病第

①者：医统本作“气”。

②阴交：原作“阴之”，据《外台秘要》卷三十九、《千金要方》卷三十第二改。又，医统本作“三阴交”。

③屏翳：《外台秘要》卷三十九、《千金要方》卷三十第二、《医心方》卷二第一作“屋翳”，可参。

四

黄帝问曰：余尝上青霄[①]之台，中陛而惑[②]，独冥视之，安心定气，久而不解[③]，被发长跪音拳，俯而复视之，久不已，卒然自止，何气使然？

岐伯对曰：五脏六腑之精气，皆上注于目而为之精，精之裹《灵枢》作窠，下同[④]者为眼，骨之精者为瞳子，筋之精为黑睛《灵枢》云作黑眼，血之精为其络，气之精为白睛《灵枢》云作白眼，肌肉之精为约束，裹契一作撷筋骨血气之精而与脉并《灵枢》云作弁为系[⑤]，上属于脑，

---

①青霄：《灵枢·大惑论》《太素·七邪》作“清冷”。

②中陛而惑：《灵枢·大惑论》《太素·七邪》作“中陛（《灵枢》作“阶”）而顾，匍匐而前则惑，余似异之，窃内怪之”。

③解：此下《灵枢·大惑论》有“独博独眩”四字，《太素·七邪》有“独转独眩”四字。

④《灵枢》作窠，下同：原作大字，因上下文无以连属，故该为小字注文。本页所有小字除注音外均同。

⑤系：原作“丝”，形误，据医统本、《灵枢·大惑论》《太素·七邪》改。

後出於項中故邪中於頭目逢身之虛其入深則隨脉絲以入於腦則腦轉則引目系急目系急則目眩以轉矣邪中之精則其精所中者不相比不相比則睛散睛散則視歧故見兩物也目者五臟六腑之精也榮衛魂魄之所常營也神氣之所主也故神効則魂魄散志意亂是故瞳子黑眼法於陰白睛赤脉法於陽故陰陽合揣靈樞云作傳而精明也目者心之使也心者神之所舍也故神分精亂而不揣一作轉卒然見非常之處精氣魂

他本脉作眼　精皆睛字誤　睛皆精字誤　他本主作生　効乃勞字誤

后出于项中。故邪中于头目[①]，逢身之虚，其入深，则随眼系[②]以入于脑，则脑转，脑转则引目系急，目系急则目眩以转矣。邪中其[③]精，则其精所中者不相比，不相比则精[④]散，精散则视歧，故见两物也。目者，五脏六腑之精也，荣卫魂魄之所常营也，神气之所主[⑤]也。故神劳[⑥]则魂魄散，志意乱。是故瞳子黑眼法于阴，白睛赤脉法于阳，故阴阳合揣《灵枢》云作传而精明也。目者心之使也，心者神之所舍也，故神分精乱而不揣一作转，卒然见非常之处，精气魂

①头目：《灵枢·大惑论》《太素·七邪》《千金要方》卷六第一作“项”，义长。

②眼系：原作“脉丝”，形误，据医统本、《灵枢·大惑论》《太素·七邪》改。

③其：原作“之”，据《灵枢·大惑论》《太素·七邪》《千金要方》卷六第一改。

④精：原作“睛”，义通，据医统本、《灵枢·大惑论》《太素·七邪》律齐。下一个“精”字同。

⑤主：医统本、《灵枢·大惑论》《太素·七邪》作“生”。

⑥劳：原作“効”，据医统本、《灵枢·大惑论》《太素·七邪》改。

傳乃得字誤

𩲡散不相傳故曰惑揣音摶又音次上声

黄帝問曰余疑何其然也余每之東苑未嘗不惑去之則復余惟獨為東苑勞神乎何其異也

岐伯對曰不然夫心有所喜神有所惡卒然相惑則精氣亂視誤故惑神移乃復是故間者為迷甚者為惑

目眥外決一作次於面者為兌眥在内近鼻者上為外眥下為内眥音際

目色赤者病在心白色者病在肺青色者病在

魄散不相传[①]，故曰惑。揣，音抟；又音次，上声。

黄帝问曰：余疑何其然也，余每之东苑，未尝不惑，去之则复。余惟独为东苑劳神乎，何其异也？

岐伯对曰：不然。夫心有所喜，神有所恶，卒然相惑[②]，则精气乱，视误故惑，神移乃复，是故间者为迷，甚者为惑。

目眦外决一作次于面者，为锐眦；在内近鼻者，上为外眦，下为内眦音际。

目色赤者，病在心；白色者，病在肺；青色者，病在

①传：医统本、《灵枢·大惑论》《太素·七邪》作“得”。

②惑：《太素·七邪》《千金要方》卷六第一作“感”，义长。

肝；黄色者，病在脾；黑色者，病在肾；黄色不可名者，病在胸中。

诊目痛，赤脉从上下者，太阳病；从下上者，阳明病；从外走内者，少阳病。夫胆移热于脑，则辛頞鼻渊一作痛。鼻渊者，浊涕下不止，传为鼽音求懵[①]《素问》云作衄蠛。音蔑，脉也瞑目，故得之气[②]厥。頞，音遏。

足阳明有侠鼻入于面者，名曰悬音玄颅音芦，属口对入系目本。头痛引颔音撼取之[③]，视有过者取之，损有余，补不足，反者益甚。

足太阳有通项入于脑者，正属目本，名曰眼系[④]。

---

①鼽懵：本书卷六第十作"衄䁾"。

②气：本书卷六第十无此字。

③头痛引颔取之：《灵枢·寒热病》《太素·寒热杂说》《千金要方》卷六第一无此六字。

④眼系：原作"眼丝"，形误，据《灵枢·寒热病》《太素·寒热杂说》改。

頭目故痛取之在項中兩筋間入腦乃别陰蹻陽蹻陰陽相交陽入陰出陽交於兊眥音際靈樞云陰入陽出陰陽交於兊眥

陽氣絶則瞑目陰氣絶則眠

目中赤痛從内眥始取之陰蹻音喬

目中痛不能視上星主之先取譩譆後取天牖風池

青盲遠視不明承光主之

目瞋還視䀮䀮音恍又慌目光主之

目䀮䀮赤痛天柱主之

头目故[1]痛，取之在项中两筋间，入脑乃别。阴跷阳跷，阴阳相交，阳入阴出，阳交于锐眦音际，《灵枢》云：阴入阳出，阴阳交于锐眦。

阳气绝则瞑目，阴气绝则眠[2]。

目中赤痛，从内眦始，取之阴跷音乔。

目中痛，不能视，上星主之，先取噫嘻，后取天牖、风池。

青盲，远视不明，承光主之。

目瞑，远[3]视䀮䀮音恍，又慌，目窗[4]主之。

目䀮䀮，赤痛，天柱主之。

---

①故：医统本作“苦”，《灵枢·寒热病》《太素·寒热杂说》《千金要方》卷六第一作“固”。“苦”字义长。

②阳气绝则乃瞑目，阴气绝则眠：《灵枢·寒热病》《太素·寒热杂说》作“阳气盛则瞋目，阴气盛则瞑目”

③瞑，远：原作“瞋，还”，形误，据《外台秘要》卷三十九、《千金要方》卷六第一、《医心方》卷二第一改。

④窗：原作“光”，据《外台秘要》卷三十九、《千金要方》卷六第一、《医心方》卷二第一改。

目眩无所见，偏头痛，引外眦而急，颔厌主之。

目不明，恶风，目泪出，憎寒，目痛目眩，内眦赤痛，目䀮䀮无所见，眦痒痛，淫肤白翳，睛明主之。

青肓无所见，远视䀮䀮音慌，目中淫肤，白膜覆瞳子，目窗[①]主之。

目不明，泪出，目眩瞀音牟，又务，又茂，瞳子痒，远视䀮䀮，昏夜无见，目瞤音闰，又音淳动，与项口相参引，㖞僻，口不能言，刺承泣。目痛，口僻戾一作泪出，目不明，四白主之。

目赤目黄，颧音权，又梢窌主之。

①目窗：此穴已见上出，据《外台秘要》卷三十九、《千金要方》卷三十第一，当作“瞳子窌”。

睊音淵目水溝主之

目痛不明齗音銀交主之

目瞑身汗出承漿主之

青盲瞶音目惡風寒上關主之

青盲商陽主之

瞶目目䀮䀮音偏歷主之

眼痛下廉主之

瞶音目目䀮䀮少氣灸手五里左取右在取左

目中白翳目痛泣出甚者如脫前谷主之

白膜覆珠瞕子無所見解谿主之

睊音渊目，水沟主之。

目痛不明，龈音银交主之。

目瞑，身汗出，承浆主之。

青盲，瞶目，恶风寒，上关主之。

青盲，商阳主之。

瞶目，目䀮䀮，偏历主之。

眼痛，下廉主之。

瞶目，目䀮䀮，少气，灸手五里，左取右，右[1]取左。

目中白翳，目痛泣出，甚者如脱，前谷主之。

白膜覆珠，瞳[2]子无所见，解溪主之。

①右：原作“在”，形误，据医统本、《外台秘要》卷三十九、《千金要方》卷六第一改。

②瞳：原作“瞕”，形误，据医统本、《千金要方》卷六第一改。

手太阳少阳脉动发耳病第五

暴厥而聋，耳偏塞，闭不通，内气暴薄也。不从内，外中风之病，故留瘦著也。头痛耳鸣，九窍不利，肠胃之所生也。

黄帝问曰：《刺节》言发蒙者，刺腑腧以去腑病，何腧使然？

岐伯对曰：刺此之要，必于白日中，刺其耳听，中其眸音牟子，声闻于耳，此其腧也。

黄帝问曰：何谓声闻于耳？岐伯疾曰：已刺，以手坚按其两鼻窍，令急偃，其

他本聾作外下同

手太陽少陽脉動發耳病第五

暴厥而聾耳偏塞閉不通内氣暴薄也不從内外中風之病故畱瘦著也頭痛耳鳴九竅不利腸胃之所生也

黄帝問曰刺節言發蒙者刺府腧以去府病何腧使然

岐伯對曰刺此之要必於白日中刺其耳聽中其眸音牟子聲于耳此其腧也

黄帝問曰何謂聲聞於耳

岐伯對曰已刺以手堅按其兩鼻竅令疾偃其

声必应其中。

耳鸣，取耳前动脉。

耳痛不可刺者，耳中有脓，若有干擿音适[1]抵[2]音氐，耳无闻也。

耳聋，取手足[3]少指《太素》云少指次指爪甲上与肉交者[4]，先取手，后取足。

耳鸣，取手中指爪甲上，左取右，右取左，先取手，后取足。

聋而不痛，取足少阳；聋而痛，取手阳明。耳鸣，百会及颔音撼厌、颅音芦息、天窗、大陵、偏历、前谷、后溪皆主

①适：此注音字原阙，据前注音补。

②抵：此下医统本有小字注文“一本作町聍”。

③足：原无，据《灵枢·厥病》《太素·耳聋》补。

④交者：原脱，文义未全，据医统本、《灵枢·厥病》补。

之。

耳痛，聋，鸣，上关主之，刺不可深。

耳聋，鸣，下关及阳溪、关冲、掖门、阳谷主之。

耳鸣，聋，头颔痛，耳门主之。

头重，颔痛，引耳中脓脓嘈嘈，和窌音撩主之。

聋，耳中癫溲，癫溲者若风，听会主之。

耳聋填填如无闻，脓脓嘈嘈若蝉鸣，颏音竭颊[①]音结鸣，听宫主之。下头[②]取之，譬如破声，刺此。《九卷》所谓发蒙者也。

聋，翳风及会宗、下空主之。

---

①颏颊：《外台秘要》卷三十九作“鹞鸩”，义长。

②头：医统本作“颊”。

耳聋无闻，天窗①主之。耳聋嘈嘈，无所闻，天容主之。

耳鸣无闻，肩贞及完骨主之。

耳中生风，耳鸣耳聋，时不闻，商阳主之。

聋，耳中不通，合谷主之。

耳聋，两颞音热颥音懦痛，中渚主之。

耳焞焞音屯②浑浑音魂无所闻，外关主之。卒气聋，四渎主之。

手足阳明脉动发口齿病第六

诊龋③音巨痛，按其阳明之脉来④，有过者独热，在左者左

①天窗：原倒作“窗天”，据穴位名乙正。医统本作“天空”。

②屯：原漫漶难辨，据本书卷二第一“焞”字注音。

③龋：《灵枢·论疾诊尺》《太素·杂诊》《脉经》卷四第五作“龋齿”。

④按其阳明之脉来：“按”“脉”原脱，据《太素·杂诊》补。

热，在右右热，在上上热，在下下热。臂之阳明，有入鼽音求齿者，名曰大迎，下齿龋取之臂，恶寒补之一作取之，不恶寒[①]泻之。《灵枢》云名曰禾窌，或曰大迎。详大迎乃是阳明脉所发，则当云禾窌。然而下齿龋，又当取足阳明禾窌、大迎，当试可知耳[②]。

手太阳有入颊偏齿者，名曰角孙，上齿龋，取之在鼻与鼽音求前。方病之时，其脉盛，脉盛则泻之，虚则补之。一曰取之出眉外，方病之时，盛泻虚补。齿动[③]痛，不恶清饮，取[④]足阳明；恶清饮，取

①寒：原脱，据《灵枢·寒热病》《太素·寒热杂说》补。

②《灵枢》云名曰禾窌……当试可知耳：此四十八字原作大字，据文义及医统本改作小字注文。

③动：《灵枢·寒热病》《太素·寒热杂说》无此字，义长。

④取：原作“匪”，据医统本、《灵枢·杂病》《太素·头齿痛》改。

手陽明

舌緩漾下煩悶取足少陰

重舌刺舌柱以排鍼

上齒齲腫目窻主之

上齒齲痛惡風寒正营主之

齒牙齲痛浮白及完骨主之

齒痛顴音拳窌及二間主之

上齒齲兌端及耳門主之

齒間血出者有傷酸齒牀落痛口不可開引鼻中齦交主之

手阳明。

舌缓[1]漾下烦闷，取足少阴。

重舌，刺舌柱以錍[2]针。

上齿龋肿，目窗主之。

上齿龋痛，恶风寒，正营主之。

齿牙龋痛，浮白及完骨主之。

齿痛，颧音拳窌及二间主之。

上齿龋，兑端及耳门主之。

齿间血出者，有伤酸，齿床落痛，口不可开，引鼻中，龈音银交主之。

①缓：医统本作“纵”，义通。

②錍：原作“排”，形误，据《太素·寒热杂说》改；《灵枢·寒热病》作“鈹”，錍、鈹通。

頰腫口急頰車痛不可以嚼頰車主之

上齒齲痛惡寒者上関主之

厥口僻失欠下牙痛頰腫惡寒口不收舌不能言不得嚼大迎主之

上齒齲痛上関主之

失欠下齒齲下牙痛頔音突又掘腫下関主之

齒齲痛聽會及衝陽主之

齒牙不可斷腫角孫主之

僻不正失欠口不開翳風主之

舌下腫難言舌縱喎戾不端通谷主之

颊肿，口急，颊车痛，不可以嚼，颊车主之。

上齿龋痛，恶寒者[1]，上关主之。

厥口僻，失欠，下牙痛，颊肿，恶寒，口不收，舌不能言，不得嚼，大迎主之[2]。

失欠，下齿龋，下牙痛，颇音突，又掘肿，下关主之。

齿龋痛，听会及冲阳主之。

齿牙不可嚼，龈肿，角孙主之。

口僻不正，失欠，口不开，翳风主之。

舌下肿，难言，舌纵，㖞戾不端，通谷主之。

---

①恶寒者：《外台秘要》卷三十九、《医心方》卷二第一作“口僻禁不开”。可参。

②之：此下原有“上齿龋痛，上关主之”八字，与上条重，据医统本删。

一云失口欠口喎僻不端不能言通谷主之
舌下腫難以言舌縱涎出廉泉主之
口僻刺大淵引而下之
口中腫臭勞宮主之
口中下齒痛惡寒頔窦音腫商陽主之
齒齲痛惡清三間主之
口僻偏歷主之
口齒痛溫畱主之
下齒齲則上齒痛掖門主之
齒痛四瀆主之

一云：失口欠，口喎僻不端，不能言，通谷主之。

舌下肿，难以言，舌纵涎出，廉泉主之。

口僻，刺太渊，引而下之。口中肿臭，劳宫主之。

口中下齿痛，恶寒颇音突肿，商阳主之。

齿龋痛，恶清，三间主之。

口僻，偏历主之。

口齿痛，温留主之。

下齿龋，则上齿痛，掖门主之。

齿痛，四渎主之。

上牙齿龋痛，阳谷一作阳络主之。

齿龋痛，合谷主之。齿龋痛，少海主之。

舌纵漾下，烦闷，阴谷主之。

血溢发衄第七鼻鼽息肉著附

暴瘅[1]内逆，肝肺相薄，血溢鼻口，取天府，此为胃之[2]大腧五部也。

五部，按《灵枢经》云：阳逆头痛，胸满不得息，取人迎。暴喑气哽[3]，刺扶突与舌本血出。暴聋气蒙，

①瘅：原作“瘅”，形误，据《灵枢·寒热病》《太素·寒热杂说》改。

②之：原作“也”，据医统本改。

③哽：原作“鞕”，形误，据《太素·寒热杂说》改。

耳目不用取天牖暴拘攣癎痓足不任身者
取天柱暴痺内逆肝肺相薄血溢鼻口取天
府此爲胃之大輸也部也今士安散作五穴
於篇中此特五部之一耳
詳此乃詳文耳
衄而不止衄音披又普血流取足太陽大衄衃血取
手太陽不已刺腕骨下不已刺膕中出血
鼻鼽音求衄上星主之先取譩音衣譆音僖後至天牖
風池
鼻管疽發爲厲腦空主之

耳目不明[①]，取天牖。暴拘挛痫痓[②]，足不任身者，取天柱。暴痹[③]内逆，肝肺相薄，血溢鼻口，取天府。此为胃之五大俞也，五部也。今士安散作五穴于篇中，此特五部之一耳[④]。详此乃详文耳[⑤]。

衄而不止[⑥]，衃[⑦]音披，又普，血流，取足太阳；大衄衃血，取手太阳；不已，刺腕骨下；不已，刺腘中出血。

鼻鼽音求衄，上星主之。先取譩音衣嘻音僖，后取[⑧]天牖、风池。

鼻管疽，发为厉[⑨]，脑空主之。

①明：原作“用”，据医统本、《灵枢·寒热病》《太素·寒热杂说》改。

②暴拘挛痫痓：《灵枢·寒热病》作“暴挛痫眩”。

③痹：《灵枢·寒热病》作“瘅”。

④五部，按《灵枢经》云……此特五部之一耳：本段文字原作大字，其内容实为“五部”所作注释，故据医统本改为小字注文。

⑤详此乃详文耳：医统本无此六字。

⑥止：《太素·寒热杂说》无此字，连下“衃”字成句。

⑦衃：原作“衄”，形误，据字下注音、医统本、《太素·寒热杂说》改。

⑧取：原作“至”，据本书卷七第一中、卷七第五、医统本改。

⑨厉：此下《外台秘要》卷三十九、《千金要方》卷三十第一有“鼻”字，义长。

鼻鼽不利窒音塞又直洞氣塞喎僻多涕鼽衄有癰迎香主之

鼽衄涕出中有懸癰宿肉窒洞不通不知香臭素窌主之

鼻窒音塞又直口僻清涕出不可止鼽衄有癰禾窌主之

鼻中息肉不利鼻頭額頞音遏又合中痛鼻中有蝕瘡齗交主之

鼻鼽不得息不收涕不知香臭及衄不止水溝主之

鼻鼽不利，窒音塞，又直洞气塞，喎僻多涕，鼽[1]衄有痈，迎香主之。

鼽衄涕出，中有悬痈宿肉，窒洞不通，不知香臭，素窌主之。

鼻窒音塞，又直，口僻，清涕出不可止，鼽衄有痈，禾窌主之。

鼻中息肉不利，鼻头额頞[2]音遏，又合中痛，鼻中有蚀疮，龈交主之。

鼻鼽不得息，不收涕，不知香臭，及衄不止，水沟主之。

①鼽：《外台秘要》卷三十九作“鼻”。

②额頞：《外台秘要》卷三十九作“领頔”。

衄血不止，承浆及委中主之。鼻不利，前谷主之。衄，腕骨主之。

手足阳明少阳脉动发喉痹咽痛第八

喉痹，不能言，取足阳明；能言，取手阳明。

喉痹，完骨及天容、气舍、天鼎、尺泽、合[①]谷、商阳、阳溪、中渚、前谷、商丘、然谷、阳交悉主之。

喉痹咽肿，水浆不下，璇玑主之。喉痹，食不下[②]，鸠尾主之。

---

①合：原作“舍”，形误，据穴位名及医统本改。

②下：原作“可”，形误，据医统本改。

喉痹，咽如梗，三间主之。喉痹，不能言，温留[1]及曲池主之。

喉痹，气逆[2]，口㖞，喉咽如扼音厄状[3]，行间《千金方》作间使主之。

咽中痛，不可纳食，涌泉主之。

气有所结发瘤瘿第九

瘿，天[4]窗一作天容，《千金》作天府及臑音如会主之。瘤音留瘿，气舍主之。

妇人杂病第十

黄帝问曰：人有重身，九月而喑，此为何病？

①留：原作“流”，义通，现律齐为“温留”。

②逆：原作“送”，形误，据医统本改。

③状：原作“床”，形误，据医统本、《外台秘要》卷三十九、《千金要方》卷三十第一改。

④天：原作“夫”，形误，据医统本改。

岐伯对曰：胞音抛之络脉绝[1]也。胞[2]络者系于肾，少阴之脉[3]，贯肾，系舌本，故不能言，无治也，当十月复。

《治法[4]》曰：无损不足，益有余，以成其辜《素问》云作疹。所谓不足者，身羸音雷瘦，无用鑱音谗石也。无益其有余者，腹中[5]有形而泄之，精泄[6]而病擅[7]中也，故曰成辜。

黄帝问曰：何以知怀子且生也？

岐伯对曰：身有病而无邪脉也。

诊女子，手少阴脉动甚者，妊子也。乳子而病热，脉悬小，手足温则生，寒则死。

乳子中风，病热喘渴《素问》云作鸣，肩息，脉急大，

---

①绝：原作“脃”，形误，据医统本、《素问·奇病论》《太素·重身病》改。

②胞：原脱，据医统本、《素问·奇病论》《太素·重身病》补。

③脉：原作“阳”，据医统本、《素问·奇病论》《太素·重身病》改。

④治法：《素问·奇病论》《太素·重身病》作“刺法”。

⑤其有余者，腹中：此六字原脱，据《素问·奇病论》补，《太素·重身病》少“其”字，余同。

⑥精泄：医统本、《素问·奇病论》《太素·重身病》作“泄之则精出”。

⑦擅：此上医统本、《素问·奇病论》《太素·重身病》有“独”字，义长可从。

缓则生，急则死。

乳子下赤白，腰[1]腧主之。女子绝[2]子，阴挺音艇出，不禁白沥，上窌主之。

女子赤白沥，心下积胀，次窌主之。《千[3]金》云：腰痛不可俯仰，先取缺盆，后取尾骶音氐。女子赤淫时白，气癃，月事少，中窌主之。女子下[4]苍汁不禁，赤沥，阴中痒痛，引少腹控[5]胁音苗，又停不可俯仰，下窌主之，刺腰尻交者两胂[6]上，以月[7]死生为痏音悔，又洧数，发针立已。

①腰：原作"要"，简笔俗写，据医统本、汲古阁本律正。

②绝：原作"绝"，形误，据医统本改。

③千：原作"子"，形误，据汲古阁本改。

④下：原作"不"，形误，据医统本改。

⑤引少腹控："引"字原无，"控"字原作"腔"，据《外台秘要》卷三十九、《千金要方》卷三十第八补、改。

⑥胂：原作"胛"，部位与"腰尻"不合，据医统本、《千金要方》卷三十第八改，并删原"音甲"之注音。

⑦月：原作"曰"，音误，据本书卷十第一下及医统本改。

千金云腸鳴泄注下窌主之
婦人乳餘疾肓門主之
乳癰寒熱短氣卧不安膺窓主之
乳癰淒索寒熱痛不可按乳根主之
絕子灸臍中令人有子
女子手腳腨拘攣腹滿疝月水不可乳餘疾絕
子陰痒陰交主之
腹滿疝積乳餘疾絕子陰痒刺石門
千金云奔肫上腹堅痛下引陰中不得小便
女子絕子衃不音披又音普血在内不下關元主之

《千金》云：肠鸣泄注，下窌主之。

妇人乳余疾，肓门主之。乳痈，寒热短气，卧不安，膺窗主之。

乳痈，凄索寒热，痛不可按，乳根主之。绝子，灸脐中，令人有子。

女子手脚拘挛，腹满，疝，月水不下[①]，乳余疾，绝子，阴痒，阴交主之。

腹满疝积，乳余疾，绝子阴痒，刺石门。《千金》云：奔豘，上腹坚痛，下引阴中，不得小便，刺阴交入八分[②]。

女子绝子，衃音披，又音普血在内不下，关元主之。

①下：原作"可"，医统本作"通"，据《外台秘要》卷三十九、《医心方》卷二第一引本书改。

②刺阴交入八分：此六字原脱，据医统本、《千金要方》卷三十第八补。

《千金》云：转胞不得溺，少腹消[1]，石水痛，刺关元，亦宜灸。

女子禁中痒[2]，腹热痛，乳余疾，绝子，内[3]《千金》云右内一字不足，妇人子门不端，少腹苦寒，阴痒及痛，经闭不通，中极主之。

妇人下赤白沃后，阴中干痛，恶合阴阳，少腹䐜坚，小便闭，曲骨《千金》云作屈骨主之。

女子血不通，会阴主之。

妇人子脏中有恶血逆满，痛，石关主之。

月水不通，奔豘泄气，上下引腰脊痛，气穴主之。

女子赤淫，大赫主之。

①消：医统本作“满”。

②痒：原作“央”，音误，据医统本改。

③子，内：此二字原脱，据《外台秘要》卷三十九、《千金要方》卷三十第八补。

女子胞中痛，月水不以时休止，天枢主之。《千金》云作腹胁鸣[①]，气上冲胸，刺天枢。

小腹胀满，痛引阴中，月水至则腰脊痛，胞中瘕，子门有寒，引髌髀，《千金》云作大小便不通，水道主之。

女子阴中寒，归来主之。

女子月水不利，或暴闭塞，腹胀满，癃，淫泺身热，腹中绞痛，癞疝阴肿，及乳难，子抢心，若胞衣不出，重[②]气尽乱，腹满，不得反复，正偃卧，屈一膝，伸一股[③]，并气街，针上入三寸，气

---

①腹胁鸣：医统本作“腹胀肠鸣”。

②重：医统本作“众”。

③股：医统本作“膝”。

至泻之。

妇人无子，及少腹痛，刺气冲主之。

妇人产余疾，食饮不下，胸胁支满，眩目足寒，心切痛，善噫，闻酸臭，胀痹，腹满，少腹尤大，期门主之。

妇人少腹坚痛，月水不通，带脉主之。

妇人下赤白，里急，瘈疭，五枢主之。

妒乳，太渊主之。《千金》云：膺胸痛。

绝子，商丘[1]主之。穴在内踝前穴之[2]中。

女子疝瘕，按之如以汤沃其股，内至膝，飧泄，

①商丘：原作“滴立”，形误，据医统本改。

②穴之：医统本作“宛宛”。

妇人[①]阴中痛，少腹坚急痛，阴陵泉主之。

妇人漏下，若血闭不通，逆气胀，血海主之。

月事不利，见赤白而有身反败[②]，阴寒，行间主之。乳痈[③]，太冲及复留[④]主之。

女子疝及少腹肿，溏泄，癃，遗溺，阴痛，面尘[⑤]黑，目下皆[⑥]痛，太冲主之。

女子少腹大，乳难，嗌干嗜饮，中封主之。

女子漏血，太冲主之。女子侠脐疝，中封主之。

女[⑦]疝，绝子，筑宾主之。

---

①此上原有“灸刺”二字，医统本有“灸刺曲泉”四字，据《外台秘要》卷三十九、《千金要方》卷三十第八删。

②败：原作“贩”，形误，据医统本改。

③痈：《外台秘要》卷三十九作“难”，义长。

④复留：原作“伏溜”，义同，据前文律齐。

⑤尘：《外台秘要》卷三十九作“苍”。

⑥皆：医统本作“眦”。

⑦女：医统本作“大”。

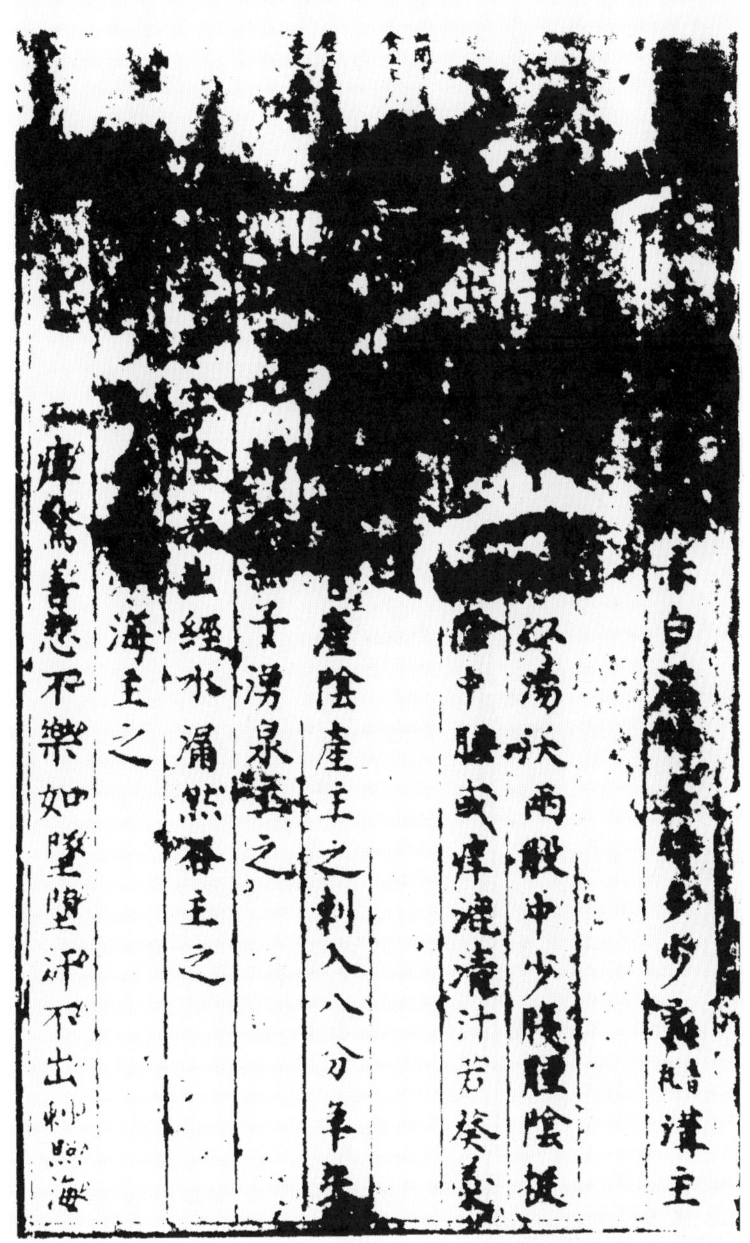

女子疝，小腹肿，赤白淫，时多时少，蠡音礼[1]沟主之。

女子疝瘕，按之如以汤沃两股中，少腹肿，阴挺出痛，经水来下，阴中肿或痒，漉清汁若葵羹，血闭无子，不嗜食，曲泉主之。

妇人绝产，若未曾产，阴廉[2]主之。刺入八分，羊矢下一寸是也。

妇人无子，涌泉主之。

女子不字，阴暴出，经水漏，然谷主之。

女子不下月水，照海主之。《千金》云：痹，惊，善悲不乐，如坠堕，汗不出，刺照海。

---

①音礼：底本漫漶，据本书卷二第一下“蠡”字注音补。

②廉：原作“产”，形误，据医统本、《外台秘要》卷三十九、《千金要方》卷三十第八、《医心方》卷二第一改。

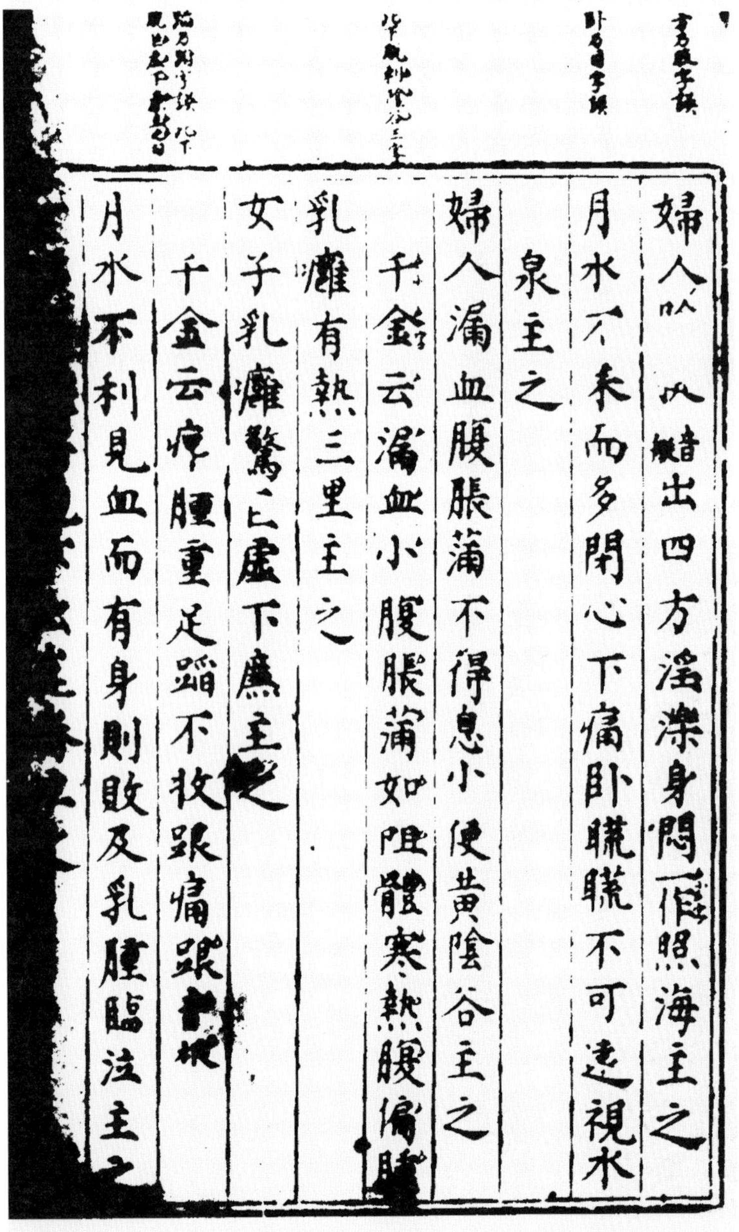
婦人陰挺挺音艇出四方淫濼身悶一作照海主之
月水不來而多閉心下痛臥䀮䀮不可遠視水
泉主之
婦人漏血腹脹滿不得息小便黄陰谷主之
千金云漏血小腹脹滿如阻體寒熱腹偏腫
乳癰有熱三里主之
女子乳癰驚巨虚下廉主之
千金云痹腫重足蹈不收跟痛跟音根
月水不利見血而有身則敗及乳腫臨泣主之

妇人阴[1]挺音艇出，四肢[2]淫泺，身闷，照海[3]主之。

月水不来而多闷[4]，心下痛，卧[5]䀮䀮不可远视，水泉主之。

妇人漏血，腹胀满，不得息，小便黄，阴谷主之。《千金》云：漏血，少腹胀满如阻，体寒热，腹偏肿，刺阴谷[6]。

乳痈有热，三里主之。女子乳痈，惊，巨[7]虚下廉主之[8]。月水不利，见血而有身则败及乳肿，临泣主之。女子字难，若胞不出，昆仑主之。

---

①阴：此上《外台秘要》卷三十九、《千金要方》卷三十第八有"淋漓"二字。

②肢：原作"方"，据医统本、《外台秘要》卷三十九、《千金要方》卷三十第八改。

③照海：此上原有"一作"二字，义不谐，据医统本删。

④闷：原作"闭"，据《千金要方》卷三十第八改。

⑤卧：医统本、《千金要方》卷三十第八作"目"，义长。

⑥刺阴谷：此三字原脱，据医统本、《千金要方》卷三十第一补。

⑦巨：此上医统本有"痹，胫重，足跗不收，跟痛"，此九字已见于本书卷十第一，为衍文。

⑧主之：此下原有"《千金》云：痹，肿重，足蹈不收，跟痛。跟，音根"十五字，此即出于本书卷十第一之衍文，故删。

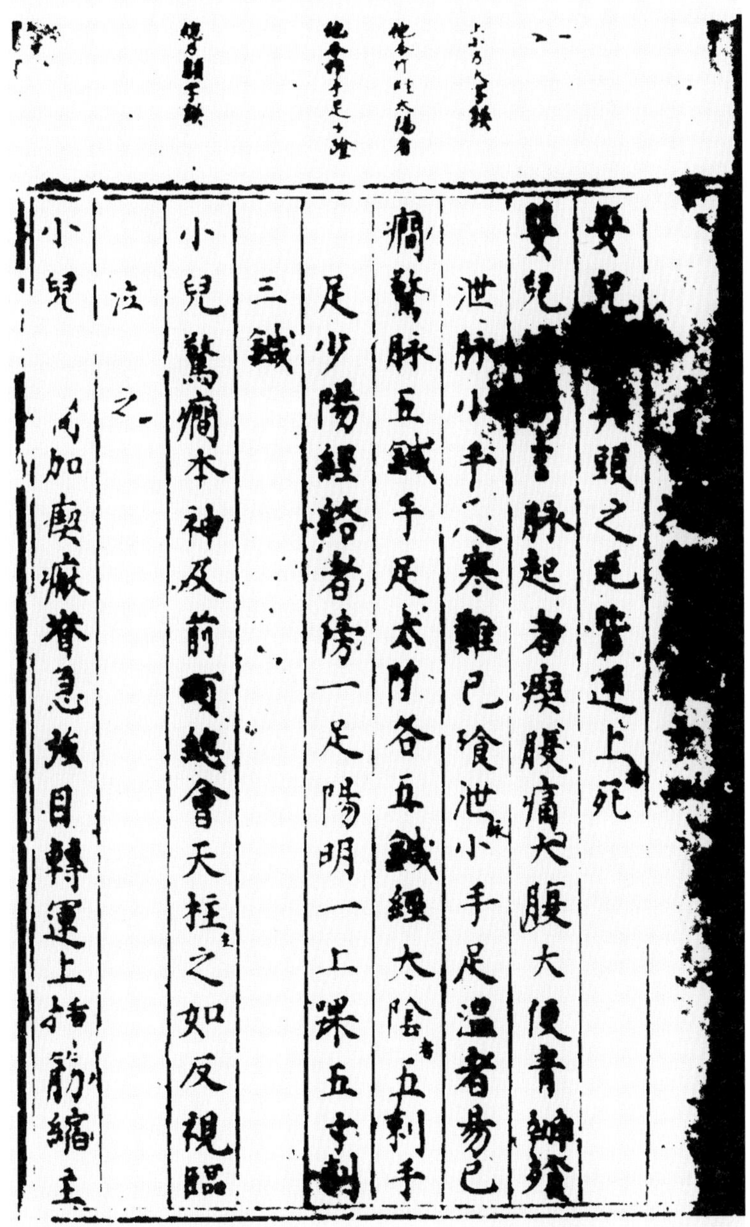
嬰兒病其頭之毛皆逆上死
嬰兒耳間青脉起者瘈腹痛大便青瓣飧
泄脉小手足寒難已飧泄小手足温者易已
癇驚脉五鍼手足太陰各五鍼經太陰五刺手
足少陽經絡者傍一足陽明一上踝五寸刺
三鍼
小兒驚癇本神及前頂顖會天柱之如反視臨
泣之
小兒驚癇加瘈瘲脊急強目轉運上插筋縮主

小儿杂病第十一

婴儿病，其头之毛皆逆上，死。婴儿耳间青脉起者，瘈，腹痛。大便青瓣，飧泄，脉小，手足寒，难已；飧泄，脉小，手足温者，易已。

刺[①]惊痫脉五，针手足太阴各五，刺经太阳[②]者五，刺手少阴[③]经络者傍一，足阳明一，上踝五寸刺三针。小儿惊痫，本神及前顶、囟会、天柱主之。如反视，临泣主之。小儿惊痫加瘈疭，脊急强，目转运上插，筋缩主

①刺：原脱，据《素问·通评虚实论》《太素·刺痫惊数》补。

②刺惊太阳：原作“针经太阴”，据医统本、《素问·通评虚实论》《太素·刺痫惊数》改。

③手少阴：原作“手足少阳”，据《素问·通评虚实论》改。

之。

小儿惊痫，瘈疭，脊强，互①相引，长强主之。

小儿食晦头痛②，噫嘻主之。

小儿痫③发，目上插，攒竹主之。

小儿脐风，目上插，刺丝④竹空主之。

小儿痫痓，呕吐泄注，惊恐失精，瞻视不明，眵音差，目也汁瞒，瘈脉及长强主之。

小儿惊痫⑤不得息，颅囟一作息主之。小儿惊痫如有见，列缺⑥主之，并取阳明络。

小儿口中腥臭音臭，胸胁榰满，劳宫主之。

---

①互：原作“耳”，据医统本改。
②痛：原作“痌”，据医统本改。
③痫：原作“病”，据医统本改。
④丝：原作“糸”，据医统本改。
⑤惊痫：原作“病端”，据医统本改。
⑥列缺：原作“列者”，据医统本改。

小儿咳而泄，不欲食者，商丘主之。

小儿痫瘈，手足扰，目昏口噤，溺黄，商丘主之。小儿痫瘈，遗清[①]溺，虚则病诸痫癫，实则闭癃，小腹中热，善寐，大敦主之。小儿腹满，不能食饮，悬钟主之。

小儿脐风，口不开，善惊，然谷主之。小儿马痫，金门及仆参主之。

风从头至足，痫瘈，口闭不能开，每大便腹暴满，按之不下，噫一作噫悲喘，昆仑主之。

黄帝三部针灸甲乙经卷之十二终

①清：原作“精”，小儿不应有遗精，据《外台秘要》卷三十九改。

熙宁二年四月二十三日进呈奉

圣旨镂版施行

朝奉郎守国子博士同校正医书上骑都尉赐绯鱼袋　臣　高保衡

朝奉郎守尚书屯田郎中同校正医书骑都尉赐绯鱼袋　臣　孙奇

朝散大夫守光禄卿直秘阁判登闻检院上护军　臣　林亿

熙宁二年五月二日

散大夫右谏议大夫参知政事上护军长安郡

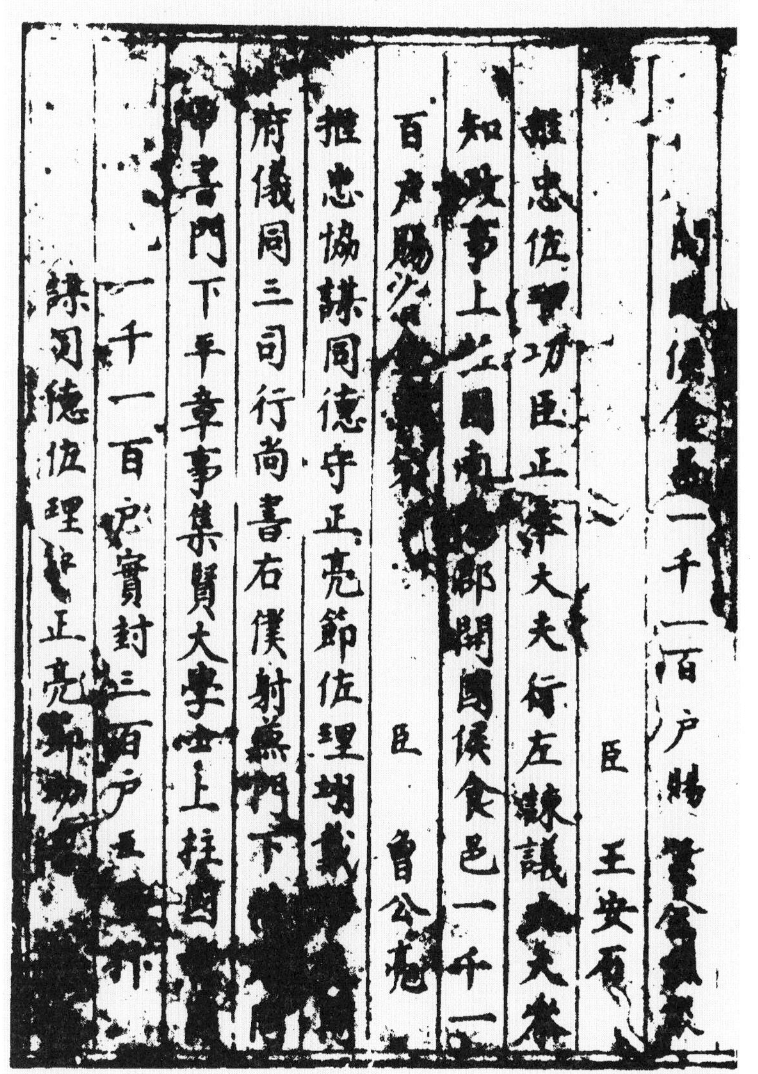

开国侯食邑一千一百户赐紫金鱼袋　臣　王安石

推忠佐理功臣正奉大夫行左①谏议大夫参知政事上柱国南阳郡开国侯食邑一千一百户赐紫金鱼袋　臣　曾公亮②

推忠协谋同德守正亮节佐理翊戴功臣开府仪同三司行尚书右③仆射兼门下侍郎同中书门下平章事集贤④大学士上柱国鲁国公食邑一万一千一百户实封三千八百户　臣　赵抃

推忠协谋同德佐理守正亮节功臣开府仪

---

①左：《脉经》作“右”。

②曾公亮：《脉经》与下一名衔“赵抃”互易。

③右：《脉经》作“左”。

④集贤：此下《脉经》有“殿”字。

同行尚书左仆射兼门下侍郎同中书门下平章事昭文馆大学士监修国史兼绎[1]经润文使上柱国郑国公食邑一万一千户实封四千二百户　臣　富弼

乾隆辛卯休宁戴霖校　书内尚有当定之处，因无善本《灵枢》，姑俟异日乃定

辛卯亥月六日，休宁戴渔卿为详校一过讫，见还云：此本讹字虽多，然其不讹处视今本大胜，真古抄本也。暇当更求善本校之。是日筲河朱筠记

①绎：通“译”，《脉经》即作“译”。

图书在版编目（CIP）数据

中国针灸大成．经典卷．针灸甲乙经 / 石学敏总主编 ；王旭东，陈丽云，梁尚华执行主编．— 长沙 ：湖南科学技术出版社，2020.12
ISBN 978-7-5710-0821-5

Ⅰ．①中… Ⅱ．①石… ②王… ③陈… ④梁… Ⅲ.①《针灸大成》②《针灸甲乙经》Ⅳ．①R245

中国版本图书馆 CIP 数据核字(2020)第 205126 号

中国针灸大成 经典卷
ZHENJIU JIAYIJING
针灸甲乙经
总 主 编：石学敏
执行主编：王旭东 陈丽云 梁尚华
责任编辑：李 忠 王跃军
出版发行：湖南科学技术出版社
社　　址：长沙市湘雅路 276 号
网　　址：http://www.hnstp.com
湖南科学技术出版社天猫旗舰店网址：
http://hnkjcbs.tmall.com
邮购联系：本社销售部 0731-84375808
印　　刷：湖南天闻新华印务有限公司
（印装质量问题请直接与本厂联系）
厂　　址：湖南望城・湖南出版科技园
邮　　编：410219
版　　次：2020 年 12 月第 1 版
印　　次：2020 年 12 月第 1 次印刷
开　　本：889mm×1194mm 1/16
印　　张：56
字　　数：1328 千字
书　　号：ISBN 978-7-5710-0821-5
定　　价：560.00 元